U0197185

YIXUE JIAOSHI BIDU——SHIYONG JIAOXUE ZHIDAO (DI 6 BAN)

图书在版编目（CIP）数据

医学教师必读：实用教学指导：第 6 版 /（英）约翰·登特（John A. Dent），（英）罗纳德·哈登（Ronald M. Harden），（美）丹·亨特（Dan Hunt）原著；王维民主译 . —北京：北京大学医学出版社，2022.10
书名原文：A Practical Guide for Medical Teachers，6th edition
ISBN 978-7-5659-2709-6

Ⅰ.①医…　　Ⅱ.①约…②罗…③丹…④王…　　Ⅲ.①医学教育－研究　　Ⅳ.① R-4

中国版本图书馆 CIP 数据核字（2022）第 144705 号

北京市版权局著作权合同登记号：图字：01-2022-3516

Elsevier（Singapore）Pte Ltd.
3 Killiney Road，#08-01 Winsland House I，Singapore 239519
Tel:（65）6349-0200；Fax:（65）6733-1817

医学教师必读——实用教学指导（第 6 版）

主　　译：王维民
出版发行：北京大学医学出版社
地　　址：（100191）北京市海淀区学院路 38 号　北京大学医学部院内
电　　话：发行部 010-82802230；图书邮购 010-82802495
网　　址：http://www.pumpress.com.cn
E-mail：booksale@bjmu.edu.cn
印　　刷：中煤（北京）印务有限公司
经　　销：新华书店
责任编辑：赵　欣　　责任校对：靳新强　　责任印制：李　啸
开　　本：889 mm×1194 mm　1/16　印张：26.5　字数：758 千字
版　　次：2022 年 10 月第 1 版　2022 年 10 月第 1 次印刷
书　　号：ISBN 978-7-5659-2709-6
定　　价：150.00 元
版权所有，违者必究
（凡属质量问题请与本社发行部联系退换）

医学教育理论与实践系列丛书

医学教师必读——实用教学指

A Practical Guide for Medical Teachers

（第6版）

原　　著　〔英〕John A. Dent・〔英〕Ronald M. Harden・〔美〕Dan Hu

原 著 序　〔加〕Brian D. Hodges

主　　译　王维民

北京大学医学出版社

主 译 王维民

译者及审校者（按所译篇章顺序和姓名汉语拼音排序）

中国医科大学

丁 宁 段夕瑜 李鸿鹤 屈京楼 曲 波 闻德亮* 于晓松 张 阳 赵 阳 朱亚鑫

北京大学

毕天爽 胡金彪 贾娜丽 李 曼 刘 珵 汪 颖 王 丹 王维民* 王馨田 王媛媛
吴红斌 谢阿娜 杨 萌 于 晨

中山大学

冯劭婷 郭开华 匡 铭 连 帆 吕志跃 肖海鹏* 谢文轩 杨达雅 张昆松

中南大学

陈俊香 范若皓 李俊辉 欧阳洋 陶立坚* 王沙龙 吴晓创 于 婷 曾 艺 庄 权

哈尔滨医科大学

曹德品* 马 星 王 彧 杨立斌 赵 光 赵霁阳 赵文然 钟照华

复旦大学

汪 青*

汕头大学

陈海滨 范冠华 林常敏 刘淑慧 马思瑶 麦加昕 谭学瑞* 温丹萍 吴艾琪 吴 凡
杨姣姣 杨 苗

华中科技大学

曹 燕 陈建国* 厉 岩 上官小芳 王 舟 杨 昕 张 冰

南方医科大学

黎孟枫* 李 漓 李晓丹 谢小燕

南京医科大学

丁竞竞 顾 萍 季 勇* 刘庆玲 钱文溢 王 岩 喻荣彬

四川大学

柴 桦 李 茜 廖邦华 卿 平* 全祉悦 王 澎 谢 红 袁欢欢

秘 书 吴红斌

* 为各院校团队负责人

主译前言

从《医学教师必读——实用教学指导》第 5 版出版至今，已历时近五年。五年前的第 5 版发布，适逢全国医学教育发展中心成立。五年后的今天，我们联合国内同道又对《医学教师必读——实用教学指导》第 6 版进行翻译，值得欣慰。

五年来，我国医学教育发展迅速，新的理念、新的内涵层出不穷。值得高兴的是，2020 年，教育部临床医学专业认证工作委员会得到世界医学教育联合会的机构认定，使中国的临床医学教育质量保障实现了与国际的实质等效。依托全国医学教育发展中心，医学教育同道持续关注全球医学教育理论和实践进展，我国医学教育事业得以快速发展，这其中，数次重印的《医学教师必读——实用教学指导》第 5 版也起到了重要的推动作用。

当今国内外的医学教育改革方兴未艾，医学教育新成果不断涌现。为尽快跟上发达国家的医学教育步伐，应对全球科技产业革命和医学科学的发展，一方面，作为全球最大的医学教育体系，我们需要在医学教育理念、医学教育研究和医学教育学科建设上取得快速的进步，需要充分发挥中国医学教育工作者的聪明智慧，尽快赶上发达国家的医学教育质量和水平。另一方面，作为医学教育后来者的中国医学教育，特别需要不断汲取国外的先进经验，开展科学循证的研究，探索符合医学教育发展规律、循证的医学教育实践与改革，切忌人云亦云的盲目跟从和想当然的朴素的教育改革。

了解全球医学教育最新理念和把握全球医学教育研究发展状况，对于推动我国医学教育学科建设和推进我国医学教育事业改革与发展具有重要意义。《医学教师必读——实用教学指导》是医学教育领域的经典著作，对于我国致力于守正与创新、继承与发展的医学教育具有重要的参考价值。

第 6 版的 8 篇内容都围绕着实用的主题展开，包含 17 个新的或修改后的章节。邀请了 20 位来自世界各地的新作者，丰富了内容，扩大了视野，为医学教育领域带来了新理念。正如 Hodges 教授在本书原序中介绍，本书可以作为一个有用的起点，

既可以作为重点议题的参考资料，也可以作为一个更轻松的整体性阅读，为在医学教育这一庞大领域中选择议题提供方向。值得指出的是，第 6 版发布于全世界努力应对新冠病毒肺炎疫情之际，更加彰显了医学教育的重要性。

《医学教师必读——实用教学指导》第 2、3 版由北京医科大学原常务副校长程伯基教授组织翻译。我有幸得到程校长的推荐担任第 5 版主译，并联合国内医学教育同行进行了翻译。第 5 版出版后，受到了国内医学院校教师和医学教育管理者的好评，多次加印。怀着对医学教育前辈思想的继承和对中国医学教育未来的期待之心，我非常荣幸再次担任第 6 版的主译。第 6 版译者中不少参与了第 5 版的翻译，对此，他们有深入的思考和感悟，对准确翻译第 6 版的内容很有帮助。同时，在延续第 5 版的译者单位的基础上，我们新邀请了南方医科大学、南京医科大学的同行加入。他们的加入使我们的翻译队伍充实壮大，将有助于本版翻译质量的提升。

第 6 版《医学教师必读——实用教学指导》是值得医学教师和教学管理者学习的经典参考书，搭建了我国医学教育同行全面系统地了解全球医学教育，并走向世界的桥梁。我愿意继第 5 版中译本推出的五年之后，再次向各位同行推荐第 6 版中译本，希望借此在医学教育这个充满挑战的领域，我们一起学习，共同努力，使我们变得更强大。

本译著再次出版，得益于各院校的大力支持和各院校工作团队的无私奉献。在此，我向各院校及参与者表示由衷的感谢。感谢全国医学教育发展中心团队的支持，感谢本书秘书吴红斌副研究员的付出。

由于我们水平有限，错误与不当之处在所难免，恳请读者批评指正。

北京大学医学部
2022 年 8 月

原著序

我很荣幸能再次为这本优秀的书作序，这本书现在是医学教育领域的经典文献。在过去的二十多年里，我见证它经历了6个版本的演变。第6版增加了17个新的或修改后的章节，并新邀请了20位来自世界各地的作者，这些变化给不断增长的国际读者增加了阅读的兴趣和情境。

第6版发布于全世界正努力应对新冠病毒肺炎疫情之际。抗击新型冠状病毒肺炎工作以前所未有的方式展现了医疗卫生人员对社会的能力和贡献。新版本继续将重点聚焦到我们作为教育工作者的身份，以及我们所做的事情上。在医学教育领域，有必要更多地关注职业认同形成、教师角色以及应对压力和倦怠的日益紧迫性。此外，对多重视角的需求从未如此清晰，第6版增加了关于公平性、多样性和包容性等章节。本书也意识到患者在自身照护中发挥的作用越来越大，探讨了患者作为教师的可能性。

医学教育文献数量非常庞大，可能会让人不知所措。因此，本书可以作为一个有用的起点，既可以作为重点议题的参考资料，也可以作为更轻松的整体性阅读，为在医学教育这一庞大领域中选择议题提供方向。

该书分为8篇，每篇都围绕着实用的主题展开。第1篇勾勒出了医学教育课程的轨迹，其立足于从进入医学院的第一天到执业的最后一天，学习是终生的承诺。这段旅程充满了挑战，本篇在隐性课程一章后，增加了国际视野下的医学教育一章。

持续进步的技术与疫情导致的全球范围内对人际交往的限制相结合，以前所未有的方式推动了数字化和在线学习。该书的第2篇和第3篇涉及医学教育的许多情境，其中关于独立学习和远程教育的一章做了更新。

第4篇增加了关于临床推理这一章，这是一个重要的主题，人工智能引起了一场关于人类与计算机思维在医疗卫生中作用的辩论。与此相一致的是，对基础科学、沟通技能和循证医学等章节进行

了更新。近年来，媒体和政治话语中的虚假信息的普遍化令人十分震惊，对于高校来说，识别和批判性地审查"真相"的来源变得非常紧迫。

第5篇提供了一个有效评价学生的方法汇编，有助于减少评价中工具和策略的混乱。随着胜任力导向教育的蓬勃发展，教育者必须选择与目标转变相一致的评价方法，质疑或放弃那些往往基于历史和传统的而非学习科学的方法。

第6篇被完全改写，这反映了医学教育领域从教什么向我们是谁的转变。这一篇讨论了在应对教师、学习者和患者这些相互交织的角色的过程中，需要面对的指导、倦怠、不当对待和身份认同等热门话题。第7篇继续关注这一问题，介绍了这些挑战在学习者支持、学生参与和职业选择方面的实际应用。

最后，第8篇关注医学院校本身，医学院校需继续扩大医学教育的框架，使教育工作者能够更充分地认识到机构的重要性。医学院校的社会责任不再是问题，书中讨论了它们在学习环境和领导力方面的责任。公平、多样性和包容性不能只是口号，必须通过评估教师、课程和机构来审慎衡量各项目标的实现情况，这一点至关重要。

第6版《医学教师必读——实用教学指导》为医学教育领域带来了新的理念，同时继续做它几十年来一直在做的事情；它是一个值得信赖的伙伴，是智慧的源泉，也是我们这个领域在混乱和被破坏的世界中的信息导航。《医学教师必读——实用教学指导》每个版本都欢迎那些刚接触医学教育的人。同时，本书也在充当连接和构建全球医学教育者共同体的桥梁。无论你手里拿着纸质版还是电子版，这都是通往强大和充满活力的医学教育者共同体的门户。在这个充满挑战的时代，让我们一起变得更强大。

Brian D. Hodges MD PhD FRCPC
多伦多，2021 年

"帮助医疗卫生行业的同事教学以及帮助学生学习"，这句话简洁地总结了我们在医学教育方面的责任。第6版《医学教师必读——实用教学指导》继续追求这一目标。随着这本书的连续出版，显然需要纳入新的主题，以反映医学教育的持续发展。这一版本也不例外。在这一版中，我们确定了10个新的或正在发展的教学或学习方面的内容，这些内容将在新的章节中重点介绍。与教师和医学院校的职能有关的问题一直是人们关注的焦点。在这一版本中，我们增加了教师幸福感和医学教师角色变化等议题。对于医学院校来说，重要的是与包容性和多样性以及课程评估相关的问题。第6版增加了患者作为教育者和国际视角下的医学教育等新章节。

第6版主要是在新冠病毒肺炎疫情期间编写的，它为我们在通往未来医学院校的道路上所面临的挑战提供了及时的指导。我们如何适应这些变化和挑战可能会决定我们未来的医学教育事业。许多作者都是在面对着极端的医疗卫生事务和压力下参与编写并做出贡献的。我们应该特别感谢第6版的所有作者，他们以热情、合作、善意和耐心承担了他们的任务。这一次，我们有17位新的第一作者，以及来自世界各地的其他20多位新的作者。该书的一个优势是它对医学教育的全球视野。

我们希望来自各个国家、所有医疗卫生人员和在职业发展任何阶段的医疗卫生人士都能在该书中找到有价值的信息，并在他们开展教学活动时获得支持。

再一次，特别感谢多伦多大学威尔逊教育研究中心的 Brian Hodges 教授。Hodges 教授从他在精神病学和国际教育方面的工作出发，从他为一个更健康的世界而进行教学的角度给这个新版本撰写了序言。

最后，我们与爱思唯尔公司员工合作了20多年，我们再次感谢他们在新版本的准备过程中给予的支持、耐心和持续的指导。

J. A. Dent，R.M. Harden，D. Hunt
2020 年于邓迪 & 西雅图

The editors would like to acknowledge and offer grateful thanks for the input of all previous editions' contributors, without whom this new edition would not have been possible.

Samar Aboulsoud MD PhD MSc MedEd FHEA MAcadMEd
Associate Professor, Internal Medicine, Cairo University, School of Medicine, Cairo, Egypt

Shelley Adler PhD
Professor, Department of Family and Community Medicine, Director, Osher Center for Integrative Medicine, University of California, San Francisco, San Francisco, CA, USA

Kambiz Afshar MD PhD
Resident Physician, Lecturer, Research Fellow, Institute for General Practice, Hanover Medical School, Hanover, Germany

Francissca Appiah BSc
Medical student, Amsterdam UMC-VU University School of Medical Sciences, Amsterdam, Netherlands

Marti Balaam PhD MSc PgC ProfEd BA (Hons) RGN RNT FHEA FRSA
Professionalism and Wellbeing lead, Edinburgh Medical School, The University of Edinburgh, Edinburgh, UK

Amanda Barnard BA(Hons) BMed (Hons) FRACGP SFHEA
Professor, Medical School, Australian National University, Canberra, ACT, Australia

Shoaleh Bigdeli PhD MA BA BSc
Associate Professor, Medical Education, Center for Educational Research in Medical Sciences (CERMS), Department of Medical Education, School of Medicine, Iran University of Medical Sciences (IUMS), Tehran, Iran

Fernando Bello PhD
Director, Centre for Engagement and Simulation Science, Surgery & Cancer, Imperial College London, London, UK

Charles Boelen MD DPH MSc
International Consultant in Health System and Personnel, Former Coordinator of the WHO Program (Geneva) of Human Resources for Health, Sciez-sur-Léman, France

Katharine Boursicot BSc MBBS MRCOG MAHPE NTF SFHEA
Associate Dean for Assessment, Office of Education, Duke-NUS Medical School, Singapore

Susannah Brockbank MBChB PhD MRCP PGCert FHEA
Theme Lead - Professionalism, Ethics and Legal Context, University of Liverpool School of Medicine, Liverpool, UK

Julie Chen BSc MD FCFPC
Family Medicine and Primary Care, The University of Hong Kong, Hong Kong

Jacqueline Chin BPhil DPhil (Oxon)
Independent Scholar, Singapore

Benjamin Chin-Yee MD MA
Clinical Fellow, Division of Hematology, Western University, Canada

Jennifer Cleland PhD DClinPsychol FRCP(Edin) FAMEE
Professor of Medical Education Research and Vice-Dean (Education), Lee Kong Chian School of Medicine, Nanyang Technological University, Singapore

John Dent MMEd MD FAMEE FHEA FRCS(Ed)
International Relations Officer, Association for Medical Education in Europe, & Hon. Reader in Postgraduate Medicine, University of Dundee, Dundee, UK

Jim Determeijer BSc
Medical Student, Faculty of Medicine, Amsterdam University Medical Center, University of Amsterdam, Amsterdam, Netherlands

Diana Dolmans PhD
Professor, Educational Development & Research, School of Health Professions Education, FHML, Maastricht University, Maastricht, Netherlands

Erik Driessen PhD
Professor, Department of Educational Development & Research, Maastricht University, Maastricht, Netherlands

Steven Durning MD PhD FACP
Professor of Medicine and Pathology Medicine, Uniformed Services University, Bethesda, MD, USA

Rachel Ellaway BSc PhD
Professor, Department of Community Health Sciences, The Cumming School of Medicine, The University of Calgary, Calgary, Alberta, Canada

Roger Ellis DSc PhD MSc BA TCert ABPS FHEA
Emeritus Professor, Psychology, Ulster University, Belfast, Antrim, UK

Kevin Eva PhD
Professor, Medicine, University of British Columbia, Vancouver, BC, Canada

Gerard Flaherty MD MMEd FRCPI FAcadMEd
Professor of Medical Education, School of Medicine, National University of Ireland, Galway, Galway, Ireland

Kirsty Forrest MB ChB BSc (Hons) FRCA FANZCA
Dean of Medicine, HSM, Bond University, Gold Coast, QLD, Australia

Janneke Frambach PhD
Assistant Professor, School of Health Professions Education, Maastricht University, Maastricht, Netherlands

Jason Frank MD MA(Ed) FRCPC FAOA (Hon)
Director, Specialty Education, Strategy and Standards, Office of Specialty Education, Royal College of Physicians and Surgeons of Canada, Ottawa, ON, Canada

Chuck Friedman PhD
Chair, Learning Health Sciences, University of Michigan Medical School, Ann Arbor, MI, USA

Elizabeth Gaufberg MD MPH
Associate Professor of Medicine and Psychiatry, Harvard Medical School/ Cambridge Health Alliance, Cambridge, MA, USA

Trevor Gibbs MD DA FRCGP SFHEA FAcadMEd MMedSci FAMEE
Professor, President, Association of Medical Education in Europe, Dundee, UK

Larry Gruppen PhD
Professor, Learning Health Sciences, University of Michigan, Ann Arbor, MI, USA

Fred Hafferty PhD
Professor of Medical Education, PPV, Mayo Clinic, Rochester, MN, USA

Heeyoung Han PhD MA
Associate Professor, Department of Medical Education, Southern Illinois University School of Medicine, Springfield, IL, USA

Aviad Haramati PhD
Professor of Integrative Physiology and Medicine; Director, Center for Innovation and Leadership in Education, Georgetown University Medical Center, Washington, DC, USA

Ronald Harden OBE MD FRCP (Glas) FRCS(Ed) FRCPC
General Secretary, Association for Medical Education in Europe, Professor Emeritus, University of Dundee, Dundee, UK

Jeni Harden MA MPhil PhD PFHEA
Usher Institute of Population Health Sciences and Informatics, University of Edinburgh, Edinburgh, UK

Revd Dr Harriet Harris MBE MA (Oxon) DPhil DMin FRSA
University Chaplain and Head of Chaplaincy Service, Honorary Fellow of the Divinity School, University of Edinburgh; Co-Director, Global Compassion Initiative; Associate Fellow, Clinical Educator Programme; Chaplaincy Centre, Edinburgh, UK

Linda Headrick MD MS
Professor Emerita of Medicine, School of Medicine, University of Missouri, Columbia, MO, USA

Sylvia Heeneman PhD
Pathology, Maastricht University, Maastricht, Netherlands

Carol P. Herbert CM MD DSc(Hon) CCFP FCFP FCAHS FRACGP(Hon)
Professor Emerita and former Dean, Schulich School of Medicine & Dentistry, Western University, London, ON; Adjunct Professor, School of Population and Public Health, University of British Columbia, Western Ontario, Canada

David Hirsh MD FACP
Director, Harvard Medical School Academy Fellowship in Medical Education, Medicine, Harvard Medical School/Cambridge Health Alliance, Cambridge, MA, USA

Elaine Hogard PhD
Director of Assessment and Program Evaluation, Undergraduate Medical Education, Northern Ontario School of Medicine, Thunder Bay, ON, Canada

Eric Holmboe MD MACP FRCP FRCPC(Hon)
Chief, Milestones, Accreditation Council for Graduate Medical Education, Chicago, IL, USA

Yingzi Huang MBBS MPhil AFAMEE
Director, Association for Medical Education in Europe International Networking Centre, China, Guangzhou, China

Kathryn Huggett PhD
Assistant Dean and Director, The Teaching Academy, University of Vermont Larner College of Medicine, Burlington, VT, USA

Woei Hung PhD
Professor, Department of Education, Health & Behavior Studies, University of North Dakota, Grand Forks, ND, USA

Dan Hunt MD MBA
Field Secretary, Liaison Committee on Medical Education; President, Accreditation International, Seattle, WA, USA

Abbas Hyderi MD MPH
Founding Senior Associate Dean for Medical Education, Kaiser Permanente Bernard J. Tyson School of Medicine, Pasadena, CA, USA

William Jeffries PhD FAIIA
Vice Dean for Medical Education and Vice President for Academic Affairs, Geisinger Commonwealth School of Medicine, Scranton, PA, USA

Konstantin Jendretzky
Medical student, Hanover Medical School, Hanover, Germany

Ben Kligler MD MPH
Professor of Family Medicine and Community Health, Icahn School of Medicine at Mount Sinai, New York, NY, USA

Roger Kneebone PhD FRCS FRCS(Ed) FRCGP
Professor of Surgical Education and Engagement Science, Surgery & Cancer, Imperial College London, London, UK

Sharon Krackov MS EdD
Professor, Medical Education, Albany Medical College, Albany, NY, USA

Nirusha Lachman PhD
Professor of Anatomy and Chair, Department of Clinical Anatomy, Mayo Clinic College of Medicine and Science, Rochester, MN, USA

Joel Lanphear PhD
Professor Interim Senior Associate Dean/Academic Affairs, Central Michigan University, College of Medicine, Mount Pleasant, MI, USA

Pat Lilley BA
Operations Director, Association for Medical Education in Europe, Dundee, UK

Machelle Linsenmeyer EdD
Associate Dean, Office of Assessment and Educational Development, West Virginia School of Osteopathic Medicine, Lewisburg, WV, USA

Yousef Marwan BMedSc BM BCh
Orthopaedic Surgery Fellow, Department of Surgery, McGill University, Montreal, Quebec, Canada

Marie Matte PhD
Associate Dean, Compliance, Assessment, and Evaluation, Office of Medical Education, Central Michigan University College of Medicine, Mount Pleasant, MI, USA

Judy McKimm MBA MA(Ed) BA (Hons) SFHEA
Professor of Medical Education School of Medicine Swansea University, Swansea, West Glamorgan, UK

Danette McKinley BA MA PhD
Assistant Vice President, FAIMER, Philadelphia, PA, USA

Marie Mikuteit
Medical Student, Hanover Medical School, Hanover, Germany

Fakhrosadat Mirhoseini PhD MSc NA BSc
Assistant Professor, Medical Education, Trauma Research Center & Educational Development Center, School of Allied Medical Sciences, Anesthesia Department, Kashan University of Medical Sciences, Kashan, Iran

Maaike Muntinga MA, PhD
Department Ethics, Law & Humanities, Amsterdam UMC-VU University, Amsterdam, The Netherlands

Debra Nestel PhD FAcadMEd FSSH CHSE-A
Professor of Surgical Education, Department of Surgery, Melbourne Medical School, Faculty of Medicine, Dentistry & Health Sciences, University of Melbourne, Melbourne, VIC, Australia; Professor of Simulation Education in Healthcare, Monash Institute for Health and Clinical Education, Faculty of Medicine, Nursing & Health Sciences, Monash University, Clayton, VIC, Australia

Andre-Jacques Neusy MD DTM&H
Senior Director, Training for Health Equity Network, New York City, NY, USA

John Norcini PhD
President Emeritus, FAIMER, Havertown, PA, USA

Jonas Nordquist PhD
Director, Medical Case Centre, Department of Medicine, Huddinge Karolinska Institutet, Stockholm, Sweden

Stephanie Okafor MSc
Junior Lecturer, Department Athena Institute, VU University, Amsterdam, Netherlands

Helen O'Sullivan BSc MBA PhD PFHEA
Pro-Vice-Chancellor's (Education), Keele University, Keele, Staffordshire, UK

Neil Osheroff PhD
Professor, John G. Coniglio Chair in Biochemistry, Departments of Biochemistry and Medicine, Vanderbilt University School of Medicine, Nashville, TN, USA

Irina Overman MD
Assistant Professor, Internal Medicine, Geriatrics, and Medical Education, Wright State University Boonshoft School of Medicine, Dayton, OH, USA

Björg Pálsdóttir MPA
Chief Executive Officer, Training for Health Equity Network, New York, NY, USA

Frank Papa DO PhD
Professor, Medical Education, University of North Texas Health Science Center, Fort Worth, TX, USA

Dean Parmelee MD
Director of Educational Scholarship, Medical Education, Wright State University Boonshoft School of Medicine, Dayton, OH, USA

Johmarx Patton MD MHI
Director, Educational Technology and Standards, Medical Education, Association of American Medical Colleges, Washington, DC, USA

Douglas Paull MD MS FACS FCCP CHSE CPPS
Adjunct Clinical Assistant Professor of Medicine, Department of Medicine, Georgetown University School of Medicine, Washington, DC, USA

Wojciech Pawlina MD
Professor, Department of Anatomy, Mayo Clinic College of Medicine, Rochester, MN, USA

Antoinette S Peters PhD
Corresponding member of the faculty, Department of Population Medicine, Harvard Medical School, Boston, MA, USA

Ingrid Philibert PhD MA MBA
Senior Director, Accreditation,
Measurement and Educational
Scholarship, Frank H. Netter MD
School of Medicine, Quinnipiac
University, North Haven, CT;
Director of Tracking and Evaluation,
Great Plains IDeA CTR, University
of Nebraska Medical Center,
Omaha, NE, USA

Rille Pihlak MD
University of Manchester, School of
Medical Sciences, Division of Cancer
Sciences, Manchester, UK

**Ralph Pinnock MB ChB BSc (Med)
DCH MHealthSc MClinEd
FRACP.S**
Associate Professor and Head,
Education Unit, Dunedin School of
Medicine, Dunedin, New Zealand

Henry Pohl MD
Executive Associate Dean, Albany
Medical College, Albany, NY, USA

Mark Quirk EdD
Senior Consultant, Medical
Education, American University of
the Caribbean, Sint Maarten, ANT

**Subha Ramani MBBS PhD MPH
MMEd**
Associate Professor of Medicine,
Harvard Medical School,
Boston, MA, USA

**James Rourke MD CCFP(EM)
MClinSci FCFP FRRMS FCAHS
LLD**
Professor Emeritus & Former Dean
of Medicine, Memorial University of
Newfoundland, St John's, NL,
Canada

**John Sandars MB ChB MSc MD
MRCP MRCGP FAcadMEd CertEd**
Professor of Medical Education,
Edge Hill University Medical
School, Edge Hill University,
Ormskirk, UK

Yamini Saravanan MD MHS
Physician, Internal Medicine,
Cambridge Health Alliance,
Cambridge, MA, USA

Joan Sargeant PhD
Professor, Medical Education,
Faculty of Medicine, Dalhousie
University, Halifax, Nova Scotia,
Canada

Lambert Schuwirth MD PhD
Professor of Medical Education,
Prideaux Centre for Research in
Health Professions Education,
Flinders University, Adelaide, SA,
Australia

**Robina Shah MBE DL JP BSC
(HONS) PhD PGCHE SFHEA
CPsychol FRCGP (Hons)**
Manchester Medical School,
University of Manchester,
Manchester, UK

Tara Singh MD
Obstetrics & Gynecology,
Cambridge Health Alliance,
Cambridge, MA, USA

**John Skelton BA MA RSA
MRCGP**
Professor, College of Medical and
Dental Sciences, University of
Birmingham, Birmingham, UK

**C. Leslie Smith MS MA LAc MD
DABMA Dipl NCCAOM**
Assistant Professor, Dept of Medical
Education and Family Medicine;
Director, Integrative Medicine;
Director, Culinary Medicine,
Southern Illinois University School
of Medicine, Springfield, IL, USA

**Linda Snell MD MHPE FRCPC
MACP**
Professor of Health Sciences,
Education and Medicine, Institute
for Health Sciences Education,
McGill University, Montreal,
Quebec, Canada

Sandra Steffens MD
Professor, Department of
Curriculum Development, Hanover
Medical School, Hanover, Germany

Yvonne Steinert PhD
Professor of Family Medicine and
Health Sciences Education, Institute
of Health Sciences Education,
Faculty of Medicine and Health
Sciences, McGill University,
Montreal, Quebec, Canada

**Roger Strasser AM MBBS BMedSc
MClSc FRACGP FACRRM FCAHS
FRCGP (Hon) LLD(Hon)
MD(Hon) FRCPSC(Hon)**
Professor of Rural Health, Founding
Dean Emeritus, Northern Ontario
School of Medicine, Sudbury, ON,
Canada

Boyung Suh PhD
Assistant Professor, Dept of Medical
Education, Southern Illinois School
of Medicine, Springfield, IL, USA

John Szarek BPharm PhD CHSE
Professor and Director Clinical
Pharmacology, Medical Education,
Geisinger Commonwealth School of
Medicine, Scranton, PA, USA

Omar Tanay BSc
Medical student, Faculty of
Medicine, Amsterdam University
Medical Center, VU Amsterdam,
Amsterdam, Netherlands

**David Taylor MEd MA PhD EdD
FRSB PFHEA FAcadMEd FAMEE**
Professor of Medical Education and
Physiology, College of Medicine,
Gulf Medical University, Ajman,
United Arab Emirates

Ray Teets MD
Assistant Professor of Family
Medicine and Community Health,
Director, Institute for Family Health
Integrative Family Medicine
Fellowship, Icahn School of
Medicine at Mount Sinai, New York,
NY, USA

**Jill Thistlethwaite BSc MBBS PhD
MMEd**
Adjunct Professor, Faculty of
Health, University of Technology,
Sydney, NSW, Australia

Aliki Thomas BSc OT MEd PhD
Associate Professor, School of
Physical and Occupational Therapy,
Institute of Health Sciences
Education, Faculty of Medicine and
Health Sciences, McGill University
Centre for Interdisciplinary Research
in Rehabilitation of Greater
Montreal, Montreal, Quebec,
Canada

Dario Torre MD PhD MPH
Professor of Medicine, Uniformed Health Services, University of Health Sciences, Bethesda, MD, USA

Cees van der Vleuten MA PhD
Professor of Education, Department of Educational, Development and Research, Maastricht University, Maastricht, Netherlands

William Ventres MD MA
Associate Professor, Family and Preventive Medicine, University of Arkansas for Medical Sciences, Little Rock, AR, USA

Petra Verdonk MA PhD
Department of Ethics, Law & Humanities, Amsterdam UMC-VU University, Amsterdam, Netherlands

Peter Vlasses BSc PharmD
Executive Director Emeritus, Retired, Accreditation Council for Pharmacy Education, Chicago, IL, USA

Teck Chuan Voo MA PhD
Centre for Biomedical Ethics, Yong Loo Lin School of Medicine, National University of Singapore, Singapore

Kieran Walsh MB BCh BAO
Clinical Director, BMJ, BMJ Group, London, UK

Lucie Walters MBBS FACRRM PhD
Professor, Adelaide Rural Clinical School, University of Adelaide, Mount Gambier, SA, Australia

Val Wass OBE FRCGP FRCP MHPE PhD
Professor of Medical Education in Primary Care, The School of Medicine, Aberdeen University; Chair WONCA Working Party on Education; Emeritus Professor of Medical Education, Faculty of Health, Keele University; Staffordshire, UK

Kevin Weiss MD
Chief Officer, Sponsoring Institutions and Clinical Learning, Environments Accreditation Council for Graduate Medical Education, Chicago, IL, USA

Connie Wiskin BA MPhil PhD
Reader, College of Medical and Dental Sciences, University of Birmingham, UK

Harry Wu MD DPhil
Assistant Professor, Medical Ethics and Humanities Unit, The University of Hong Kong, Hong Kong

Marko Zdravkovic MD PhD candidate
Department of Anaesthesiology, Intensive Care and Pain Management, University Medical Centre Maribor, Maribor, Slovenia

目　录

课程开发

第 1 章

未来的医学院校

The Medical School of the Future

John A. Dent, Ronald M. Harden, Dan Hunt

（译者：赵 阳 审校：闻德亮）

趋势

- 医学教师的角色转变
- 学生作为教育项目的合作伙伴
- 对选拔、教学和评价的过程进行重新评估
- 开发与当前需求相关的实境课程

关键概念

- 实境课程：提供与现实生活任务相关、有意义、体验性的现实生活活动。
- 学习化：学生作为伙伴参与教育项目的过程。
- 程序性评价：一种包含定量和定性元素的混合方法评价。

引言

自《医学教师必读》第 5 版问世以来，我们看到了医学教育的显著发展。实境课程的概念以及 21 世纪的学习者将成为 21 世纪的医生这一认识受到了越来越多的关注。尽管会不必要地降低知识获取内容，但更加强调了知识的应用和软性技能的发展，以获取更加通用的胜任力。如今，大家几乎普遍接受了根据预期学习结果和体验来描述课程的做法，并将这些结果定义为更广泛的框架，旨在影响课程的进一步开发。

小提示

新冠病毒肺炎大流行对于我们应该如何规划和实施医学教育计划有重大影响。

医学教育的挑战

有人说，21 世纪的历史将被书写为 BC（Before Coronavirus，前冠状病毒时代）和 AC（After Coronavirus，后冠状病毒时代）。我们可以预见生活的方方面面都会发生深刻的变化，无论是经济和就业、国际关系、旅行或休闲，还是教学或学习。

在"后冠状病毒时代"，我们不能指望教学和学习像以前一样继续下去。在本书新版本出版之际，我们看到了完全出乎意料的 COVID-19 大流行的巨大影响，这就需要我们重新评估和修订教育实践。这使人们更加关注改变教育方式的必要性。人们之间相互联系和合作的方式也将有所不同。

> "不幸的是，大多数名人还没有意识到这个严峻的新世界将是什么样子。"
>
> **Burchill（2020）**

在这次冠状病毒肺炎大流行之前已认识到的趋势

在 COVID-19 大流行之前，一些全球趋势已经强调了有必要重新审视我们的课程规划、教学和学习以及评价方法。这些趋势包括人口增长和移民、贫困和药物滥用、并发症、新诊断的出现、社会层面的作用日益增强、精神医学，以及对预防医学和公共卫生的重视。

在我们的社会中，患者更加知情，医院可供教学的患者更少，并且更加强调物有所值。其他医疗卫生专业人员的作用日益扩大，并且人们认识到

需要跨专业的教育方法。学生们开始被视为教育计划的合作伙伴，并成为学习的主人。Biesta（2010）将这一过程描述为"学习化"。与此同时，随着现有知识的过时，教育的传播模式发生了转变，人们越来越认识到学生需要发展获取新知识的技能。

众所周知，预测医学教育将如何应对变革的压力和要求是不可靠的。2018年，*Medical Teacher* 发表了一系列描述未来医学院校的论文。其中的观点包括从医学教育的 Flexner 的双支柱模型（基础科学和临床科学）转向认识到有必要将卫生系统科学的第三支柱纳入课程。这种课题以技术增强型学习和学习分析为特色（Samarasekera et al.，2018）。Hamdy（2018）描述了采用与医疗卫生系统相关的、基于结果/胜任力的方法，该方法与其国家的经济、政治、社会和文化体系相一致，并与包括研究中心和公立/私立合作关系在内的所有医疗卫生相关场所相结合。

> 🔆 **小提示**
> 想想未来的医学院校应该是什么样子。

Hays（2018）描述了学生作为主动学习者，在虚拟学习环境的支持下，通过个性化学习路径，参与到针对其个人需求的课程中。Jason（2018）强调了未来医学院校为学习者的继续职业发展做好准备具有重要作用。Davis（2018）描述了基于胜任力的跨专业教育，即临床和课堂环境之间的界限模糊，以及院校教育、毕业后教育和继续职业教育之间的无缝衔接。

Wilkes（2018）描述了作为传统医疗角色提供者的多专业劳动力、专注于某一地理区域公共卫生的医学院校以及高等多学科机构对医学院校的认证。Harden（2018）描述了课程规划、教学和学习以及评价方面的创新，包括持续不断地向即时和自适应学习的实境课程转变、基础教学与临床教学的整合、课程映射，以及不同利益相关方在教育计划实施过程中加强合作。还可以预期的是，教师的重要性以及学生在学习过程中作为合作伙伴的发展越来越受到认可。随着向程序性方法的转变，评价也将发生根本性的改变。

这些愿景以及对当前最佳实践的描述，都反映在本书的章节中。

冠状病毒肺炎大流行后建议与要求的变化

为了应对 COVID-19 大流行，需要对医学教育重新进行更彻底的评估，并需要对现有做法进行重大变革。应从 COVID-19 大流行的角度来审视医学教育的趋势，包括我们的即时应对措施以及从长远角度如何开展医学教育。

> 📌 "曾经停滞不前的医学教育，现在一切都在不断变化着。"
>
> **McManus（1995）**

AMEE 在 2020 年 3—4 月举行了"应对 COVID-19 影响"（Adapting to the impact of COVID-19）的网络研讨会。研讨会中讨论了医学教育领域已经发生或可能会发生变化的几个方面，发现了与本科生和毕业后教育有关的问题。

有必要同时关注学生和教师的福祉，教职员工和学生应该感到安全和得到支持。还需要关注与社会孤立、新的学习方法相关的心理转变，以及与升学和毕业的不确定性有关的问题。当学生被分散时，支持和指导是最重要的。所有利益相关者之间的沟通方法很重要，学习平台的选择也很重要。

学生和教师需要掌握一些技能来应对这些变化。所需的是适应变化的敏捷性和灵活性、支持他人的优先事项和角色变化、对患者的同情心，以及愿意分享建议、经验和技能的合作精神。

在同步和异步学习以及提供高质量教学之间必须保持平衡，并适当地应用数字化学习。评价和选拔医学生将是一项特殊的挑战。

> 🔆 **小提示**
> COVID-19 大流行及其相关问题为我们重新审视医学教育的总体思路提供了契机。

课程的构建是复杂的，涉及我们对传统和被反复检验的方法的认识。同时，考虑到对未来愿景的需要，这可以被视为对当前压力的应对，COVID-19 大流行使这一点更加明显。我们需要看到一个数字世界和一个非数字世界，希望二者能够无缝连接。AMEE ASPIRE-to-Excellence 倡议鼓励创新，医学教育的创新在 2020 年被公认为一个值得肯定的优秀主题。

> 🖱 "我会在一个房间里对你进行教学，
> 我现在会通过'Zoom'对你进行教学。
> 我会在你家里完成对你的教学，
> 我会通过使用鼠标对你进行教学。
> 我会在任何地方对你进行教学
> 我会进行教学，因为我愿意。"
>
> **Anon**，以 **Dr Seuss** 的风格（2020）

正如本文所述，教师在这个新世界中的角色将有所不同，作为一名教师意味着需要去解决相应的问题。随着对在线学习的日益重视，教师如何才能最好地与学生们分别地或作为一个群体进行互动？近年来，由于学习结果的规范和国家考试对课程的要求，人们已经开始担忧教师自主权的减少。但是，这种压力提供了一个重新定义教师角色的机会。

> 🖱 "医学课程应根据学生、机构和社会的需求不断发展。"
>
> **Morrison**（2003）

由于召集大型会议变得接受度降低，继续医学教育需要其他形式的学习和分享。我们已经看到了一些在线会议的举行（可以同步或异步"参加"），比如 AMEE 在 2020 年召开的"虚拟会议"。

小结

在我们为未来的医学院校寻求发展的同时，

实施诸多变革的时机已经成熟。全球意识和区域需求应该指导我们优先考虑某些事项。资金限制和人力资源因素将会不可避免地产生影响。但是，如果我们齐心协力地将 COVID-19 大流行的挑战转化为机遇，医学教育的许多方面都有望取得令人兴奋的发展。

尽管现实情况是相较以往，人与人之间的接触可能更少或更受限制，但富有同情心的医患关系将始终发挥持久的作用。本章和本书其他地方所描述的其他特质，以及对我们所教授或共事的人的关心和友善，对医学教师来说是很重要的，将继续受到医学教师的珍视。

参考文献

Biesta, G. J. J. (2010). *Good education in an age of measurement: ethics − politics − democracy*. Boulder CO: Paradigm Publishers.

Burchill, J. (2020). The plague month has shown us who the real stars are. https://www.telegraph.co.uk/news/.../plague-month-has-shown-us-real-stars/

Davis, D. (2018). The medical school without walls: reflections on the future of medical education. *Medical Teacher*, 40(10), 1004−1009.

Hamdy, H. (2018). Medical college of the future: from informative to transformative. *Medical Teacher*, 40(10), 986−989.

Harden, R. M. (2018). Ten key features of the future medical school − not an impossible dream. *Medical Teacher*, 40(10), 1010−1015.

Hays, R. (2018). Establishing a new medical school: a contemporary approach to personalizing medical education. *Medical Teacher*, 40(10), 990−995.

Jason, H. (2018). Future medical education: preparing, priorities, possibilities. *Medical Teacher*, 40(10), 996−1003.

McManus, I. C. (1995). New pathways to medical education: learning to learn at Harvard Medical School. *BMJ (Clinical Research ed.)*, 311(6996), 67.

Morrison, J. (2003). ABC of learning and teaching in medicine: evaluation. *BMJ (Clinical Research ed.)*, 326(7385), 385−387.

Samarasekera, D. D., Goh, P. S., Lee, S. S., et al. (2018). The clarion call for a third wave in medical education to optimise healthcare in the twenty-first century. *Medical Teacher*, 40(10), 982−985.

Wilkes, M. (2018). Medical school in 2029. *Medical Teacher*, 40(10), 1016−1019.

第2章

课程计划和开发
Curriculum Planning and Development
Mark Edward Quirk, Ronald M. Harden

（译者：李鸿鹤　审校：闻德亮）

趋势

- 对照公布的课程计划，对教授的课程认真并持续地跟踪实际完成情况和学生的学习效果，这些都是很有必要的。
- 最近的课程改革针对思维的过程和技巧，以及学生通过个人的知识储备来适应环境的能力等方面。
- 课程设计要求使用新的工具，如预测性分析和动态课程地图。

关键概念

- 课程：一种学习途径，包括宣讲、教授和学习的内容，以及与正式课程平行的学习环境的其他方面。适应性课程是指学生、教师和课程内容同步、协同地相互适应，以促进学生的学习。
- 课程开发：将学生的学习经验与预期的学习结果相匹配的系统化方法。定义结果和跟踪进度与识别和组织内容以及选择适当的教学方法一样重要。

引言

医学的快速发展进步要求为课程开发打造出新的范式。转型的理念应该是持续进行的，并存在于医学教学和学习的基础层面，而非"每五年一次改变"的制度层面。新的范式再次强调了课程开发原有的特点，如定义目标方法以及评价体系。另外，还引入了如预测、跟踪所授课程结果等新特点，从而对所提供的课程进行调整。以往教师设计

课程计划就像魔术师从帽子中变出一只兔子一样，授课教师只讲他们感兴趣的内容，学生的临床培训也被局限于临床实习期间碰巧出现的患者，这样的时代已经过去。现在，教学项目要想成功，就必须根据跟踪的结果认真并持续地设计课程计划的观点已被广泛接受。

> "没人会比 Abraham Flexner 更会为改变的发生而欢呼雀跃……改变的灵活性和自由度——事实上是产生这些改变的授权——是 Flexner 所传达的基本信息的一部分。"
>
> **Cooke 等（2006）**

课程是什么？

课程不仅仅是教学大纲或内容的陈述，而且是关于在教学计划中应该有哪些内容出现——教师的意图和实现意图的方式以及对于结果的评判。图 2.1 说明了拓展的（extended）课程观。课程设计应该分为 10 个步骤（Harden，1986）。本章会关注这 10 个步骤，尤其是自本书第 5 版出版以来的变化。

小提示

以下所述的 10 个步骤为设计和评价课程提供了有用的清单指导。

确认需求

教育课程的相关性受到了Cooke 等（2010）

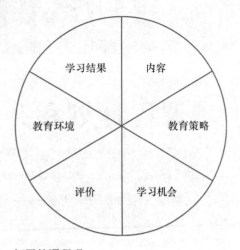

图 2.1   拓展的课程观

的质疑。人们已经注意到在健康促进和整体健康、预防医学、卫生系统科学、跨专业教育以及社区文化和社区责任方面，当下的课程存在明显不足（Gonzalo et al.，2017；Dyrbye et al.，2019；Rourke，2018）。学生实践的环境以及他们通过实践来不断学习的方式越来越被看作重要的需求。

确认课程需求可使用的一系列方法（Dunn et al.，1985）：

- "智者"的方法。来自于不同专业背景的高级别教师和高级别医生达成一致意见。
- 咨询相关利益者。征求公众、患者、政府和其他专业成员的意见。
- 研究实践中出现的问题。质量保障。
- 关键事件的学习。要求个人描述出实践经历中代表优或劣的重要医学事件。
- 任务分析。观察行为。
- 向杰出表现的学员学习。观察具有特殊胜任力者的行为。

构建学习结果

如果从这本书中你只记住了一个观点，那应该是基于结果的教育理念。

过去二十年里，医学教育的重要观点之一是将学习结果作为课程设计的动力（Harden，2007）。在基于结果的课程中（见本书第 16 章），学习结果被定义，明确的、可评价的结果将会为课程体系和课程开发提供信息。学习结果是最重要的。

自从 20 世纪六七十年代 Bloom、Mager 和其他一些人做此类工作以来，设定培训项目的目的和目标的价值已被大家所接受。但是在实践中，这些目的和目标经常没有落到实处，知识被用来装点门面。近年来，以结果或者胜任力为基础来进行带有结果框架的课程计划的想法占据优势，并越来越成为教育思维的主流。

内容的一致性

教科书的内容以提纲形式体现在目录和索引中。课程的内容见于教学大纲，以及讲座和其他学习机会所涵盖的主题中。传统课程计划主要强调知识，并反映在学生评价中。人们越来越认识到临床技能（包括思维）和态度的重要性。此外，现在的重点是实境课程——其内容更加贴近执业医师的工作。基础科学的内容被置于临床医学的背景下来考虑。

课程的内容可以从多方面进行呈现：

- 科目或学科（传统课程计划）。
- 人体系统，如心血管系统（整合课程计划）。
- 生命周期，如少年期、成年期、老年期。
- 问题（以问题为基础的课程计划）。
- 临床表现或任务（以情境、案例或任务为基础的课程计划）。

这些方法并不是相互排斥的。通过网状图就可以从两个或两个以上的视角来看待课程计划内容。

如果不考虑"课程的类型"，任何对课程内容的描述都是不完整的。"公布的"课程是学校文件中记录的课程。"教授的"（taught）课程是教师"在课堂和实践中"呈现的内容。"平行"课程是学生"以自己的方式"进行学习的空间，主要是利用学习软件、网站和电子化学习环境的其他功能来进行学习。这种"平行课程"与教学课程并行不悖，但在很大程度上未得到教师和课程开发人员的认可和充分利用。"学习的"课程是学生所学内容的总和。"隐性"课程是学生的非正式课程，这与所教授的内容不同（图 2.2 和第 6 章内容）。"教授的"和"学习的"课程被置于能够反映学术权威（academic leaders）和教师的价值观、态度和教育

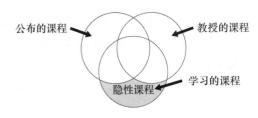

图 2.2　隐性课程

哲学的"学习环境"当中。

将体验作为核心内容

　　知识和行动为元认知心理活动在基础和临床学科课程中定义体验和指导学习奠定了基础。元认知就是思考自己或他人的想法和感受。这种思维过程构成了一些"高阶"思考技能，如临床决策、反思、沟通以及换位思考的自我评估和规划（Quirk，2006）。近期的课程改革尽可能依据学习者的医学知识和基础，将思维的过程和技巧设定为目标。哈佛大学医学院院长 Charles Hundert 在提及"新课程"时说："医学教育不是传播信息，而是改变学习者"（Shaw，2015）。医学教育的目的是培养学生掌握核心技能和适应新形势的能力（Carbonell，et al.，2014；Quirk & Chumley，2018）。

组织内容

　　传统医学课程假设，学生在学习临床医学课程之前应该先掌握基础医学课程，学生们往往看不到所教内容与他们未来的医生职业生涯的关联性。因此，学生在通过了基础医学科目的考试后，往往会忘记或忽略他们所学过的内容。

　　人们一直主张医学课程应该以这样的形式开始：医学生在进入医学院校的第一天就能像卫生专业人员一样去思考。纽约 Hofstra 医学院的学生们在最初的 8 周时间里做辅助医务人员。在加利福尼亚大学旧金山医学院的第一天，医学生被分配到一个医疗团队中。在这个团队中，他们发挥着重要作用，并了解卫生保健系统。在一个垂直整合性的课程中，有着早期基础医学知识的医学生们被带入到临床医学，进行系统性的实习。人们已经认识到，在今后的几年里，学生们仍然需要在一个系统框架内，继续他们与临床应用相关的基础学科的学习。

　　螺旋式课程（图 2.3）展示出一个有用的内容

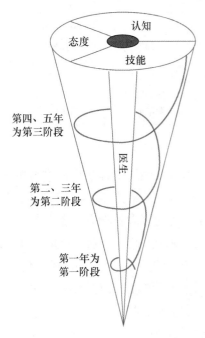

图 2.3　螺旋式课程

组织方法（Harden & Stamper，1999）：

- 在整个课程体系中，以不同难度水平、反复回顾课程内容。
- 新知识与之前的学习内容有关。
- 学生的胜任力随着对每个课程主题的学习而增强。

决定教育策略

> 🔆 **小提示**
>
> 　　在计划课程时，请使用 SPICES[①]模式来评估需求。

　　医学教育中的许多讨论和争论都与教育策略有关。SPICES 模式（图 2.4）为计划新课程或评估现有课程提供了一个有用的工具（Harden et al.，1984）。它表明每个策略都具有连续性，在避免两极意见分化的同时，也确定了学校所采用的方法可能会存在差异。

以学生为中心的学习

　　在以学生为中心的学习（student-centred learning）中，学生对自己的教育承担了更多的责任。学生所学到的知识比所讲授的知识还要重要。教师是学生学习过程中的促进者或引导者。这将在第 15 章有关独立学习中深入讨论。

[①]　SPICES 即以下 6 种策略的英文首字母组合。——译者注

以学生为中心	——	以教师为中心
基于问题	——	信息导向
整合或跨专业	——	学科或基于学科
基于社区	——	基于医院
选修驱动的	——	一致统一的
系统的	——	机会性的

图 2.4　教育策略：SPICES 模式

在进一步深刻地了解学生所掌握的学习方法后，随着学习技术的进步，我们将会看到适应性学习课程，其内容和教学方法都是针对每位学习者的个人需求而量身定制的（Quirk & Chumley，2018）。它包括为了跟随教育路径所使用的工具，例如预测性分析和动态课程地图。根据自己学习的需要和所要达到的里程碑的高度，学生学习每一个单元所花费的时间是不同的。每个学生对学习结果的掌握情况都应该在课程中不断地进行评价，有时还可以根据学生的需要安排下一步的学习。

基于问题的学习

正如第 18 章所描述的那样，基于问题的学习（problem-based learning，PBL）不断地吸引着人们的注意力。数字技术可以用来呈现问题或作为信息的来源以指导学生的学习。PBL 在自主学习或远程学习中，不仅适用于小群体中的学生，也适用于大型群体中的学生。在以信息为导向和基于问题或基于任务的学习之间，PBL 流程有 11 个步骤（Harden & Davis，1998）。

在以团队为基础的学习（team-based learning，TBL）中，学生在大班中以小组形式与同伴相互学习。它反映了学生将在其职业生涯的剩余时间里作为从业者进行学习的"实境课程"。TBL 为教授基础科学知识以及培养解决问题、沟通和循证医学所需的元认知能力提供了理想的环境（Parmalee et al.，2012；Koles et al.，2010）。

整合和跨专业学习（integration and inter-professional learning）

横向和纵向整合已成为许多医学院校课程的标准特征。第 17 章对此做了深入讨论。已描述了在学科基础和整合教学之间的连续统一的 11 个步骤（Harden，2000）。

有一种跨专业的教学方法，即不同医疗行业的整合性教与学，学生从自己本专业和其他专业的

角度来看待问题（Hammick et al.，2007）。有越来越多的医学生与护理专业以及其他医学专业的学生一起在课堂上和平行课程中进行知识学习和团队合作（Dow & Thibault，2017）。第 18 章对此做了进一步讨论。

临床的实境性（clinical authenticity）

为了涵盖现代化、以团队为基础的医学临床情况的多样性，我们已经扩大了 SPICES 模式中的"C"。只要有可能，这些真实的情境就应该为医学课程提供背景。根据要达到的能力和目标，有多种选择。行为健康门诊、社会收容所、医学红十字会项目、养老院和家庭诊所只是其中的几个例子。有充分的教育和组织管理论据表明，逐渐弱化以医院为基础的项目，而更多地强调社区作为学生学习的环境。第 11 章和第 12 章对此做了深入讨论。

真正的实境课程将对医疗保健环境中的基础和临床科学学习进行整合（Harden，2000）。当无法进行连续的临床实习时，最好的选择是通过课堂学习和小组临床案例、模拟学习来提高实境性（Quirk & Chumley，2018）。真正的整合实境课程将让学生参与体验式案例学习，并在临床环境中逐步承担更大的责任。

选修课程（electives）

让学生学习课程中所有的科目已不再可能。选修课程或学生自选内容（student selected components，SSCs）使学生可以有机会学习他们感兴趣的领域，同时在批判性评价、自我评价以及时间管理中培养各种技能。大多数医学院在教育后期开展选修课，以便学生能够更深入地学习医学专业。然而，一篇文献综述发现了 37 种选修课类型，包括"临床前医学院课程"中的人文、生活方式和临床技能等主题的课程（Agarwal et al.，2015）。

课程开发的系统方法

对课程计划采取一种更系统的方法，可以使学习经历和课程内容的设计与学习结果保持一致。核心课程的概念包括医疗实践所必需的胜任力。

> 💡 **小提示**
> 视课程为一种有计划的教学经历。

未来人们会看到更多地使用课程地图（curriculum maps）。运用课程地图，将学生通过课程所获得的进步制成表格，表格内容分为学习经历、评价和学习结果。在适应性课程中使用人工智能（artificial intelligence，AI），这些实时数据不仅会反馈给课程开发者，还会反馈给学习者自己，以便进行调整以及更有效地学习。可以用各种书面和电子的方法来记录学生与患者沟通时的表现。通过分析这些记录来看学生的实践是否存在缺陷或不足。

选择教学方法

好的教师会通过使用一系列精挑细选的教学方法来达到特定的结果，从而促进学生的学习。

授课如果应用得恰当，仍然是很重要的方法。学生不必是被动的，并且他们的角色不仅仅是一个信息接受者。一些新的技巧比如基于团队的学习和翻转课堂，为学生更多地参与课堂活动提供了机会。

小组学习有助于学生之间的互动，使合作学习成为可能，学生可以互相学习。独立学习为以结果为目标的学习提供了理想的环境。学生能真正掌握所学领域，同时培养他们对自己的学习负责的能力。教师可以通过在"平行课程"中期与学生会面的方式来创造更有效的"相互依赖"的学习情境，从而指导和促进学生的学习。

> **☀ 小提示**
>
> 没有万能的方法可以解决所有的教学问题。教师的教学工具包应该包括一系列教学方法，这些方法各有其优缺点。

近年来的一个重要发展就是新的学习技术的应用，包括模拟设备和在线学习的应用。计算机被当作获取信息的源泉，可作为与模拟病人互动的媒介，亦可作为辅助和管理学习的有效方法。同步教学活动例如视频会议、慕课，以及异步交互方法（asynchronous interactive methods），包括在线的基于案例的模块和模拟教学，都使教育者摆脱了传统教学在时间和空间上的束缚。

> 📌 "从台式电脑到笔记本电脑、智能手机和平板电脑的这种转变，增加了能够近距离学

习临床患者经验的可能性，被称为'近患者学习'（near patient learning），在这种学习模式下，学生可以提前或在看过患者后就获得学习资源。"

Roberts（2012）

为评价做准备

评价是课程计划中重要的组成部分，在本书第 5 篇将详细介绍。评价很好地阐述了考试对于学生学习的重要作用。

> 📌 "我认为只教学不考试就像只烹饪不品尝一样。"
>
> **Ian Lang，苏格兰前事务大臣**

评价过程中应涉及的问题包括：

1. 应被评价的内容是什么？
- 应准备一个基本框架或蓝图，将评价与特定的学习结果相关联，包括知识、技能和态度等，并且通常是评价软件的一个可用选项。
- 应如何进行评价？方法应该包括：书面形式，如多选题或建构题型等。
- 表现性评价，如客观结构化临床考试（objective structured clinical examination，OSCE）。
- 证据的收集，如档案袋。

2. 评价过程的目标是什么？目标可能包括：
- 给学生打分。
- 给学生和教师提供反馈（促进学习的评价）。
- 激励学生。

3. 应该在什么时候评价学生？
- 在课程的开始阶段，评价他们已经知道什么或能做什么。
- 课程进行过程中，进行形成性评价。
- 在课程的结束阶段，评价他们是否已经达成预期的学习结果。

4. 谁来评价学生？
- 评价者可以是国内或国外机构、医学院或某些师生。
- 应加大对自我评价的关注，鼓励学生对自身能力进行评价，这是一种终生实践学习中所

需的能力。相关证据表明，医生这方面的能力较弱（Davis et al.，2006）。

有关课程计划的沟通

师生的沟通不畅是医学教育中的常见问题（图2.5）。

教师有责任确保学生清楚以下几点：

- 应该学什么，即学习结果。
- 学习范围和可获得的机会。
- 如何利用现有的学习经历满足个人需求。
- 是否已经掌握主要内容，如果没有，还需要如何进行进一步学习和实践。

> **小提示**
>
> 不能使师生们熟知课程计划，是导致师生间沟通不畅的一个常见因素。

为学生提供以下信息有助于沟通：

- 明确说明课程中每个阶段预期达到的学习结果。
- 制作课程地图，使得每阶段的学习经历和评价与学习结果相匹配。
- 电子版或打印版的学习指南，可帮助学生管理学习进程，更高效地利用时间。

营造合适的教育或学习环境

教育环境或"氛围"是课程计划的一个重要环节（Genn，2001）。

> **小提示**
>
> 对教育环境的衡量应成为课程评价的一部分。

如果学生察觉到资深的教师看重的就是在医院中的实践、治疗和医学研究，那么开设一门以引导学生在社区从事医疗和健康促进事业为目的的"公布的"课程就毫无意义了。同样，如果医学院校中充满竞争而非合作，则很难培养学生们的团队协作精神。

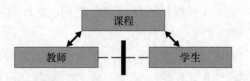

图2.5 沟通失败示意图

有多种调查工具可用于评价医学教育环境，如邓迪合格教育环境评估量表（Dundee ready education environment measure，DREEM）。美国医学会对28所医学院校进行了一项关于学习环境的调研。在为期4年的某医学课程中，对教师理念、同伴支持、分数竞争、基础和临床科学的结合等方面进行了跟踪观察（Skochelak et al.，2016）。

课程管理

重视课程管理已变得越来越重要：

- 更加复杂的课程：整合和跨专业教学
- 教师压力的增加：临床职责、教学职责和科研职责
- 在不同网站上进行的分散式学习
- 资金拮据时，需求却在增长，学生数量也在增加
- 医疗体系和医疗实践的变化
- 对社会责任的更高要求

在医学院校的本科教育阶段，情况很可能是这样的：

- 教学的职责和教学资源在教师这一层面，而不是系部层面
- 本科医学教育委员会负责规划和实施课程
- 任命一名教务长或本科医学教育主管，负责课程开发和实施
- 指定有特定专业知识的员工对课程地图、教学方法和评价开展支持性工作
- 教师为教学付出的时间和所做的贡献得到了认可
- 要有对所有教师的发展项目
- 成立一个独立的组织，负责学术标准和质量保障

毕业后教育也有着类似的需求。

课程管理是数据管理。理论和技术的进步大大提高了我们管理课程的能力，并将其转化为一种动态的个人学习体验。

教师和学习者通过有依据的行动和确定的方向与意义，来调整教育过程。在此之前，这一切还只是未开发的描述性数据和预测性数据。这些数据可以用来提高自我评价的准确性，也可以预测未来在基础课程中的自我表现（Pusic et al.，2015；US Department of Education，2012）。

在课程地图的动态释义中，可以挖掘出多样化的课程数据。该课程所构成的整体大于其各

部分的总和，还能使上述规划指导其实施，这是Harden（2001）所预示的。新技术和获得数据的方法使我们拥有卫星视野般精准的多维规划，类似全球定位系统（global positioning system，GPS）。这个新的课程定位系统（curriculum positioning system，CPS）提供了一个动态的互动教育工具，让利益相关者建立表现目标、获取到达目标的方式，并预计到达的时间、规划学习课程、创建个性化备用计划、反思其过程、更新未来的教学和学习计划。

最后，在任何主要课程的修订中，不要期望第一次就能得到正确的结果，因为课程将继续演绎，并需要改变，以适应当地情况和医学的不断变化。

> "鲜为人知的事实：阿波罗登月所用的时间占总时间的不到 1%，但这个壮举却是在过程中被不断地修正后的结果。"
>
> **Belasco（1996）**

小结

课程改革的概念应该是连续的，而不是反反复复的。本章提供了 10 个步骤，作为监测医学教育过程的指南。下面是对每一步骤所做的总结。

1. 培训计划旨在实现目标。这些已经扩展到大众医疗和医疗保健系统。

2. 可预期的、明确的学生学习结果应该贯穿于课程开发中。

3. 内容应该包括基础和临床知识，以及学术权威及教师的价值观、态度和教育理念。思维的过程和技巧也应涵盖于其中。

4. 内容的组织包括它所涵盖的顺序，这是需要考虑的一个关键因素。越来越多的教育领导者认为，医学专业的学生应该从进入医学院的那一天起就开始了解医疗保健系统。

5. 教育策略应努力帮助学习者整合知识以供使用。

6. 所使用的教学方法应包括适当的大班教学、小组教学和与学习目标水平相匹配的新的学习技术。强调个性化学习已经打开了基于异步数字教学的新的移动平台和分组技术的大门，如翻转课堂。

7. 评价学生的进步应该明确与知识、技能和态度相关的具体学习结果的联系。

8. 包括目标和评价在内的公布的课程应该公开，并随时向包括学生在内的所有利益相关者开放。

9. 平行课程是指学生在正式课程之外学习的课程，教育环境的测量应包括平行课程。

10. 在这个动态模式中，课程地图作为管理和开发课程的一个机会，用来比较已公布和在申请中的与学习结果相关的课程。

尽管这些步骤的时间顺序比较松散，但我们认识到课程开发的过程更多呈现的是螺旋式的，而不是线性的。此外，任何步骤都可以根据需求和环境来标记过程的"入口点"。

参考文献

Agarwal, A., Wong, S., Sarfaty, S., et al. (2015). Elective courses for medical students during the preclinical curriculum: a systematic review and evaluation. *Medical Education Online, 20,* 26615.

Carbonell, K. B., Stalmeijer, R. E., Konings, K. D., et al. (2014). How experts deal with novel situations: a review of adaptive expertise. *Educational Research and Reviews, 12,* 14−29.

Cooke, M., Irby, D. M., O'Brien, B. C. (2010). *Educating physicians: a call for reform of medical schools and residency.* San Francisco: Jossey-Bass.

Cooke, M., Irby, D. M., Sullivan, W., Ludmerer, K. M. (2006). American Medical Education 100 Years after the Flexner Report. *New England Journal of Medicine, 355,* 1339−1344.

Davis, D. A., Mazmanian, P. E., Fordis, M., et al. (2006). Accuracy of physician self-assessment compared with observed measures of competence. *Journal of American Medical Association, 296*(9), 1094−1102.

Dow, A., Thibault, G. (2017). Interprofessional education − a foundation for a new approach to health care. *New England Journal of Medicine, 377*(9), 803−805.

Dunn, W. R., Hamilton, D. D., Harden, R. M. (1985). Techniques of identifying competencies needed by doctors. *Medical Teacher, 7*(1), 15−25.

Dyrbye, L. N., Sciolla, A. F., Dekhtyar, M., et al. (2019). Medical school strategies to address student well-being: a national survey. *Academic Medicine, 94*(6), 861−868.

Genn, J. M. (2001). AMEE medical education guide no. 23. Curriculum, environment, climate, quality and change in medical education − a unifying perspective. AMEE, Dundee.

Gonzalo, J. D., Dekhtyar, M., Starr, S. R., et al. (2017). Health systems science curricula in undergraduate medical education: identifying and defining a potential curricular framework. *Academic Medicine, 92*(1), 123−131.

Hammick, M., Freeth, D., Koppel, I., Reeves, S., Barr, H. (2007). A Best Evidence Systematic Review of Interprofessional Education: BEME Guide no. 9. *Medical Teacher, 29,* 735−751. Available at: https://doi.org/10.1080/01421590701682576.

Harden, R. M. (1986). Ten questions to ask when planning a course or curriculum. *Medical Education, 20,* 356−365.

Harden, R. M. (2000). The integration ladder: a tool for curriculum planning and evaluation. *Medical Education, 34,* 551−557.

Harden, R. M. (2001). AMEE guide number 21: curriculum mapping: a tool for transparent and authentic teaching and learning. *Medical Teacher*, 23(2), 123−137.

Harden, R. M. (2007). Outcome-based education: the future is today. *Medical Teacher*, 29, 625−629.

Harden, R. M., Crosby, J. R., Davis, M. H., et al. (2000). Task-based learning: the answer to integration and problem-based learning in the clinical years. *Medical Education, 34* 391−397.

Harden, R. M., Davis, M. H. (1998). The continuum of problem-based learning. *Medical Teacher, 20*(4), 301−306.

Harden, R. M., Sowden, S., Dunn, W. R. (1984). Some educational strategies in curriculum development: the SPICES model. *Medical Education, 18*, 284−297.

Harden, R. M., Stamper, N. (1999). What is a spiral curriculum? *Medical Teacher, 21*(2), 141−143.

Koles, P. G., Stolfi, A., Borges, N. J., Nelson, S., Parmelee, D. X. (2010). The impact of team-based learning on medical students' academic performance. *Acad Med: J Assoc Am Med Coll, 85*(11), 1739−1745. Available at: https://doi.org/10.1097/ACM.0b013e3181f52bed.

Parmalee, D., Michaelsen, L. K., Cook, S., Hudes, P. D. (2012). Team-based learning: a practical guide: AMEE guide no 65. *Medical Teacher, 34*(5), e275−287.

Pusic, M., Boutis, K., Hatala, R., Cook, D. (2015). Learning curves in health professions education. *Academic Medicine, 90*(8), 1034−1042.

Quirk, M. (2006). *Intuition and metacognition in medical education; keys to expertise*. Springer.

Quirk, M., Chumley, H. (2018). The Adaptive Medical Curriculum: a model for continuous improvement. *Medical Teacher, 40*(8), 786−790.

Rourke, J. (2018). Social accountability: a framework for medical schools to improve the health of the populations they serve. *Academic Medicine, 93*(8), 1120−1124.

Shaw, J. (2015). Rethinking the medical curriculum. Harvard Magazine.

Skochelak, S., Stansfield, R. B., Dunham, L., et al. (2016). Medical student perceptions of the learning environment at the end of the first year: a 28 medical school collaborative. *Academic Medicine, 91*(9), 1257−1262.

US Department of Education Office of Education Enhancing Teaching and Learning Report. Technology 2012.

第 3 章

本科课程计划
The Undergraduate Curriculum
Joel Lanphear, Marie Matte

（译者：张　阳　审校：于晓松）

关键概念

- 课程地图：概述学生个人学习目标（课程计划所定义的）与总体教育目标之间具体联系的档案。该地图为学生、管理人员和教师提供了一种工具，可确保在学习和表现评价方面，保持对学生的期望与学校的总体任务的一致。
- 课程：一套完整的学习活动和具体的学习目标，包括毕业生的预期学习成果。在连续的教育过程中，一个课程可以为进一步、更高级的学习奠定基础。
- 课程管理：在整个课程中，确保学生在特定时间和特定学术标准下完成具体学习要求的过程，包括对学生表现的评价和课程评估，主要由课程负责教师执行。
- 评价和评估：两者可互换使用。为了进一步有效区分两者，通常将评价定义为测评学生表现

的衡量标准，而评估则是对项目（课程）状况的衡量。

📌 "本科课程计划常同时被视为医学界目前面临问题的原因与解决的方案。"

Lanphear（2020）

引言

在第 2 章中，Quirk 和 Harden 将课程范式定义为"涉及目标、方法、评价以及包括预测和跟踪课程结果的过程"。当考查医生教育和培训的深度和广度时，目标、方法、评价和结果测量应该沿着一个连续过程，从入学前到开始医学教育，并在许多国家延伸到毕业后教育或专科培训。按照这个定义，本科医学课程在常被称为医学教育连续统一体中占据着独特的地位。连续统一体被定义为"一个连贯的整体，以微小程度变化的值或元素的集合、序列或进展为特征"（Merriam-Webster，2003）。这种医学教育的连续统一体不仅包括医学教育前期经历，而且还包括本科医学教育、毕业后医学教育和继续职业教育的经历。医师发展的阶段必须按照这样一种方式进行排序和实施，以便在终身学习的过程中为专业发展做好准备（Kruse，2013）。

虽然这个连续体似乎代表了一个相当顺畅的连续路径，但在实践中，这些阶段更多的是作为单独的实体在特定的时间段内相互重叠而实现的，更像是一个个模块（Petersdorf，1994）。在考虑本科医学课程时，对学生在教育过程中所处位置的认识和考虑，必须有助于告知他们在第一次进入医学领

域时所面临的任务，以便于尽可能顺利地过渡到一个复杂多样的连续体中。

因此，医学教育者有责任通过检查每个阶段的结果测量，并设计与这些测量相一致的课程，来改善每个阶段的学习过程。教育工作者建议在"最终产品思维"的基础上开展工作，因为每个胜任力水平都是沿着这个连续统一体的方向发展的。在许多国家，每个学习阶段都有不同的认证机构，而不是统一的机构。医学教育者有义务促进阶段之间的过渡，直到建立一个更加连贯的认证模式。

除了医学专业前教育和毕业后教育之间的特殊地位外，本科阶段还为学生提供了许多全新独特的机遇和挑战。知识产生的速度以及学习者被期望掌握的信息量被比喻为"从喷泉和消防水带内饮水"的差异。很多学习者在进入医学院校以前就在中学前和中学后课程中取得了很优秀的成绩，并且在招生考试和面试过程中表现良好。实际上，他们是大部分具有相似的能力和目标的一个群体。对于一些人来说，意识到他们是真正的学术平等，这可能是一个独特的经验。由于医学院校对经历的要求高，而且各有不同，医学院校需要为学生提供经验支持。然而，在很多情况下，学习者会看到他们的同龄人具有的才华和独特的技能，这些也可以作为积极的经验支持。

作为医学课程的一部分，当学生经历某种形式的模拟或实际接触医疗时，他们会在个人层面上遇到疾病、伤患和死亡。虽然每个人都达到了医学院校入学标准，但他们也会对实验室、课堂和临床背景的经历做出不同的反应（Corrigan et al.，2010）。医学院校和教师对这些问题产生了敏感性，并开发了积极和持续的系统来帮助学生。利用元认知的原理，向学生解释课程设计的意图是有用的。元认知描述了我们思考学习什么以及如何学习时的深层次的学习过程。

一个将基于团队、基于问题和基于案例的小组学习作为基础课程活动的医学院校，通常为这种学习提供某种形式的培训，包括在这个学习环境中实践的机会，以确保每个学生都可以取得最大的收获（McCrorie，2010）。

最后，对于那些正在开发课程模式和内容的人来说，需要了解的是医学生在进入医学院校以前已经具有各种背景经历、知识、技巧和态度，并不

是像亚里士多德说的那样——他们的灵魂如同一张白板或白纸（Aristotle）。假设像学习经历会影响学生在学习、行为、临床决策和临床沟通技能发展方面的目的和目标一样，学生的背景也会影响他们的学习方式，那么在选拔医科学生的过程中，考虑学生以前的经历是很重要的。

> ☀ **小提示**
>
> 在设计本科课程的过程中，重要的是要考虑学生到医学院校前的经历，以及其在医学教育连续统一体中的状态。

塑造课程的力量

从概念上讲，本科医学课程应该为下一个连续阶段的成功开展提供必要的临床技能和知识。这至少包括对基础医学、临床医学和社会科学知识清晰的理解，以及或许更重要的是在患者照护背景下，解释人体环境中健康和疾病的过程。

已经并将继续塑造这种独特的本科医学教育经验发展和方向的力量有各种来源。一些是来自医学院校内部的，一些是得到了外部机构的支持，这些机构考虑到医学课程能够实现其改善医疗保健的承诺。在所有国家、组织和政府中，由于社会、文化、政治和经济等多种因素，变化都是普遍存在的。本科课程受所有因素的影响，且很多往往是无法控制的。

影响医学教育，特别是本科课程的个人方面的因素来自 1910 年发表的《美国和加拿大的医学教育：致卡耐基基金会关于教育改革的报告》。这份由 Abraham Flexner 撰写的报告（简称 Flexner 报告）总结了他 1909 年访问加拿大和美国 155 所医学院校的发现（Pritchett & Flexner，1910）。可以肯定的是，这份 1910 年发表的原始报告，建议将医学教育纳入大学科学设置，制订一般意义上的医学课程和医学教育标准，这对医学教育具有巨大的影响。也许对本科医学教育影响最大的是来自于 Flexner 报告的以下引文：

> 📌 "为方便起见，根据工作主要在医院还是实验室进行，医学课程可分为两部分。但仅

仅以此区分是肤浅的，因为医院本身也是最具意义的实验室。一般来说，四年制课程分为两个相当平等的部分：头两年用于实验室科学，后两年是临床实习。"

Pritchett & Flexner（1910）

虽然 Flexner 明确认为头两年的科学学习对于临床诊疗的进步至关重要，但是两年的基础科学与两年的临床培训对全球医学教育的长期影响体现在很大程度上形成了医学教育最普遍的模式。尽管在过去的二十年中，这一明确分野在从医学院校开始的临床技能培训和临床实践中得到了缓解，但仍有根据目标形成的众多人为划分。即使在实行五年制和六年制医学教育的国家，尽管有着早期的临床技能训练，基础科学和临床经历之间的分野也依然是很明显的。2010 年，新的卡耐基基金会报告呼吁加强基础科学和临床的整合，与其他类似 1910 年报告的建议一样，都从客观上证明了上述事实（Irby et al.，2010）。在英国医学总会《明日医生：关于本科医学教育的建议（1993）》中可以找到类似的提倡进一步整合的标准。

另一个影响本科医学教育的因素是医学教育研究的出现，其基础是医学和科学知识的迅速扩张、全球认证机构标准的变化以及公众问责的增加。Norman 总结了三十年的医学教育研究，他指出："也许这门学科最重要的进展证据是我们现在比以前更有可能要求证据来指导教育决策——作为一种教育文化的变革"（Norman，2002）。具体而言，医学教育研究的主要影响以及本科课程的开发和实施如下：

- 更好地了解如何获得医疗专业知识
- 发展和研究基于问题的学习
- 改进评价方法（Norman，2002）

同时，这些作为新兴的医学教育研究一部分的是认知科学研究发展的结果。现代计算机和成像技术已经使人们能够更好地理解大脑的功能，以及它如何处理信息。人们普遍认为，认知科学是涉及心理学、哲学、语言学、人类学、人工智能和神经科学等领域的跨学科方法（Miller，2003）。对于医学教育来说，这意味着对人类学习过程的新理解。认知科学研究对本科课程的影响将在后面详细讨论。

影响本科课程的另一个因素是特定国家或地区医疗系统的性质以及该系统医疗实践的性质。想象一下，为所有公民普遍提供广泛分布的基本医疗保健的系统，医生和医疗保健人员不管患者的性别、年龄、种族或经济状况如何，都获得相同的报酬。再想象一下，在特定的一天或一周内接诊的患者数量并不是报酬的决定因素。这样的系统将受到作为学习者的医学生的欢迎，因为医生会有足够的时间花在他们和他们的患者身上。这种制度今天可能存在，但更普遍的情况是初级医疗保健人员的分配不符合群体的需求。

更普遍的是，医疗保健以疾病为导向，而不是以预防和健康为中心，医疗保健人员之间的孤立主义是常见的，人群之间存在较大的差距。在这个模型中，医生和医疗保健人员发现自己面临越来越大的患者压力，并且发现学生的实践对他们的医疗产出和收入不利（Frenk et al.，2010）。这些本不应该是医学生学习的环境，但是基于此的课程经历却支持和维持着现有系统。总之，医学教育发生的背景、医疗系统的性质、文化价值观、医疗保健性质和医生角色模型的迅速变化，都影响着本科课程和所涉及的学生。如前所述，医学教育研究和认知科学的发展也对本科医学课程产生了重大影响。

在一个具有里程碑意义的出版物中，Papa 和 Harasym（1999）从认知科学角度描述了北美医学院校的阶段。他们描述了按年份和启动时代划分的 5 种课程模式，其中一部分至今仍存在于世界范围内的医学院校。它们是：

- 学徒模式（1765）
- 基于学科的课程模式（1871）
- 基于器官系统的课程模式（1951）
- 基于问题的课程模式（1971）
- 基于临床表现的课程模式（1991）

可以说，基于学科的模式在 1910 年 Flexner 报告中得到了强化，20 世纪 60—90 年代的课程改革加速是知识变革的结果，这种变化来自新兴的受到认知科学研究影响的医学教育研究。每个模式都有优点和缺点，而今天在本科医学课程中通常会反映一些混合模式，试图利用每种模式的优点并弥补其缺点。

也许在认知研究中最具影响力的研究发现是涉及医学专业知识和临床推理的研究。有人认为，在基于问题的案例中，学生在某个特定问题上所学到的东西，会泛化到不同的医学问题上。Elstein、Schulman 和 Sprafka（1978）的研究表明，问题解决和诊断技能是具体问题，而不能被泛化。这些发现和其他发现促成了基于临床表现的课程模式，并意识到医学生需要经历大范围的具体医疗问题才能最终成为具有胜任力的医师。医学生在课程中使用模拟病人和模拟装置的早期临床经验，都可以看作学生接触广泛医学问题的过程。这些经历为学生提供了基础性的经验，将有助于向毕业后教育和培训过渡。

在许多国家，医疗卫生人员的数量和分布是一个重大问题。就像我们对认知学习本质的理解发生变化一样，本科医学教育发生的背景也受到了严峻的考验。已有研究表明，农村基层医疗机构的分布与农村地区的教育、学生的积极教育经历和毕业后培训相关联（Strasser et al.，2016）。

> 🔆 **小提示**
>
> 　　本科医学课程方向的形成受到外部、内部等因素影响，通过对认知科学的研究来了解学习过程。

本科医学教育计划的关键组成部分与医学教育的连续性有关

为了使本科课程作为医学教育连续体中既有效又有意义的一部分，计划课程时应考虑一些概念（Liaison Committee on Medical Education，2015；General Medical Council，2015）。其中包括：

1. 对医学院校的使命、愿景和目标的陈述。
2. 目前适合医学院校使命的科学内容，包括基础和临床科学的主要概念。
3. 支持每个学生学习所需的课程模式。
4. 提供一个对课程传授进行集中化概述的课程管理系统。
5. 制订评价学生表现和课程的适当计划。
6. 确保教师具备足够水平和为其工作提供充分准备的相关系统。

7. 有足够的财力和物力来开展课程。
8. 提供一种对学生安全、有利于学习的教育环境。

1. 使命、愿景和目标

医学院校的使命是为学院在计划实施课程时提供指导与方向。在使命描述中的目标应该还包括为计划从事任何医学实践或毕业后教育和培训的学生提供他们需要的内容。其中一个使命是反映对良好科学基础的需要以及将这些科学应用在临床实践中。因此，使命最终应该指导最初教育计划目标的开发，这个目标是所有教学活动设计和开发的框架。总体规划目标反过来指导课程目的和目标的发展，最终指导具体的学习活动及其成果测量／评价。图 3.1 显示了这种级联效应。

2. 科学的课程内容

医学院校的课程包括基础医学、临床医学和社会科学的内容和概念，这些内容对当代医学和医学实践有重要意义。它还应该包括提供给毕业生形成胜任力的机会，以便他们在医学教育下一阶段培训中取得成功。这不仅包括学习生物化学、生理学、微生物学、药理学、免疫学和病理学等传统基础医学知识，还包括更新的概念。这些新概念包括健康、转化研究和行为与社会科学。高水平的教师参与课程内容的开发是至关重要的。建议使用国家和国际组织，如医学教育研究协会（Association for the Study of Medical Education，ASME）、美国医学院校协会（Association of American Medical Colleges，AAMC）和加拿大医学教师协会（Association

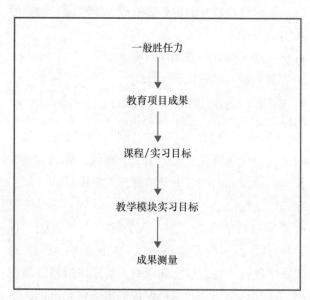

图 3.1　教育计划目标级联示意图

of Faculties of Medicine in Canada，AFMC）发布的参考文献确定本科课程内容。现代医学课程应包括医学伦理学、群体医学和人际沟通技能等概念，这些都是学习者从事毕业后医学教育学习活动的需要。这些概念需要在文化和法律体系的背景中来具体描述和理解，而课程讲授和医学实践也在这种背景下进行。这一特定课程内容需要教师领导和协作。最后，以机构教师的角色来确定课程内容，达成一致意见并开展实施。

3. 支持每个学生学习需求的课程模式

学校选择的任何课程模式都必须支持实现学校使命。例如，如果使命表示需要让学校所服务的所有人群都能够享受高质量的医疗服务，那么课程体系提供的学习活动必须能够让学生在支持该使命的环境下接受医学教育。

在开发本科医学教育课程时，医学教育者必须考虑到海量医学知识、医学生所需要掌握的临床和沟通技能以及每位学生在医学教育过程中过渡到下一阶段前需要掌握的知识与技能。尽管我们可以简单地说这是在本章的范围之外，但医学教育工作者在设计和研发学习活动以便满足医学生的学习需求和偏好时，必须考虑基本的学习理论。通常，这些活动包括小组和大组学习、模拟（包括模拟病人的使用）、文献讨论（journal clubs）、实验室经历以及自学机会。

4. 管理课程

集中管理和控制本科课程，对于确保课程目标和内容符合学校使命来说是至关重要的。实现高质量的课程，最终的责任在于首席学术官——通常是院长。很多医科大学都有负责课程监督工作的副院长，同时配备由教师代表组成的向副院长汇报的课程委员会。以往，医学课程委员会由院系选出的代表组成，代表的主要任务是确保其所在院系的课程被包含在课程体系中。这是基于学科的课程体系时期存在的一种模式。

而最近，在基于问题的器官系统课程体系时期，以及在基于临床表现的模式时期，产生了新的结构来促进多个相互关联的概念与内容的整合。这包括在课程体系最初几年的课程计划中提供医师师资，让他们与基础科学的同事们联合担任课程主管。作为联合课程主管，他们会开发出临床相关的案例，并通常以团队形式来呈现问题。提供临床案例和相关的诊断推理，能够为学生提供一个框架，使学生更好地理解器官系统课程中所展示的概念（Ambrose，2010）。这个模式的特点是基于共同主题或器官系统来组织相应的课程开发团队。这些来自不同学科的教师团队，代表着整合内容中重点关注的临床和基础科学领域。这些团队最终向课程委员会负责。课程体系的主题或线索也可以用来围绕着普遍呈现的问题或概念来进行内容整合。

在课程管理流程中，确保内容和学习活动的横向和纵向整合是一个重要的概念。在这个例子中，"整合"的定义是"形成、协调或融入一个运转着的或者统一的整体"（Merriam-Webster's Collegiate Dictionary，2003）。从课程体系的角度来看，有两种类型的整合。垂直整合所包括的是在学年之间所发生的涉及内容、技能行为和态度等方面的经历或课程。而横向整合的是内容、技能、行为和态度，是相继发生的课程和经历。

或许，确保能够完成横向和垂直整合的最有力的工具是使用课程地图。课程地图建立在图 3.1 中描述的级联效应概念基础之上。它不需要复杂的电子系统，一些可行的做法可以通过可搜索的电子表格来建立。这其中的关键是以分等级的方式连接级联效应中的各个组成部分，包括使命、长期目标、短期目标、内容以及评价方法。

> **💡 小提示**
>
> 对课程的集中管理是保证课程内容和学习经历横向及垂直整合的根本。根据教学计划目标与结果合理规划课程中的目标是实现任务的有效手段。

5. 评价学生表现和项目评估

除上述提到的要素之外，还有众多要素有助于建立高质量的课程，其中包括是否存在既有的系统来评价学生的进步、评估教师的表现与整体的课程项目。这种系统通常被称作持续质量改进（continuous quality improvement，CQI）系统。学生表现的数据应是综合、全面的，不能只是评价内容知识的获取，而是要评估课程项目目标所反映出的技能、态度和行为。用来评价表现的方法必须是与学习环境相适应的。应系统化地收集学生学习过程中的信息，并在合理期限内进行报告，从而使学生能够及时纠正错误。非常可取的做法是让学生能够收到重要的反馈，这些反馈包括在学习过程中、同时在最终评分或记录成绩之前对学生表现的反馈。这能够让学生了解自己的学习情况，同时也能让他们在记录终结性等级或评分之前进行提高（Wood，2010）。

学生对于特定学习经历、课程和教师的反馈，是课程体系的另一个信息来源。当进行系统化的匿名收集时，来自学生的反馈对于了解学生对课程体系体验的想法是非常有效和实用的。如果学生的数量比较少，比如在一些临床轮转或研讨会中，那么应该长期收集数据并进行归总，还应确保信息的匿名性。

课程委员会和参与到课程体系监督中的任何其他委员会对课程体系的年度审核都是重要的信息来源。在这些审核过程中，所有与课程体系相关的数据都应该被审核。相关讨论主题包括对课程通过或不通过的学生评价、学生对自身学习的反馈以及课程主管和教师的评论。同时，还应该提供根据不同标准对课程进行对比的数据。

6. 为教师承担其角色提供充分准备

为支持课程体系中高质量的教学，必须存在既有系统来确保所有任教并评价学生的教师拥有完成职责所需的知识和培训。这方面的要求因校而异，但相关资质应该予以公布，并通过申请者申请时可以获得的途径来提供这方面的资质。这通常包括学位类型、专长领域、培训、经验水平和简历或履历。对于最终的候选人来说，通常需要获得推荐函。经常出现的情况是，最终的申请者会被要求立即进行面试，并提供其教育和研究兴趣领域的报告。对教师候选人的审核通常是由同行组成的教师委员会来完成的，该委员会能够判断候选人的学术成就以及评级资格。在这个过程中，让教师参与进来是确保教育课程项目质量的另一个途径，同时也能降低选拔过程中可能产生的偏倚。

7. 财政和相关物质资源

全球医学院校之间可获得的财政和物质资源有很大的差异。每个机构最终必须决定怎样的财政投入水平是适当的，以及什么类型的设施最能够适应其课程体系设计所对应的使命和学习机会。

8. 安全的学习环境

确保学生和教师拥有教学和学习的安全环境，不仅对于他们的福祉来说是关键的，而且对于他们取得成功也是至关重要的。对于学生来说，这意味着他们能够对自身学习经历和所担心的问题进行评论而不必害怕遭到报复。由于学校的名称就是医学院校，所以我们应该料到学生会犯错和出现判断失误。成为专业的医疗服务人士是相当艰难的过程，学校应该向学生确保学校存在适当的流程来保护他们和患者。在评估学习经历方面采取匿名方式是其中的一个机制，而能够回顾自己的学习记录并在认为不公的情况下对分数和责难进行申诉。同时，应该向学生和教职工提供学生手册或类似的文件，来陈述这些保护措施。

小结

本科医学教育课程是独一无二的，不仅是医学生第一次开始全面接触医学，也是医学院校之前所拥有的经验与医学专科培训之间的桥梁。这种以医疗实践和终身学习为特点的医学教育并不总是一帆风顺的。考虑到医学生学习内容的广泛性和多个持续影响课程的因素，医学教育工作者有责任使这一过程的过渡更加顺畅。医学院校可以在以下几个方面始终保持警觉来达到最好的效果，分别是：了解医学生进入医学院校之前的情况，医学生本科医学教育和培训之后的去向，始终遵循医学院校的教育使命、愿景和目标。这些要时刻铭记在心。

参考文献

Ambrose, S. (2010). How learning works. In R. Mayer (Ed.), *What kinds of feedback enhance learning?* (pp. 121–152). Hoboken: Jossey Boss.

Aristotle, De anima 429b29–430a1.

Corrigan, O., Ellis, K., Bleakley, A., et al. (2010). Quality in medical education. In T. Swanick (Ed.), *Understanding medical education* (pp. 379–391). London: Wiley-Blackwell.

Elstein, A. S., Shulman, L. S., Sprafka, S. A. (1978). *Medical problem solving: an analysis of clinical reasoning.* Cambridge, Massachusetts: Harvard University Press.

Frenk, J., Chen, L., Bhutta, Z. A., et al. (2010). Health professions for a new century: transforming education to strengthen health systems in an interdependent world. *Lancet, 376*(9756), 1923–1958.

General Medical Council. (1993). *Tomorrow's doctors. Recommendations on undergraduate medical education.* London: GMC.

General Medical Council. (2015). *Promoting excellence: standards for medical education and training.* London: GMC.

Irby, D. M., Ivens, M., O'Brien, B. (2010). Call for reform of medical education by the Carnegie Foundation for the advancement of teaching: 1910 and 2010. *Academic Medicine, 85*(2), 220–227.

Kruse, J. (2013). Social accountability across the continuum of medical education. *Family Medicine, 45*(5) 208–211.

Liaison Committee on Medical Education. (2015). *Functions and structure of a medical school.* Washington, D.C.: Liaison Committee on Medical Education.

McCrorie, P. (2010). Teaching and leading small groups. In T. Swanick (Ed.), *Understanding medical education* (pp. 124–138). London: Wiley-Blackwell.

Merriam-Webster's Collegiate Dictionary, 11th ed. (2003). Springfield, Massachusetts: Merriam Webster, p. 650.

Miller, G. A. (2003). The cognitive revolution. *Trends in Cognitive Sciences, 7*(3), 141–144.

Norman, G. R. (2002). Research in medical education: three decades of programs. *British Medical Journal Online, 324*(7353), 1560–1562.

Papa, F. J., Harasym, P. H. (1999). Medical curriculum reform in North America, 1765 to the present: a cognitive science perspective. *Academic Medicine, 74*(2), 154–164.

Petersdorf, R. G. (1994). Medical curriculum training, and the continuum of medical education. *Journal of the Royal Society of Medicine, 87*(Suppl. 1 22), 41–49.

Pritchett, H., Flexner, A. (1910). *Medical Education in the United States and Canada: A Report for the Carnegie Foundation for the Advancement of Teaching* (pp. 57–70). New York: The Carnegie Foundation.

Strasser, R., Couper, I., Wynn-Jones, J., et al. (2016). Education for rural practice in rural practice. *Education for Primary Care, 27*(1).

Wood, T. (2010). Formative assessment. In T. Swanich (Ed.), *Understanding medical education* (pp. 259–269). London: Blackwell.

第 4 章

毕业后医学教育：通向胜任力

Postgraduate Medical Education：a 'Pipeline' to Competence

Linda Snell，Jason R. Frank，Yousef Marwan
（译者：屈京楼　审校：于晓松）

趋势

- 毕业后学员不仅是学习者，他们还在医疗卫生系统中扮演着关键角色，例如作为教师、领导者、学者和倡导者。
- 在住院医师培训期间，学员主要在工作场所进行学习，这就需要使用特定的教学和评价方法。
- 基于结果的住院医师教育模式正在演变为一种由胜任力框架来构建课程、学习和评价等原则的模式。
- 在住院医师培训课程中，进入、通过、完成毕业后培训正在受到越来越多的关注。
- 在大型学术型医疗中心以外进行培训变得越来越普遍，这提供了多样的机会和前景。
- 全球化促进了医生在国际间的流动，并影响了毕业后医学教育（PGME）的培训标准。

关键概念

- 毕业后医学教育（postgraduate medical education，PGME）：指医生从医学院校毕业到进入独立执业前的医学培训阶段。在美国用"graduate medical education"表述。
- 住院医师：毕业后医学教育学员。在全球范围内，这些人也被称为低年资医师（junior doctors）、住院医生（英国称为 house officers）、注册人员（registrars）、毕业（后）学员［（post）graduate trainees］或临床专科培训学员（clinical fellows）。
- 学习环境：包括"社会互动、组织文化和结构，以及围绕和塑造参与者经验、感知、学习的物理和虚拟空间"（Macy，2018），包括"在课堂、线上、模拟和临床环境中发生的"学习经历（Gruppen et al.，2018）。
- 资格认证：通常由专业协会或国家来确认学员已经达到了一名专业人员所需的要求。
- 独立执业：在不受监督指导的情况下具有自主、安全进行执业的能力；这是毕业后医学教育项目的最终目标。

引言

毕业后医学教育是指一名医生从医学院校毕业后到被认为能够独立胜任工作前的这段培训时期。在这段 1 ～ 7 年或者更长的时间里，年轻医生不断增长知识、锻炼技能、培养职业行为和态度，为他们的独立从业生涯做准备。"虽然专业社会化始于医学院校，但专业价值观和行为都是内化的，医生的身份很大程度上是在住院医师培训期间形成的"（Snell，2016）。本章简要介绍了毕业后医学教育的发展现状，阐述了 PGME 的各种模式和组织结构；PGME 项目和课程的关键要素；教学、学习和评价的常用策略；项目负责人、管理人员和教师的作用；住院医师在医疗保健系统中所扮演的角色；如何保证住院医师教育的质量，以及住院医师对毕业后医学教育的看法。

> "住院医师培训期是'医生开始职业生涯——获取专业知识和技能，逐渐形成职业认同，不断培养贯穿整个职业生涯的习惯、行为、态度和价值观的时期'。"
>
> **Ludmerer（2015）**

历史和演化。直到 19 世纪晚期，医学院校毕业生通常直接独立执业。那些希望进一步专业化的毕业生以学徒的形式接受正规医学专业人员的短期非正式培训。威廉·奥斯勒（William Osler）博士和威廉·霍尔斯特德（William Halstead）博士于 20 世纪初在约翰·霍普金斯医院建立了第一个正式的住院医师培训项目。这些住院医师以医院为基地，在医院里生活（或"居住"，因此有"住院医师"一词），并在照顾患者期间进行学习，除了住宿和饮食，他们得到的报酬很少。20 世纪初，一些主要的专业开发了正式的住院医师培训；然而，初级医疗保健不需要住院医师培训，进入全科执业的医学院校毕业生也很少接受毕业后培训。这种模式一直延续到 20 世纪中期，之后越来越多的毕业生开始接受住院医师培训。在世界范围内，到 20 世纪末，很少有医生从医学院校刚毕业就直接进行独立无指导的医疗执业。在许多国家，监管和许可机构开始要求医生要有 1 年或 1 年以上的毕业后培训，才可以获得医疗执照和专科资质认证（Ludmerer，2015）。

毕业后医学教育项目的主要内容

模式。在世界各地，毕业后医学教育培训的组织有很大的差异。一些国家拥有结构化的培训项目，其内容包括有计划的专家监督指导、常规理论教学、科研体验、对培训项目的系统性评价和评估。在另外一些国家，毕业后医学教育的过程是基于实践的临床培训（WFME，2015）和花时间在工作场所中进行学习。一些基本的毕业后医学教育模式如框 4.1 所示。这些课程模式形式各异，所以培训所需的时长也各不相同。在不同国家和地区，为

> **框 4.1　毕业后医学教育的模式**
> - 从医学院校毕业后，进入 2 ～ 8 年的专科医师培训
> - 从医学院校毕业后，1 ～ 2 年的实习期 / 基础期，随后参加 3 ～ 10 年及以上的专科医师培训
> - 在不同时间积累多样化的临床经验（北欧国家）
> - 固定学期的专科医师培训，在一个固定的时间，在此期间，住院医师不断积累经验
> - 基于胜任力的模式（美国、荷兰、加拿大）
> - 作为一个独立实体进行医疗执业前的 1 ～ 2 年的实习期
> - 对少数医学院校毕业生开展毕业后医学教育，大多数人从医学院校毕业后直接进入全科执业

了获得相应的执业资格，医生从医学院校毕业后接受培训的时间可能为 1 ～ 10 年。

许多国家在毕业后医学教育合格之后，会提供进一步的重点临床实习（有时称为"专科医师培训"），以使学员接受更进一步的亚专科培训，或发展某个专业的临床领域或操作。在其他地方，这些被认为是继续职业发展阶段中的一部分，而不是毕业后培训。在培训中，同样有机会专注于非临床的主题。它们在全球范围内形式多样，例如基础、临床或流行病学研究、全球卫生、医学教育、医疗卫生领导力和管理等。

项目概览。大学、医院（学术型或社区的、城市或乡村的）、诊所、社区或私人机构在住院医师培训项目的开发和管理中或许都扮演着一定的角色。管辖权取决于由谁来设置毕业后医学教育课程和如何组织课程。一种观点认为，课程从本质上是单独指导者或临床医生指导组的实践范围。在这样的课程方案当中，学员通过在工作场所中的学习获得了相同范围内的知识，类似于职业学徒制。单独的机构经常会在患者医疗过程中自行设计一种半结构化的、有计划的、按照一定顺序的、与特色学习相结合的课程。比这个课程规划更进一步的是由多种机构设立的国家或者国际标准，如皇家学院、世界医学教育联合会（WFME，2015）以及世界各地的专业委员会。最后，一些专业学会也建立了自己学科的核心课程，提供给国家和机构来实施，如美国妇产科医师协会（American Congress of Obstetricians and Gynecologists，ACOG）、欧洲急诊医学学会（European Society for Emergency Medicine）和巴西的一些专业学会等。这些课程常常都是混合项目，并规定项目所需要的最短学习时间以及从不同地区、不同临床环境中获得的临床经验。除了这种模式以外，由自主权和对患者医疗责任的不断增加而带来的临床经历（也称为轮转、排班或学期）也是毕业后医学教育项目的必要条件。

地方项目管理。大多数认证机构或监管机构都有独立的住院医师培训项目的组织和管理标准。尽管每个培训体系各不相同，但这些标准的目的是确保当地所有毕业后医学教育项目的培训质量。毕业后医学教育项目的基本要素通常包括一名最负责任的培训负责人（也称为项目主任）、一个住院医师项目委员会、一种招募或选择学员的方法、一套

临床和非临床学习活动的课程、一套评估体系、一套报告和问责机制。许多项目还会有一个胜任力委员会、选拔委员会或课程委员会。

选拔和录取。 住院医师培训项目的使命是培养一支满足社会需求的医生队伍（Bandiera et al.，2015）。多数毕业后医学教育项目根据申请者身为医学生时的表现，如学习成绩、个人陈述、推荐信、面试、人格或情商测试，以及知识测验、情境判断或技能测验等方法（Patterson et al.，2015）来选择学员。一个比较新型的面试方式是"多站式小型面试"（multiple mini-interview，MMI），即申请人参加一个类似于客观结构化临床考试的系列简短访谈，就像是考核具体任务、特质与能力的多站式考试（Hofmeister et al.，2008）。一个常用的选拔方式是标准化的全国性"匹配"，即学员给他们的项目选择进行排序，然后针对可能的项目对所有申请人进行评估和排序。电子化匹配似乎是一个公平、客观和透明的为项目分配学员的过程。在一些国家，一名医学毕业生必须要寻找并申请多个岗位。接收学员的决定通常由机构负责人、临床科室主任或住院医师培训项目负责人做出。

项目负责人。 住院医师培训项目负责人（programme directors，PDs）通常是对住院医师培训项目进行领导的教师成员。他们负责整个住院医师培训项目的组织、实施和问责，并向院系和（或）大学领导进行汇报。项目负责人的总体任务是确保住院医师尽可能接受最好的培训和教育，并维持认证和监管机构的标准。项目负责人的职责通常包括课程规划、实施和监督；项目全体工作人员的行政管理；项目的财政和资源管理；建立和领导委员会；招募和选拔住院医师；管理一个评估系统；监督、支持和指导住院医师；处理住院医师的福利；以及教学和角色榜样。优秀的项目负责人具有较强的领导力、沟通能力和人际交往能力；成人学习和毕业后医学教育原则的相关知识，包括教育规划和教授技能；执行持续的项目质量审查的能力，管理冲突的能力，以及维护住院医师和毕业后医学教育项目的能力。

项目协调员。 这些人也被称为项目管理员，管理项目的日常运作。他们安排会议，收集住院医师和教师的评价，安排面试，更新住院医师网站，并编排轮转日程表。但是，他们的作用不仅限于协调任务和资源。他们还需要了解机构的住院医师培训政策，倡导变革，并在需要时通过实施有效的策略来管理变革；协助项目评审，并纳入质量改进措施；与住院医师、项目负责人和其他住院医师培训项目成员进行有效沟通。因此，这些人必须具备一些技能，使他们能够独立工作，并在团队中满足住院医师培训项目的要求。同时鼓励机构对他们进行相关工作培训，并支持他们参与职业发展活动（Stuckelman et al.，2017）。

机构和实践场所。 培训地点因专业和国家而各异，从乡村卫生室、社区医疗中心、个人诊所、门诊部，到多学科高精尖的三级医院均有涉及。在"一对一"的指导模式和大量学员在大型学术型医疗机构接受指导并广泛接触临床的模式之间存在着某种权衡和博弈。相比较而言，后者缺少对个人的关注，并且可能缺少上手操作的机会。与大型学术型医疗中心以外的医疗机构的接触影响了一部分住院医师，促使他们在未来的执业中选择去那些医疗服务能力不足的地区工作。培训的场所超越了教育本身的意义，并可能会影响医疗服务需求、住院医师最终所选择的执业地点以及卫生人力资源规划、资金和政策等问题。无论在什么机构中，住院医师的学习都应沉浸在临床实践过程中。

学习环境不仅仅是物理的"场所"，它还包括社会互动、组织文化和塑造学习者体验的虚拟空间（Macy，2018）。隐性课程指的是一套关于价值观、规范和态度的隐性信息，学习者从个人角色榜样的行为以及群体动力学、过程、仪式和组织结构中推断出这些信息（Hafferty，1998）。学习环境可以对住院医师的学习和职业身份认同产生很强的积极或有害的影响。对患者安全保持足够监督指导的同时允许住院医师的自主性，给他们提供了运用所学知识并做出治疗决策的机会，同时，期望住院医师对患者的治疗负责能提升住院医师的工作表现和自信心（Sawatsky et al.，2020）。

教师和临床指导者。 住院医师可能会被分配给一个单独的指导者或一个临床服务组织，在后者可能有许多指导医生。这些教师往往对受训者具有强大的影响力：医生在其整个职业生涯中的表现与他们接受培训的地方及在谁的指导下培训有关（Asch et al.，2009）。大多数临床指导者是临床医学某领域专家类的执业医师，但他们却并不一定接受过与教学、评价或住院医师指导相关的培训或具有相关经验。临床教师需要具备的基本教学技能包括床旁教学方法、教导对谈、角色榜样、引导反思、指导、提供反馈、基于工作的评价、使用工具进行观察、反馈和评价。此外，在不同的环境中，如在病房查房、在手术室或在繁忙的门诊进行教学，对临床指导者来说是重要的技能。教师或员工发展项目可以培训许多这些必备的技能，然而，直到最近，这类教师发展项目未被强制要求参加，况且就算他们证实自己能够掌握和运用这些技能，也并不会因此被认可或得到奖励。不管怎样，在过去的几十年中，随着一些地区强制要求临床指导者参加教学技能培训，并拥有相关资格或得到认证，这个领域里的专业程度得到了一定的提高。本书的另一章对教师发展进行了更详细的探讨。

住院医师的角色。 在医疗保健系统中，毕业后医学学员是一个独特的群体，他们既是学习者，同时又是工作人员，这或许引发了一些困惑。在教学医院或者其他医疗保健机构，根据住院医师的医疗水平和所处医疗环境制订的监管办法进行约束，住院医师承担着大部分患者的医疗工作。通常，他们的薪酬和患者 / 医疗职责与执业医师是相同的。如果没有这些毕业后学员，大多数学术型医疗机构可能无法提供目前这种高水平的医疗服务。

> 📌 "住院医师的教学与教师教学不同，它更像是对教师教学的补充……住院医师更偏重于在不同的时间、以不同的方式教授不同的内容。"
>
> **Snell（2011）**

住院医师除了医疗外还有其他角色（框 4.2），或许其中最重要的就是给低年资学员和医学生教学。医学生大约 1/3 的知识和技能是从住院医师那里学到的。同时，住院医师花费多达 1/4 的工作时间用于教学（Snell，2011）。许多住院医师，特别是在他们高年资阶段，也大量地参与到各种类型的医学研究当中，例如基础研究、应用研究、临床研究、转化研究等，涉及的研究领域如医学教育、流行病学、群体医学、卫生服务、医疗质量与安全等。住院医师还扮演着领导者和管理者的重要角色，管理由更低年资学员组成的团队，通过他们在

框 4.2　住院医师的角色

- 学习者
- 临床实践者
- 教师
- 评价者
- 指导者
- 角色榜样
- 研究者
- 管理者
- 领导者
- 团队成员
- 健康倡导者
- 创新者
- 行动者
- 质量改进促进者

委员会的服务为所在医疗机构做出贡献。同时，通过努力不断影响医学教育和临床治疗的变革。

毕业后医学教育项目的教育组成部分

课程模式。 在 20 世纪的大部分时间里，毕业后教育是建立在住院医师在多种医疗环境中参加一段固定时间的轮转这一基础上的。获得临床能力的唯一要求就是积累一定的临床经验。尽管世界上许多医疗系统仍然使用这种模式，但近年来，基于结果或基于胜任力的学习正在持续地引起人们的兴趣。一些国家现在开始应用胜任力框架来设计他们的毕业后医学培训。全球大量的医学机构已经定义了卫生专业人员的胜任力和预期结果。举例来说，这些框架有：加拿大的 CanMEDS 2015（Frank et al.，2015）、美国毕业后医学教育认证委员会、"苏格兰医生"、澳大利亚和新西兰的澳大利亚皇家医师学院定义的胜任力。这些框架描述了除"医学专家"之外的一些能力，例如沟通技能、跨专业协作、领导力和管理、教学、自主学习及职业素养。这些明确定义的胜任力特征说明了课程结构的组织、学习方法的选择以及与预期结果配套的评价工具的使用。它们同样成为一个判断基础，用来确定什么时候已经获得胜任力，以及什么时候可以进入下一个培训阶段（Frank et al.，2010），并能完成重要的过渡，如课程内容需要在培训后期为完全自主执业做准备。以胜任力为导向的项目允许学员在学习过程中承担更多的责任，并可能允许具有灵活

性，从而使教育能够因材施教，以适应学习者的需求或当地情境。

> "作为教育者，我们必须带头定义和研究向以胜任力为导向的教育转变所带来的结果，要同基础科学实验和随机临床试验一样严格。"
>
> **Carraccio 等（2002）**

教与学。在毕业后教育中，住院医师的许多学习是与他们在工作场所中照顾病患或者进行一些临床操作任务同时发生的。毕业后医学教育将学员置身于未来将会实际参与工作的实境中进行学习。住院医师的临床指导者可能会随时随地教学、指导以及讲授，也可能会使用工具去框定他们的观察和反馈。在这样的情境下，未纳入正式课程中的体验和经历在整个学习过程中就显得非常重要。"非正式学习"或非正式课程是在正式教学之外学到的内容；它是随机、不固定的。受训者还从医疗团队的其他非医师成员那里学习。角色榜样是一种重要的教育策略，它可以在每一个层次的教育工作中使用，这在毕业后医学教育中尤其重要。在以工作为基础的学习中，角色榜样是传递技能和行为，帮助住院医师树立职业认同感的一种重要方法。在教育过程中，随着学员不断进步和自主权逐渐增加，他们的学习和医疗行为也逐渐与执业医师相似。某些情况下，在患者医疗工作和学习之间找到适当的平衡是一个挑战。

与以工作为基础的学习一样，住院医师的教育也可以通过以下形式在非临床环境中发生，如基于案例的学习、工作坊、半天学术日、讲座和研讨会（包括翻转课堂）、文献讨论、线上学习和模拟环境等。许多情况都尝试通过保障学习时间和正式学习活动的方式，来保持基于临床的教育与患者医疗工作之间的平衡。世界各国的情况存在很大差异。一些项目规定必须有一段固定时间（数周或数月）用于正式学习；另外一些是要求住院医师在培训中积攒学分；也有一些项目一直没有强制设定正式教学或学习时间。根据世界医学教育联合会的毕业后医学教育全球标准以及临床工作的要求，项目必须包含基础生物医学、临床医学、行为和社会科学、临床决策、沟通技巧、医学伦理、公共卫生、

卫生法学、管理学等相关理论的教学，同时须组织适当关注患者安全的教育项目（WFME，2015）。住院医师也可以参加专业学术会议和大会，以这种方式为他们未来持续的专业发展做准备。

> "毕业后医学教育是一个独特的教育环境，它强调使用基于工作的学习和临床指导作为主要的培训形式，强调基于行为表现的评价，以及同时进行教育、培训和服务所面临的挑战。"
>
> **Steinert（2011）**

评价。作为以工作为基础的学习的一部分，住院医师需要接受形成性评价和终结性评价。一些常用的评价方法列表见框4.3。形成性评价或反馈对于知识、技能和各项专业能力的发展是非常关键的。对住院医师的评价可以通过直接观察他们与患者的互动进行，也可以通过病例报告、病志书写质量或临床结局来评价。对住院医师进行评价的可能是他们的临床指导者、更高年资的住院医师、其他卫生技术人员、他们的学生和患者等。

在世界上大部分的毕业后医学教育系统中，有正式的、终结性的外部评价，它们是住院医师进入下一职业阶段的门槛。与项目中的形成性反馈或终结性结论不同，通常还会引入一个第三方的机构或程序，在培训的关键阶段对住院医师的胜任力进行评价。最常见的是在培训结束之前进行的执照或资格考试。这种考试倾向于重点考查知识的掌握情况，通常是笔试，可能含有结构化的口试，也可能没有。评价的目的是提供一个独立的终结性结论，这个结论是对学员通向下一阶段职业生涯能力的评价（例如某个学科独立从业前的认定），或是

框4.3　工作场所的评价策略举例

- 直接观察住院医师的表现
- 结构化的临床表现观察和反馈工具（比较、OScore、mini-CEX）
- 工作成果回顾（例如作为病历一部分的临床文档）
- 全方位反馈（例如360°评价）
- 学习档案袋（例如学业成绩的记录）
- 日志（例如活动或过程的记录）
- 医疗保健接触卡（encounter cards）（例如日班评价卡）

对学员在某个地方获得执业许可能力的评价。有时候，它们也用于项目评价，例如比较不同培训机构或地点学员的表现。虽然如此，只要精心设计，这些考试仍然对住院医师未来的表现有预测性（Wenghofer et al.，2009）。

项目的质量。 关于反映毕业后医学教育项目质量的指标，观点是多样的，而且这些指标随着正式项目和国家标准的变化不断改变。有质量的毕业后医学教育有时候涉及的指标包括项目中学员的数量、进入和完成项目的住院医师的学业表现、项目参与者发表的研究成果、住院医师或教师所获奖项、毕业学员获得工作的类型和层次，或者学员的考试成绩。这些观点已经逐渐发展为关注好的教育实践和以毕业学员表现为形式的项目成果。毕业后医学教育质量的一些指标如框 4.4 所示（Frank et al.，2020；Taber et al.，2020）。

良好的教育实践也包括持续改进毕业后医学教育自身的质量。与毕业后医学教育机构外部项目评估相关的事务在大多数地区被称为认证。典型的认证通常包括一个对于当地住院医师教育过程、教育环境和教育结果的第三方监督或评估。通常（并非每次），认证过程中还会引入特派评审员（或调查员），评审员考察项目并访问项目参与者，随后提交一份关于该项目培训是否符合预先制订的认证标准的报告。对于毕业后医学教育系统，"认证"可以承担形成性评价和终结性评价两种角色，能够推动项目的持续质量改进工作，并且判断培训项目在未来的可行性。

框 4.4　不同体系中毕业后医学教育质量的指标

- 项目使命和目标的呈现
- 需要获得的全部胜任力
- 项目蓝图的证据，描绘的学习目标、教学方法和评价活动
- 积极的学习环境
- 教学效果
- 标准化考试中的成绩
- 住院医师和教师的研究成果发表数量
- 项目资源的充足性（例如资金、人力、基础设施、专用的时间、患者）
- 关注住院医师的福祉
- 毕业生的胜任力和表现
- 患者医疗的质量

住院医师视角下的毕业后医学教育

从住院医师的视角来看，毕业后住院医师培训是医生获得其感兴趣专业领域知识和技能的关键时期。在此期间，住院医师努力成为独立、合格的临床医生，但同时也面临着许多挑战。一个令人关切的问题是，许多住院医师培训项目的设计方案有助于获得知识和技能，但不一定能使住院医师保持这些知识和技能。例如，初级外科住院医师在一个专科的轮转结束时学习了如何执行一套基本的外科手术操作，然后轮转到其他亚专科。当这名住院医师回到该专科进行高级别轮转（或许是几年后），被期望学习更复杂的技能时，他们可能连初级的操作都很难执行。因此，住院医师培训项目的设计应当帮助住院医师保持他们的知识和技能，特别是在培训项目转向以胜任力为基础的教育的背景下，培训水平将成为胜任力的基础。住院医师面临的另一个挑战是如何将工作和个人生活结合起来。尽管这一问题已经得到了深入研究，同时许多行政辖区也实施了工时管理规定，但住院医师对现实生活状况的看法却不尽相同。在常规工作时间之外，住院医师还要学习、准备报告、做研究、参加文献讨论和许多其他与工作相关的活动。这限制了住院医师享受个人兴趣爱好，可能会对他们的幸福感产生负面影响。最后，由于临床实践并不是完全基于临床知识和技能，住院医师培训项目应该着眼于培养其毕业生管理他们未来的临床实践，以确保其从学习者顺利过渡为独立的临床医生。

> "实习期和住院医师培训期夹在医学院校和作为'真正的医生'的第一份工作之间。它们是塑造医生思维、工作和行为方式的根本。"
>
> **Drazen & Epstein（2002）**

小结

毕业后医学教育已经得到发展并将继续发展。不同的课程设计（例如以胜任力为导向的医学教育）、新的胜任力框架（如 CanMEDS；Frank et al.，2015）、创新性的选拔技术（例如多站式小

型面试）、新颖的教学方法和形式（如模拟、翻转课堂、教导对谈）、现代的评价手段（如客观化考试），同时结合当前的概念（如患者安全、数字医疗），所有这些都反映了那些积极参与毕业后医学教育的人正在进行的创新。我们需要研究这些新的策略，以确保有效地为未来培养出最好的医生。

毕业后医学教育对于培养国家需要的执业医师十分重要。在住院医师培训期间，学员在工作场所，也就是真实的临床环境中完成他们主要的学习过程，并接受评价。因此，对于年轻的医生来说，毕业后医学教育培训阶段是他们逐渐发展为成熟的、可以独立执业的、能够安全地对患者进行恰当处置的一个非常关键的阶段。医学教育在过去的100年里取得的所有进步中，毕业后医学教育也许是这个行业带给世界最好的礼物。

参考文献

Asch, D., Nicholson, S., Srinivas, S., Herrin, J., Epstein, A. (2009). Evaluating obstetrical residency programmes using patient outcomes. *Journal of American Medical Association*, 302(12), 1277−1283.

Bandiera, G., Abrahams, C., Mariela Ruetalo, M., Hanson, M. D., Nickell, L., Spadafora, S. (2015). Identifying and promoting best practices in residency application and selection in a complex academic health network. *Academic Medicine*, 90, 1594−1601.

Carraccio, C., Wolfsthal, S., Englander, R., Ferentz, K., Martin, C. (2002). Shifting paradigms: from Flexner to competencies. *Academic Medicine*, 77(5), 361−367.

Drazen, J., Epstein, A. (2002). Rethinking medical training — the critical work ahead. *New England Journal of Medicine*, 347(16), 1271−1272.

Frank, J., Snell, L., Ten Cate, O., et al. (2010). Competency-based medical education: theory to practice. *Medical Teacher*, 32(8), 638−645.

Frank, J. R., Snell, L., Sherbino, J. (2015). *CanMEDS 2015 Competency Framework*. Ottawa: Royal College of Physicians and Surgeons of Canada.

Frank, J., Taber, S., van Zanten, M., et al. (2020). The Role of Accreditation in 21st Century Health Professions Education: Report of an International Consensus Group. *BMC Med Educ, 18*(Suppl 1). Available at: https://doi.org/10.1186/s12909-020-02121-5.

Gruppen, L., Irby, D., Durning, S., Maggio, L. (2018). Interventions designed to improve the learning environment in the health professions: a scoping review. *AMEE MedEd Publish*. Available at: https://doi.org/10.15694/mep.2018.0000211.1.

Hafferty, F. W. (1998). Beyond curriculum reform: confronting medicine's hidden curriculum. *Academic Medicine*, 73, 403−407.

Hofmeister, M., Lockyer, J., Crutcher, R. (2008). The acceptability of the multiple mini interview for resident selection. *Family Medicine*, 40(10), 734−740.

Ludmerer, K. M. (2015). *Let me heal: the opportunity to preserve excellence in American medicine*. Oxford: Oxford University Press.

Macy, Josiah M., Jr. Foundation. (2018). *Improving environments for learning in the health professions. Recommendations from the Macy Foundation Conference*. New York: Josiah Macy Jr. Foundation.

Patterson, F., Knight, A., Dowell, J., et al. (2015). How effective are selection methods in medical education? *Medical Education*, 50, 36−60.

Sawatsky, A. P., Santivasi, W. L., Nordhues, H. C., et al. (2020). Autonomy and professional identity formation in residency training: a qualitative study. *Medical Education*, 54(7), 161−627.

Snell, L. (2011). The resident as teacher: it's more than just about student learning. *Journal of Graduate Medical Education*, 3(3), 440−442.

Snell, L. (2016). Supporting professionalism and professional identity formation at the postgraduate level. In R. Cruess, S. Cruess, & Y. Steinert (Eds.), *Teaching medical professionalism: supporting the development of a professional identity* (2nd ed.). New York: Cambridge University Press.

Steinert, Y. (2011). Faculty development for postgraduate education — the road ahead. In Members of the FMEC PG consortium (Eds.), *Future of medical Education in Canada* (p. 3). Available at: https://www.afmc.ca/pdf/fmec/21_Steinert_Faculty%20Development.pdf. Accessed 2019.

Stuckelman, J., Zavatchen, S. E., Jones, S. A. (2017). The evolving role of the programme coordinator: five essential skills for the coordinator toolbox. *Academic Radiology*, 24(6), 725−729.

Taber, S., Akdemir, N., Gorman, L., et al. (2020). A "fit for purpose" framework for medical education accreditation system design. *BMC Med Educ, 20*, 306. Available at: https://doi.org/10.1186/s12909-020-02122-4.

Wenghofer, E., Klass, D., Abrahamowicz, M., et al. (2009). Doctor's scores on national qualifying examinations predict quality of care in future practice. *Medical Education*, 43(12), 1166−1173.

WFME: World Federation for Medical Education. (2015). Postgraduate medical education WFME global standards for quality improvement, the 2015 revision. Available at: http://wfme.org/standards/pgme. Accessed 2020.

第 5 章

继续职业发展
Continuing Professional Development
Samar Aboulsoud

（译者：朱亚鑫　审校：曲　波）

趋势

- 和谐的继续职业发展（CPD）体系是实现全球化和继续职业发展无国界运动的关键所在。
- 知识迁移和继续职业发展相辅相成、信息共享。
- 颠覆性创新和前瞻性思维是继续职业发展变革进程的关键要素。

关键概念

- **表现提升**：一项持续研究和改进医疗卫生服务供应过程，以此来满足患者与他人需要的方法（Tufts Health Care Institute，2002）。
- **知识迁移**：知识从一地或一人传递到另一地或另一人，由此导致新知识积累和吸收的过程（Liyanage et al.，2009）。医疗服务提供者（healthcare providers，HCP）的知识迁移又向前迈进一步，不仅注重迁移过程，也注重知识应用（Patoine & Ebrahimi，2012）。
- **实质等同性**：基于每个继续医学教育（CME）/继续职业发展（CPD）认证系统的能力来展示一套共同价值观、原则、衡量标准的过程（International Academy for CPD Accreditation）。
- **颠覆性创新**：提高产品和服务对潜在客户的可及性与可负担性的创新。它被视作商业、教育、医疗改革的主要力量（Clayton Christensen Institute）。

引言

> "孔子曰：生而知之者，上也；学而知之者，次也；困而学之，又其次也。困而不学，民斯为下矣。"
>
> 孔子

继续职业发展（CPD）是指医务工作者持续发展在医疗实践中固有的多方面能力。较之于继续医学教育（continuing medical education，CME），继续职业发展涵盖了更优质的专业表现所需的更广泛的专业水平领域。继续职业发展包含医疗服务提供者从事的所有正式与非正式活动，以此来保持、更新、提高他们的知识、技能、态度，从而满足患者需要（World Federation for Medical Education）。继续职业发展具有多个定义，其中绝大多数均强调了注重通过提高专业表现来提供照护和改善患者预后的计划过程。继续职业发展也被视作一种应对医疗系统挑战的方式（Cervero，2001）。医疗卫生服务的动态领域使得医疗服务提供者必须了解最新的发展趋势。继续职业发展被视作职业责任和问责制的重要组成部分，为医疗卫生生态系统的繁荣发展奠定了基础。尽管人们愈发关注继续职业发展并且有关这一主题的研究也日渐增多，但其中依旧存在灰色地带和尚未解答的问题，因此还有待深入研究。

继续职业发展：一项职业与道德义务

在本章开篇，我想回顾一项重要概念：医疗服务提供者必须参与继续职业发展，因为这是一项职业与道德义务，并且对维持专业人员的能力、提升表现、向公众展示责任心而言必不可少（Chaudhry et al.，2012；Lowe et al.，2009）。此外，世界医学教育联合会也强调，参与继续职业发展对医务人员十分重要，因为这不仅是一项职业义务，更是他们提高照护质量的先决条件。医学伦理关乎医疗服务提供者的行为和决策（Macnair，1999），而职业道德则是医生对于教育自己与他人和自律的一项承诺。总之，我们应该铭记，当我们第一次以医者身份立下希波克拉底誓言时，我们便致力于履行专业及道德责任，使用不同方法及策略严于律己，以此来保持专业能力，并对公众负责。将此铭刻于我们的头脑、心灵、良心中将会影响我们对继续职业发展的理解，让我们更充分地认识到自己在履行这一誓言的效力上发挥的作用，并且让我们认识到自己充满激情的承诺为推动教育进程做出积极贡献的重要性。

继续职业发展的演变

继续职业发展的演变是一个依赖背景的多维过程。在本章中，我们旨在探究继续职业发展因时间、地区、形势而异的演变过程。在此必须强调：这种演变是一个持续不断的过程。因此，针对这一振奋人心的话题的讨论不会就此结束。

人们对继续职业发展怀有的兴趣在数十年来与日俱增。制度的动态变革和新兴的观念促成了继续职业发展的"蜕变"。这一变革过程贯穿不同领域，包括定义、学习形式、认证、学分、继续职业发展共同体、继续职业发展有效性、全球化、颠覆性创新（图5.1）。

从继续医学教育到继续职业发展：实现成熟的定义

为更好的实践表现而学习一直是继续教育的主要驱动力。长期以来，继续医学教育一直被视作实现这一目标的教授体系。新证据强化了医务工作者重新审视这一概念的必要性，因此大家需要向更广泛的继续职业发展概念迈进。继续职业发展是一个以结果为导向的过程，其有效性只能通过提高实践表现和医疗卫生服务成果加以说明。从继续医学教育到继续职业发展的转变促使不同利益相关方重新审视自己的方法和战略，以此来管理并实现一个有效的继续医学教育过程。这种反思引发的变革包括教会学习者勤于深思、自我驱动、以患者为中心，并且对自己的学习承担更大的责任。继续职业发展提供者一直在重塑继续职业发展的规划、教授、评估。医疗卫生系统、监管机构、研究机构优

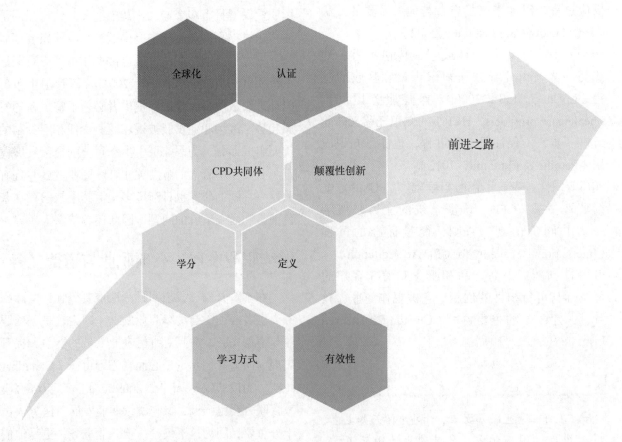

图5.1　继续职业发展（CPD）的演变

先考虑了提高照护质量和改善患者预后的需要，为有效的继续职业发展构建可靠的证据。

继续职业发展规定：学分是可选项，但改善是强制性要求。

> 🎯 "继续职业发展是对医生'胜任力'的定期重新确认。"
>
> **Andrew Padmos**

毫无疑问，重新验证对医疗服务提供者十分必要，确保他们在更新自身知识与技能的同时保持身心健康，以便开展实践。继续职业发展对重新验证目的的规定因时间和空间而异。此类变化与医疗卫生服务行业的学科与专业、学习形式、作为认证或重新认证先决条件的学分等因素相关。过去数年，越来越多的医疗监管机构强制要求所有持证医疗服务提供者必须参加经官方认可的继续职业发展学习计划。它们将参与此类活动视作一项机制，从而确保医疗服务提供者具备持续医疗能力，也为使公众安心。不过，为了确保继续职业发展计划取得预期成果，以下因素值得参与者认真考虑：

- 监管机构应跟上技术革命、科学进步、医疗体系变革的步伐（Christensen et al.，2009）。
- 监管机构应意识到各类继续职业发展对临床实践的影响（Bennett et al.，2000）。
- 监管机构应采用多种策略和方法，确保医疗服务提供者能开展学习并且获得能力。
- 监管机构应与其他利益相关方保持密切合作，以此来提高医疗卫生服务的重新验证可信度。
- 在快速变革的医学界，重新验证规定应予以定期修订。否则，重新验证过程中便可能存在"假阳性"风险。

综上所述，尽管有必要将继续职业发展学分记作一项"定量"手段来确保监管合规，然而在我看来，最基本的真理仍然是：学分是可选项，但改善是强制性要求。赞同这一信息对实现有效的继续职业发展和最终改善医疗卫生服务质量至关重要。

从小组学习到个性化学习的进展：不能拘泥于一种方法

学习形式在继续职业发展文献中得到了广泛讨论。双向活动的效果总是被描述得比说教或讲座形式要好。然而，本节的关注点是学习者，而非活动。

如果希望最终的结果更有成效，便必须认识到学习风格、学习者的认知心理、在继续职业发展的过程管理中采用的相关理论模型的根本重要性。教育研究超越了活动形式的简单概念，进而涉及欣赏不同的学习风格和学习者多元化的实际含义。个性化学习是一个多维过程，考虑到个人特点、工作描述、组织结构等多重因素。在这种学习方法中，时间、情境、监控、反馈都是核心要素。个性化学习的主观障碍是关乎教育理论和认知心理学的资源、可及性、必要的专业知识。确保各种不同活动形式的可用性、使用不同学习模式、应用自主学习原则是应对这些挑战的策略。

有些学习理论可以说明不同的学习方式。我选择在本节强调其中两种：VARK 理论（Fleming，2001）和 Kolb 循环（Kolb，1984）。缩写词 VARK 可以鉴别四种类型的学习者：视觉型（visual）、听觉型（auditory）、阅读/写作型（reading/writing）、动觉型（kinesthetic）；每种类型都会对一种学习模式做出最佳反应。Kolb 体验式学习循环与学习者的内部认知过程有关。它涉及"获得可以灵活应用于各种情况的抽象概念"（McLeod，2017）。Kolb 认为，学习分为四个阶段：具体经验、反思性观察、抽象概念化、主动体验。在这四个阶段中，学习者"触及所有基础"。

重要的是要认识到前述模型所含概念间的关系，即个性化学习和知识迁移。我们将在知识迁移一节中提供有关这一概念的深入解释。

知识迁移：从实验室到临床

知识迁移（knowledge transfer，KT）通常被描述为新知识的获取、理解、聚合（Liyanage et al.，2009）。医疗领域内部的知识迁移可称作以满足患者需求和提高医疗质量为目标的沟通过程（Graham et al.，2006）。人们认为，医疗卫生服务领域内的继续职业发展和知识迁移相互关联。每个领域都有不同的概念模型，其中许多模型比较了这两个过程的相同点与不同点。这些模型包括提示知识迁移的"知识到行动"（knowledge-to-action，KTA）循环、继续职业发展课程设计和个人自主学习模式、评估教育成果的柯氏模式（Patoine &

Ebrahimi，2012）。

继续职业发展中建议的知识迁移模型

在本节中，我提出一个受 VARK 和 Kolb 模型启发的继续职业发展知识迁移过程模型（图 5.2）。

拟议的模型将学习过程分为三个顺序阶段：知识获取、知识转化、知识迁移。我们将学习风格和学习者偏好纳入这一过程。这三个阶段与重叠区域密切相关。从一个阶段到另一个阶段的成功过渡取决于对学习风格的理解和对不同的"个性化学习"方法的运用，以及对不同知识迁移形式的适应。

阶段 1：理解

选择合适的学习模式来促进知识获取过程，这对理解阶段至关重要。这一选择因人而异。有些人借助形象化模式可以取得最佳学习效果，而另一些人则更喜欢阅读和写作。还有人喜欢身体力行和倾听学习。在医学领域，触诊是身体检查的一项重要组成部分，因此感觉也可被视作一种学习模式。

阶段 2：加工

成功的知识获取是在知识转化阶段进行的，并与之重叠。在理想情况下，学习者对已获取知识开展的有效加工须经历四个阶段：

1. 反思：学习者回顾、分析和思考新的学习经验。

2. 形成概念：学习者得出结论并做出决定。
3. 实验：学习者制定实验计划，测试新概念。
4. 体验：学习者把经过测试的概念应用到他们的练习场合中。

学习者通过知识转化的四个阶段来巩固这一过程，这对新知识的有意义应用至关重要。在此过程中，学习者可能会设法开展更多知识获取活动，由此获得新知识。

阶段 3：应用

如前所述，医疗卫生服务领域的知识迁移如果对实践表现没有产生任何积极影响，那么它便毫无意义。这一阶段衡量在此过程中的学习活动的有效性，以及医疗服务提供者对改善表现的承诺。这一阶段包括四项活动：应用、评价、适应、传播。首先，医疗服务提供者把这些知识应用到自己的实践场合中，然后评估修改过的照护过程。良好的评价结果印证了医疗服务提供者对变化的适应情况。强烈建议对系统和工作场所做出调整，以此来强化这一适应步骤。最后一步是传播知识和提倡过程变革。并非所有医疗服务提供者都能达到传播阶段。这取决于诸多因素，其中包括稳健的处理阶段、医疗服务提供者的承诺、支持性医疗服务系统。最终实现的步骤越多，应用阶段取得的成果便越丰硕。监测、跟踪、反馈对这一阶段至关重要。这个阶段一直持续到发生新的知识获取。

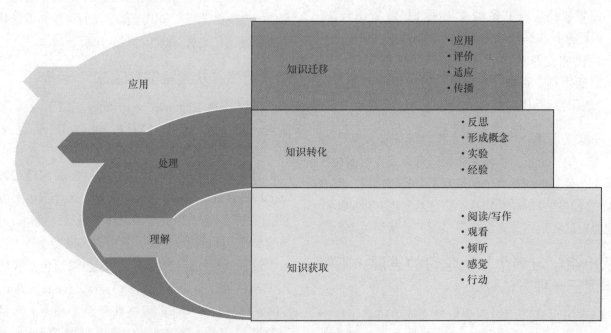

图 5.2　基于不同学习风格和学习者多样性的知识获取、转化、迁移模型

该模型的实践意义

这个模型让我们了解到继续职业发展过程的计划和管理。它意味着对这些活动进行恰当的设计，以适应和迎合不同的学习模式。应通过促进学习者的反思性实践来鼓励他们致力于实践变革和提高表现。医疗卫生服务系统和组织需要支持实验，积极接纳变化和创新，以此来认可新体验。继续职业发展规划应包含监测、随访、反馈，并且确保适当的同伴交流和建立关系网的机会。

行为表现改进：衡量继续职业发展有效性的合理方式

行为表现改进是一种不断发展的实践，它被视作当今医疗卫生体系中一个不可分割的组成部分。尽管我们不必采取激烈措施来改进医疗卫生服务水平，也不必对照护过程做出根本性变革，但我们通过频繁、小规模、多样化且可持续的继续职业发展活动来支持持续改进行为表现的文化。这将对实践表现和照护质量产生重大影响（Raef，2004；Tufts Health Care Institute，2002）。行为表现改进的演变过程受到诸多因素的驱动，包括公众意识、对更高质量的要求和问责制、认证机构对开展经过证实的行为表现改进活动的要求，以及在保持照护质量的同时对成本效益保持财务关注等（Wenghofer et al.，2014）。除医疗服务提供者的表现之外，继续职业发展规划还应考虑到影响临床决策的其他因素，比如组织和系统因素，以及临床照护团队间复杂的相互依赖性（Wenghofer et al.，2009）。继续职业发展在满足以下三个条件后很可能会更有效：学习与实践相联系，教育活动与个人激励（而非外部影响）相联系，教育事件过后有强化活动（Bamrah & Bhugra，2009）。

认证：继续职业发展的核心

认证被视作确保和提升学术质量的主要手段（Council for Higher Education Accreditation）。

过去数年，有关继续职业发展认证的新兴概念得到不断发展。本节将介绍其中两个概念：联合认证和实质等效性。我之所以选择强调这两个概念，是因为这两个极具建设性和意义的概念为认证制度和继续职业发展课程增添了实用价值。具体益处包括简化认证程序、节省资源、提供更多同行审议和综合系统审查机会、促进跨专业教育、支持在认证和继续职业发展领域内新兴系统的发展、促进继续职业发展实现全球化。

- **联合认证**：指使用一套统一的认证标准，采用单一申请流程，使多个组织能够同时获得认证，从而提供医疗、护理、药学、其他可能的继续教育活动（Joint Accreditation for Interprofessional Continuing Education）。第一个跨专业继续教育联合认证系统由美国继续医学教育认证协会（ACCME）、美国护士资质中心（ANCC）、美国药学教育认证协会（ACPE）于2009年合作建立。该体系在推进跨专业教育（IPE）、强化继续职业发展资格认证等方面取得了长足进展。越来越多的专业正在加入联合认证，为继续职业发展提供更多的继续职业发展和跨专业教育机会。其他国家和系统正在采用这种联合认证模式。2016年，卡塔尔启动了国家继续职业发展认证系统。这套系统允许不同继续职业发展提供者通过单一程序申请认证。一旦获得认证，组织便可向不同的医疗卫生服务职业提供跨专业教育或继续职业发展活动，并且根据一套标准授予适当的学分。

- **实质等效性**：是一个"基于每个继续医学教育／继续职业发展认证系统的能力来展示或反映一套共同价值观、原则、衡量标准的过程"（International Academy for CPD Accreditation）。这一过程旨在加强继续医学教育／继续职业发展认证机构之间的国际合作，促进各方持续改进认证工作，增加医疗服务提供者参与世界各地高质量教育活动的机会（Accreditation Council for Continuing Medical Education）。随着人们日益关注不同继续职业发展认证制度之间的相互认可和实质等效性，不同医疗体系内的文化差异和区域医疗需求也不容忽视。因此，人们在此过程中不应以创建一套统一的系统为目标。"除了不切实际和难以实现之外，这种错误的目标还可能限制继续职业发展系统和项目认证中的创新实践"（McMahon et al.，2016）。我们务必记住：完全和谐的认证系统既不可能，也不可取。相反，我们应该鼓励那些具有大量共性的共同原则和价值观。由于这些国际系统在细节上各有不同，我们也会预料到并接受这些系统间的差异，从而促进思想交流和创新（Aboulsoud & Filipe，2019）。

在我看来，设置有效的认证原则是确保教育质量的科学手段。另外，标准的恰当应用是一门艺术，它能意识到继续职业发展过程中的不完善之处，并且启发提供者不断完善各自的课程与活动。

全球化：无国界继续职业发展

"跨国教育或环球教育远超空间流动性。"

Ronald Harden

继续职业发展的全球化进程受到共同的教育理念和管理趋势的推动。不同的继续职业发展利益相关方保持国际合作，使得继续职业发展标准的全球化成为可能。此类合作不仅为医疗服务提供者打开了参加国际继续职业发展活动的大门，可以提高他们的胜任力，同时也实现了以重新颁发执照或重新资格认证为目的的学分互换。

我自身的实践经历以及我与来自全球各地的继续职业发展专业人士的互动经验让我相信，实现全球化需要在国家和国际层面建立有效的关系，以此来应对跨医疗卫生服务系统的挑战，适应世界各地监管要求之间的差异。无国界继续职业发展活动应致力于满足多样化目标受众的需要，从而提供有意义的内容和纵向参与。了解地域和制度差异、个人特征、工作特点是主动接纳继续职业发展中的文化多样性的关键因素。

必须明确：统一的继续职业发展系统并非我们的目标。我们在讨论中应考虑一种基于灵活性和创新性的协调方法，而不是对系统的细节达成一项共识（Aboulsoud & Filipe，2019）。

继续职业发展的跨国化

2007年，Ronald Harden提出了医学教育跨国化的概念，他认为这一概念要优于国际化（Harden，2007）。这一跨国化观念会给强化医学教育连续统一体的概念，以及将继续职业发展视作这一连续统一体的重要组成部分进行有意义的整合带来益处。较之于毕业后医学教育，我认为继续职业发展的跨国化进程是一个更广泛、更全面的途径，因此值得我们探索和追求。这一运动旨在将继续职业发展的全球化进程从世界各地组织之间的相互协议转变为一个不受物理、文化、政治边界限制、更加一体化的系统。

继续职业发展共同体：为专业赋能

过去数年，继续职业发展共同体蓬勃发展。不断增加的继续职业发展专业人士、专业协会、学术平台数量证明了这一点。继续职业发展专业人士包括提供者、教育工作者、行政人员、研究人员，他们在继续职业发展过程中发挥了重要作用。实现有意义的继续职业发展是他们的责任。创造一个支持积极学习和优质教育的教育环境是他们肩负的一项具有挑战性的任务。这要求精明强干的专业人士能够支持情境化学习，并且在继续职业发展的演变过程中展现出创造力和创新精神。医疗卫生系统和学术机构应携手合作，根据最新证据和最佳实践来提供充足的发展机会，从而确保继续职业发展专业人士获得支持、授权、能力。继续职业发展专业团体正日益成为这种共同体的积极贡献者。它们为继续职业发展专业人士提供了大量发展机会，包括网络、培训课程、资质证明。这些协会的具体实例有欧洲医学教育联盟（AMEE）、医疗保健专业继续教育联盟（ACEHP）、全球医学教育联盟（GAME）、继续医学教育学术协会（SACME）。

事实上，一个有效的继续职业发展共同体需要开展积极合作，不断为继续职业发展认证系统做出改善和贡献，以此来积极强化学习环境，促进继续职业发展的卓越发展。

继续职业发展的未来：技术和颠覆性创新

"今日即未来。"

William Osler

颠覆性创新和突破性技术是未来继续职业发展游戏规则的主要改变者。真正具有颠覆性的继续职业发展创新将会带来支持学习过程和保证继续职业发展有效性的新方法。在规划和教学方面的进展以及新教育工具和学习形式的赋能预计将超过今天的实践。技术和颠覆性创新有可能推动个性化学习，实现个性化教育理念。

在如今的快节奏环境中向前发展的过程中，这些系统需要更加宽容并接纳创造力和创新精神。继续职业发展提供者需要认可具有前瞻性的方法，而不是套用趋势化过程。然而，他们应该意识到可能面临的挑战，并且要做好准备，以系统方式来应对这些挑战。这些挑战的具体实例有文化多样性、代际差异、个人特征、工作特点等。我们要承认：改变从来都不是一件容易的事，继续职业发展提供者应勇于引领和管理变革。医疗卫生系统需要确保继续职业发展提供者具备相关知识和能力，能够支持创新实践和前瞻性思维，而不是支持老套思维的程式化培训。

继续职业发展：从良好到伟大的转变

从良好到伟大的转变是我们在医疗卫生服务和继续职业发展过程中追求的目标，继续职业发展是医疗卫生系统质量的重要贡献者。更好的继续职业发展有可能培养有意义的学习，而不是直接教授知识。Jim Collins 曾这样描述："让合适的人搭上公交车，坐在合适的位置上"可以务实的方式促进从良好到伟大的转变（Collins，2001）。在我看来，一套伟大的继续职业发展系统需要通过有效的领导和明显的合作来协同整合我们的价值观。这可以理解为在维持既定价值观和原则的同时去包容分歧。一套伟大的继续职业发展系统是动态的，能够对需求和反馈做出回应。它重视有影响力的领导者通过巧妙运用经过验证的数据和证据，有足够的勇气对医学教育开展大刀阔斧的改革，将继续职业发展融入这类医学教育连续统一体的结构中加以管理。

小结

一套有效的继续职业发展系统具有合理的组织结构，讲求成本效益，并且回应利益相关方的反馈。让医疗服务提供者参与自身的学习进程，并让他们加入继续职业发展的规划过程，是行之有效的继续职业发展系统的另一项指标。因此，我们务必要维持和强化利益相关方之间的关系，以此来保持一个动态的继续职业发展系统，从而适应医疗卫生服务中持续不断的变化。这不仅事关医疗服务提供者的个体需求，也是对公众的负责之举。我们还要强调：继续职业发展的演变是一个持续不断的过程，主动接纳创造力与创新精神是继续职业发展系统不断进步的关键。然而，对创新精神的成功运用需要巧妙的规划。这涉及相关性、简洁性、新创新举措的引入时间、创意的有效性、成本效益、合理的体系含义。一位坚定、有影响力、充满热情的领导者要能够推进变革和熟练管理变革进程，这样他才能在继续职业发展改革进程中发挥领袖作用。

参考文献

Aboulsoud, S., Filipe, H. (2019). Opening Editorial: CPD and Lifelong Learning: a call for an evidence-based discussion. *MedEdPublish*, 8(1), 1.

Accreditation Council for Continuing Medical Education. Accessed at: www.ACCME.org

Bamrah, J. S., Bhugra, D. (2009). CPD and recertification: improving patient outcomes through focused learning. *British Journal of Psychiatry Advances*, 15, 2–6.

Bennett, N. L., Davis, D. A., Easterling, W. E., Jr, et al. (2000). Continuing medical education: a new vision of the professional development of physicians. *Academic Medicine*, 75, 1167–1172.

Cervero, R. (2001). Continuing professional education in transition. *International Journal of Lifelong Education*, 20(1/2), 16–30.

Chaudhry, H. J., Talmage, L. A., Alguire, P. C., Cain, F. E., Waters, S., Rhyne, J. A. (2012). Maintenance of licensure: supporting a physician's commitment to lifelong learning. *Annals of Internal Medicine*, 157, 287–289.

Christensen, C., Jerome, G., Jason, H. (2009). *The innovator's prescription: a disruptive solution for health care*. McGraw-Hill.

Clayton Christensen Institute. Accessed at: www.christenseninstitute.org

Collins, J. C. (2001). *Good to great: why some companies make the leap and others don't*. New York, NY: Harper Business.

Council for Higher Education Accreditation. Accessed at: www.chea.org

Fleming, N. VARK – Multimodal Study Strategies. 2001. Accessed at: www.vark-learn.com

Graham, I. D., Logan, J., Harrison, M. B., Straus, S. E., Tetroe, J., Caswell, W., Robinson, N. (2006). Lost in knowledge translation: time for a map? *The Journal of Continuing Education in the Health Professions*, 26(1), 13–24.

Harden, R. (2007). International medical education and future directions: a global perspective. *Academic Medicine*, 81, S22–S29.

International Academy for CPD Accreditation. Accessed at: https://academy4cpd-accreditation.org

Jameson, J. L. (2014). Disruptive innovation as a driver of science and medicine. *Journal of Clinical Investigation*, 124(7), 2822–2826.

Joint Accreditation for Interprofessional Continuing Education. Accessed at: www.jointaccreditation.org

Kolb, D. A. (1984). *Experiential learning: Experience as the source of learning and development* (Vol. 1). Englewood Cliffs, NJ: Prentice-Hall.

Liyanage, C., Elhag, T., Ballai, T., Li, Q. (2009). Knowledge communication and translation - a knowledge transfer model. *Journal of Knowledge Management*, 13(3), 118–131.

Lowe, M. M., Aparicio, A., Galbraith, R., Dorman, T., Dellert, E.; American College of Chest Physicians Health and Science Policy Committee. (2009). The future of continuing medical education: effectiveness of continuing medical education: American College of Chest Physicians Evidence-Based

Educational Guidelines. *Chest, 135*(3 suppl), 69S–75S.

Macnair, T. (1999). Medical ethics. *British Medical Journal, 319*, S2–7214.

McLeod, S. A. (2017). Kolb - learning styles. Simply Psychology. Accessed at: www.simplypsychology.org/learning-kolb.html

McMahon, G., Aboulsoud, S., Gordon, J., McKenna, M., Meuser, J., Staz, M., Campbell, C. (2016). Evolving alignment in International Continuing Professional Development Accreditation. *Journal of Continuing Education in the Health Professions, 36*, S22–S26.

Patoine, M., Ebrahimi, M. (2012). Knowledge transfer in the continuing professional development of physicians: characteristics of context, roles and responsibilities: a comparative analysis of Canada, the United States and England. Montréal: Université du Québec à Montréal.

Raef, S. (2004). Five years after To Err is Human: a look at the patient safety landscape. *Focus on Patient Safety, 7*(3).

Tufts Health Care Institute. (2002). Boston, MA. Accessed at: www.tmci.org/other_resources/glossaryquality.html.

Wenghofer, E. F., Marlow, B. A., Campbell, C., Carter, L. M., Kam, S. M., McCauley, W., Hill, L. (2014). The relationship between physician participation in continuing professional development programs and physician in-practice peer assessments. *Academic Medicine, 9*(6), 920–927.

Wenghofer, E. F., Williams, A. P., Klass, D. J. (2009). Factors affecting physician performance: implications for performance improvement and governance. *Healthcare Policy, 5*(2), e141–e160.

World Federation for Medical Education. Accessed at: www.wfme.org

第6章

隐性课程
The Hidden Curriculum

Elizabeth Gaufberg, Fred W Hafferty

（译者：朱亚鑫 赵 阳 审校：曲 波）

趋势

- 隐性课程（hidden curriculum，HC）是所有医学学习环境中无处不在的一个部分。
- 区别于正式的、意向性的教学，隐性课程是在训练中通过一系列非正式的、潜移默化学到的其他课程获得的。
- 它既有正向作用也有负向作用。
- 它不可以被清除（eliminated），但是可以被管理（managed）。
- 角色示范（role modelling）是隐性课程传递信息的一个主要途径。
- 隐性课程是一种重要的社会力量，因此在职业认同形成中起到重要的作用。
- 隐性课程在学生不当对待（student mistreatment）中起重要作用。

关键概念

- 社会化：新来者/外来者成为团队成员的过程。
- 变通方法：针对基于系统的问题达成一致的解决方案，通常是非正式的。

> "真正的发现之旅不在于寻找新的景观，而在于有新的视角。"
>
> **Marcel Proust**

引言

隐性课程（HC）是探索教育生活的理论构念。从最基本的层面来看，隐性课程理论强调了学校或教师想要（通过正式课程）教授什么与学习者从正式课程中学到什么之间的潜在差距或脱节部分；所有的这些都发生在一个强调背景环境和系统元素相互联系、相互依存的系统框架内。一些关键的影响因素包括：教育方法（如何传递内容和评价学习）、相关情境（教师和学生之间的互动，包括权力和等级等因素）、物理环境（空间、布局、噪声）以及组织文化和团队价值理念等。在这个概念平台基础上，隐性课程理论也认识到，大部分社会生活（包括在教育环境中发生的事情）都在"雷达监测之外"，因为日常生活中，不管是教育还是其他方面，都是常规化的，也被认为是理所当然的。同样地，隐性课程的理念基础就是意识到：在医学生职业社会化和身份认同的形成过程中文化和相关亚文化的作用，这是对医学学习和医学实践的补充。

> "我们（教师）的教学远远超过我们所知道的。我们所说的每一个字、我们所做的每一个动作、每一次我们选择沉默或不采取行动、每一个笑容、每一次责备、每一声叹息，都是隐性课程中的一堂课。"
>
> **Gofton & Regehr（2006）**

任何参透、解读，并最终对隐性课程产生影响的尝试，都是从剖析正式的课程开始的，这也许会持续下去，至少当权者是这样认为的。以此为基础，我们可以继续探索"还有可能发生什么"。官方和非官方、正式和非正式、意向和感知之间的空间变成我们的主要工作领域。在做这项工作时，重要的是要记住，隐性课程不是一个被发现、整理，然后归入标注了"已完成的项目"中的东西。在正式和有意向的课程中总是存在对应的隐性部分。环境通常也产生影响。总是有未识别的、不受重视的因素影响着我们的社会生活。总有一些事情成为常规而被认为是理所当然的，以至于随着时间的推移，逐渐被人们所忽视。有目的的探究可能会发现并有意识地解决这些影响中的一部分，然而发现是无止境的，解决的方法也不是恒久不变的。最后，隐性课程系统的观点需要我们认识到，任何环境和情境的变化都会产生一系列新的动态变化，并产生新的影响，这些反过来会帮助我们构建社会生活中正式部分和隐性部分之间新的关系集合。

历史背景

隐性课程理论在社会学和教育学两个学科领域有着深厚的概念根源。例如，哲学家和教育改革家 John Dewey 就"附带学习"（collateral learning）的重要性、"间接课堂教学相对于直接课堂教学的重要性"进行了论述，认为与正式或意向性的课程计划相比，伴随学校和课堂生活的附带学习对学习者有更深远的影响。虽然 Dewey 可能没有使用"隐性"这个术语，但他明确地关注到了学习中的偶然性、非计划性、未注意的和未意识到的层面。

社会学也有一套自己的概念体系，特别是在区分社会生活的正式和非正式方面形成的成型理论。例如，社会学区分了经常在非正式层面上发挥作用的社会规范和已制定的法律的不同。此外，社会学认识到，在许多情况下，相对于法律来说，规范对社会实践的影响更为深远：想一下张贴在道路或公路上的限速牌（正式的）与非正式的可接受驾驶速度界限之间的差别，以此来管理司机和执法者的行为。联结社会学（joining sociology）在区分工作的正式和非正式方面具有丰富的历史，形成关于商业、管理研究、组织科学等方面的大量学术文献，这其中就包括"在工作中"进行隐性学习的重要作用。

20 世纪 90 年代以来，医学教育文献中不断有文章将隐性课程作为审视医学培训的概念性工具。主题包括职业素养、伦理教学、教师发展、性别问题、评价政策、身份认同的形成和社会化、终结性评价、反馈、资源配置、文化胜任力、模块化轮转对学生发展的影响、纵向培训、案例研究中传递的

信息、国际医学毕业生培训、劳动力问题、医学生的专业选择、专业群体间的关系、科学研究中的隐性课程、模拟以及隐性课程的测量工具等。这个概念已经被广泛使用在从麻醉学到外科各医学专业、从医学院校到住院医师培训再到继续医学教育各级医学培训以及如人文关怀等相关概念的各项事务中（Martimianakis et al.，2015）。在护理、口腔、药学和其他卫生职业，包括跨专业教育，都有关于HC 的强有力的文献。隐性课程在 50 多个国家以及多种语言出版物中被用来审视教育问题。

定义和隐喻

> 🔖 "隐性课程是以角色榜样、机构领导、同伴或者其他练习等方式，来隐性地进行教授……"
>
> **Fryer-Edwards（2002）**

尽管有很多关于隐性课程的文献，但是在某些情况下，这些文献可能会混淆一些属于或不属于隐性课程框架下的内容。在接下来的部分以及随后的例子中，我们试图厘清专业术语上的混乱。

定义

正式课程是指规定的和意向性的课程，也就是学校或老师所说的教学。正式课程至少包括两个层面。第一个层面是正式认定的：以书面形式（课程目录、网站、教学大纲）或由教师口头提出。第二个层面是意向性的：教师/学校打算教授或传递给学生什么。

通过正式课程之外的工作，我们会很快地接触到学习的非正式方面的各种区别和衍生。这些层面可能是隐性的、间接的、非正式的、非意向性的，或者是参与者看不到的。它们的共同之处在于，既不是正式宣布的，也不是意向性的。

教育工作者往往采用简单的二分法来区分正式课程和教育环境中可能发生的"其他一切"。当这样做时，有些人使用"隐性"这个词作为正式课程之外其他事情的主标签。其他人可能将"隐性"或"非正式"作为同义词来使用。从本质上来讲，这种方法没有任何错误，只要所有人（调查者、对象和读者）明白，在后一类别中被强加的内容的结

构特征和影响往往与正式课程完全不同。例如，空无课程（null curriculum）涵盖了教师教授、重点强调和展现以外的学生学习内容。以福尔摩斯的一个案例作为类比，该案件是发生在一个夜晚的谋杀案，以下是发生谋杀案件时，关于狗的表现的选段：

> 格雷戈里（伦敦警察厅探长）："你还有什么要提醒我注意的吗？"
> 福尔摩斯："我比较好奇夜晚狗的反应。"
> 格雷戈里："狗在当晚没什么反应。"
> 福尔摩斯："这正是我觉得奇怪的地方。"
> **Sir Arthur Conan Doyle（1892）**

尽管有些学生确实从那些教师未强调或未评估的方面得到了很多收获，但是这与学生隐性获得的非正式规则相比，是一种截然不同的学习方式，例如，如何与"困难的患者"进行交流，如何在上午查房中呈现出最好的状态，如何在工作中适应不同的医疗环境。

在基本的分析层面上，我们主张使用一个基本的四分类方法（正式的、非正式的、隐性的、空无的）去探索隐性课程（表 6.1）。除了正式的学习以外，重要的学习发生于工作场所（作为非正式课程的一个来源）以及不那么明显和不容易发现的来源，如组织文化（作为隐性课程的一个来源）中的联系和互动等。实际的课程可能是相似的，但重要的是，要始终区分被广泛分享和公开承认的非正式规范，与不太明显或较少被参与者认可的影响这两者之间的概念区别。

表 6.1　多维学习环境

正式的
课程设置，课程，教学大纲，我们"打算"教什么

不同于正式的
- 非正式的：
无脚本的人际互动，角色示范；发生在查房过程中、走廊里、餐厅里的事情
- 隐性的 *：
在制度结构、语言、资源分配、政策等层面传递的信息
- 空无的：
学生通过没有说出的话学到了什么

* "隐性的"一词经常在学术文献中被用作所有"非正式的"课程方面的缩写。

隐喻

> "毫无疑问，有一个看不见的世界。问题是，离市中心有多远，以及会开放到多晚。"
> **Woody Allen（1972）**

尽管定义不同，但对于我们理解学习环境（learning environments，LEs）中发生的各种学习类型和来源至关重要，不过这些不同之间的界限也可能并不是十分明确。由于学习的流动性和神秘性，这种情况更是如此：在一个时间点，影响可能被掩盖起来，而在另一个时间点被具体化，久而久之，在有意识的思考和审查之下，这些新的正式规则的影响逐渐减退。由于这些原因，用隐喻来形象地说明隐性课程，可以相当自由地提出一些新的方法，并思考对学习形成的巨大影响。因此，我们可以用一个关于冰山的常见隐喻，以冰山在海平面上可见的部分与海平面下不可见的部分来提醒自己，教育生活中不可见的方面可能比那些浮于表面的更重要。再者，我们可以用物理学的另类现实（alternative realities）或者用这个事实比喻：宇宙中的大多数由某种物质（暗物质）组成，观察者看不见这种物质，因此必须用间接方法确定其存在，来接受物理学方面更令人费解的隐喻。关于大部分组织生命是由无形的或隐性的力量所塑造的说法，听起来可能有些夸张，直到人们意识到有许多科学研究领域根植于类似的争论之中。毕竟，我们知道大多数交流是非语言的，大约 80% 的心理过程是在无意识的层面上发生的，大约 80% 的结果归于 20% 的原因（如 Pareto 的 80-20 原则）。这些现实至少让我们停下来思考，学生学到的东西中有多少是完全来自我们的意向性课程。

应用：探索 / 评价隐性课程

> "……医学职业素养教育（professionalism education）的主要障碍就是医学教育者不专业的行为，它受到早已建立的学术权威（academic authority）等级制度的保护。学生感受不到这种保护……"
> **Brainard & Brislen（2007）**

将隐性课程应用于学生学习和教师发展不是

一件容易或无风险的事。这需要花费相当多的时间和精力，因为它与"纯粹的"教学模式是相反的（学生被视为空空的血管，热切地等待着被教师灌输知识、技能、行为和价值观），从隐性课程的角度来提出问题既可能令人不安，又会引起抵触。尽管如此，通过探讨自己学习环境中正式的方面和非正式的方面之间的相互影响，可以更加深入地了解在医学院的学习是如何受所有机构都身处其中的更广泛的社会文化环境的影响（Hafferty et al.，2015）。在本节中，我们概述了探索学习环境的非正式方面的实践方法。这是将我们打算教的内容与学员实际学的内容联系起来的一个必要步骤。

1. 开始（getting started）：学习者（教师和学生）应该熟悉整体概念框架以及关键术语（例如正式的、非正式的、隐性的、空无的）。意识到这一现象，确保学习环境中的其他人也意识到并公开讨论，这一做法是解决方案的重要组成部分。帮助学习者适应教育环境中非意向性学习的情况，例如，你可能会要求学生确定发生在以下常见场景中的信息或学习要点：

   a. 三年级的医学生被要求执行非医疗任务，比如为团队成员订餐。

   b. 你的主治医师大部分时间都工作到很晚。她经常错过家庭活动，工作到很晚的住院医师被誉为"英雄"或"冠军"。

   c. 你的住院医师宣布你负责的16岁的患者因囊性纤维化而死亡，坐下来与你一起对事件进行反思，并对患者进行哀悼。

   d. 你的主治医师在患者面前与查房小组公开讨论患者的诊断和不良预后，而没有考虑到患者，或者询问他是否有任何问题。

   e. 你在轮转中的成绩主要取决于你多选题内容的考试分数。

   f. 你听到一个病态肥胖的患者经常被团队中的实习医生和住院医师称作河马。

   g. 你注意到住院医师或主治医师从未询问过性行为史。

   h. 一名患者对一名学生发表种族主义言论，但该团队未承认（Chandrashekar & Jain，2020）。

   另外一个有助于突出正式课程和非正式课程之间差异的练习是要求学习者识别出"我不应该在医学院校学到但却学到了的前十件事"

（Dosani，2010）。同样，要求教师和学生反思他们在各种学习环境中起到的角色示范，来审视他们自己对教育环境的贡献。

2. 参与者-观察者调查：学习者可以扮演一个业余的"医学文化人类学家"（Harvard Macy Faculty，2011）。基本人种学方法中的简要概述在这里会很有用，如绘制教育空间地图、收集资料的客观方法等。可以要求学员描述人们是如何打扮自己的、他们配备的工具、如何自我介绍、在群体中站或坐的位置、谁先发言及用何种语言，或是医疗团队中不同成员的角色设定。可以要求教师做同样的练习。对比这两组的结果会很有启发。这种方法可以用在临床前和临床环境中。在临床前环境中，可以探讨在不同的学习环境中教师和学生的相对参与情况（如通话时间）。此外，可以检查笔记本电脑或手持设备等技术的使用情况、出勤率、迟到情况和课前课后的讨论内容等。在临床环境下，如查房，志愿者可以大致记录下用在患者社交/情感需求上的时间与其他话题上的时间的差异，其他话题如医疗保险和其他"事务"方面的考虑、展示幽默感、开玩笑或者与患者无关的谈话等。要求学员以第三者的视角，写下人类学观察结果，就好像他们是被分配去观察一个陌生的新世界的局外人，这样有助于培养"隐性课程视角"。

3. 分享隐性课程中的故事

   a. 提供时间和空间计划表，免除附带责任，对学生的经历进行分享、倾听和反馈。使用人文学科（艺术、诗歌、文学、电影）作为切入点，为学习者分享个人经历提供零距离和安全表达的机会。这种反馈的机会是职业发展中的一个重要方面，可能会消除许多医学生情绪压抑经历的负面影响，最终可能有助于防止道德滑坡（ethical erosion）。

   b. 下列介绍的这个写作练习已经在一所医学院被证明有效（Gaufberg et al.，2010）。介绍隐性课程的概念，让学生写下简短的反馈性文章，在文中讲述一个隐性课程案例，并对其进行反馈。在这个过程中，可以要求学生扮演前文所述的参与者-观察者/"医学文化人类学家"的角色。可以用这些案例展开讨论。经学生同意和（或）隐去案例中的身份信息，可以将案例作为向教学环境（会诊、研讨会）中的教师或其他人进行反馈的一种形式，并提供讨论的机会。把这些案例以剧本的形式进行戏剧化表演，会是一个非常有感染力的开端（Bell et al., 2010）。从更大范围来说，非正式课程中人文案例的分享（肯定式探询）可以作为影响机构进行积极改变的有效手段（Suchman et al., 2004）。

c. 通过让学生收集和分享他们教师讲述的关于医学实践和（或）作为医生的生活故事，让学生探索社会学家口中的医学"口述文化"。努力解读这些故事中蕴含的潜在文化、道德和规范性信息。

4. 聚焦关注并反思变通方法。变通方法是在正式或者"正确"的方法被视为无效、失常、过时或者不适合的情况下，为了完成工作而采用的非正式或未经批准的方法。变通方法可能应用在课堂上、门诊或病房里。虽然没有关于变通方法的书面行为手册，但是初学者会很快就知道他们在完成工作当中扮演的关键角色。他们也会知道执行这些书本之外行为的正确和错误方法。要求学生举出一个他们参与过的或者观察到的变通方法的例子，并提问："你是如何知道这种特殊变通方法规则的（观察、角色示范、内部线索）？"鼓励学生探讨为什么我们有变通方法，特别是在面对高度结构化的工作环境时。

5. 关注微小的道德挑战。一些作者和教育工作者认为，与教授他们在作为成熟的临床医生时将要面临的道德挑战相比，关注日常微小的道德挑战（可以在患者身上"练习"吗？如果我的住院医师让我篡改图表，我该怎么办？听到这种没人性的笑话我应该笑吗？）更适合医学生的发展。微小的道德挑战通常发生在评估层面，学生认为他们决定的过程或结果可能会对成绩产生影响。各种在线论坛如 professionalformation.org 允许学生分享和提出问题，来协作解决挑战。

6. 把注意力转向空无课程（null curriculum）。检查教学目标和（或）内容，并留意可能遗漏的部分。检查你的正式课程设置，并探讨"遗漏的主题"如何向教师和学生传达"在医生关注的范围内"或者"不在医生关注的范围内"方面的信息。是否讨论了种族和其他差异和（或）健康的社会决定因素？相应地，你的患者可能会关注哪些你没有讨论和教授的内容？这些类型的练习会特别难。毕竟，一个人怎么能够知道什么时候遗漏了内容？尽管如此，解读遗漏的内容对改变一个人将来如何做事有深远影响。

7. 检查和评估你的物理环境。与学校的其他组织目的（如管理或研究）相比，你的学校将多少空间以及哪种空间专用于临床学习？以授课为主而缺少小组学习空间的学校很可能注重说教式学习过程，而不注重互动式学习过程。学生和教师的奖励情况如何？如果发放奖励，你会将奖励张贴在哪儿？在人流量大的区域张贴奖励的学校和贴在后走廊的学校有着本质意义上的区别。在临床学习环境中，布局有利于以患者为中心的人际沟通吗？还是设计时考虑方便教师或电脑设备？有时有价值的手工艺藏品在平淡无奇的地方。经过几天的课程，一位临床医生认真地清点了他在日常工作中用到的药品、医疗器械公司的品牌产品（Hafferty & O'Donnell, 2015），当他看到"新发现"物品的数量和密度，尤其是那些一直"藏"在他办公室里的物品时，他感到非常惊讶。

学生不当对待：从隐性课程视角进行的一个案例研究

虽然适用于隐性课程分析的主题很广泛，但是由于以下几个原因，我们选择了学生不当对待这个主题。在一个理想的医疗培训环境中，不存在不当对待。没有医学院正式宣称对学生不当对待是他们的正式课程或意向性课程中的一部分。然而显而易见的是，这种特别的现象给我们的解释带来了一些挑战。首先，虽然不当对待未被正式声明，但是我们必须接受有意发生学生不当对待这件事情的可能性。其次，即使不存在这种伎俩，还是有一系列的其他解释，包括忍受一些既没有声明过也不是蓄意的事件（不当对待）。在这里，我们认为不当对待分为正式接受和默认接受，以及一种更加普遍的可能性，那就是我们既不正式接受也不默认接受，而是对由教师（正式形式的控制学习环境的人）视为实现特定教学目的所必需的"对待"是否会构成不当对待而形成的分歧。因此，隐性课程（HC）方法要求我们接受一些教学实践的可能性，具体来说，苏格拉底式教学法（包括其表现形式）可能被一方（如教师）视为是有益的，而被另一方（如学员）视为是打击信心、不尊重别人、欺侮或是虐待别人的。将后者的框架描述成"错误的"或是"幼稚的"，这理所当然是当权者的特权，但却忽视了隐性课程的要点。相应地，即使真诚地接受了不当对待的声明，也不代表它是真实的。事实上，不当对待是社会的产物，因此受环境和文化的很大影响，并不会自动给任何声明赋予权利。尽管如此，无论事实或观点如何，隐性课程都要求作为有争议领域的学习环境，必须进行"修整"。这种"修整"可能涉及对于教学实践的结构和目的存在争议的以学生为目标的教育，或者可能涉及有争议的实践本身（或者一些理念的组合与重新设计）。无论最终决定是什么，以学习者为基础的教育理念认为当他们在不当对待的条件下工作时，无助于健康学习环境的形成。

令人信服的隐性课程分析的关键在于，要求我们摆脱将学生不当对待作为个体关系互动的方式，去考虑能够产生、强调或保持不当对待行为（作为非正式的手段独立于人际交往之外）的组织自身，这包括其结构和进程（McClinton & Laurencin，2020）。一些人可能认为没完没了的说教式演讲或是被剥夺了解释（权利）的单调枯燥展示成为机构不当对待的例子。我们对此表示同意。反过来，这种以结构化为基础的不当对待行为的出现，特别是在监测以外存在的程度，使得常规问责和补救更加困难。

这些给我们带来了最后几个解读隐性课程的要点。正如声明不当对待不代表存在不当对待，没有声明不当对待不意味着学习环境中不存在不当对待。最后，隐性课程方法要求我们对手头的问题进行深入彻底的探讨。不当对待与什么有关？——我们必须要问。如果我们的回答是行为不当对待与"学习"有关，那么我们就会提出一系列有趣的挑战，包括：许多普遍接受的教学实践，如高利害的测试、特殊成绩评估政策的可能性，或者稀缺资源的竞争，如身份地位（班级排名、住院总医师），这可能会阻碍或歪曲已经正式确立的学习目标。毕竟，学习环境不应该是没有压力的。确定某些类型的压力源在什么时间、用什么方法、对某些类型学习（尤其是我们提到的成人学习）是必需的，与

被认为是多余的或者适得其反的解构和补救实践一样，都是隐性课程方法的特征。

最后，对不当对待进行任何隐性课程的剖析，都必须研究学习环境中存在不当对待问题的全部范围。虽然有多种途径，我们在这里只强调两个：①关于不公平对待的研究/学术；②本科和研究生医学教育水平的培训项目评估/认证。在第一个例子中，我们可能会探讨具有研究特权会形成某种不当对待，忽视其他人，从而把前者作为"值得我们关注"，而把后者视为不值得关注，甚至可能形成不当对待。在认证的情况下，当出现不当对待时，认证机构如何对培训项目负责？如果认证机构将不当对待定位为仅限于人际间的动态关系，例如在行政层面上，项目本身将如何看待不当对待？反过来，首先是教师，其次是学员，也将被卷入一系列的价值意义之中。在这里，组织性的不当对待现象不被重视，因而仍然没有得到解决。在权力和影响力方面，认证机构可以（而且确实可以）为其他人设定意义。

最终，不当对待不是 Potter Stewart 法官所说的"我看到它我就会知道"的现象（例如，什么是色情？）。当一个人不依赖于兴趣，也不以有利于他们利益的方式来界定现实人们的主张，而是系统地看待不当对待的存在和不存在时，才会更好地了解这一现象。

小结

📌"隐性课程的相关流程（relational processes）确保了其内容的永久性。"

Haidet & Stein（2006）

虽然没有一个单一的主题可以包含上面涉及的所有概念和框架，但有一些值得最终评论的细节。第一，隐性课程是一种多功能的工具。这个概念可以广泛应用于医学教育领域。医学院校对教师和学生的"教育"要比他们通常认为的或想要获得的多得多。同样，教师和学生不断地相互作用、相互影响，为医学教育和医疗实践的正式、非正式和隐性课程提供了源泉。第二，隐性课程在教育环境中是持续的无处不在的存在。没有隐性课程就没有学习环境，其影响可能是关键的，也可能是相对

不重要的，但它始终存在。第三，隐性课程普遍存在，不管医生们在不同的国家接受过什么样的训练，无论什么构成了共同的价值观，我们都可以看到一个真实的和国家化的"医疗文化"，隐性课程都通过国家特色和培训项目交织于其中。第四，与隐性课程共同作用的是一种反思行为，这是一种教学反馈的形式。同样重要的是批判性地评价我们学习环境的结构和动态，因为它提供了课程内容。第五，隐性课程具有相关性。隐性课程就像社交生活一样，建立在内部和周围，由参与者之间以及参与者与周围环境之间的关系所滋养。第六，这种类似于学徒制的模式强调了临床训练，以及将学习者融入工作场所的相应需求，形成了一个特别成熟的隐性课程学习环境。第七，与此相关的是以医学生和医学院校的教师为对象实施隐性课程改革的趋势，却忽视了组织、机构和社会政治关系如何帮助塑造正在讨论的问题情境。隐性课程从根本上来说是探究所陈述与所接受之间的差异，但它最终是关于情境和一个更大的关系整体内的一些"部分"。无论"表面"看起来像什么，隐性课程都是情境背后与其相关的部分。

参考文献

Bell, S. K., Wideroff, M., Gaufberg, E. (2010). Student voices in readers' theater: exploring communication in the hidden curriculum. *Patient Education and Counselling*, 80(3), 354–357.

Brainard, A. H., Brislen, H. C. (2007). Viewpoint: learning professionalism: a view from the trenches. *Academic Medicine*, 82(11), 1010–1014.

Chandrashekar, P., Jain, S. H. (2020). Addressing patient bias and discrimination against clinicians of diverse backgrounds. *Academic Medicine*, 95(12S), S33–S43.

Dosani, N. (2010). *The top 10 things I learned in medical school (but wasn't supposed to!): Plenary Session: The hidden curriculum exposed: perspectives of learners and educators*, Canada, St. John's Newfoundland.

Fryer-Edwards, K. (2002). Addressing the hidden curriculum in scientific research. *The American Journal of Bioethics*, 2, 58–59.

Gaufberg, E., Batalden, M., Sands, R., Bell, S. (2010). The hidden curriculum: what can we learn from third-year medical student narrative reflections? *Academic Medicine*, 85(11), 1709–1711.

Gofton, W., Regehr, G. (2006). What we don't know we are teaching: unveiling the hidden curriculum. *Clinical Orthopaedics and Related Research*, 449, 20–27.

Hafferty, F. W., Gaufberg, E. H., O'Donnell, J. F. (2015). The role of the hidden curriculum in "on doctoring" courses. *AMA Journal of Ethics*, 17, 130–139.

Hafferty, F. W., O'Donnell, J. F. (Eds.). (2015). *The hidden curriculum in health professions education*. Lebanon, NH: University Press of New England (Dartmouth College Press).

Haidet, P., Stein, H. F. (2006). The role of the student-teacher relationship in the formation of physicians: the hidden curriculum as process. *Journal of General Internal Medicine*, 21(Suppl. 1), S16–S20.

Harvard Macy Faculty. (2011). *Learning to look: a hidden curriculum exercise*. Boston, MA: Harvard Macy Institute.

Martimianakis, M. A., Michalec, B., Lam, J., et al. (2015). Humanism, the hidden curriculum, and educational reform: a scoping review and thematic analysis. *Academic Medicine*, 90, S5–S13.

McClinton, A., Laurencin, C. T. (2020). Just in time: trauma-informed medical education. *J Racial Ethn Health Disparities*, 7(no. 6), 1046–1052.

Suchman, A. L., Williamson, P. R., Litzelman, D. K., et al. (2004). The relationship-centered care initiative discovery team: toward an informal curriculum that teaches professionalism: transforming the social environment of a medical school. *Journal of General Internal Medicine*, 19(5 Pt 2), 501–504.

第 7 章

国际视角下的医学教育
The International Dimension of Medical Education

Trevor John Gibbs, Yingzi Huang and David Taylor

（译者：丁　宁　审校：赵　阳）

趋势

- 本科生和研究生层次的医学（国际）移民均在继续增加。
- 国际旅行的日益便利增加了以往只与世界某些特定区域有关健康问题的重要性。
- 卫生问题的全球化增加了医学教育全球化的必要性。
- 为了做好成为未来的全球医生或普适医生的准备，卫生专业人员的教育需要改变。

关键概念

- 对于所有医学院校来说，培养适合目的和实践的医生和卫生专业人员是一个理想选择。
- 我们生活在一个不平等的世界；在这个扁平化的世界，我们可以在一天内飞到任何地方；然而，它充满着颠覆性的创新（Christensen et al., 2015）。
- 现在有必要培养能够在不断变化和不可预测的世界中实施有效健康和社会保健的从业者。
- 各级卫生专业人员的课程必须改变，以确保其培训标准不仅适合当地的需要，而且同样适合区域和全球的需要。

引言

> "教育是最有力的武器，你可以用它来改变世界。"
>
> **Nelson Mandela（1918—2013）**

随着全球范围内对医疗保健改善的期盼和训练有素医生需求的激增，世界各地的医学院数量显著增加。正如预期，学校数量的增加大部分均发生在经济增长迅速的新兴国家，即中国、印度和巴西。这一增长似乎很好地服务了人们的需求，也使一些国家学校的能力得到了提升。更多是出于学校有能力向海外学生收取培训费用的考虑，同时也出于其成为全球合作伙伴的愿望，接收英语作为学习语言，以及学生出国接受医学教育的渴望，我们现在看到的是本科层次医学移民的热潮及其所导致的对全球通用的医学教育方法的需求（Crone & Samaan, 2013）。尽管选择在"资源丰富"的国家学习的国际学生人数普遍在减少，但仍有许多来自医学教育难度较大的地区的学生选择移民。目前，北美、南亚和非洲是最大的学生来源地区，而东欧、中国和俄罗斯联邦是全球最普遍的国际医学生接收地区（OECD, 2019）。

随着国际学生进入接受教育的医学院，有必要重新审视课程，回顾医学教育国际化如何影响这些课程的质量管理，并注意到新教育趋势的出现所面临的挑战。

伴随着医学本科生的国际迁移，有必要特别培养更多的教师，来教授这个日益扩大和多样化的学生群体。这导致了人们对教师发展计划兴趣的适当复苏，这些计划通常由资源更好、教育更先进的国家开发，而后提供给资源不足的国家。这也带来了一系列新的挑战，开展这些教师发展计划，需要调整教学方式以适应特定国家和具有文化多样性的教师群体。

本章的以下部分拟探讨医学教育国际化的趋势和可能面临的挑战；对课程标准化和认证的影响，以及一些可能的解决方案。

医学课程国际化

> "改善世界各地不同社区健康状况的一个重大变革性机遇是改革教育机构的愿景、计划和体系，以培训能够满足人们需求、赋能社区和增进人类福祉的卫生专业人员。"
> **WHO & UNICEF（2018）**

经济合作与发展组织（OECD）将国际化定义为"将跨国家/跨文化维度融入一个大学所有的活动中，包括教学、研究和服务职能"（OECD，2004）。在高等教育文献中，课程国际化被定义为"将跨国家、跨文化和全球化维度纳入课程以及学习成果、评估任务、教学方法和支持服务"的过程（Leask，2015）。

所有医学院和大学的理想都是培养出适合目的（非常适合其指定角色）和适合实践（具有安全和专业实践所需的知识、技能和行为）的医生。为了实现这一目标，未来的医生将按照特定的标准进行培训，这一标准的设计和实施与特定的国家或民族相关。事实上，这就是世界卫生组织在定义医学院的社会责任时提出的愿望，所有机构应确保"医学院有义务指导其教育、研究和服务活动，以解决由他们负责服务的社区、地区和（或）国家的优先健康问题"（WHO，1995）。问题在于，要使标准课程国际化，需要进行哪些变革？

21 世纪的世界正在发生巨大变化，设计静态的地方或国家课程可能并不合适。国际旅行变得更容易、更快，将更新、更偏远的地方纳入了旅游业的版图，但同时也增加了以前只在世界偏远角落出现的疾病的可转移性。人们生活方式的全球性变化改变了从资源丰富地区到资源有限地区的非传染性疾病的人口结构。成为"更好的医生"的愿望，可能也包括提高生活水平，增加了医学移民，即医疗人员在不同国家之间的"人口"流动。健康和疾病管理的快速发展，使得人们需要不断与世界其他地方的研究和医疗服务保持一致。现在我们可以被视为生活在一个不平等的世界里，但又是一个"平"的世界，在这个世界上，旅行的便捷意味着在不到 24 小时的时间内可以飞到世界上任何地方；然而，这个世界却充满颠覆性创新（Christensen et al.，2015）。我们生活在一个动荡、不确定、复杂和模糊（volatile，uncertain，complex and ambiguous，VUCA）的世界（Lemoine et al.，2017）。我们的世界正面临痛苦和灾难、冲突和战争、非社会政治、气候变化、财政困难和贫困，财富分配愈发不平等。我们正在经历如非典型肺炎、中东呼吸综合征和新型冠状病毒肺炎等新型疾病的流行与蔓延，以及寨卡和埃博拉病毒感染的暴发。与医药领域的资源分配可能面临的威胁类似，医学教育现在可以被视为在满足特定的当地医疗需求与全球卫生能力之间寻求平衡。因此，世界医学教育联合会（WFME）明确表示，应关注当地、国家、区域和全球情境，这意味着"需要培养能够在不断变化和不可预测的世界中行医的从业者……从业者无论最终在哪里行医，都必须具备临床和适应文化的胜任力，并能够利用全球性知识和经验改善人们的健康和福祉"（WFME，2003）。

各院校现在应该培养能够从全球着眼而在当地行动的医学毕业生，不管他们在哪里行医，都可以提供有效的医疗保健，同时适应社区和人群不断变化的需求；这经常被称为全球化的模式（Ho et al.，2017）。正如坎特（Kanter）所言，对于今天的学生来说，"……透过电脑窗口，他们能够在瞬间看到几乎任何地方，联系几乎任何人，获取几乎任何概念的信息……他们徜徉的空间事实上是由整个世界和所有有记录的历史共同构成的，而这个空间就像是他们自己的房间一样"（Kanter，2008）；现在我们有望培养出"全球"医生。

教育全球医生

随着高等教育机构引入新的国际化模式，为学生在全球化世界中的职业生涯做好准备（Waterval et al.，2015），有必要创建全新的或改进的课程，以满足这样的需求。在对 3 个不同地区的国家（欧洲、亚洲和加勒比）国际化项目的回顾中，Brouwer 等描述了国际医学项目可能产生的两个学生的侧写："全球医师"，具备国际实践的特定胜任力；"普适专业人士"，在未来任何地方都适合执业的整体高水平毕业生（Brouwer et al.，2019）。这两个育人的结果在课程开发者中引发了争议与批评。尽管 McKimm 和 McLean 认识到"所有医学生只有通过接触跨文化交流、卫生系统分析和全球流行病学，才能为全球化的医疗实践做好充分准备"（McKimm & McLean，2011），国际教育的批评者质疑此类课程是否适合医疗情景，因其与社会责任的概念相悖（Crisp & Chen，2014；Frenk et al.，2010；Prideaux，2019）。

Brouwer 等（2019）的结论代表了课程设计的困难。"全球医生"创造了一种特殊类型的医学毕业生：一种是拥有额外技能和胜任力的人，能够在全球执业，通常接受包括热带医学、到其他国家［主要在热带和（或）资源有限的国家］的长期旅行和人道主义项目培训。另一种选择是开发通用专业课程，要求课程在全球范围内适用，并且这也更符合 WFME 的倡议，以确保认证机构按照国际公认的标准运作（Karle，2007）。这也与 Martimianakis 和 Hafferty（2013）的工作相一致，他们也认为通用专业方法是最合适的方法。然而，每种方法都有自己的挑战，本章后续章节将对此进行讨论。

远程课程国际化

"如果一种文化试图排外，它就无法生存。"

Mahatma Gandhi（1869—1948）

为培养全球医师和（或）普适专业人员的国际化课程的增长趋势越发明显，教师发展项目也有类似的增长趋势，通常由资源更丰富、教育更先进的国家进行开发，提供并应用于资源不足和教育条件较差的国家。所有以确保患者安全和满意度为总体目标的医疗卫生服务提供者都以改善患者医疗为首要任务；然而，患者医疗的质量取决于基础设施的质量、培训的质量、个人人员的能力和操作系统的效率。这进一步取决于有效跟上最新进展的教师发展。McLean 等在《AMEE 教师发展指南》中提出，教师发展是指"培养一支专业、胜任的教师、教育工作者、研究人员和领导者队伍，使其在医学教育中发挥新的作用和责任"。他们进一步强调，"教师发展不是奢侈品。这是每个医学院的当务之急……应该根据个人、学科和机构的需要进行调整"（McLean et al.，2008）。也许现在需要补充一点，即教师发展需要根据参训教师的情况，提供具体的情景和文化背景。

尽管教师发展已成为大多数现代化课程的一个特点，但仍有一些学校将教师发展置于较低的优先级。2010 年《柳叶刀》上的一个报告提出"在卫生和教育部门之间建立新的伙伴关系以及卫生工作者持续专业发展的重要性"（Frenk et al.，2010）；这种合作关系现在涉及许多学校和协会，创造了医学教育方面的培训机会和教师发展项目。

尽管最初指的是教育项目，但 Gibbs（2006）评论说，现在对于教师发展来说，这是正确的："我们不能继续'重新发明轮子'；我们需要使轮子适应动态变化和真实世界环境。我们需要设计不依赖稳定性，而是通过适应变化而可持续的项目"（Gibbs，2006），建议任何有兴趣在全球范围内培训教师的项目都必须适应开展培训国家的需要。

正如教育全球医生带来了机遇和挑战，在全球范围内培训教育工作者也带来了文化、宗教、情景和地理多样性等领域的机遇和挑战。

设定标准

"几十年来，'发达'国家与较贫穷的'不发达'国家之间的关系，最初往往是后殖民关系，由政治上更占主导地位的一方制定议程，即使最初没有充分回应当地情景，其学术质量通常也较为良好。"

Hamilton（2000）

标准在医学教育中很重要，Hamilton 之前关于有限回应情景的观察表明，标准应该是动态的，应该根据特定国家的总体需求进行改变。它们的重要性与教育系统的用户有关；需要确保医疗卫生人员具备所需的知识、技能和行为素质，能够安全地照护他们的患者。在国家或地方层面，医疗卫生人员必须能够在其所处情景中工作，情景包括社会、经济以及临床的结构。

旅行和移民的增加使社区（群体）都期望得到相同标准的医疗卫生服务，无论他们身在何处，也无论其社会、经济和临床结构差距如何迥异。地方标准虽然依然重要，但已经不够了。事实证明，要理解一个国家的标准已然非常困难，确定国际适用的标准更是难上加难。

"标准等同的共同点必须是学生智力和临床

发展的学术质量。但这一点如果不适当地应用于情景之中，是无法实现的；因此必须注意情景，无论是在发达国家还是其他国家，都同等重要。"

Hamilton（2000）

许多国家（但不是所有国家）都建立了自己的监管机构，以确定和执行对新毕业医生的期望。它们通常列出了需要具备胜任力的一系列领域（例如，General Medical Council，2015，2016；Royal College of Physicians and Surgeons of Canada，2020），以及新毕业生应该具备的相对较少的临床实用技能（General Medical Council，2019）。在美国，重点更多地放在对医学院的期望上（Liaison Committee for Medical Education，2019）；换句话说，是程序和过程，而不是结果。这两种方法都很有价值，人们可以说，一所医学院如果按照公认的标准仔细监督其程序和协议，必将培养出适合目的和实践的医生。

世界医学联合会编制了两份文件，旨在解释这些标准，并指导医学院为其毕业生争取国际认可（WFME，2015）。这导致为培训这些课程任课教师的那些教师标准的制定（Tekian & Taylor，2017）。然而，在这两种情况下，都是由医学院来定义学生或受训者的胜任力。

> "历史或多或少都是废话。它是传统。我们不想要传统。我们想要活在当下，唯一值得一读的历史就是我们今天创造的历史。"
>
> **Henry Ford（1916）**

教育趋势及其挑战

表 7.1 概述了医学教育国际化的潜在趋势和挑战。

从积极的方面来看，通过与国际组织的密切合作，一批高质量的世界级专家的见解得到分享，高质量的医学教育得以促进。反过来，这将产生一批训练有素的医疗卫生人员，他们能够处理未来可能出现的健康问题。这批医疗卫生人员还将配备精良的医疗设备，能够应对医疗旅游的不断增加的态势，以及一些特殊的临床状况。

消极的一面是，存在不考虑当地需求而移植占主导地位的医疗模式（主要是西方模式）的风险。一门针对人口稠密的富裕城市社区情景及其疾病负担情况开发的课程，在面对贫困农村的经济状况时显然是不太可能持续的。

劳动力迁移问题也很重要，因为培训医疗卫生人员以达到国际机构要求的标准，意味着他们有可能离开祖国，在他们认为更有吸引力的地区执业（Bundred & Gibbs，2007；Sharma et al.，2012）。这意味着，已经存在医生紧缺情况的国家可能还得为更富裕或压力更小的国家承担人员培训的成本。

前进之路

> "如果我们团结，没有什么是不可能的。如果我们分裂，一切都将失败。"
>
> **Winston Churchill（1874—1965）**

为实现医学教育国际化的卓越标准，我们应致力于：

- 一个愿景，它将改变教育，追求医学教育的卓越以建立一个更好的卫生系统，一个满足不断变化的需求，并适应相互依存和相互关联世界的变化的卫生系统。这个愿景是一个由国际、国家、区域和地方各级所有利益相关者明确定义、共同商定结果并鼎力拥护的。
- 一个系统，一个将价值观置于其发展中心的系统。它将人置于医疗保健系统的中心，将学生置于医学教育的中心：
  - 这个系统中，教育被视为一种投资，而不是一种支出，在对教育与经济发展进行选择时，不存在妥协或交换。
  - 这个系统中，共生关系植根于合作，实现知识、技能、服务、技术、人员和资本的灵活流动。
  - 这个系统中，对于当地患者、人群和学生利益的保护没有任何妥协，也不存在基于阶级、种族、民族、文化和国籍的任何偏见。
- 一个可响应区域特点兼具全球联系的团队方法，团队由世界一流的医学教育专家、本地和国际领导者、具备现代化教育理念和方法的教师组

趋势	挑战
出于意愿和技术增强学习的设施的普及，医学院规模得以扩大	所涉资源和财务问题
	超过教学或临床教学能力
	可能降低之前的标准——追求金钱和数量而非质量
	虚拟现实技术的局限——缺乏真实患者体验
医学生迁移	满足源于不同价值观的不当选择标准
	满足当地需求和认证标准
	弥合教育体系和卫生服务体系之间可能存在的差距
	因学生未回国而导致学生来源国人才的减少
	文化、语言和情景障碍
训练有素医生的迁移	满足当地需求和认证标准
	来源国医生数量的减少和可持续性的担忧，及其对于健康公平的威胁
	文化、语言和情景障碍
	无法解决的社会责任问题
人口迁移与医疗旅行	传染病的威胁
	生活方式相关疾病的威胁
	无法满足迅速变化的当地需求
	促进不同人群之间的健康和教育公平，不受歧视和污名化
	财政驱动的卫生系统
国际层面	帝国主义或殖民主义，采用为不同背景而发展的制度
	缺乏共建和适当的本地化
全球化医疗	跨文化交流和卫生系统分析
	培养从未使用过的技能
	过于拥挤的课程
	所需结果缺乏明确性
课程审查和重新设计	质量管理
	对不断变化的需求的认识
	认证机构的意识
教师发展	培养特定的教师发展项目开发人员
	领导层的支持
	教师发展项目开发人员的社会文化意识
	所涉资源问题
	与研究和服务需求的竞争
机构间的伙伴关系	不平等的伙伴关系、公平和平等
	为经济利益建立伙伴关系
标准化	认证标准
	灵活认证的需要，能够适应不断变化的世界
	更多的本地认证机构，更少的全球认证机构
	本地和全球认证机构之间的有效沟通
	逐步实现标准化，相比于过程，注重质量，而不是数量和结果
改变	持续性
	适应性和适当性
	领导力冲突
医学教育研究与全球共享创新	研究伦理挑战
	全球健康和医学教育中存在的巨大不平等

表 7.1　医学教育国际化的趋势与挑战

成，通过跨专业方法开展工作。

- 一个承认医学院社会责任的体系，在这里，尽管学生的国际和文化背景各不相同，但教育、研究和服务承诺仍然是每个学校愿景的首要目标。在这里，激励机制和政治承诺广泛地吸引领导者、教师和学生共同促进医学教育的卓越性，并确保严格执行。

小结

医学教育的持续国际化是不可避免的、令人兴奋的，但也包含许多挑战。分享专业知识、经验和资源对员工、学生和最终患者都是必要的，也是有价值的。国际化带来了课程、标准和人员配置方面的一系列挑战，但是，经过深思熟虑，有可能达成共同价值观和进步的愿景。

参考文献

Brouwer, E., Driessen, E., Mamat, N. H., Nadarajah, V. D., Somodi, K., Frambach, J. (2019). Educating universal professionals or global physicians? A multi-centre study of international medical programmes design. *Medical Teacher, 42*(2), 221−227.

Bundred, P., Gibbs, T. (2007). Medical migration and Africa: an unwanted legacy of educational change. *Medical Teacher, 29,* 893−896.

Christensen, C., Raynor, M. E., McDonald, R. (2015). *What is disruptive innovation?* Boston: Harvard Business Review.

Crisp, N., Chen, L. (2014). Global supply of health professionals. *New England Journal of Medicine, 370*(10), 950−957.

Crone, R. K., Samaan, J. S. (2013). The globalization of medical education. *Innovations in Global Medical and Health Education, 2013,* 2.

Frenk, J., Chen, L., Bhutta, Z. A., et al. (2010). Health professionals for a new century: transforming education to strengthen health systems in an interdependent world. *The Lancet, 376*(9756), 1923−1958.

General Medical Council. (2015). Promoting excellence: standards for medical education and training. Retrieved from http://www.gmc-uk.org/Promoting_excellence_standards_for_medical_education_and_training_0715.pdf_61939165.pdf. Accessed 30/01/2020.

General Medical Council. (2016). Outcomes for Graduates (Tomorrows Doctors). Retrieved from https://www.gmc-uk.org/-/media/documents/outcomes-for-graduates-jul-15-1216_pdf-61408029.pdf. Accessed 30/01/2020.

General Medical Council. (2019). Practical Skills and Procedures. Retrieved from https://www.gmc-uk.org/education/standards-guidance-and-curricula/standards-and-outcomes/outcomes-for-graduates/practical-skills-and-procedures. Accessed 30/01/2020.

Gibbs, T. (2006). 'Built to last?': the long-term sustainability of educational programmes. *Medical Teacher, 25*(8), 673−674.

Hamilton, J. D. (2000). Editorial. International standards of medical education: a global responsibility. *Medical Teacher,* 22(6), 547−548.

Ho, M. J., Abbas, J., Ahn, D., Lai, C. W., Nara, N., Shaw, K. (2017). The "glocalization" of medical school accreditation: case studies from Taiwan, South Korea, and Japan. *Academic Medicine, 92*(12), 1715−1722.

Kanter, S. (2008). Global health is more important in a smaller world. *Academic Medicine, 83*(2), 115−116.

Karle, H. (2007). International recognition of basic medical education programmes. *Medical Education, 42*(1), 12−17.

Leask, B. (2015). *Internationalizing the curriculum.* London: Routledge.

Lemoine, P. A., Hackett, P. T., Richardson, M. D. (2017). Global higher education and VUCA − Volatility, uncertainty, complexity, ambiguity. In S. Mukerji & P. Tripathi (Eds.), *Handbook of research on administration, policy, and leadership in higher education* (pp. 549−568). Hershey (PA): IGI Global.

Liaison Committee on Medical Education. (2019). Functions and Structure of a Medical School: Standards for Accreditation of Medical Education Programs Leading to the MD Degree. Retrieved from https://lcme.org/wp-content/uploads/filebase/standards/2020-21_Functions-and-Structure_2019-10-04.docx. Accessed 30/01/2020.

Martimimanakis, M. A., Hafferty, F. W. (2013). The world as the new local clinic: a critical analysis of three discourses of global medical competency. *Social Science and Medicine, 87,* 31−38.

McKimm, J., McLean, M. (2011). Developing a global health practitioner: time to act? *Medical Teacher, 33*(8), 626−631.

McLean, M., Cilliers, F., Wyk, J. M. (2008). Faculty development: yesterday, today and tomorrow. *Medical Teacher, 30*(6), 555−584.

Organisation for Economic Co-operation and Development (OECD). (2019) Health at a Glance 2019. Retrieved from https://www.oecd-ilibrary.org/social-issues-migration-health/health-at-a-glance-2019_4dd50c09-en, February 2020.

Organisation for Economic Co-operation and Development (OECD). (2004). Internationalization of Higher Education: policy brief, Organisation for Economic Co-operation and Development Observer.

Prideaux, D. (2019). The global−local tension in medical education: turning 'think global, act local' on its head? *Medical Education, 53*(1), 25−31.

Royal College of Physicians and Surgeons of Canada. (2020). CanMEDS: Better standards. Retrieved from http://www.royalcollege.ca/rcsite/canmeds/canmeds-framework-e. Accessed 30/01/2020.

Sharma, A., Lambert, T. W., Goldacre, M. J. (2012). Why UK-trained doctors leave the UK: cross-sectional survey of doctors in New Zealand. *Journal of the Royal Society of Medicine, 105,* 25−34.

Tekian, A., Taylor, D. (2017). Master's Degrees: meeting the standards for medical and health professions education. *Medical Teacher, 39*(9), 906−913.

Waterval, D. G. J., Frambach, J. M., Driessen, E. W., Scherpbier, A. (2015). Copy but not paste. A literature review of crossborder curriculum partnerships. *Journal of Studies of International Education, 19*(1), 65−85.

WHO UNICEF. (2018). *A vision for primary health care in the 21st century: towards universal health coverage and the Sustainable Development Goals.* Geneva: World Health Organization and the United Nations Children's Fund (UNICEF).

World Federation for Medical Education. (2015). Basic Medical Education: WFME Global Standards for Quality Improvement: The 2015 revision. Retrieved from https://wfme.org/standards/bme/. Accessed 30/01/2020.

World Health Organisation. (1995). *Reorientation of medical education and medical practice for health for all. Resolution 48.8 Resolution of the World Health Assembly.* Geneva: WHO.

第 **2** 篇

学习情境

第8章

学生如何学
How Students Learn

Heeyoung Han，C Leslie Smith，Boyung Suh，Frank J Papa，Dan Hunt

（译者：杨　萌　审校：谢阿娜）

趋势

- 不应认为学生对如何学有固定的、刻板的偏好。关于知识和学习者的多元世界观有助于拓展关于学生如何学习的观点，这是进行有意义的医学教育的基础。
- 基于学习内容，学生使用了多方面的学习策略，例如控制、归纳、演绎、自我指导、批判性自我反思、刻意练习、小组学习和非正式学习。
- 考虑到学生如何学的动态性，教育实践的演进方向应是包容性的学习环境。

关键概念

- **实证主义**：一种世界观，认为存在绝对的、可观察到的真理，这成为科学地探索知识的基础。
- **建构主义**：一种世界观，拒绝真理的绝对性，并支持个体对世界的体验和解释成为知识的重要组成部分。
- **归纳学习**：学习者开始观察、体验并发现一般规律的一种学习方式。
- **演绎学习**：学习者被赋予一般性的规则，并期望将规则应用于某种情境的一种学习方式。

引言

学习是驾驭环境并与之互动的必不可少的工具。学习是获取知识、改变行为和思想的方式，是一个普遍的、动态的人类行为和社会发展过程。然而，当学习（包括医学培训）在19世纪走向制度化时，学校成为正式学习的中心，学习的过程变得系统化和简单化。然而，在医学教育中，学习仍然是一项超越了传统课堂方法的艰巨的任务。

关于学习的假设

在理解学生如何学之前，需要厘清两个概念：学习对象和学习主体（Thayer-Bacon，2013）。学生应该学习的对象是什么？谁是学习的主体？这两个概念成为解释所有关于学习如何学的理论的基础。教育者可能认为对于谁来学习（主体）以及他们应该学习什么（对象）这个问题能达成共识，但经过进一步审视，结果并非如此。让我们开始剖析这些想法。

学习对象

人们普遍认为，学生应该学习事实、真理和现实，因为它们构成了知识、技能和态度的必要基础。但事实、真理和现实是什么？

一个假设是，真理在所有的情境中都是固定的，并且是独立于个人而存在的。因此，学生需要为扩展知识而追求真理。以医学教育中的病理学为例。1型糖尿病（T1DM）是由胰岛素细胞不分泌胰岛素引起的，这被理解为学生应该吸收和记忆的绝对真理和现实。在这种"实证主义"范式中，通常期望学生在没有具体经验的情况下学习抽象的事实。

随着学生学业进展并且经历了真正的患者诊疗过程，他们将把对于T1DM的学习置于情境中。学生观察到T1DM患者的病情发展、症状及各种治疗方法。学生可能会看到需要胰岛素泵并患有周围神经病变的患者，也可能会看到定期自行注射胰岛素并出现视网膜病变的患者。对于那些没有胰岛素购买途径的患者，T1DM 可能是一种危及生命的疾病；对于有胰岛素购买途径的患者，T1DM 可能是一种慢性但可治疗的疾病。每个患者的情况都代表着多重现实，有助于学生在不同的情境中多样化地理解 T1DM。

在这个例子中，学生的知识是从情境化的现实中创造、从个人互动中发展出来的。这是"建构主义"的观点。建构主义认为，个体的经验和解释是建构知识的重要组成部分。从"实证主义"扩展到"建构主义"，人们对真理和现实的看法逐渐变化，可以接受关于知识和如何学的各种观点。

如果定义知识的内容是易变的和情境化的，那么学生学习的内容和方式应该反映这种波动和情境化。例如，药理学瞬息万变，许多药物在几年内就过时了，记忆大量的特定药物信息则成为一种低效的学习活动。相反，学生的学习目标应该是培养批判性地评估信息、概念化原则和终身学习的能力。与死记硬背相比，主动探索和评估信息成为实现上述学习目标的方式。由于教育语境不断演变，我们应该不断地重新评估关于学习对象和学生如何学的共识。

学习主体

我们需要探究的其他基本假设是围绕"主体"的假设——主体的认知信念很重要——以及不论个体差异如何，对于如何学是否存在一个普遍的观点。

已有的关于知识学习的观点之所以受到批判，是因为这个观点主要是基于西方（大多是美国人）白人男性学习者的观点，而不是来自扩展的多元文化观（Hofer，2008）。显然，一个学生的文化背景、生活环境和个体特征都会影响到他们的学习体验。例如，亚洲学生对知识学习的认知与西方学生存在差异（Hofer，2008）。处于没有归属感的环境，可能有少数学生需要更多的社会心理支持。学习者的多样性要求我们关注这些关于知识学习的不同观点，而不是把它们视为恒定的和普遍的。

💡 **小提示**

对于学生如何学的理解取决于对知识（对象）和学习者（主体）的看法。

本章涵盖了当前对知识和学习者的理解，这两个概念深化了对学生如何学的理解。在下面的内容中，我们探讨了学习的多重定义、学习理论与策略。然后我们将通过学习风格、学习途径与情境来讨论学习者在学习体验方面的差异。

学习的多重定义

从以下视角来理解如何学。学习的多重定义：①可观察的行为变化；②认知模式的内在变化；③在社会文化语境中建构知识的反思性实践（Schunk，2020）。

学习是可观察、可测量的行为变化

这种观点的支持者强调环境调节的作用。这种环境调节包括刺激和正负强化。教学过程包括观察和客观测量，有助于学生表现出教育者所期望的行为。

学习是学生认知模式的内在变化

这种范式也对观察到的行为变化感兴趣。但该观点的支持者认为，改变的行为来自个人的内部信息处理，而不是刺激或反应。按照这种观点，类似计算机系统，提供给学习者的信息是在短期记忆中处理并储存在长期记忆中的。由于学习者的短期记忆空间有限，他们通过多种认知和元认知策略来加工信息。这些策略包括分块、组织和使用图示以促进信息保留，并从长期记忆中进行回忆。

学习是个体的情境化知识建构过程

前两种范式认为知识是一个与学习者分离的实体，学习者是通过行为改变或认知信息处理获取知识。与此相反，第三种范式的支持者认为知识并不独立于学习者而存在。学习者不是被动地接受知识，而是通过个体在语境中的个性化亲密体验和反思来主动地建构知识。进一步讲，社会互动和社会文化语境影响着学生的学习。大多数学习理论解释了学生是如何基于这三种范式中的一种或多种进行学习的。让我们看看学习理论如何进一步解释学生的学习。

💡 **小提示**

　　学习就是：
　　学习者行为的改变
　　学习者认知的变化
　　学习者在社会和文化语境中建构知识

学习理论与策略

　　许多理论试图描述和解释学生是如何进行学习的。既有理论指出，学习结果来自非正式的、日常的经验，如临床查房；学习结果也来自自主和有意识的行为，如独立学习；学习结果还来自正规的培训计划，如提前安排的、讲授型的讲座。显而易见，基于学习的多种观点，上述学习理论和范式提出了不同类型的学习策略（框8.1）。以下是基于不同学习视角的几种学习策略的示例。

学生通过掌握学习过程的各个阶段来学习

　　复杂知识的学习过程分为多个阶段。学生需要掌握每一个阶段的内容，这是进入下一个知识学习阶段的前提条件。例如，要了解糖尿病患者的最佳治疗方案，学生首先需要了解糖类的代谢机制，然后了解每种治疗方案对该机制的影响（Abrose et al., 2017）。这种学习策略还要求学生先建立知识基础，在此基础上再接再厉。如果对前提条件没有扎实的理解，学生很难学习后续所需的复杂知识。

　　随着知识掌握程度的加深，学生变得"精通"，并将知识应用于复杂的任务中。随着基础知识的巩固，学生执行复杂任务的能力不断提高。例如，随着时间的推移，临床专家对他们之前掌握的从医的基础性先决条件（如遗忘了基础生物化学等知识）的敏感性逐渐减弱，随后进入了行为表现的快速反

框8.1　学习策略

- 学生通过掌握学习过程的各个阶段来学习。
- 学生通过归纳和演绎来学习。
- 学生进行自主学习。
- 学生的自我反思在体验式学习过程中至关重要。
- 学生通过刻意练习从不足和错误中学习。
- 学生通过在小组环境中与他人互动来学习。
- 学生在一个实践共同体中学习。
- 学生通过参与真正的患者医疗过程来学习。
- 学生在正式课程之外进行"非正式学习"。

应。这就解释了"专家盲点"，即为什么住院医师有时比经验丰富的临床医生更适合成为医学生的老师。

　　掌握一种能力不一定是线性的，更常见的是一个迭代过程。自我识别学习差距，是临床医生保持与时俱进的关键学习内容。学生通过演绎和归纳的方式找出学习差距，下面将详细讨论。

学生通过归纳和演绎来学习

　　在演绎学习中，专家解释复杂的概念，将任务分解为更简单的部分，并为学生提供结构良好的信息集。学生按照专家提供的任务步骤，从一般规则和抽象实例中学习。学生参加测试，以检测其对一般性概念的理解。然后，当他们看到患者时，检索存储的不同信息集，并将其应用到患者照护的复杂任务中。然而，学生对一般信息的记忆可能是有限的或错误的。此外，学生可能会不恰当地将"案例A"中学到的内容应用于更广泛的病理背景（案例B、C和D）。而实际上，这些内容只与初始状态（案例A）相关。由于缺乏可概括性的语境线索，将学习应用于现实问题可能具有挑战性。

　　相比之下，基于问题的学习（PBL）或体验式学习等归纳式学习方法，是让学生通过接触真实的世界、有意义的患者案例进行学习。驾驭"真实医学"复杂性的能力也是学生在归纳学习中获得的一种知识。这种学习方式强调积极发现自己的学习差距。这就为终身学习做好了准备，也将成为临床职业生涯的一部分。通过这种方式，学生体验了成为一名临床医生的感觉，并在特定的患者情境中获得有关疾病的一般规律和原则。

　　演绎和归纳学习都与发展诊断推理能力有关，诊断推理是医学生学习的最必要的技能之一。学习科学研究表明，诊断推理不应被视为假设性的演绎推理。相反，推理是一个分类任务，主要涉及"定义不明确"类别（即由于缺乏症状和足够的诊断标准，无法进行床旁诊断的疾病）。诊断推理需要培养两种不同的心智技能：①类比技能（通过模式匹配进行推理）；②分析技能（推理涉及基于数值的估计，表示一种疾病更可能发生的概率）。通过深入理解医疗卫生提供者如何在双重加工理论中进行鉴别诊断，使这种学习方法概念化（Papa，2016）。

学生进行自主学习

　　学生可以指导和调节自己的学习过程（Merriam

et al.，2006）。在自主学习中，学生不会仅仅因为有人教或告诉他们学习内容而学习。当学生掌握学习的主动权并积极主动地学习时，他们会更有动力。自主学习涉及关键的迭代阶段，包括营造学习氛围、确定学习需求和目标、规划和发展胜任力框架、实施认知学习策略、识别包括社会资源在内的资源、管理学习环境、管理动机和情感、监测学习过程和结果。这种自主学习的观念成为学生的学习技能。

学生通过批判性自我反思进行学习与转化

医学生是成人学习者。他们从自己的实际经历中获益，从而改变自己在青春期被他人强加的先验世界观和身份。转化性学习非常强大，但需要学生在遇到与自己不同的经历时，对理所当然的观点进行批判性的自我反思（Merriam et al.，2006）。例如，学生在课堂上学习哮喘的发病机制。随着学生参与社区服务学习，他们会亲历结构性贫困和不公正使某些人群的哮喘持续状态的事情。通过对经验的批判性自我反思，学生可能会重塑自己的职业身份，从单纯的医生转变为积极倡导、专注于改变健康的社会决定因素的医生。

作为教育者，很难强迫学生进行批判性的自我反思，但有一些方法可以促进学生的反思过程。这些方法包括选择与现有信念相异的事件、解释事件、反思经验教训、个性化意义并将其与未来行动联系起来（Merriam et al.，2006）。

学生通过刻意练习从不足和错误中学习

学生在很大程度上是通过刻意练习来培养专业技能的（Ericsson，2004）。不幸的是，刻意练习往往被误解为简单的重复练习，例如 10000 小时的钢琴演奏。虽然时间投入是根本，但重点应放在重新审视不足或难点，直到达到预期的学习和行为表现目标上。弥补不足后，学生开始过渡到"精通"，并且能够在没有显著认知注意力的情况下完成一项复杂的技能。如果没有对元认知的监控和刻意练习，这种自动性是无法实现的。

刻意学习通常发生在结构化的教育环境中，通过一系列精心设计、管理和评估的学习活动，不断为新手学生提供反馈和指导。在医学教育中，学会一项手术技能（例如，腹腔镜血管缝合术）是学生刻意学习的例子。学生可以通过以下方式获得某

一胜任力领域内的专业表现：①确定需要改进的特定任务领域；②从具有专业知识的培训者那里获得关于工作表现的即时、详细的反馈；③随着时间的推移反复执行工作任务（Ericsson，2004）。

学生通过在小组环境中与他人互动来学习

学生在小组学习环境中与同伴和教师的互动，使他们能够集体探索多样的视角，并缩小知识差距。在这种情况下，当小组创建了安定的学习文化，所有小组成员都同意为集体学习过程做出贡献时，学生的学习就更有意义。在这样的环境中，团队合作的能力以及协作技能和职业素养的培养是学习目标的一部分。

美国大多数医学院都在课程中采用了基于小组的学习策略，如基于问题的学习（PBL）和基于团队的学习（TBL）。在小组学习环境中，学生通过积极地参与小组学习的过程，以及参与个人自主学习的过程来展示自己学习的自主性（Hawkins，2014）。当有效完成小组学习时，学生个体不仅获得了基本的科学知识和临床推理技能，而且获得了宝贵的团队协作技能。

学生在一个实践共同体中学习

在更复杂的环境中（例如，一个组织、一个社区），学习是学生的另一个成长机会。实践共同体（community of practice，CoP）体现了这种学习过程。有共同兴趣的人加入或组成一个实践共同体，他们集体学习相同的主题，或者通过分享成员的经验和提供支持来解决现实生活中的问题。学生参与一个全球卫生组织或跨学科的患者医疗计划可以帮助他们获得不同组织层次的知识，例如共同使命背后的协作方法。

学生通过参与真正的患者医疗过程来学习

学生实际参与到患者医疗过程会带来有意义的学习体验，这是无法在课堂学习中获得的。为了参与患者医疗过程，学生需要在此环境中进行情境化和社会化，这也是医学生在医学培训中被送到临床情境中学习的原因。一开始，学生可能接触不到团队的核心工作，但随着他们成长为临床医生，将成为团队的核心角色。随着参与程度的加深，学生也会学习对团队工作至关重要的团队规范和不成文

的规则（Han et al., 2015）。如果没有真正参与到患者医疗实践中，学生在很大程度上是无法学习到这种知识的。

学生在正式课程之外进行"非正式学习"

学生观察各种环境并与之互动，并且会自觉或不自觉地接受一些行为或态度，即使这些行为和态度不是正式课程的内容。例如，如果学生观察到医生对患者或工作人员表示尊重，学生将学会通过角色榜样来模仿这种行为。反之，如果学生观察到不专业的行为，并且学校或周围的临床医生不积极劝阻此行为，学生可能会认为不专业行为是可行的。因此，"非正式学习"经历可以塑造学生的专业行为和态度。这通常被称为医学教育中的"隐性课程"，本书第 6 章对此进行了更详细的介绍。

在前面讨论的大多数学习理论中，学习者被视为具有一般性的、同质的认知和行为的学习过程的群体。从这个角度来看，大多数教育者会认为学习环境适用于所有学生。但是，学生个体差异显著，对学习过程的处理方法也不尽相同。下面，我们将回顾对学习风格的评价，并进一步回顾学习者不同的学习方式与情境。

学习风格

理解学习者的差异强化了我们对学生如何学的理解。学生以不同的方式学习，因此具有不同的"学习风格"，此概念（Newble & Entwistle, 1986）意味着学习者基于自身的认知特质和个性特征，具有相对稳定的信息获取方法。遗憾的是，在这种视角下，教师和学习者对学生的学习风格形成刻板印象，实际上这并没有得到相关教育研究的支持。

根据 Curry（1983）的观点，可以用性格渗透的深度来描述学习风格。她分析了 21 种测量学习风格的工具，并按照层次分组，创建了一种学习风格的"洋葱模型"。Curry 认为最深度的学习风格受"认知人格"风格的影响，不受学习环境的影响（例如 Myers-Briggs 人格量表）。中间层关注的是"信息处理"风格，包括 Kolb 学习风格量表（即具体的、抽象的、反思性的活动）等例子。外层侧重于"教学偏好"（例如，视觉、听觉、动觉的学习方式），受学习环境（大班授课、小组学习等）的影响最大。"学习者风格会相对固定"的思想导

致了"应根据学习者的需要定制教学方式以满足其学习需求"的论断。

然而，最近发表的一些文献对此提出异议。学习风格工具量表没有经过实证检验——没有测量到预期内容——而少数使用有效、可靠的测量工具的研究结果都是负面的（Coffield et al., 2004）。此外，没有证据支持"某种学习风格对学习结果有作用"的观点。最后，提出一个问题：一种学习风格是否可以存在于学习情境之外？因此，有必要重新审视关于学习风格的不同假设。

> **小提示**
>
> 理论上，学习风格与个人心理密切相关，但这个概念在很大程度上被贬低了。学习者根据其学习情境和学习动机来选择学习方式。

学习方式与情境

那么，学生在学习方式上有何不同？学生根据学习情境、教师或引导者的指导、评估的方法和频率，选择不同的学习方式。这些学习方式可以划分为表面学习、深度学习和策略性学习三类。

有动机达到课程最低要求从而避免失败的学习者使用表面学习的方法。死记硬背是一种常用的方法。那些能记住大量材料的学生，可能会积累大量关于某个主题的信息，但他们的理解往往相对肤浅。这些学习者被称为"表面活跃的"学生。"表面被动的"学习者不像同伴那样学习很多，因此他们的记忆是脱节的，理解是肤浅的。依靠目前的成绩考核方法，表面活跃的学生可能会因为能够重新排列记忆材料而通过课程要求。相反，表面被动的学生可能难以通过考试，他们在考试情境下可以提取的储备信息较少。

深度学习者受到理解的启发，往往有动力去了解知识的临床应用。这些学生有兴趣在新的和熟悉的资料之间建立联系，因此对于资料的理解更加全面。在关注到所有相关细节后，深度学习者采用渐进学习的方法，并逐渐过渡到一般化。他们也经常死记硬背，但以此来创造联系和加深理解。深度学习者也可从一般化开始，然后用细节来填充对主题的理解，重点是加深理解。这些学生倾向于优先

考虑个人意义和类比，以方便记忆事实。灵活的深度学习方法使学生在先细化后一般化，或先一般化后细化之间进行切换。

人们从直觉上认为采用深度学习方法的学生会成长为成功的医学学习者，但事实并非如此。尽管理解激发了他们的学习动力，但是大量存在的医学事实使得这些学习者难以融会贯通，无法达到所期望的理解水平。许多考核方式测量的是事实，而不是对知识的理解，因此不会在所有考核评价情境中都成功。

在大学阶段，最成功的学生往往是那些运用策略性学习方法的学生，他们既使用表面学习的方法，也使用深度学习的方法，依靠学习任务来实现最佳的学习效果。根据情境和评估工具差异，这些学习者采用多种方式进行学习，他们基于最高成功率的技术方法和主题进行选择。学生根据自己投入的时间和精力最有可能获得良好回报的科目来调整学习方式。他们受到加深理解的学习激励较小，对确保成功更感兴趣。正因如此，尽管有时缺乏理解能力，但在课程考核上往往是成功的。

许多研究表明，随着时间的推移，学生会改变学习方式（Feeley & Biggerstaff，2015）。通常情况下，学生以表面学习的方式进入医学教育领域，当意识到表面学习对职业没有帮助时，学生会采取深度学习的或策略性学习的方法。

鉴于此，不能假设教学干预将为多元化学生群体提供相同质量或类型的学习方法。另外，由于一种评价（例如，标准化的多项选择题测试）往往偏向于一定的学生群体，仅使用一种评价方法，只能得到对学生多样化学习经历和知识与能力的有限了解。即使采用相同的学习方式，并有类似的与教师的正式联系，少数族裔大学生完成的大学学分也比多数族裔学生少，成绩也更低（Severiens & Wolff，2008）。学生背景迥异，以往的学校经历、心理社会因素和多元文化差异等因素，对他们的学习经历有重要影响。基于学生个体差异，相同的教育环境或教学方法可能产生不同的学习机制和学习效果。

💡 **小提示**

教育实践和教育环境应朝着接纳学生多样化的学习方法和经验的方向演变。

小结

对于医学教育工作者，理解学生如何学是一个发展性的旅程，需要发现和理解知识的构成，以及我们如何理解它。学习是一项复杂的社会活动，它基于我们对应该教什么以及学生是谁的共同信念。基于多元世界观，学生的学习被视为行为、认知和体验的变化，各种学习理论和策略从这些不同世界观的连续统一体中涌现出来，为我们对学生如何学的理解提供了相应的解释。随着我们对学习方式的理解变得更具包容性，医学教育将不断发展，以更好地满足多样化学习者和多样化社会的需求。

参考文献

Abrose, S., Waechter, D., Hunt, D. (2017). Student engagement in learning. In J. Dent, R. M. Harden, & D. Hunt (Eds.), *A practical guide for medical teachers* (pp. 339–344). UK: Elsevier.

Coffield, F., Moseley, D., Hall, E., Ecclestone, K. (2004). *Learning styles and pedagogy in post-16 learning: a systematic and critical review*. Retrieved from http://hdl.voced.edu.au/10707/69027.

Curry, L. (1983). Patterns of learning style across selected medical specialties. *Educational Psychology, 11*(3–4), 247–277.

Ericsson, K. A. (2004). Deliberate practice and the acquisition and maintenance of expert performance in medicine and related domains. *Academic Medicine, 79*(10), S70–S81.

Feeley, A. M., Biggerstaff, D. L. (2015). Examination success at undergraduate and graduate-entry medical schools: is learning style or learning approach more important? A critical review exploring links between academic success, learning styles, and learning approaches among school-leaver entry ("traditional") and graduate-entry ("nontraditional") medical students. *Teaching & Learning in Medicine, 27*, 237–244.

Han, H., Roberts, N. K., Korte, R. (2015). Learning in the real place: medical students' learning and socialization in clerkships at one medical school. *Academic Medicine, 90*(2), 231–239.

Hawkins, D. (2014). *A team-based learning guide for faculty in the health professions*. Bloomington, IN, USA: Author-House.

Hofer, B. K. (2008). Personal epistemology and culture. In M. S. Khine (Ed.), *Knowing, knowledge and beliefs: epistemological studies diverse culture* (pp. 3–22). Netherlands: Springer.

Merriam, S. B., Caffarella, R. S., Baumgartner, L. M. (2006). *Learning in adulthood: a comprehensive guide* (3rd ed.). San Francisco, CA, USA: John Wiley & Sons.

Newble, D. I., Entwistle, N. J. (1986). Learning styles and approaches: implications for medical education. *Medical Education, 20*(3), 162–175.

Papa, F. J. (2016). A dual processing theory based approach to instruction and assessment of diagnostic competencies. *Medical Science Educator, 26*(4), 787–795.

Schunk, D. H. (2020). *Learning theories: an educational perspective* (8th ed.). Hoboken, NJ, USA: Pearson.

Severiens, S., Wolff, R. (2008). A comparison of ethnic minority and majority students: social and academic integration, and quality of learning. *Studies in Higher Education, 33*(3), 253–266.

Thayer-Bacon, B. (2013). Epistemology and education. In B. J. Irby, G. Brown, R. Lara-Alecio, & S. Jackson (Eds.), *The handbook of educational theories* (pp. 17–27). Charlotte, NC, USA: Information Age Publishing.

第9章

大班授课

Lectures

William B. Jeffries Ⅲ，Kathryn N. Huggett，John L. Szarek

（译者：王馨田　审校：李　曼）

关键概念

- 大班授课：一种将事实信息传递给大量听众的教学方法，听众通常被动地接受这些信息。
- 改良大班授课：一种以主动学习元素替代部分传统授课的教学方法。
- 翻转课堂：一种将课程的典型授课和家庭作业颠倒的教学方法。

医学教学中的大班授课

> "大班授课：通常是以教学为目的，围绕特定主题在听众面前进行的讲述。"
>
> 《牛津英语词典》

引言

大班授课这种教学方法已经有数百年的历史，但随着越来越多关于人类学习研究的神经生物学证据，大班授课的效用引起了人们的质疑。此外，大班授课还面临着由数字技术推动的诸多教学方法的挑战。无论如何，大班授课（本章后面简称"授课"）仍然是一种广泛使用的教学方法。本章旨在为医学教育教师提供授课成功的原理和方法，通过强化学生主动学习行为，提升学习效果。

授课作为主要学习方式的利与弊

优秀的教师用他们的故事和智慧吸引学生，多数师生认为授课是获取知识和灵感过程中不可或缺的一部分。学生喜欢当面授课，而不是通过录制课程学习，这是不足为奇的（Bligh，2000）。教师之所以喜欢当面授课，是因为它是一种向学习者传递信息的有效方法，而学生之所以喜欢当面授课，是因为它可以预测即将到来的终结性评价。框9.1中列出了一些能有效发挥授课优势的方法。

然而，在医学教育课程的学习中，授课的有效运用受到教师个体和教学方法两个限制因素的影响。在个体限制因素方面，教师的表达技巧、自信心、学科知识、教学经验和教学参与等有很大的差异。教师这些方面的不足会影响学生的学习效果、学习热情和学生对教师的认同。对于教师而言，这些不足会让教师对授课产生恐惧心理、缺乏成就感和得到负面的学生评价结果。

框 9.1　授课的有效用法

- 呈现最新信息。
- 从多种信息中总结、提炼信息。
- 通过为学生提供学习引导和概念框架的方式，帮助学生为主动学习做好准备。
- 聚焦于关键概念、核心原则或观点。

改编自 Svinicki & McKeachie，2013 和 Jeffries& Huggett，2014。

尽管其他教学方法更胜一筹，但授课被认为是一种高效且快速传递知识的方法，这让教学方法的局限性更加难以克服。越来越多的证据表明，在培养优秀的医疗服务提供者所需的技能、态度和高水平知识运用方面，传统的授课不是最优的教学方法。精通于授课的教师对医学教育而言十分重要，但教师应谨慎使用授课这一方法。

> **小提示**
>
> 在授课之前，需要确保授课是取得预期学习结果的最佳教学方式。有时，另一种改良方法可能更好。

在授课中学习

建构主义学习理论提供了一个理解在授课中如何获得知识的有用框架（Torre et al., 2006, 医学教育主要学习理论综述）。建构主义学习理论认为，学习者通过从新知识经验中构建意义来丰富和调整已有的知识经验。在授课过程中，学生对教师在课堂中呈现的新的学习材料进行诠释，将其纳入已有的认知结构中，生成新的意义（与以前已同化的知识经验整合）。为了使授课成为有效的体验，教师需要维持学生注意力，增进参与，促进知识的保持，有效组织授课。

维持注意力

可以通过唤醒（arousal）和动机（motivation）来维持学习者的注意力。唤醒反映了学习者的总体激励水平，而动机则是指向特定目标的学习者激励（Bligh, 2000）。唤醒可通过刺激因素（如授课风格、学习活动、视听材料）和环境因素（如座位、温度、光照）的变化来维持。如果教师不努力去主动激发唤醒，听者注意力维持时间不会超过10～15分钟（Jeffries, 2014）。框9.2给出了在授课中维持唤醒的方法。

动机是维持注意力的重要因素，包括内在动机和外在动机。学生的内在学习动机分即时性（如为了即将到来的考试渴望获取知识）和长远性（如和他们的医学生涯有关）两种。为了培养内在动机，教师应该清晰地概述课程内容与课程目标及课

> **框 9.2　在授课中维持唤醒的技巧**
>
> - 改变学习材料的视觉表现方式（包括图片、表格等）。
> - 改变语速和语调。不要读幻灯片，而是把它们当作生动描述和内容的提纲。
> - 授课期间，适当休息。暂停1分钟或以下，让学生互动一下。
> - 增加意料之外的环节（介绍一位患者，做一个示范，看一段视频等）。这些改变会让唤醒重新达到更高水平，促进学生知识保持。
> - 优化学习环境。限制干扰性噪声、谈话和不必要的教学设备使用。确保适当的光照（不要太微弱）、座位、空气流通和温度。避免饭后和傍晚授课，否则学生容易走神。

程考核、国家指定的综合考试以及公共健康之间的关联。当学生听到"这个会考！"这句话时，他们便被外在地激励。

增进参与

教师参与可提升学生的注意力。学生对知识渊博、授课组织良好、专业、热情、将所学内容和实践相关联的教师响应最好。学生们也喜欢能够将先前的课程作业与当前课程内容联系起来的教师（Onwuegbuzie et al., 2007）。

教师通过自我介绍、阐明课程的主题及其与课程目标相关联的方式来开启课程。课堂的组织应该是清晰的，并留有提问和总结的时间。教师可以走下讲台，与学生直接互动，使用眼神交流，捕捉并判断学生的兴趣和热情。教师可以使用视听材料来讲述引人入胜的故事，介绍有效的记忆方法，提出启发式的问题。为了保证学生不感到疑惑或课上走神，教师需要定时问些可以通过即时教学反馈系统（audience response system）或者手势回答的小问题。幽默可以提高学生注意力，但要确保其文化敏感性和代沟敏感性。与当前主题内容直接相关的故事能够更好地提升教学效果；有趣但与所讲授内容无关的故事则影响相关知识的学习（Mayer et al., 2008）。最后，以总结重要知识点来结束授课。结束后留出一定的时间，供学生提问和教师回答问题。

> **小提示**
>
> 在课程开始前提前到达教室，与学生交流，熟悉教室环境和教学设备，确保视听材料能够正常使用。

促进知识保持

知识保持（retention）包括对知识的有效编码（通过教学、学习、反思、意义建构）和提取（在考试中测试）的过程。在影响知识保持的诸多因素中，有四个实践要素是教师可控的：内容密度、授课节奏、做笔记和知识提取练习。

教师常犯的错误是授课中对内容密度安排不合理。过多的内容会造成过高的认知负荷。这种情况下，学生很难分清知识的重点，只能获得表面的知识，或者根本放弃对课程的学习。这将削弱学生对信息的认知处理和自身知识的构建能力。内容过多会导致授课节奏不当。

适当的授课节奏能够促进知识保持。为了最大程度地进行知识保持，课程内容须以适当的速度呈现，以便学生能够将知识从短时记忆转化为长时记忆（如复述策略），以及（或）通过构建新的意义来处理知识。如果节奏太快，学生就会因为干扰而招架不住，学习行为也将停止。相反，如果节奏太慢，学生则会因为失去兴趣或注意力分散而停止学习。开始时，可以尝试每张幻灯片的讲授不超过 2～3 分钟，并留有提问和总结的时间。在进行课程评价以不断地改进授课质量时，授课节奏是一个重要的考虑因素。

> 💡 **小提示**
>
> 教师最常见的错误是提供过多的信息。应该通过列举几个典型示例来阐述重点。

做笔记可以促进学习和知识保持（Bligh，2000），但课堂节奏应该慢一些，让学生能有效地记笔记。教师要紧紧围绕大纲，通过举例子、总结和重复等方式来强调重点。讲义不仅有助于组织授课并提供相关信息，还能让学生在做笔记的过程中主动学习。授课中定期地稍做停顿，以便让学生跟上、思考并提出问题。这个停顿可以转变为一个主动学习活动，将在后面进一步论述。

> 📖 "知识提取不只是存储知识的读出，知识重构本身就能促进学习。"
>
> **Karpicke & Blunt（2011）**

知识提取练习显著地强化学习过程，反复的知识构建产生了超越其他学习方法的重要学习收获（Karpicke & Blunt，2011）。Jones（1923，Bligh 于 2000 年总结）在其研究中发现即时测试可有效减缓课堂知识的遗忘。基于这些信息，我们建议在每节课授课过程中或结束时进行知识提取练习。这些练习可以通过纸质简答题测试或者即时教学反馈系统作答的方式完成。框 9.3 总结了一些促进知识保持的方法。

框 9.3　促进知识保持的技巧

- 控制教学内容密度，提供少量的关键知识点。
- 提供讲义以提升学生记笔记的有效性。
- 在重要概念的讲解之后适当停顿，便于学生消化和提出疑问。
- 在课程授课过程中和（或）结束后安排适当的测试。

组织授课

成功的授课都有清晰的组织架构，帮助学习者了解课程的预期学习结果。医学教育的教学目标通常可分为四类（Jeffries，2014）：①特定主题信息的呈现（例如降低血压的药物）；②批判性思维能力的培养（例如如何解释血浆电解质值）；③步骤、实验或临床路径的演示（例如肠道疾病的手术方法）；④争论的提出（例如，如何在资源稀缺条件下，优化患者的治疗次序）。

> 💡 **小提示**
>
> 所有的授课类型都应该包括清晰、可衡量的学习目标，以指导授课和评价。

目标体现了授课的另一种组织原则。目标可以具体说明学生学习完本课以后可观察到的行为（例如 "基于患者化验结果，识别常见的电解质异常"）。布鲁姆目标分类有助于创建目标和判断目标所需的复杂程度（Krathwohl，2002）。教学目标宜具体，体现学生学习基础和本节课的学习范围，不宜太多，以免使内容超负荷。

一旦确立了目标，教师就可以根据内容和教学方法的有效性组织授课。用概念图或其他组织策略，对所有与主题相关的内容进行头脑风暴是有帮助的。这将对四个重要领域有所帮助

（Jeffries，2014）：

- 识别出与其他课程环节或之前所学内容重叠的部分。在团队教学课程中，确定你所教授课程内容的开始点和结束点，避免无计划地重复之前已经教授过的内容。
- 确定学习者需要的学习深度。一些本应收效良好的授课，因为过于探究细节而失去应有的效果。
- 选择如何组织材料。在团队教学课程中，虽然教学材料可能已确定，但材料的组织构架必须清晰并反映在讲义材料中。
- 发现自己对主题理解上的漏洞。给出一份你的专业领域之外的内容的阅读清单。熟悉学生的学习材料。

　　妥善解决上述问题后，可有多种方法组织授课。归纳法是通过总结事例共性，从而进一步描述一般规律。例如，可以引用一个病毒暴发的事例来验证流行病学和公共卫生的理论。演绎法则正好相反，是先介绍一般原则，再用事例说明其应用。无论是哪种情况，真实的事例都会让所讲授内容更为清晰、生动，增进学生理解并促进知识保持。

教学资料

视听材料

　　教师可通过有效展示教学大纲、阐明数据与表格、病例展示照片或临床病理幻灯片、即时教学反馈系统等方式增进学生对课程内容的理解。教师最好能够综合运用上述方法来提升学生的注意力。使用电子形式进行展示，请参考以下简单原则：

- 每页不超过 4 ～ 5 个要点，最小使用 18 号字号。检查幻灯片上的图片是否清晰和足够大。
- 以文字为主的幻灯片应使用浅色背景和深色字符，这样就不需要调暗室内灯光。
- 避免在同一张 PPT 上存在格式冲突。
- 纳入如视频、演示、提问或听众参与等教学元素，以使学生参与度最大化。

即时教学反馈系统

　　即时教学反馈系统（audience response system，ARS）能够让学习者在课堂上以电子的方式，使用专用设备或学习者的电脑、智能设备回答多项选择题。ARS 可以即时统计答题频率，记录小组答题数据，必要时对答题者进行匿名处理。ARS 可以在授课中发挥很大的作用：

- 获得学习者关于课程内容理解的反馈，确定需要再次阐述的要点。
- 向学生提供形成性反馈意见，找出他们的薄弱环节，以便后续跟进。
- 为重要的问题提供知识提取练习。
- 进行终结性或形成性的测验。

课程录制

　　许多教育机构将授课内容为学生录制成播客（只有音频）或视频广播，供学生在其他时间使用。为了最大化提升学习效果，教师需在录制课程时注意以下不同录制类型的要点：

- 播客（podcasting）。远程学习的学生必须在听课程录音的同时查看幻灯片。为确保学生明白所授内容，教师需要为幻灯片编号并随时说明正在讲解哪张幻灯片的内容。电脑前的学生看不到你手指的位置或在黑板上写的字。记着要正确地固定并打开麦克风。现场提问无法听到，需要在回答问题之前重复提问内容。
- 视频广播（videocasting）。从房间里的摄像机捕捉到的幻灯片清晰度有相当大的损失。前面提到的幻灯片易读性指南在这里尤为重要。如果系统只生成带有教师配音的幻灯片，在视频屏幕外发生的事件是看不到的，例如在黑板上写字和在课堂上演示。如要指示幻灯片上某个目标，要使用鼠标，因为手势或激光笔是看不到的。

课堂上主动学习

　　"主动学习是指通过学生的互动参与以增进学生对概念的理解的实践活动，如一直动脑和经常动手活动，这些活动可通过与同伴和（或）教师的讨论获得及时反馈。"

Hake（1998）

　　在主动学习中，学生需要完成与课程相关的学习任务。这些学习任务包括课前预习收集资料、反思性写作、解决问题和（或）小组讨论。大多数主动学习环节需要学生进行准备，并预期获得更好的学习结果而不是事实回顾。

许多研究（包括大量数据分析）显示，在科学相关课程中，与传统的授课形式相比，主动学习的效果更好（Freeman et al., 2014）。这些令人瞩目的数据显示，应将主动学习融入课程中，补充或取代传统授课。我们认为有两种方法可以达到这个目的：将主动学习方法嵌入传统的授课中和通过"翻转"课堂来实现以学生为中心。

将主动学习融入课堂中，我们将学生从知识的接受者转变为运用者，为深入学习和增进知识保持创造了强大的动力。如新修订的布鲁姆目标分类所示，主动学习活动可以促进对知识的应用、分析和评价。然而，在普通授课中，学生通常是首次接触到学习材料，因而很难达到这样的水平。因此，如果学生在课前准备了阅读作业或其他学习活动，主动学习方法的效果更好。融入自主学习元素的改良授课形式包含各种程度的（或没有）必要课前准备。

笔记核查

引入主动学习最简单的方式是让学生反思所学内容，其中最简单的就是笔记核查。不定时地在授课过程中让学生用 1～3 分钟回看所做的笔记，找出需要解释的要点。这可以促进学生对知识的反思，学生们可以判别出容易混淆的关键点（"难懂的问题"，Angelo & Cross，1993），这可以引发班级讨论、学生书面反思或即兴解释。笔记核查在授课中提供休息机会，同时也激发唤醒，复述学习材料，将其转变为长时记忆。

低利害书面作业

在课堂上，学生们对授课内容写出简短的解释或基于阅读作业进行反思（Svinicki & McKeachie，2013）。这构成了后续的讨论或完成高利害书面作业的基础。低利害书面作业帮助学生理清思路，提升写作能力并丰富讨论内容。另一种通常被称为"1 分钟作业"的方法也有类似的功能（Angelo & Cross，1993）。

思考—结对—分享

在"思考—结对—分享"授课中，教师会在一个重点之后停顿，引入一个应用性问题。学生根据刚刚所学内容并结合前期的准备工作，独立思考

1～3 分钟，然后形成配对，展开讨论。而后，随机挑选这些学生配对，在更大组的分组讨论中来分享他们的答案。每一对学生都要做好回答问题的准备，这样可以增强每位学生的责任心。如果学生的答案冲突，教师可以总结出答案；或存在突出问题时则可以展开进一步的讨论以解决该问题。这种技巧也有助于在大课堂讨论中找出学生对所学内容中感到容易混淆和难以理解的知识点。

> ### 💡 小提示
> 学生向他人解释自己的推理，能有效提升其学习效果。小组学习有助于发挥这样的优势。

蜂鸣小组（buzz groups）

蜂鸣小组是一个大型的"思考—结对—分享"形式。蜂鸣小组可以自发形成或预先分组，来完成分配的任务。例如，介绍一个案例，促使学生提出鉴别诊断和（或）治疗方案。如所有的小组围绕同一个问题开展工作，则能达到最佳的课堂效果（Michaelsen et al.，2008）。小组报告他们的结果，教师总结正确的答案，并提供明确的解释。这种学习方法所衍生的同伴学习法，是将由学生独立完成的概念性问题（或称为概念测试）穿插在授课过程中，然后，学生小组在教师引导下，就正确答案达成共识（Fagen et al.，2002）。

因为每次活动需要 5～10 分钟，改良授课形式有时会因减少了课堂重要内容的讲授时间而受到批评。然而，要记住此时你正在以事实性知识教授换取学生的深度学习。在一般的授课中，事实性知识很难被记住，但知识的有效应用能够提高学生的知识保持和学习深度。因此，在学习重要概念时使用主动学习的方法，在预习任务中安排被取代的事实性知识学习。

翻转课堂

在翻转课堂中，课程的典型授课和家庭作业被颠倒（Educause，2012）。"家庭作业"由现场学习之前学习的事实材料构成。在现场学习时，主动学习方法将完全替代传统的授课方法，例如将上述的这些融入方法按特定顺序组合，促进学生在更高水平的学习中有更深层次的理解。

大量研究表明，翻转课堂能提高学生的学习效果（即更好的考试成绩）。重要的是，几项研究（例如 Freeman et al.，2011）表明，使用翻转课堂后，不及格率降低了 60%。学生对翻转课堂满意度的研究显示，他们对翻转课堂的态度从模棱两可到一片叫好都有。虽然还需进一步的研究，但教师们可以相信翻转课堂会提高学生的参与度和表现。

第一次实施翻转课堂需要教师的大量准备时间，但后续每一次迭代的准备时间会减少。策划一个翻转课堂包括四个步骤：布置家庭作业、课堂活动策划、课堂活动运行和评估。

课外作业

课外作业可以包括阅读教师指定的课本、讲义或教师提供的其他资料。播客或录像也被越来越多地使用，一般由教师提供或在线内容组织策划（例如使用 YouTube、可汗学院）。制作播客或录像时，在课堂组织、视听材料准备、语速和语调方面，请遵循与前面授课相同的原则。课外作业应该与课程目标紧密相连，并且不让学生负担过重。学生在课前需要准备时间去完成作业，因此，课堂接触时间应适当地减少。这一点尤为重要，因为如果有多个教师使用翻转课堂的方法，那么学生就有多个课外作业。接触时间减少可以通过增强知识保持和提高学习水平弥补，因为整个课堂时间都致力于主动学习。

> 💡 **小提示**
>
> 对于课外作业，为了让学生对教师、自己和其他同学负责，有一种方法是进行学生准备情况测试（readiness assurance test，RAT），并将其与成绩相关联。

课堂活动策划

如果学生没有做课前准备性的家庭作业，会导致翻转课堂失败。因此，确保学生负责地完成作业很重要。最简单且常用的方法是让学生参加学生准备情况测试（readiness assurance test，RAT）（Michaelsen et al.，2008）。在 RAT 中，学生们通常使用即时教学反馈系统（ARS）回答几个问题，系统能够记录学生们的回答，测试成绩将被计入课程成绩。或者通过让学生提出学习中的难点（这也可以促进课堂讨论）或者建立一个知识存储矩阵（memory matrix）（Angelo & Cross，1993）以确保他们完成了作业。由于小组学习需要每个成员认真准备，因此也可采用同伴互评的方法确保学生负责地完成作业。

课堂活动应有一个按时运行的计划安排。它包含上面提到的一系列融入方法、课堂测试技巧的适应（Angelo & Cross，1993）或者基于团队的学习（Michaelsen et al.，2008）。现实中具有足够挑战性的例子，如病例、实验数据等，给学生课外学习提供了内容（Jeffries & Huggett，2014）。这些课堂活动通常的思路是让小组内的学生完成特定的任务，同时向其他同学和老师解释理由。无论什么样的课堂活动，重要的是它们都应该与学习目标和随后的考核保持一致，在更高的水平上促进学生的学习。

课堂活动运行

因为小组学习可以通过与其他同学一起分享和解释答案等方式，加深学生对所学知识的理解，所以在课堂上将学生分成几个小组是可取的。将学生正式分成小组能取得好的效果（Holt & Szarek，2015；White et al.，2014）。教师应鼓励小组解释其答案背后的逻辑或者寻找问题的其他答案。应该强调，在学习过程中难免会出现错误，但错误本身也是学习过程的一部分。教师需要把控好时间，确保有足够的时间听取小组汇报。

完成小组学习后，学生应该给全班解释他们的推理，以便获得及时有效的课堂反馈。讨论中提出的问题可以由教师回答，或让其他小组讨论。在课堂活动结束时，教师要强调学生学到了什么，并对学生学习行为给予充分肯定。

> 💡 **小提示**
>
> 应该随机挑选学生，而不是找自告奋勇的学生，这可以增强小组成员的责任心。

评估

评估应该包括学生对学习环节的反馈、学生学习效果的评价和教师同行评估。

学生和教师对学习环节的反馈有助于调整未来的教学。框 9.4 给出了一些可以应用于学生问卷

框 9.4   衡量翻转课堂教学成果的代表性问题。从 1（非常不同意）到 5（非常同意）的 Likert 量表

- 前期工作适合帮助完成课堂活动。
- 课堂活动具有相关性。
- 课堂活动具有适当的挑战性。
- 课堂节奏良好。
- 小组汇报环节的反馈具有建设性。

的问题。

　　学生的学习效果通常用终结性考试来衡量。参与教师的评论也有利于对未来教学做出调整。评估课堂节奏和挑战性的最佳时间是在课程结束后立即进行。课程一结束便针对相关问题做出调整，确保为下一次的活动做好准备。

小结

　　授课依然是医学教育中最常用的教学方法。随着学习科学的深入发展，授课正在演化为一种更有效的教学方法。在授课课堂上促进学习的关键是有效组织、维持学生注意力、增进教师参与、促进知识保持。一个重要的因素是课程内容的密度，它影响授课的节奏和学生记笔记。许多研究表明，相对于被动式授课，主动学习方法可有效提升学习效果。通过引入主动学习元素或者用翻转课堂替代传统授课，可以改善授课效果。

参考文献

Angelo, T. A., Cross, K. P. (1993). *Classroom assessment techniques: a handbook for college teachers.* San Francisco: Jossey-Bass.

Bligh, D. A. (2000). *What's the use of lectures?* New York: Jossey-Bass.

Educause Learning Initiative. 7 Things you should know about... Flipped classroom, 2012. https://net.educause.edu/ir/library/pdf/eli7081.pdf (accessed 2/13/2016).

Fagen, A. P., Crouch, C. H., Mazur, E. (2002). Peer instruction: results from a range of classrooms. *The Physics Teacher*, 40, 206−209.

Freeman, S., Eddy, S. L., McDonough, M., et al. (2014). Active learning increases student performance in science, engineering and mathematics. *Proceedings of the National Academy of Sciences*, 111(23), 8410−8415.

Freeman, S., Haak, D., Wenderoth, M. P. (2011). Increased course structure improves performance in an introductory biology course. *CBE Life Sciences Education*, 10, 175−186.

Hake, R. R. (1998). Interactive-engagement versus traditional methods: a six-thousand-student survey of mechanics test data for introductory physics courses. *American Journal of Physics*, 66, 64−74.

Holt, J. T., Szarek, J. L. (2015). Organ Recitals: a large group active learning technique. In A. Fornari & A. Poznanski (Eds.), *IAMSE Manuals: How-to guide for active learning.* Leiden, Netherlands and WV, USA: IAMSE.

Jeffries, W. B. (2014). Teaching large groups. In K. N. Huggett & W. B. Jeffries (Eds.), *An introduction to medical teaching.* Dordrecht: Springer.

Jeffries, W. B., Huggett, K. N. (2014). Flipping the classroom. In K. N. Huggett & W. B. Jeffries (Eds.), *An introduction to medical teaching.* Dordrecht: Springer.

Karpicke, J. D., Blunt, J. R. (2011). Retrieval practice produces more learning than elaborate studying with concept mapping. *Science*, 331, 772−775.

Krathwohl, D. R. (2002). A revision of Bloom's Taxonomy: an overview. *Theory Into Practice*, 41(4), 212−218.

Mayer, R. E., Griffith, E., Jurkowitz, I. T. N., Rothman, D. (2008). Increased interestingness of extraneous details in a multimedia science presentation leads to decreased learning. *Journal of Experimental Psychology: Applied*, 14(4), 329−339.

Michaelsen, L. K., Parmelee, D., McMahon, K., Levine, R. E. (2008). *Team-based learning in health professions education.* Sterling, VA: Stylus Publishing.

Onwuegbuzie, A. J., Witcher, A. E., Collins, K. M. T., Filer, J. D., Wiedmaier, C. D., Moore, C. W. (2007). Students' perceptions of characteristics of effective college teachers; a validity study of a teaching evaluation form using a mixed-methods analysis. *American Educational Research Journal*, 44, 113−160.

Svinicki, M. D., McKeachie, W. J. (2013). *McKeachie's teaching tips.* (14th ed.). Belmont, CA: Wadsworth Publishing.

Torre, D. M., Daley, B. J., Sebastian, J. L., Elnicki, D. M. (2006). Overview of current learning theories for medical educators APM perspectives. *American Journal of Medicine*, 119, 903−907.

White, C., Bradley, E., Martindale, J., et al. (2014). Why are medical students 'checking out' of active learning in a new curriculum? *Medical Education*, 48, 315−324.

第 10 章

小组学习
Learning in Small Groups
Dario Torre and Steven J. Durning

（译者：贾娜丽　审校：王媛媛）

趋势

- 在临床前和临床阶段，小组学习和协作学习技术的重要性不断增强。
- 在线学习环境使用增加，虚拟环境中的小组学习、引导与互动增强。
- 小组学习中自我评价、同伴和近同伴评价增多。

关键概念

- 小组学习促进了协作学习，同时增强了学习者对教学过程的参与和投入。
- 小组学习促进了社会学习和学习者能动性的发展。
- 小组学习是一种有效的策略，可以进一步整合不同主题和内容中的概念，允许随着时间的推移而产生集合性知识。

引言

医学教育者在教学时可以使用一系列学习情境（见第 7 ～ 14 章）。小组学习在医学教育中日渐成为一种重要的教学情境。

有些理论框架为小组学习提供了支撑。为了达到本章的目的，我们介绍其中几个理论框架。社会互赖理论（social interdependence theory，SIT）（Johnson & Johnson，2009）指出，学习结果取决于个人和他人的行为表现。积极的相互依赖是该理论的核心，当个人意识到，在小组中只有其他人的目标得以实现，自己的目标才能实现的时候，积极的相互依赖效益便出现了。因此，学生追求的个人学业结果也会有益于整个小组。在社会建构主义方法中，学习是建立在先前学习的基础之上的，处于

社会环境中并涉及参与的过程。在一个实践共同体中，建立关系、相互体验和共同的参与会产生新的有意义的学习（Lave & Wenger，1991）。

鼓励读者回顾小组学习的效益以最大限度地激发学生的学习潜能。此外，最近的研究表明，学习情境可以是互补的，例如，小组学习与大班授课（见第 9 章）相结合有助于发挥二者各自潜在的优势。

什么是小组学习？

小组学习是一种更好地优化师生的比例、促进协作学习的教学组织形式。协作学习认为，学习者共同创造价值，并通过探究和与同伴的讨论积极地参与知识的构建（Bruffee，1999）。小组内的协作学习可用于阐明概念，激发讨论并在相互问答的过程中互相学习。小组学习可以通过分析和阐释大班教学（例如授课）中出现的某个具体问题，为大班教学提供补充。另外，小组学习有助于教师整合多个课程资源。例如，一堂关于胸痛临床分析的小组学习课可以整合解剖学、生理学和病理学的概念。

在医学教育中，小组的规模可以不同，先前的研究表明 5 ～ 8 人的组合最佳。然而，每组学生的数量没有硬性规定。

💡 小提示

> 每组学生的数量没有硬性规定。

确定小组规模应关注教学效果，教学效果又与课程目标、学生学习经验和学习内容（例如课程内容的难易程度）密切相关。例如，如果小组规模

太小或者内容非常简单易懂，将会限制学生之间的思想交流。因此，在设定小组人数时应该充分考虑并协调这些因素。医学教育者面临的挑战是设定一个合理的小组规模，最大程度地促进学生之间的交流，使学生更好地理解课程内容，达到学习目标。

Newble 和 Cannon（2001）列出了小组教学的三个显著特征：积极参与、有针对性的活动和面对面交流。我们认为，持续贯彻这三个特点对于小组学习效果是至关重要的。

> 💡 **小提示**
>
> 小组学习的三个显著特征是：积极参与、有针对性的活动和面对面交流。

上述研究者发现，如果小组学习缺乏这些特征中的任何一个，活动都无法达到预期的效果。例如，积极参与和有针对性的活动是学生在阐述和反思中获得认知效益的关键。学生面对面的阐述和反思问题，有助于强化学习动机和对教学内容的热情投入。这种面对面的互动也可能发生在一个在线的同步环境中（见第21章）。事实上，实现这三个特征比小组规模更加重要。例如，有效的基于团队的学习（见第20章）可以在教学环境中将大组分成小组，然后利用每个小组的这三个特征。事实上，我们经常将大班授课与小组学习相结合的原因是在典型的大班授课中，积极参与和有针对性的活动是极其困难，甚至是不可能的。

何时进行小组学习？

是否选择小组学习法首先取决于学习的目标，其次是学习内容的难度（学生对学习内容的熟悉程度）。如前所述，如果小组学习环节的教学内容过于简单，那么以上讨论的这三个特征将难以实现。鉴于小组学习是一种资源密集型的教学形式，选择这种教学形式时应该慎重考虑，权衡利弊。

小组学习有很多优势，在本章的开始我们介绍了这种教学形式的一些理论优势。其他的优势还包括：

1. 相比于大班授课，小组学习的指导教师可以更加熟悉学生的知识、技能和经验。因此，在小组学习中，可以根据学生的实际需求给予个性化的指导。当教学内容复杂难懂时，由于学生的知识、技能和经验参差不齐，知识整合存在困难，这时小组学习的优势更为凸显。

2. 小组学习中，教师有更多的机会对学生进行个性化的反馈，这对于学习复杂内容十分关键。

3. 同伴评价和自我反思可以丰富传统上教师主导的反馈体系，从而提升学生的学习体验。

4. 相比于大班授课，学生在小组学习中将有更多机会了解其他同学，在课堂上更加自如地提出问题。课程内容难度越大，这种益处越发凸显（因为学生的知识和专业水平不足）。

5. 在小组学习中，学生可以了解成人学习原理，这些原理将使他们在日后的职业生涯中受用。例如，提倡学生对自己的学习负责（自主学习或是自我调节；例如，课前适当的准备、课堂上积极提问、课后及时温习），并且鼓励学生使用解决问题和反思问题的技巧。同样，参加小组学习的学生也有机会提高自身交流和沟通技巧，这些对他们将来都大有裨益。小组学习也为教师创造了塑造良好职业素养、尊重不同观点和时间管理的机会。小组学习促进了师生参与，促使教师对基本原理和概念进行深层剖析而非简单重复、转述。相比于大班授课，在小组教学中指导教师要求学生以更有效的方式应用所学内容。因此，学生在小组学习中的挑战在于如何将在大班和书本上所学到的知识加以运用。

以上这些优势的取得需要更多的教师指导教学。因此，美国和其他地方的医学院校通常还有其他的教学形式，如大班授课（面授或者在线学习）和研讨会，他们通过这种大班形式讲授课程内容，而以小组学习的方式强化这些小组学习环境中的重要知识点。认知负荷的文献表明简单的内容使用小组学习，会增加无关的（对学习无益的）认知负荷，降低学习效果。因此，制订详细的小组学习目的和目标，有助于提高小组学习的成功率（Sweller，2010）。

> 💡 **小提示**
>
> 制订详细的小组学习目的和目标，有助于提高小组学习的成功率。

与何时使用小组学习有关的另外两个问题是：小组学习的形式是什么？采用何种教学方法？

采用哪种小组学习的形式？

小组学习的形式多种多样，包括基于问题的（PBL，见第 19 章）、基于案例的（CBL）和基于团队的学习（TBL，见第 20 章）等，这些内容超出了本章所述的范围。读者可以查阅本书的相关章节。PBL、CBL 和 TBL 三种学习形式的差异主要集中在指导教师所承担的角色。

PBL 中，指导教师是一个促进者，并不需要是课程内容领域的专家。CBL 中，指导教师不仅是一个促进者，同时还要在课程结束时做总结性评论，分享他们在课程内容方面的专业知识。TBL 中，指导教师通常既是促进者，又是课程内容领域的专家，并通常发表总结性评论，组织课前或课后的测验。

采用何种教学方法？

多种教学方法可被应用到小组学习中，其中一些包含新技术的支持（框 10.1）。重要的是，最有效的方法通常含有清晰明确的目标，并围绕目标有针对性地开展教学活动。

在医学教育中，以案例为主的讨论通常是最为普遍的方式。学生通过阅读、陈述病例，完成包含询问病史、检查内容、建立问题列表、进行鉴别诊断、确认治疗方案等在内的一系列任务。在 CBL 和 TBL 中，分配给指导教师的时间主要是用来阐述教学重点并回答学生的问题。在 PBL 中，重点强调回答学生问题，教师可以做出也可以不做出总结性评论。

框 10.1　小组教学方法

- 案例研究（学生回顾、分析、反思、讨论并提供现实情况的解决方案）
- 间接接触患者（如纸质病例、DVD 案例、标准化病人）
- 真实患者
- 文献资料（如引发思考的阅读材料）
- 网络材料（如维基百科、博客、讨论栏）
- 角色扮演
- 多项选择题和开放式问题
- 概念图
- 游戏
- 预先出好的填空题——材料的教学单元

也有一些教学方式，例如"一分钟导师"（one-minute preceptor），在小组临床教学中尤其有效（Neher et al., 1992）。在这一方式中，教师考查学生的掌握情况后给予相应评价或是给学生一个评判并给出改进建议。另一个很有帮助的临床小组教学方式是 SNAPPS（Volpaw et al., 2009）。在这种方式下，教师要求学生总结学习发现，缩小鉴别诊断范围并对其分析。与此同时，学生可以向教师提出问题，然后选择一个课题自主研究。类似"一分钟导师"，这种教学方法适用于门诊和住院情境下的小组学习（3 ~ 4 人）。

还有一个有助于促进小组学习的教学方法，就是概念图（concept mapping）（Torre et al., 2017）。绘制概念图可以锻炼学生们团结合作的能力，促进其交流分享，最终以更加积极有效的方式相互批判与学习。诸如此类的方法可以运用于课堂和网络学习中。尽管"游戏"是一种新兴的教学策略，但在医学教育中使用游戏有可能成为一种有价值的小组学习教学工具。游戏化，即在非游戏背景下进行游戏设计和解决问题的过程，可以促进参与、增强合作，并允许在现实世界中应用教育原则（McCoy et al., 2016）。

如何有效地进行小组学习

小组学习的准备

准备小组学习与准备其他方式的教学（如大班教学）有很多相似之处。首先，需要明确课程的学习目标。其次，如果有的话，可通过其他课程中已经讨论过的内容来了解学生当下的能力水平。

💡 **小提示**

知道成功的小组教学是什么样的。

成功的小组教学首先要确定学习目标，先要回答以下问题："在课程结束的时候，学生将能够学习……"记住，小组是培养学生展示高阶技能的最佳场所，例如解决问题、反思和临床推理的能力。感兴趣的读者也可以查阅关于学习目标构建的资料。其次，成功的小组教学需要了解你的授课对象（学生）和课程。例如，在小组学习中将要讨论的课程内容里，哪些内容是学生已学习过的？哪些

话题或概念对于学生来说特别具有挑战性？再次，熟悉整个小组教学的架构，包括时间、教材、学时，思考完成课程所需的活动和方法。例如，是否需要用上次的案例进行复习？或者是否以多项选择题及开放式问题开始本次课程？最后，制订教师指导手册对小组教学非常有帮助。教师指导手册将由课程负责人或见实习带教老师提供（如教学重点或学生在课程的其他方面所表现的长项和弱点）。我们认为，作为指导教师，尤其是 CBL、PBL 指导教师，提供教学要点对于提升讨论的效果非常重要。这些也是日后测试和小组讨论的重点。然而，这些要点并不需要占用小组课程中的大部分或是全部时间。事实上，如果给教师提供面面俱到又耗时许久的讨论要点汇总表，可能会将小组学习演变为小讲课和（或）沉闷冗长的讨论。

引导小组学习

有小组教学经验的指导教师们认为教师的教学风格和小组的动力是重要的因素。指导教师提前花时间备课会提升课程整体的组织效果，推进课程顺利进行。指导教师的态度和行为（语言的或非语言的）是小组教学成功的最重要因素之一（Jaques，2003）。在实际的环节中，关注点应该在学生身上。

一个有效的方法是教师在第一节课时首先介绍自己的角色，然后告诉学生课后遇到问题时如何与其联系。每一个小组因组员和内容的不同而各具特色，因此关心各自小组的动力，与熟知自己教学的强项和不足一样，对于教学活动的成功非常重要。另外，强调以学生为中心的教学理念有助于进行高效的小组学习。在这种理念下，教师应加深对学生的了解，及时给予反馈，帮助学生和小组共同进步。

有效小组学习的实施条件

小组学习的开始至关重要。在有效的课程中，教师会营造学习氛围，提出课程的目的和目标，提供一些可接受和不可接受行为（即迟到或在课堂上窃窃私语）的"基本准则"。这些"基本准则"十分重要，因为仅靠睿智的教师和积极学习的学生参与并不能实现成功的小组学习，还需要与学生讨论，了解他们对课程准备、课程参与和课程评价的

预期。研究表明，只有当学生充分了解评价的标准之后，他们才能更好地参与到课堂学习之中。同时，努力营造合作而非竞争的学习氛围。原因在于竞争的学习氛围缺乏全体学生的广泛参与，往往导致个别学生主导整个课堂。如何平衡竞争的学习氛围和合作的学习氛围对教师是一种挑战。教师在营造合作学习氛围的同时，还需要对学生进行评价。

> "教育的秘诀在于尊重学生。"
> **Ralph Waldo Emerson**

改善这一问题的方法包括将小组的成绩纳入形成性评价，采取有利于学生成功的评价体系，或举行多次小组讨论等（即学生可以在所有课程结束后获得成绩，而不是每一门课程结束时）。形成性评价和终结性评价相结合可能特别有助于小组成员实现其目标，也有助于教师评估小组成员在一段时间内的成长和发展。

在成人学习模式中，教师作为学习辅助者，代替了原先作为讲者的角色。在有效的小组学习中，有时难以区分教师和学生。对于那些在传统授课模式下成长起来的教师，小组教学技巧可能是难以掌握的。所以胜任大班授课但不熟悉小组教学的老师，如果缺乏相应的培训，通常会把小组教学演变成小型的讲课。因此，需要重视和支持教师的教学发展，为教师提供足够的培训和教学支持（框 10.2）。

> **小提示**
> 不要想当然地认为教师在大班教学成功，在小组教学也同样有效。

例如，能进行有效大班授课的教师们可能对于小组教学中需要保持沉默（听学生发言）、预期之外的讨论、在没有讲台和 PPT 的辅助下讲授课程有点不适应。关于小组学习的一般准则和方法包含：

框 10.2　小组学习成功的技巧
学习开始时
● 明确学习目标和目的
● 可以明确教学和审查小组互动的基本规则
● 掌控时间或指定一名计时员
● 需预计会出现沉默（课堂上无人发言）、知识准备不足和各种不确定的情况

在小组学习中

- 寻求信息（让学生寻找事实）和意见。
- 使用学习材料和进行需要强调信息共享、互动、解决问题和小组交流的任务。
- 鼓励组内所有学生参与（防止被某一两个学生独占），促进学生互动（加深了解，促进合作）。
- 探索思维过程：边思考边讨论，帮助学生理解类似临床推理等复杂问题；要求学生描述他们思考的过程，阐述他们运用的概念、做出的假设以及解决问题的方法。
- 无需提供太多的信息（不要给学生讲课，而是鼓励学生持续跟进课堂上提出的问题，从而提高他们的学习能力）。
- 指出错误的认识或不准确的信息。
- 培养高阶技能的实践（解释、思考、整合、转移）。
- 提倡边思考边与同学分享看法（学生可以从倾听他人的观点和想法中获益），强调观点多样性和尊重同伴的价值。
- 强调如何从不同角度描述一个问题。
- 提供定期和及时的反馈。
- 在学习结束时，对关键点进行总结，为下一次学习做好准备。

我们认为，小组教学的教师需要了解一些群体动力理论，尤其是当教学以一种不太理想的方式进行时。Scholtes 等（2000）描述了小组学习通常会经历的几个发展阶段，这对小组教学教师会有帮助。下面将概述这四个阶段，每个阶段小组教学教师的角色特征都列在括号中。

形成阶段：多数小组成员感到兴奋和期待，一些则感到焦虑（教师角色：发展关系和建立规则）。

争执阶段：拒绝任务或是抱怨工作量大，相互争论（教师角色：帮助解决问题）。

规范阶段：接受组内其他成员，发展凝聚力；进一步讨论并给予反馈（教师角色：促进合作）。

执行阶段：小组有解决问题的能力，了解小组成员的强项和弱项（教师角色：记录学生的进步，提供反馈）。

小组学习的评价

小组学习的评价包含两个方面：对小组成员的评价和对教师的评价。评价学生很重要是因为学生的活动是课程的核心，而评价教师很重要是因为有助于教师更好地开展教学活动。无论是对学生还是对教师进行评价，都有助于提升他们的沟通能力（作为团队成员和领导者），这些沟通技巧最终会影响医疗。从项目评估的角度来看，小组评价在很大程度上反映出学习条件（基础设施、教学资源和人力资源）的充足性。

小组学习和参与度的评价

在小组学习中，为学习者制订明确的参与标准非常重要，这可能会促进他们的参与。在可能的情况下，邀请学生参与标准的制订有利于提升他们对自身学习和小组成功的责任感。参与标准的范例容易寻找。在制订小组评价标准时，重要的是要给小组教师空间，保持其多样化的教学风格，同时为教师和学生提供清晰明确的指导，避免设置一些终结性评价环节，以免影响学生参与的积极性。学生的自我评价以及同伴、教师、近同伴教师间的评价都可作为采集小组教学信息的有利工具。

1. 学生的自我评价以及学生之间的同伴互评有助于避免"磨洋工"现象（social loafing），提高个人的责任意识。学习懈怠使个体在与他人合作时减少努力，最终阻碍团队目标的实现。通过对小组解决临床或教学问题、完成项目或创建教学课程能力的考核，可以完成对小组学习结果的评估。例如，教师为小组提供一个呼吸困难患者的临床片段，期望学生给出该患者的鉴别诊断，并且解释每一种诊断理由。通过对小组搜集、分析论证和综合信息、给出诊断结果的能力的评价，完成对小组学习结果的评价。

2. 教师互评是一项特别有帮助的形成性评价方式，却未被充分利用。数据的获取往往通过教学观摩、填写结构化测评表或是查看先前的课程录像完成。重要的是，教师之间直接观摩（在多种场合观摩）需要有足够的次数才能保障数据的可靠性。然而，这种形成性评价方式需要消除主观的判断，并且以一种教师可接受的方式及时提供。

3. 学生对教师的评价：通过向学生发放调查问卷，评价每位教师的小组教学情况，尤其是教师在小组教学中作为促进者、角色榜样、教学推动者的表现情况。

4. 团队表现的评价：教师根据能力的达成、任务进展（可能是临床病例的解决方案或课程的设计）或之前规定的任务的完成情况对小组表现进行评价。

此外，评估数据需要准确、及时地收集。时间是非常重要的因素，因为在实际教学活动结束很久之后，没有人会再收集这些资料。

最终，通过教学优秀奖的方式嘉奖教学方面表现出色的教师，有助于激励教师，促进教师不断完善教学活动。这些内容超出了本章的范围，读者可以查看相关资料。

鼓励临床教师参与教学应成为所有院校的一致目标。教师（指导者）会因此获益良多。其中最为核心的是提高了他们自己的沟通技巧，最终提高医疗水平。鼓励临床教师参与到教学过程中也使得学生有机会接触到各类医学领域的专家学者。与不同领域（例如内科与外科）的专家学者接触，可能会影响学生未来的职业选择。教师参与也为学生们提供了潜在导师人选，学生得以在整个学习阶段都能和教师进行充分的交流。学校可以通过给予经费支持、教学职称认定、继续医学教育学分和学术奖项等途径提高教师参与积极性。除此之外，学校也可以从小组教学中受益，可以将小组教学作为一种招聘手段，招募到乐于与学生互动教学的教师，并将激发学生主动学习作为教师资格认定的标准。

小结

小组学习是一种高效的教学方法。精心设置课程目的和目标，提供可供学生全身心投入的学习材料，明确小组学习的优势，给予学生和教师清晰明确的评价和反馈，这些都将最大程度地提升小组学习的效果。教师的态度以及师生关系的融洽程度决定了小组学习的成功与否。理解小组学习的理论框架、熟悉小组学习几个有效的教学技巧可以极大地提高小组学习的效果。

参考文献

Bruffee, K. A. (1999). *Collaborative learning: higher education, interdependence, and the authority of knowledge.* Baltimore: Johns Hopkins University Press.

Jaques, D. (2003). Teaching small groups. *British Medical Journal, 326,* 492−494.

Johnson, D. W., Johnson, R. T. (2009). An educational psychology success story: social interdependence theory and cooperative learning. *Educational Researcher, 38*(5), 365−379.

Lave, J., Wenger, E. (1991). *Situated learning: legitimate peripheral participation.* Cambridge University Press.

McCoy, L., Lewis, J. H., Dalton, D. (2016). Gamification and multimedia for medical education: a landscape review. *The Journal of the American Osteopathic Association, 116*(1), 22−34.

Neher, J. O., Gordon, K. C., Meyer, B., Stevens, N. (1992). A five-step "microskills" model of clinical teaching. *Journal of American Board of Family Practice, 5,* 419−424.

Newble, D. I., Cannon, R. A. (Eds.), (2001). *Handbook for medical teachers* (4th ed.). The Netherlands: Kluwer Academic Publishers.

Scholtes, P. R., Joiner, B. l., Joiner, B. J. (2000). *The TEAM handbook.* Madison, WI: Oriel, Inc.

Sweller, J. (2010). Element interactivity and intrinsic, extraneous, and germane cognitive load. *Educational Psychology Review, 22*(2), 123−138.

Torre, D., Daley, B. J., Picho, K., Durning, S. J. (2017). Group concept mapping: an approach to explore group knowledge organization and collaborative learning in senior medical students. *Medical Teacher, 39*(10), 1051−1056.

Volpaw, T. M., Papp, K. K., Bordage, G. (2009). Using SNAPPS to facilitate the expression of clinical reasoning and uncertainties: a randomized comparison group trial. *Academic Medicine, 84*(4), 517−524.

第 11 章

临床教学
Clinical Teaching

S. Ramani, J. A. Dent

（译者：连　帆　审校：冯劭婷　张昆松）

趋势

- 在临床场景中的教学，为带教老师以身作则示范诊疗患者的完整过程提供了一个独特的机会。
- 思虑周全的教育策略，可为学生学习时最大限度地利用此学习场所提供一个路线图。
- 门诊医疗的教学已出现并成为与病房教学对等的伙伴，而对医学院和教学医院来说，使用多种真实和模拟的临床场景非常重要。
- 人们应该采用新的临床评价和教师发展方法，以最大限度地增加由各种各样临床教学场景所提供的学习机会。

关键概念

- 临床教学（clinical teaching）：指在以患者诊疗为重点的各种临床教学场景（如住院部、门诊、模拟临床场所和研讨会）中开展的教学。
- 床旁教学（bedside teaching）：传统上是指基于病房的床旁巡诊，然而，其更应该被描述为在任何有患者在场的、真实或模拟的临床场景中的教学，以及有患者在场或参与讨论的基于案例的研讨会。
- 角色榜样（role modelling）：一种强有力的临床教学形式，这种教学形式在临床教师和学生工作负担日益增加、直接与患者互动的时间有限且技术是始终存在的盟友和挑战的时代，变得更为重要。
- 临床技能（clinical skills）：虽然重点往往是病史采集和体格检查，但以下的技能对于提供卓越的患者医疗服务至关重要，如反思性实践，

临床推理，人文关怀，同理心，与患者、同行和跨专业沟通的技能，以及团队合作。

引言

临床教学是医学院校教育的精髓。与患者接触促使医学生的学习动机被激发出来，他们学习应用在进入临床学习前阶段所学到的理论知识，并发现医学中的人文精神——与科学相伴随的艺术。

> "要研究疾病现象而不读书，如同在未知的海上航行；只研究书籍而不接触患者，则根本没有到海上来。"
>
> **William Osler 爵士**

但传统的、可作为临床教学之缩影的由顾问医师（相当于国内的"主任医师"）所主导的查房，并非没有缺点。学生也许会感到在学习上没有准备好，或对一个不熟悉环境所要求使用的学习方式感到毫无经验。察觉到不恰当的评论，不可预测的开始、取消，以及混乱的工作环境可能会使学生感到气馁并降低这段学习经历的价值。医疗的进步和卫生保健服务模式的变化，导致了门诊和社区医疗日益增加，因而如今教学医院中适合用于临床教学的患者可能会反常地较以前变少了。为了达到本章的目的，我们将临床教学定义为当患者的诊疗被讨论时所发生的教学，无论教学是发生在患者本人在场时还是在会议室中——包括在病房、门诊教学、临床研讨以及供学生练习临床技能的模拟教学中心。

> "21 世纪的临床教学并不是关于如何讲授，

而是关于如何为学生在临床实践中从真实的患者身上进行学习提供支持。"

Dornan 等（2019）

尽管面临着各种挑战，但积极吸引患者参与的临床教学为体格检查、沟通技能、人际交往技能的示范与观察，以及对患者诊疗的全过程进行角色榜样提供了最佳机会。毫无疑问，这种教学形式被认为是最有价值的临床教学方法之一。然而，医学院校关于有患者在场的临床教学自20世纪60年代初期以来就一直在减少（Peters & Ten Cate，2014）。虽然时间限制经常被报道为主要障碍，但现在看来，与临床影像学和广泛全面的检查相比，临床敏锐度似乎被认为没那么重要（Ramani & Orlander，2013）。

学习三联体（"learning triad"）

传统的临床教学将在特定临床环境中的患者、医学生和临床医师/带教老师组合成"学习三联体"。在三方互动良好的情况下，这为学生的有效学习提供了一个理想的情境。与患者的直接接触，对临床推理、沟通技能、职业态度和同理心的培养是至关重要的，但这需要参与的每一方都做好准备。

"如职业素养、人文精神和医患沟通等技能，在床旁进行教学的效果最佳，而熟练掌握临床技能最终可以减少对检查的过度依赖。"

Ramani & Orlander（2013）

患者

在教学开始前，患者应被告知，并有拒绝参与的机会，而不会感到被胁迫。一些机构可能会要求患者签署正式的知情同意书。患者应该充分了解教学的目标和参与者。

在教学过程中，我们应使患者积极参与讨论，并鼓励他们不仅要参与提供临床数据，同时还要成为医学生的老师和学习榜样（Towle & Godolphin，2015）。不同的临床教学模型需要不同类型的患者，不同的患者参与的时长也不等，但请记住，我

们应考虑他们的需求、他们参与教学情境的热情，以及他们的知识和经验。通常，患者很享受这种体验，并感到他们对医学生的学习有所贡献。

在教学结束后，我们应要求患者给予学生一些反馈。作为三联体中最重要的成员，他们的评价对年轻的学生们而言十分宝贵。不要忘记感谢患者的参与，并向其解释一些可能产生的困惑。患者作为教育者的角色，在第45章中有更详细的讨论。

学生

如果学生能在有指导的环境下，通过模拟病人练习查体和沟通技巧，预先获得一些经验，则是最好的。真正的临床情景有患者和其他专科同事在场，一开始看起来很吓人。对床旁教学而言，2～5名学生可能是最佳人数。学生应遵守医学院对衣着与行为规范的要求。如果没有临床导师陪同，学生则需要向其他同事及患者做自我介绍并说明来意。

在教学过程中，学生们可能会对陌生的环境、与其他医护人员的近距离接触以及向患者提出私人问题抱有恐惧心理。他们可能对自己的基础知识和临床能力缺乏信心，害怕患者提问和上级医师的批评。这样，有些学生可能会回避参与，而其他学生则独享与患者和带教老师交谈的机会。带教老师需要注意这些行为，并提供一个融洽的学习环境，减轻焦虑，并确保所有学生都有机会参与。体验式学习（experience-based learning，ExBL），一个最近被描述的概念，强调安全的学习环境和教师对学生参与实践的支持，是学生能够有效地从真实患者身上学习的必备要素（Dornan et al.，2019）。让学生最大限度地参与临床实践，应该是临床教师和监督者的主要目标，否则就无法达到临床教学的最佳效果。

教学结束后，谨记给学生复盘留出时间，让学生提问并答疑。

带教老师

在所有临床环境下，临床教学的带教老师可以是高年资医生、低年资医生、护士或同学。准备工作对于成功的临床教学至关重要，可能包括提高临床技能、建立教育目标、提前指引患者，并准备好应对可能出现的意外事件（Cox，1993）。

恰当的知识

有经验的临床教师能够迅速判断患者的诊断、需求以及学生的理解程度。这种将临床推理和教学推理联系起来的能力让他们能够快速依据学生的需求调整临床教学方式。

一个经验丰富的临床教师将会应用以下 6 个领域的知识（Irby，1992）：

- 医学知识：将患者的临床问题与基础科学、临床科学和临床经验的背景知识结合起来。
- 患者知识：从以往的患者经验中熟悉疾病情况。
- 背景知识：了解患者的社会背景和其所处的治疗阶段。
- 学生知识：了解学生当前所处的学习阶段和该阶段的课程要求。
- 教学基本原理知识，包括：
  - 通过指出学习过程的相关性让学生参与其中
  - 提问，可能以患者为例，指出解决当前问题的途径
  - 通过建立当前问题与其他学习情境的关联，吸引学生的注意
  - 将所展示的病例与课程其他内容进行广泛的联系
  - 通过回答特定问题和一对一辅导来满足个体需求
  - 注重实际，并挑选具有现实意义的病例
  - 通过评判病例报告、演示和考试技巧的方式给予学生反馈
- 基于病例的教学知识：以患者为例，阐述某个特定临床问题的能力。讨论病例的特点，但也考虑其他知识和经验，使得针对特定情况得出的结论更具普适性。

恰当的技能

如果在病房或门诊向学生演示临床操作，带教老师应熟练掌握在临床技能中心所教授的标准规范操作，避免向低年级学生展示不恰当的"窍门"。在详细说明了恰当的使用方法的情况下，可以教给高年级学生一些验证可行的窍门。

恰当的态度

不管带教老师是否意识到态度的重要性，带教老师对于学生们来说都是重要的行为模范，所以带教老师展示出恰当的知识、技能和态度是非常重要的（Cruess et al.，2008）。

> 📌 "遵循 ExBL 原则的临床医生鼓励医学生和患者积极参与以实践为基础的学习，这与'羞辱式教学'迥然不同。"
>
> **Dornan 等（2019）**

临床教学（病房、诊所、临床讨论或模拟中心）带教老师必须准时到场，向学生进行自我介绍并表现出对这次课程的热情。这一阶段的负面印象会直接影响学生的态度和课程的效果。带教老师应该表现出专业性，在互动中尊重患者和学生，并积极地引导患者加入，成为教育者的一员。

课程结束后，试着回顾教学的过程并找出可以提高的部分。

临床教学的策略

虽然一些有效的临床教学模式专门应用于病房教学和门诊教学，但是其中许多教育原则和策略可以适用于不同的临床环境。本节将介绍一些已建立的模型。

病房学习策略

Cox 环

一种关联的双环模型（Cox，1993）被用于说明如何使学生从每一次与患者的接触中获得最佳学习效果。

"经验环"包括学生的准备和汇报，以确保他们知道将要看到的内容和学习的机会。在开始前，应该指导学生，使他们理解课程目的和要达到的目

标。应向学生提供所有关于患者状况的警示或提醒，并考查学生基本的理解水平。接下来是与患者互动的临床过程，可能包括病史采集、体格检查、讨论病情和思考治疗方案。

在离开患者后，当收集到的信息经过整理和解释，澄清所有发现和困惑后，经验环结束。经验环使得花在患者身上的时间发挥最大价值。

"解释环"始于反思，应该鼓励学生根据过去的经历思考现在的临床互动内容。鼓励学生根据其学习阶段，与以往的学习经验相结合，基于不同水平的临床经验，进一步解释说明（互动内容）。最后，以上过程系统化地形成了工作知识，为学生接待下一个患者做准备（图 11.1）。

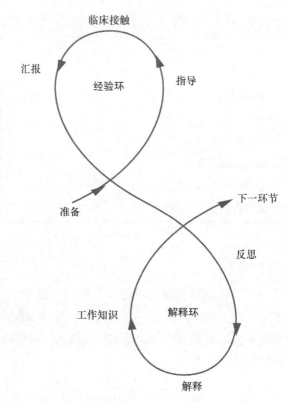

图 11.1　床旁教学模型（修改自 Cox，1993）

* 打断（interruption）：尽量减少打断
* 独立思考（independent thought）：鼓励临床推理
* PLAN[①]：床旁汇报后的教学法则。
* 患者诊疗（patient care）：解释临床问题、行为模范
* 学生的问题（learners' questions）：回答问题
* 主治医生的日程（attending's agenda）：教学点，参照相关文献
* 下一步（next steps）：指导、反馈，进一步学习的问题

小提示

12 个提高床旁教学质量的小提示（Ramani，2003）：

1. 准备：复习自己的技能、学习者的需求及课程。
2. 计划：为课程活动和目标创建一个路线图。
3. 引导：引导学生按照课程计划进行学习。
4. 介绍：介绍在场的所有人，包括患者！
5. 互动：示范一次医患互动。
6. 观察：观察学生如何互动。
7. 指导：提供指导。
8. 总结：告诉学生本次课程教了什么。
9. 答疑：提问时间和解释环节。
10. 反馈：留出时间为学生提供积极的、建设性的反馈。
11. 回顾：从你的角度看，哪里做得好，哪里做得不好。
12. 准备：准备下一次床旁教学。

门诊学习策略

步骤清晰的带教是学生在任何门诊医疗中最大化学习机会的关键（Dent，2005；Irby et al.，1991）。以下介绍 SNAPPS 和学生微技能两个关键模型。

以学生为中心的方法

学生按照 SNAPPS 的要求，以 SNAPPS 设定的方法，给他们的指导教师上交一份报告，这是鼓励提问和解答的方式（Wolpaw et al.，2003）。

"MiPLAN"

Stickrath 等描述了高效床旁教学的"三步模型"（Stickrath et al.，2013）：

* M：教师与学生之间会面（meeting），以便熟悉彼此，设立目标，明确期望。
* i：5 种床旁教学行为。
  * 介绍（introduction）：向患者介绍团队并将他们引入日程安排
  * 当前（in the moment）：专注地倾听
  * 观察（inspection）：观察患者和整个团队的参与度

① PLAN 指以下 4 个法则的英文首字母组合。——译者注

S： 总结（summarise）病史和体检发现

N： 不断缩小（narrow）鉴别诊断范围

A： 通过比较可能性分析（analyze）诊断

P： 与教师探讨（probe）问题

P： 规划（plan）患者治疗方案

S： 选择（select）一个病例进行自主学习

学生微技能

Lipsky 等提出学生如何在门诊前及门诊后采取主动，以促进自己的学习（Lipsky et al., 1999）。

💡 小提示

门诊医疗情境中，学生提高学习能力的 12 个小贴士：

1. 清楚课程的学习目标
2. 与指导教师分享他们的临床经验
3. 确定临床地点
4. 了解即将要看到的临床情况
5. 回顾病例报告或总结
6. 准备做出诊断和提出治疗方案
7. 解释得出结论的理由
8. 寻求自我评估的机会
9. 从指导教师那里获得反馈
10. 总结学习经验
11. 反思学习内容
12. 找到进一步学习的问题

来自 Lipsky 等（1999）

适用于所有临床环境的教学策略

结果导向的教学

学生在病房或门诊轮转中，尽管对许多临床课程的教学目标体验程度不同，但将这些经验结合起来，可以得到期望的结果（见第 16 章结果导向教育）。当患者作为一个个体而不是仅在理论性的课程设计中出现时，所有这些方面都能得到体现。

学习和表现的时效策略

Irby 和 Wilkerson 描述了时间有限情况下的教学策略（Irby & Wilkerson, 2008）（框 11.1）。

框 11.1 临床教师的教学策略

计划
- 指导学生
- 创建一个积极的学习环境
- 提前选择患者
- 使学生做好准备

教学
- 运用临床病例进行教学
- 用实际问题来考评学生
- 邀请高水平学生参与教学
- 使用"疾病脚本"和"教学脚本"

评价及反思
- 评价学生
- 提供反馈
- 促进自评和自主学习

结构化日志

结构化日志有助于学生整理在门诊及病房学习中获得的知识，从而发现教学的时机。日志可以用于督促学生总结与教学结果相关的经验，然后思考他们进一步的学习需求是什么、哪些问题是现在就能解决的。适合学生学习的患者有不同的临床问题，其在各种临床情境中必然是不同的。因为临床教学，尤其是病房教学更可能是随机性的，日志可能可以用于评估已经遇到过的临床情况的范围，并找出学生的经验中遗漏的内容，但它们的主要作用是帮助学生从整体上反思他们的临床经历，让带教老师在阶段性审查、指导、反馈时有所侧重。

任务导向的学习

病房实习或门诊轮转的课程通常都会列出一张清单，说明要完成的任务以及要观察和执行的操作。这个清单应提供给学生，他们对这些任务的熟练程度可以被记录在他们的临床记录本上。这些任务包括：
- 参与主治医生的医疗讨论
- 问诊和查体
- 与放射科医师一起读新的影像学片
- 观察低年资医生或者高年资医生完成的具体的病房和门诊操作

在以后的学习中，可以围绕每个任务增加新任务。

问题导向的学习

患者的主诉可以被用作问题导向学习的切入点，并由此整合基础医学和临床科学。可能的话，可以邀请患者参与讨论，与学生直接交流。患者的参与对于所有课程来说都能大大增加教育价值。

学习指导

在学习指导中可以用清单列出在病房或门诊中会见到的情况，以及记录每种情况的学习要点。

案例学习

Peltier 等提出的"聚焦脚本"（focus scripts）可用于促进病史采集和体格检查技能的学习（Peltier et al., 2007）。类似地，使用患者的就医过程作为范例，可以指导学生通过一系列的门诊医疗经历追踪一个患者，了解患者从临床检查和术前评估到日间手术科室及随访门诊的全过程（Hanna & Dent, 2006）。这一策略也可以有效地应用于病房环境。

医院病房学习机会——管理病房学习的模式

学徒制 / 跟随低年资医师的模式

在即将工作的科室里跟随低年资医生几周已经成为英国医学院校中最后一年培养的学习要求。对于低年资医生来说，任务导向的学习和职业素养的培养机会是非常多的。

大查房

在一些国家很常见，这种由上级医师带队的查房或示教室讨论通常包含高年资医师、培训学员、低年资医师和其他医疗专业人员。

医疗查房

这对于医生和学生来说都是一种挑战性的活动。很少有时间进行按部就班的教学、观察学生表现或反馈。对于临床医生来说，需要根据查房时其他人的经验和年资，按不同水平解释为什么要这么处理。直接教学的时间可能很少，但是上文提到的高效教学策略在该环境下应该有效。

教学查房

在教学查房中，学生通过接触少数经过选择的患者，获得采集关键体征及了解病史的机会。在床旁，带教老师可以通过不同的方式来引导：

- 演示者模式：临床带教老师向学生展示病史和体检的各个方面。
- 教师模式：临床带教老师站在一旁，轮流对每个学生采集病史和体格检查做出评价。
- 观察者模式：临床带教老师观察一个或一对学生对患者长时间的病史采集或体检，在学生讨论其发现和临床分析后对他们进行反馈。
- 汇报模式：学生在没有指导的情况下采集病史和体检，接下来在其他地方向带教老师汇报病例，并得到带教老师对其汇报和接诊患者过程的反馈。

临床讨论会

医疗专业小组对诊断和治疗问题进行讨论。学生有机会看到针对复杂病例的多方面的处理措施和一系列的专业意见。

培训病房

这是专门为培训建立的病房，目的是给学生提供患者管理及跨专业团队合作相关的技能训练和知识掌握的机会（Reeves et al., 2002）。

门诊教学机会

应在何时进行门诊教学？

病房可能不再有足够的临床常见病患者供学生学习，门诊则可以提供给各阶段的本科生一系列适宜的临床机会。经验不足的学生可以在门诊教学中心（ambulatory care teaching centre，ACTC）的环境中掌握沟通和体检技能。那些缺乏经验的、沟通和体检技能仍有待提高的学生可以在 ACTC 这种专门的教学环境中进行练习。在学生从临床技能中心的模拟病人和模型人上练习，到日后在门诊每天繁忙环境中接触真实患者的过程中，门诊教学中心起到了垫脚石的作用。

传统场所

一名学生加入一位临床医生的诊室跟随医生是相对直接的方法，但依据学生的临床经历，可以采用各种模式。

坐诊模式

一对一的教学很受欢迎，学生可以通过与临床医生坐在一起观察患者问诊，从而学习自信地与临床医生和患者交流，但是他们可能没有机会独立接诊。不太自信的学生在这种环境下可能会感到弱势，需要鼓励其多参与，高年级学生则可能能够更充分地表现。

学徒模式 / 平行就诊模式

少量高年级学生可以单独或者在指导下诊治患者。这是积极的学生-患者间的互动，可以强化学习。在其他人的注视下，一些学生可能觉得羞涩，但如果能有另外一个单独的房间，他们便可以没有拘束地对患者进行问诊或体格检查，之后再向带教老师汇报病例。

汇报模式

在没有别人指导的情况下，学生对患者实施诊治，然后在规定的时间向上级医师汇报患者的情况。学生们有时间和空间按照自己的节奏对患者进行问诊和体检。同时，临床医师也可以专心地接诊门诊的其他患者。

> **💡 小提示**
>
> 在临床中使用哪种模式取决于有多少空间是可用的，以及有多少可以帮助临床教学的教师。不要担心改变模式会改变学生和你自己的课程。
>
> 当有更多人加入到你的临床教学中时，其他模式也可能有效。

观摩模式

通常，诊室里会有一群学生围在带教老师的旁边，试图观察患者的情况并倾听老师的问诊。同时与患者和医生的互动是有限的，并且患者也会被这一大群学生吓坏。医生与患者的互动也可能会受到制约。这时，一本可以指导学生自学的学习指南/手册可能是有帮助的。

分组模式

学生坐在医生旁边，并观察对一个患者的完整诊疗过程。然后，学生独立或者以成对的形式轮流将患者带到另一个房间，根据他们自己的节奏复习部分问诊或体格检查。

督导模式

如果有多个房间可用，学生们可分成小组，在不同的房间单独问诊患者。一段时间后，带教老师会依次进入房间，听取学生对于问诊的报告。学生有时间和空间按照他们自己的节奏对患者进行问诊和体格检查，并且可以从带教老师对其个人表现的反馈中受益。

其他场所

在临床研究室、放射科、日间手术室、透析室以及临床候诊区，与其他医疗专业人士一起，也可以找到门诊教学机会。

创新性场所

门诊教学中心（ACTC）

这一特定教学区域为利用门诊患者进行教学提供了一个结构化的计划。门诊教学中心（Dent et al.，2001）可以为学生提供一个便于学习有关问题，并接触与其学习阶段相匹配的患者和临床指导教师的机会。与普通门诊不同，这个安全的环境帮助学生摆脱尴尬和时间约束，轻松地专注于问诊和体检。

对教学有兴趣的临床医生可以在 ACTC 教授特别的课程，通常，举行这些课程需要在"志愿患者库"中邀请患者参与。学生可以在不同的临床导师间轮转，这些导师可以指导不同的教学活动，如病史采集、体格检查或者技能操作。

辅助材料，如选定患者的病例记录、化验报告、X 线片或者基础医学的复习资料等均有助于学生整合学习。病史采集和体检的视频资料提供了有用的资源支持。

整合门诊教学项目

为了让四年级的学生有机会看到选定的志愿患者不同器官系统的临床症状，新西兰但尼丁的奥塔哥（Otago）大学建设了门诊医疗教学资源。学生们很乐于在一个对学习者友好的环境中，度过精心设计的、结构化的教学时间（Latta et al.，2013）。

💡 **小提示**

　　在门诊，开展教学活动需要：
- 适宜的场所
- 创新性教学场所的创建
- 热心员工的合作
- 教与学的结构化方法
- 师资培训项目
- 建立一个志愿患者库
- 团队式教学方法（主治医师、护士、相关的医疗专业人士等）

床旁教学的评价

　　可以通过回顾书面材料进行临床技能的评价（Denton et al., 2006）。
- 导师可以单独检查手册或者电子手册，但若与学生共同回顾，对于形成性评价将更有价值。
- 可以用一个清单来督导课程中完成的任务，但需要用描述语来指导评价者更精确地评价学生取得的能力水平。
- 反思日记对学生的修正和反思很有价值，而且有助于发现他们学习中的遗漏。

　　除此之外，可以正式地评价学生的临床技能（见第 35 章），但由于住院和门诊的时间限制，这可能很困难。
- 小型临床评估演练（mini-CEX）（Norcini et al., 2003）：对临床技能的多个短小、集中的评估及反馈，为大量评估者所应用。
- 临床操作技能评估（DOPS）（Norcini & Burch, 2007）：通过一个结构化的评分表及反馈，可以仔细地评估学生/实习生的各种操作技能。
- 学生的微技能（Lipsky et al., 1999）：学生在整

个临床课程中主动寻求自评机会和反馈。

师资培训

　　临床教学给患者诊疗带来不同的视角，这对于学生的学习非常可贵。有时学生们不会为教学环节做任何特别的准备，也可能不知道在某一课程阶段所学的课程如何与他们的临床经验相吻合。由于在一所医学院校内，体检方法可能并没有标准化，教师的体检方法也有所区别。自信的学生通过观察一系列临床体检方法受益，而自信心较弱的学生会对这种不一致性感到困惑。理想情况下，应该对教师进行培训，使其熟悉临床技能中心中教授的体检方法及学生在临床课程不同阶段所要求的专业水平。

　　正式的师资培训课程或简单的指导手册都可以帮助那些对医学院校课程、学生学习需求不熟悉或者在临床医疗环境中教学的教师。

　　培训临床医师教学角色的重要性已经被反复强调。Ramani 和 Leinster（2008）已经将这一模型应用到临床环境中的教师身上（表 11.1）。

小结

　　当不同的临床情景被系统地用以教学、演示、练习和评价核心临床技能时，临床教学是最有效的。作为临床学习的传统空间的病房已经不再是临床教学的主要场所，因为病房里的患者越来越少，而且病情通常都比较严重。把教学的重心转移到门诊环境中，为学生与患者的沟通开辟了新的途径。病房教学和门诊教学的教育目标是不同的，但二者互相协同与补充。模拟中心的增加会提供一个练习核心临床技能的安全环境，在这个环境中允许学员犯错并从错误中学习。

　　以下因素可以促进病房和门诊教学合理组合：

表 11.1　培训临床医师的教学角色		
临床教师的任务（做正确的事情）	教学方法（正确地做事）	成为专业的教师（正确的人做事）
高效的教学	表现出对教学和学生的热情	征求教学反馈
病房教学	理解与临床教学相关的学习原则	对教学优势与不足进行自我反思
门诊教学	对不同水平的学生使用合适的教学策略	寻求教学方面的职业发展
床旁教学	知道并使用有效的反馈原则	指导并寻求指导
在临床环境中对学生工作的评价	示范好的、专业的行为，包括循证医疗	参与教学学术研究
提供反馈	抓住计划外的教学机会	

- 有可用的临床场所以及病例讨论场所
- 发展新型的教学场所，例如模拟病房或门诊教学中心
- 有步骤和程序的教学方法
- 建立用于教学练习的志愿患者库
- 师资培训项目
- 利用不同学科背景的医师，建立以团队为基础的临床教学方法

　　所有临床情境都有各自的挑战性。为了充分利用各种临床医疗场所，患者、学生和带教老师均需要进行适当的准备并理解教学目标。用多种策略来计划和组织临床教学，并且用多种模式来管理各种环境下的学生-患者互动，可以最大化教学方法的优势。利用各种教学风格也可以为学生提供广泛的学习机会。教师需要建立一个安全的学习环境并鼓励、支持学生走出舒适区。最后，临床教学最宝贵的地方在于教师尽可能地退后一步，让学生自己从患者身上学习。毕竟，谁对优秀的临床教学成果投入最多呢？

　　"医师和患者之间的互动是通才和专才之间的互动：医生是通才，而患者是专才。"
美国内科医师协会会员、医学博士 Laurence A. Savett（2019 年，创新医疗保健管理）

参考文献

Cox, K. (1993). Planning bedside teaching−2. Preparation before entering the wards. *Medical Journal of Australia*, *158*(5), 355−495.

Cruess, S. R., Cruess, R. L., Steinert, Y. (2008). Role modelling—making the most of a powerful teaching strategy. *British Medical Journal*, *336*(7646), 718−721.

Dent, J. A. (2005). AMEE Guide No 26: clinical teaching in ambulatory care settings: making the most of learning opportunities with outpatients. *Medical Teacher*, *2794*, 302−315.

Dent, J. A., Angell-Preece, H. M., Ball, H. M., Ker, J. S. (2001). Using the ambulatory care teaching centre to develop opportunities for integrated learning. *Medical Teacher*, *23*(2), 171−175.

Denton, G. D., Demott, C., Pangaro, L. N., Hemmer, P. A. (2006). Narrative review: use of student-generated logbooks in undergraduate medical education. *Teaching and Learning in Medicine*, *18*(2), 153−164.

Dornan, T., Conn, R., Monaghan, H., Gillespie, H., Bennett, D. (2019). Experience based learning (ExBL): Clinical teaching for the twenty-first century. AMEE guide. *Medical Teacher*, *41*(10), 1098−1105.

Hanna, A., Dent, J. A. (2006). Developing teaching opportunities in a day surgery unit. *The Clinical Teacher*, *3*(3), 180−184.

Irby, D. M. (1992). How attending physicians make instructional decisions when conducting teaching rounds. *Academic Medicine*, *67*(10), 630−638.

Irby, D. M., Ramsay, P. G., Gillmore, G. M., Schaad, D. (1991). Characteristics of effective clinical teachers of ambulatory care medicine. *Academic Medicine*, *66*(1), 54−55.

Irby, D. M., Wilkerson, L. (2008). Teaching when time is limited. *British Medical Journal*, *336*(7640), 384−387.

Latta, L., Tordoff, D., Manning, P., Dent, J. (2013). Enhancing clinical skill development through an Ambulatory Medicine Teaching Programme: an evaluation study. *Medical Teacher*, *35*(8), 648−654.

Lipsky, M., Taylor, C., Schnuth, R. (1999). Microskills for students: twelve tips for improving learning in the ambulatory setting. *Medical Teacher*, *21*(5), 469−472.

Norcini, J., Burch, V. (2007). Workplace-based assessment as an educational tool: AMEE Guide No. 31. *Medical Teacher*, *29*(9), 855−871.

Peltier, D., Regan-Smith, M., Wofford, J., et al. (2007). Teaching focused histories and physical exams in ambulatory care: a multi-institutional randomized trial. *Teaching and Learning in Medicine*, *19*(3), 244−250.

Peters, M., Ten Cate, O. (2014). Bedside teaching in medical education: a literature review. *Perspectives on Medical Education*, *3*(2), 76−88.

Ramani, S. (2003). Twelve tips to improve bedside teaching. *Medical Teacher*, *25*(2), 112−115.

Ramani, S., Leinster, S. (2008). AMEE Guide no. 34: teaching in the clinical environment. *Medical Teacher*, *30*(4), 347−364.

Ramani, S., Orlander, J. D. (2013). Human dimensions in bedside teaching: focus group discussions of teachers and learners. *Teaching and Learning in Medicine*, *25*(4), 312−318.

Reeves, S., Freeth, D., Mccrorie, P., Perry, D. (2002). It teaches you what to expect in future …': interprofessional learning on a training ward for medical, nursing, occupational therapy and physiotherapy students. *Medical Education*, *36*(4), 337−344.

Stickrath, C., Aagaard, E., Anderson, M. (2013). MiPLAN: a learner-centered model for bedside teaching in today's academic medical centers. *Academic Medicine*, *88*(3), 322−327.

Towle, A., Godolphin, W. (2015). Patients as teachers: promoting their authentic and autonomous voices. *The Clinical Teacher*, *12*, 149−154.

Wolpaw, T. M., Wolpaw, D. R., Papp, K. K. (2003). SNAPPS: a learner-centered model for outpatient education. *Academic Medicine*, *78*(9), 893−898.

第 12 章

在城乡社区中学习

Learning in Urban and Rural Communities

Roger Peter Strasser, Carol Pearl Herbert, William Brainerd Ventres

（译者：毕天爽　审校：刘　珵）

趋势

- 学术医疗中心的临床经验会受到限制，因其患者是被精心挑选的，住院日也较短。
- 社区环境提供了更多的常见临床问题和实践经验。
- 在乡村和服务水平低下的城市环境中学习，能提高学生毕业后选择在这些环境中实践的可能性。

关键概念

- 情境参与：通过积极的社区参与，让当地社区和文化环境参与进来并成为教育和医疗环境的一部分。
- 适应性技能：识别并应对不断变化的环境，通过不断互动来加强学生知识和技能。
- 临床勇气：在临床决策和领导中对机会、回报、风险、资源与后勤等方面进行平衡。

引言

在乡村和城市环境中学习反映了患者 - 医生治疗关系的发展、社会问责制（应对人口健康需求）和社区参与（积极参与社区）。1910 年发布的 Flexner 报告提出（Flexner，1910），医学院应该以大学为基础，教育计划应基于科学知识，这为 20 世纪的医学教育奠定了基调。自此之后，本科医学教育计划的前半部分主要以课堂为基础，以基础科学为重点，而后半部分则让学生在教学医院参与临床学习，使用科学方法开展患者医疗和研究。

到了 20 世纪下半叶，医生对"人体机器"过度关注的科学模式表示担忧，进一步带来了医学教育的创新，包括基于问题的学习（problem-based learning）和面向社区的医学教育（community-oriented medical education，COME）。社区轮转变得越来越普遍，尽管从学生的角度来看，它们被认为更像高中的短途旅行；它们很有趣，但"没有任何实质意义"。随着教学医院越来越细分科室，问题愈加凸显，患者需要在出现重病或罕见病，或需要高度技术干预时才能入院（图 12.1）。因而医学生所接触到的临床问题的范围逐渐受到限制（Green et al.，2001），而亚专科学科专家由于与医学生接触越来越多，更多成为医学生的榜样。

医学教育中的亚专科不断增多的另一个后果是，大多数医学毕业生都不愿意为弱势群体提供医疗，也不愿意去治疗那些贫困、受社会剥夺和有物质使用障碍的人们，以及本地的和其他边缘化人群。这一趋势造成的影响是，大量脆弱的乡村社区和服务水平低下的城市社区难以获得较高的全科医疗服务。

在社区环境中学习医学

20 世纪 60—70 年代，面向社区的医学教育（COME）能为医学生学习提供社区环境，体验其对来自不同文化和社会背景的患者照护所产生的影响。面向社区的医学教育（COME）的概念在 20 世纪 80—90 年代兴起，并形成了基于社区的医学教育（community-based medical education，CBME）。基于社区的医学教育（CBME）的目标是通过将学生置于各种社区环境中来提高他们的学习能力。基于社区的医学教育（CBME）扩大了潜

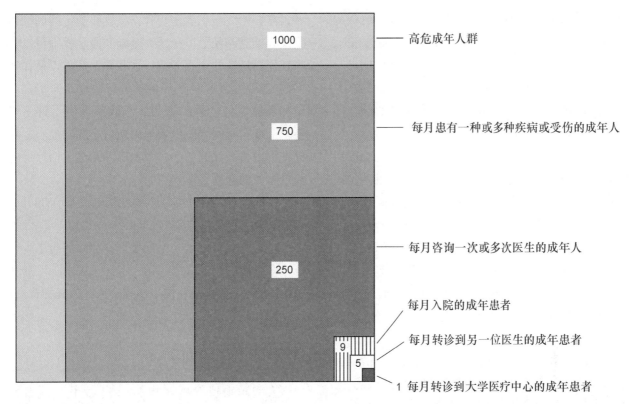

图 12.1　每月社区疾病流行率估计，以及医生、医院和大学医疗中心在提供医疗服务方面的作用
来自 Green et al.，2001

在的临床学习环境领域，包括心理健康服务、长期医疗照护设施和初级医疗诊所，以及偏远、乡村和服务水平低下的城市社区的医院和卫生服务。

社区参与医学教育（community-engaged medical education，CEME）出现于 21 世纪的头十年。社区参与医学教育（CEME）强调了医学院及其服务社区之间的相互依存和利益互享的伙伴关系——社区参与是医学院校教育、研究和社区发展使命的基本原则，且与社会问责原则一致（见第 52 章）。社区参与医学教育（CEME）通过将学生的学习活动与社区医疗卫生需求相结合，并帮助学生获得在目标社区环境中的技能实践，解决医学院及其社区伙伴之间的权力不平等问题。社区参与医学教育（CEME）强调学生在特定环境中学习，并鼓励社区帮助学生了解当地健康的社会决定因素（Strasser et al.，2015）。

模块轮转、延长患者接触时间并获得连续性经验

从 20 世纪 60 年代开始，一些医学院的学生在各类乡村和城市环境中接受短期家庭医疗实习。这些临床实习岗位的扩大是由劳动力需求驱动

的——他们的期望是，在这些环境中的经验将鼓励医学生未来对乡村和城市社区实践感兴趣。随后的研究证实了这一预期（Bosco & Oandasan，2016）。课程早期以社区为基础的临床实习增强了学生的动机和信心，并提高了学生成为家庭医生的兴趣。在课程后期，延长社区实习对于开展所有专科的临床教学也十分合适。

第一个全年乡村社区实习的例子是美国明尼苏达大学的乡村医师协会计划（rural physicians associate programme，RPAP）。澳大利亚的 Flinders 大学在 20 世纪 90 年代中期建立了同步农村社区课程（parallel rural community curriculum，PRCC）。同步农村社区课程（PRCC）的学生住在一个乡村社区，在家庭诊所完成四年制医学教育课程的整个第三年。尽管同步农村社区课程（PRCC）学生的学习结果与在南澳大利亚阿德莱德的教学医院第三年的学生相同，但在年终考试中，同步农村社区课程（PRCC）学生的表现始终优于在教学医院的同事（Worley et al.，2004）。他们选择在乡村工作的可能性也比同龄人高 5 倍，无论是在初级医疗卫生还是在医院亚专业。像乡村医师协会计划（RPAP）和同步农村社区课程

（PRCC）这样的长期临床实习，在国际上被称为纵向整合式见习（longitudinal integrated clerkships，LIC；见第 13 章），医学院学生可以：①长期参与对患者的全面照护；②与社区医生建立持续的教育关系以开展学习；③满足跨多个学科的核心临床能力需求（Strasser & Hirsh，2011）。

加拿大北安大略医学院（NOSM）于 2005 年成立，成为世界上第一个所有学生都参加纵向整合式见习（LIC）课程的医学院。以家庭医疗实践为基础，综合社区见习（comprehensive community clerkship，CCC）包括加拿大北安大略医学院（NOSM）4 年医学博士课程的第三年。学生们住在安大略省北部 15 个社区中的一个，不包括学校所在的安大略省的萨德伯里和雷鸣湾。与一系列模块轮转不同，学生在实践环境中会看到类似"上门课程"的患者。学生通过跟踪这些患者及其家庭，包括在其他专家的诊治下，体验诊疗的连续性。与加拿大其他医学院传统的模块轮转一样，综合社区见习（CCC）的学生获得了覆盖 6 个核心临床学科的学习成果（Strasser et al.，2018）。

越来越多的研究文献表明纵向整合式见习（LICs）对学生、社区和医学教师有许多积极的好处。学生将获得更高水平的临床知识和技能，并增强信心和能力。他们还经历了真实的评价和反馈，对参与患者医疗越来越有责任心；感激社区的支持和关系；在职业认同中成长；培养对家庭医疗事业的兴趣。社区通过积极参与医学教育可以获得短期收益；随后又可在当地招聘纵向整合式见习毕业生。住院医师的福利包括个人和专业成长和发展、认可和赞誉，以及继任计划 / 未来招聘。除了少数例外，患者非常愿意接受医学生的纵向整合式见习治疗（Strasser，2016）。正如一位同事所述，许多患者宁愿有一个学生也不愿没有。有一天，她的一个患者想知道那个学生在哪里，他说："有学生你就会是一个更好的医生。我很重视你教学生时让我共同参与，这时，我能对自己的健康问题有更多了解。"

医患关系

无论从环境还是原则上，相互信任和相互尊重的医患关系是所有高质量医疗服务的核心。这一原则的一个核心前提是，医生从来不是客观的观察者，需要始终与患者密切合作，既要确定问题，也要找寻推进路径。以社区为基础的医学教师可以与患者建立持续的个人关系。这些关系的重点是在他们的家庭 / 家族 / 社区环境下进行诊疗，而不是简单的器官系统问题。这为医学教师提供了许多机会，能在明确的界限内表现出同情心和同理心，并提供特定机会让医学学习者用尊严和尊重治疗那些较难服务的人群。

以患者为中心的临床方法最初由 McWhinney 在 1995 年定义，之后 Stewart 等（2014）进行了修订，为医生提供了一个框架，学会如何与患者合作。该方法的组成部分包括：①探索健康、疾病和患病体验；②理解完整的人——个人、家庭和背景；③寻找共同之处；④加强医患关系。

社会与文化层面

人们越来越重视历史、经济和文化问题及其与健康和健康结局的联系。在过去的 50 年里，疾病解释模型、文化胜任力、健康的社会决定因素和不良童年经历等概念在整个医学教育中普及。这些概念对于那些在乡村和在服务不足的城市地区工作和学习的人来说至关重要，跨越理解的边界（无论源于地理、种族、教育、语言还是收入分配）的工作永远存在于日常实践生活中。

尽管如何将临床实践的社会和文化层面最好地融入医学教育的具体细节仍存在争议，但其本质不变。对这些方面的教学基本原则包括：①让学生知道这些决定因素对个人健康和社区健康的深远代际影响；②在临床前和临床学习经历中，接触和嵌入社区的需求，强调社会文化差异和超越这些差异的方法；③学习者共同反思，在教师的帮助下，培养一种与患者相关的临床立场是十分重要的，这种临床立场应使用考虑了背景及其连续性的整体生物-心理-社会方法。

适应性技能和通才

适应性技能涉及创造性地解决不确定、复杂和新发现的问题，并与从常规知识中借鉴的效益保持平衡。社区环境特别适合作为学生学习适应性技能的环境，因为其临床表现的范围很广，包括未明确问题的患者。无论是在乡村还是在城市社区，大多数医学教师都是多面手，他们作为医疗队的成员提供广泛的服务，以满足人口的健康需求。在这些情况下，他们在患者定期来访的过程中紧急地为适应性技能做示范。这种模式通常发生在以下情况：①与焦虑或其他不情愿的患者协商诊断方案；②对药物治疗方案达成共识；③展示在其他情况下能适当执行相应操作的能力。学生和学员学会认识并应对不断变化的环境，并通过与患者、医学教师和其他医疗团队成员的互动，提高他们的适应性技能。最终目标是无论资源的可用性和临床需求如何，让每个医学院毕业生都能够适应任何情境（框 12.1）。

在社区环境中进行临床决策

在乡村和城市社区提供诊疗所需的技能与大多数大型教学医院所需的技能不同。与三级医疗中心的地理距离、可用的人力和机构资源的不平等，以及低水平经济区域对高质量综合治疗的期望，都为不得不使用既灵活又具创新性的诊断和治疗方法创造了环境。

在这些环境中，乡村和城市环境中的临床医生学会了使用临床勇气作为治疗患者问题的一种手段。他们必须：①能够参加跨越所有年龄组、诊断类别和严重程度的各类患者的叙事活动；②在高不确定性的情况下，能够合适地评估和管理患者；③意识到他们的专业局限性，同时愿意在必要时扩展这些局限性；④有信心与其他医护人员分享临床医疗的作用，无论是在需要的时候还是在回顾之前的临床干预措施时；⑤利用一切可用的资源，创造性地处理当前出现的问题。

教授这些技能意味着课程中包含许多需要教师关注的其他领域。包括使用诊断策略和治疗计划，不仅需要以规范标准为指导，还需要考虑当地的实际情况，使用远程教育和咨询平台来帮助管理慢性疾病患者；有效地纳入医疗宣讲人员，如社区卫生工作者，以帮助解决社区医疗卫生的社会和文化问题；使用各类健康宣讲方法以补充社区的需要。

与他人一起学习并向他人学习

鉴于医疗卫生服务的复杂性，医学学习者必须了解医疗卫生团队成员的角色和职责。在社区环境中与其他医疗专业学生共同学习是必要的，但医学教师尊重其他医疗卫生工作者，包括非专业的社区成员和家庭照护者，并与他们进行交流的角色榜样作用也很重要。社区实践中的医学教师最理想的目标是提供真实世界的经验以实现基于团队的医疗照护。

合作学习描述了这样一种方法：学习者与拥有知识、技能和经验者进行交流分享，无论他们是专业人士还是社区成员。这种合作学习的一个例子是对一名 8 岁本地女孩的管理，她在家庭诊所被诊断出患有淋病。向儿童保护服务机构的强制报告导致对孩子身体的担忧，警察和社会工作者与儿童进行面谈，一名受过识别性虐待培训的儿科医生对儿童进行体格检查以寻找物证，法律机构对直系亲属和其他照护者中可能的罪犯进行调查。家庭医生的干预确保了这名儿童随后被安置在本地的亲属那里。

另一个例子是一位 75 岁的老人被他 73 岁的妻子带到办公室，他患有失忆和思维混乱。转诊到老年评估诊所后被证实诊断为阿尔茨海默病；一名社会工作者建议这家人选择延长照护；一位老年精神病学家评估了这对夫妇的抑郁症；一位职业治疗师做了家访，就安全改进提出建议。向当地阿尔茨海默病协会求助为这家人提供了同伴的支持。患者的妻子——他在家里的主要照护者——在家庭诊所接受了定期的护士随访。

> ☀ **小提示**
>
> 社区实践的医学教师的理想目标是提供现实世界的经验和实现基于团队的医疗照护。

在乡村和城市社区环境中进行临床学习：相同与不同之处

与大多数的城市同行相比，乡村医疗从业者

框 12.1　以患者为中心的临床方法
● 为医生与患者合作提供一个实用的框架
● 该方法的组成部分包括：
1. 探索健康、疾病和患病经验；
2. 理解完整的人——个人、家庭和背景；
3. 寻找共同点；
4. 加强医患关系（Stewart et al.，2014）。

可以被称为"多面手"。他们提供更广泛的服务，承受更大的工作量，承担更高的临床责任，在相对专业隔绝的环境下工作。对于医学学习者来说，乡村实习不仅提供了在家庭 / 家族 / 社区环境中体验患者的机会，而且还提供了了解在城市社区环境中可能不那么明显的整个社区维度的机会。

医疗资源获取是乡村地区的主要问题。即使在大多数人口居住在乡村地区的国家，医疗资源也集中在城市。所有国家都面临交通和通信方面的困难，而且在乡村和偏远地区都面临医疗卫生从业人员短缺的问题。同样，在城市环境中，社会和经济上处于不利地位的人往往也很难获取医疗资源。

在城市环境中，个人与社区的联系是一个普遍关注的问题。虽然人们通常是多个社区的成员，包括大家庭、社区、工作、宗教、娱乐和社会社群，但在城市中，个人社交网络的成员往往是相互隔绝的。在小型乡村社区中，各种社交网络成员往往是同一个人。在有社会困难的拥挤城市中，孤立和疏离可能更常见。城市社区医生经常在这些边缘化人群的社交网络中发挥关键的连接器作用。比如医生会鼓励社会孤立的个人加入当地的摄影社团。

尽管乡村和城市社区之间存在差异，但在这两种环境中的学习经验为患者和社区参与提供了更多的机会，包括社会和文化互动。医学学习者有很多机会体验专业回报和在各类社区环境中服务他人的满足感。

在执业环境中学习医学

有些技能最好在特定的医疗环境中学习。例如，在繁忙的重症监护病房（ICU）中，插入Swan-Ganz 导管可能是最好的学习方法。然而，日常医疗实践最好是通过沉浸在社区环境中学习，在那里，学习者可以观察经验丰富的临床医生，并可以充分参与提供照护，无论是在办公室、医院、急救场所、长期照护环境还是患者的家庭中。此外，只有融入社区，学习者才能理解照护的背景——个人和群体的社会文化历史、代际创伤和贫困的影响，以及由于医疗卫生服务可获取性的地理差异而产生的挑战。

重要的是，所有学习者都要接触脆弱和弱势群体。然而，一旦学习者清楚他们即将执业的地

点，学习经历就变得有指向性，例如去偏远社区或服务水平低下的城市环境中。

通信信息技术，无论是音频还是视频、实时还是异步，都为加强社区环境中的照护提供了不断发展的机会。例如，支持乡村急救的 ICU 专家；患者通过视频访问专家；向皮肤科医生咨询的皮疹数码照片；远程家庭照护，患者监测并将健康数据传送给其照护团队；远程脑卒中治疗康复；以及社区医疗结局扩展（extension for community healthcare outcomes，ECHO）项目，该项目是一种"医学教育和照护管理的合作模式，使各地的临床医生能够在他们居住的地方为更多的人提供更好的照护"。这是一个真实的咨询过程，在此过程中，亚专科专家们认识到这种不同的环境中，社区医生及其患者照护功能作为基层医疗提供者为当地医疗团队提供了支持作用。所有学习者都有机会获得远程医疗，以便进行这种临床咨询和继续教育（框 12.2）。

框 12.2　城乡社区环境中的医学教师

- 在家庭 / 家族 / 社区环境中为人们提供照护
- 发展可持续的、值得尊重的、信任的和富有同情心的职业关系
- 促进社区网络和社会包容
- 使用适应性技能来处理不确定性、复杂性和新发情况
- 满足他们有幸服务人群的健康需求
- 在医疗决策和领导力方面表现出临床勇气

医学教师的角色

医患关系和师生关系是一个并行的关系，但基于社区的医生往往没有认识到自己成为教师的能力。通过与患者的互动，社区医生可以为医学生和实习生提供指导并发挥关键作用。医学生们经常会说到在社区环境中的临床经验如何帮助和激发学生对乡村执业的职业选择，并培养学生职业认同的形成。医疗团队的其他成员和更广泛的社区成员也有贡献，使"需要整个社区来培养未来医生"这一格言成为现实。

> 患者会对她的家庭医生说"当你有学生的时候，你会是一个更好的医生"。

乡村和服务水平低下的城市环境中的医学教师会展示如何在家庭 / 家族 / 社区环境下开展医疗

以回应患者需求，分享基于社区的实践带来的职业兴奋和个人满足感，这对培养学生和毕业生承担社会责任、增强服务居民健康需求的使命感是十分重要的。此外，社区环境为医学教师提供了培养学生适应性技能的机会，并帮助他们反思医疗卫生作为社会公益的本质，平衡医疗公益性与商业性之间的关系。基于社区的医学教师也能很好地鼓励学生探索他们遇到的临床问题及医疗卫生挑战中出现的道德和伦理问题。尽管这些问题存在于所有的医疗卫生环境中，但在专业教学医院中，这些问题对学生来说往往不那么明显，在那里，医疗决策往往是由诊疗方案驱动的。

实践示例

北安大略医学院（Northern Ontario School of Medicine）：北安大略是加拿大地域辽阔的地区，长期缺乏医生，人口文化多样化，医疗状况比安大略省整体更差。加拿大北安大略医学院（NOSM）成立于2005年，其社会责任使命是促进改善安大略省北部居民和社区的健康，并发明了分布式社区参与学习法（distributed community engaged learning，DCEL）作为其独特的医学教育和医学研究模式（Strasser et al.，2013）。

学生前2年将在乡村和本地的社区进行3次社区整合体验（integrated community experiences，ICE），每次为期4周。如前所述，三年级学生在15个社区（不包括萨德伯里和桑德湾）中分成2~8人一组，参加社区综合见习（CCC）课程，从家庭实践和社区视角学习临床核心课程。社区综合见习（CCC）的许多课程是与当地社区合作开发的，有着医学教师的积极参与（Strasser et al.，2018）。

第一年的社区整合体验（ICE）安排主要是本地的文化沉浸，学生按小组被安排在36个本地社区中的一个，以支持学生发展对本地患者文化层面上的安全照护。学生们在社区学习历史、传统、文化、社会和健康问题，并在了解北安大略本地医疗环境的同时开始发展社区关系。作为实习的最后一项要求，学生们要准备一份反思性报告，首先与他们的社区分享，然后在返回大学后与同学和老师分享。对学生的评价结果显示（尽管也有例外），学生这种文化沉浸体验是值得的，能对他们的知识和实践产生持久的影响，并提供了一个有效的学习环境。

第二年，加拿大北安大略医学院（NOSM）学生在偏远的小型乡村社区（通常人口为5000人）完成2次为期4周的社区综合体验（ICE）实习。获得了学生接触当地医生和医疗团队的临床经验，并帮助学生为接下来全年的临床为主的综合社区见习（CCC）学年做准备。

加拿大不列颠哥伦比亚省温哥华市内城：自1969年成立以来，REACH社区健康中心（Tonkin，1979）一直是温哥华东侧Grandview-Woodland社区的一个社区教学场所，由包括社区成员、患者和医疗卫生专业人员在内的董事会管理。最初，REACH是由不列颠哥伦比亚大学儿科系建立的，目的是随着医院门诊部的逐步取消、医疗保险的出现，为儿童提供医疗照护。因此，全员服务的家庭诊所随之建立，由轮流出资的医生和早期采用的现场团队进行照护，包括营养师、药剂师、健康教育者、高级实践护士（在护士被定义为一门学科之前），以及儿科和精神病学的专科会诊，这在当时是不寻常的。晚间青年诊所由医疗、护理和其他医疗卫生专业的志愿学生组成，为来自全市各地的青年提供全面的医疗服务，包括避孕和妊娠服务。牙科诊所最初为儿童服务，但后来扩大为成年人提供牙科照护，在夜间由REACH的医生提供随叫随到的急诊服务。针对已确定的社区需求，政府制定了一些新的特殊项目，例如玩具借阅图书馆、翻译服务、性虐待评估和少女早孕项目。

50年后，REACH继续蓬勃发展，现在属于温哥华沿海健康部门，但仍然由一个社区委员会管理。许多在REACH社区参与过这种基于社区组织的运行良好的医疗团队工作的医学生和家庭实习住院医生，都已经在类似的环境中从事工作。

在以社区为基础的城市项目规划中，除临床诊疗外，大力支持教育使命至关重要。基于胜任力的目标和评价过程能确保学习者不把实习当作"田野考察"，但要充分接触患者和家属，学习如何与社区合作，以确定和应对需求。

Ateneo de Zamboanga大学医学院（ADZU SOM）：位于菲律宾的三宝颜市，也是西棉兰老岛和苏禄群岛的区域卫生医疗卫生中心，苏禄群岛是南太平洋服务水平最薄弱的地区之一，卫生统计数据不佳，卫生人力长期短缺。在ADZU SOM，疾病治疗的生物医学基础课程是在社会、文化、政治和社区环境中教授的。学生们了解到，虽然立即出现的医学症状是通过生物医学治疗，但个人健康和社区健康状况的产生和持续整合与更广泛的社会条件不可分割地联系在一起。医学教育计划由医疗的社会决定因素模式推动，以确保学生学会对社区医疗卫生需求做出反应。

社区参与贯穿于四年的课程。从第一年开始，学生们就在小型乡村社区开展社区项目，并进行一些临床学习。但如果学生整个四年都住在相同的小社区里，一直实施的是第一年开发的社区项目，这种参与则会终止。学生发起的项目旨在解决主要的社区卫生问题，充分利用社区现有的社会资源。例如，建造坑式厕所；改善饮用水的获取；为地方政府制定固体废物管理政策；发展家庭手工业来创收；创建家庭菜园；以及建造独木舟运送孩子们穿越湖泊去学校（Cristobal & Worley，2012）。

> 💡 **小提示**
>
> 通过与患者的互动，社区医学教师在为医学生和实习生提供指导方面发挥着关键作用。

研究

研究对于改善健康和医疗卫生至关重要。医生和其他医疗从业人员在每日与患者互动的过程中会提出一些问题。有时，这些问题可以通过查阅文献和（或）咨询同事来回答；在另一些情况下，问题的答案是未知的，研究可能被视为一种系统的回应。认识到这一点，重要的是医学生和学员学会把研究视为日常临床实践的组成部分。以社区为基础的医学教师可以很好地向医学学习者介绍基于实践的研究。这与Flexner的期望是一致的，即医学教师应当使用科学的方法开展患者诊疗。

小结

广泛的乡村和服务水平低下的城市环境越来越需要高质量的医疗卫生，特别是那些受贫穷、社会剥夺和物质使用障碍影响的弱势群体以及本地的居民和其他边缘化群体。因此，有必要在社区环境下进行医学教育，通过社区教育，医学学习者学会珍惜基于社区的实践带来的情感和智力上的满足感；同时，还能获得与环境对话、适应性技能和临床勇气相关的重要学习结果。

乡村和服务水平低下的城市环境中的医学教师在挑战医学学习者的信心和能力方面有着重要作用，例如学会在引发焦虑的情况下管理不确定性；在资源有限的情况下与患者、家庭、社区和整个卫生团队合作，探索创造性的解决方案；改善居民健康，为医疗卫生做出贡献（图12.2）。

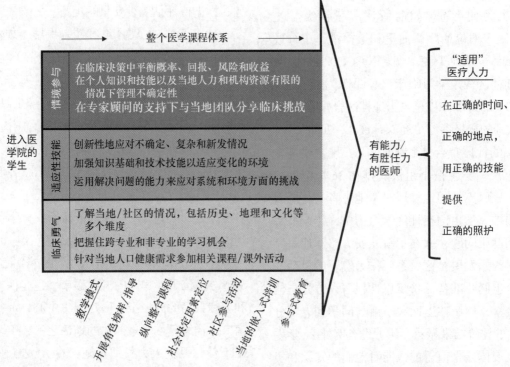

图12.2　乡村和城市医生教育的图形概要

参考文献

Bosco, C., Oandasan, I. (2016). *Review of family medicine within rural and remote Canada: education, practice, and policy.* Mississauga, ON: College of Family Physicians of Canada, 2016.

Cristobal, F., Worley, P. (2012). Can medical education in poor rural areas be cost-effective and sustainable: the case of the Ateneo de Zamboanga University School of Medicine. *Rural and Remote Health*, 12, 1835. (Online) 2012 Available: http://www.rrh.org.au.

Flexner, A. (1910). *Medical education in the United States and Canada: a report to the Carnegie Foundation for the advancement of teaching. Bulletin Number Four* (p. 1910) New York, NY: Carnegie Foundation for the Advancement of Teaching.

Green, L. A., Fryer, G. E., Jr, Yawn, B. P., Lanier, D., Dovey, S. M. (2001). The ecology of medical care revisited. *New England Journal of Medicine*, 344, 2021-2025.

Stewart, M., Brown, J. B., Weston, W., McWhinney, I. R., McWilliam, C. L., Freeman, T. (2014). *Patient-centred medicine: transforming the clinical method* (third edition). Boca Raton, Florida: CRC Press, Taylor and Francis Group.

Strasser, R. (2016). Students learning medicine in general prac-tice in Canada and Australia. *Australian Family Physician*, 45(1-2), 22-25.

Strasser, R., Hirsh, D. (2011). Longitudinal integrated clerkships: transforming medical education worldwide? *Medical Education*, 45, 436-437.

Strasser, R., Hogenbirk, J. C., Jacklin, K., et al. (2018). Community engagement: A central feature of NOSM's socially accountable distributed medical education. *Canadian Medical Education Journal*, 9(1), e33-e43.

Strasser, R., Hogenbirk, J. C., Minore, B., et al. (2013). Transforming health professional education through social accountability: Canada's Northern Ontario School of Medicine. *Medical Teacher*, 35, 490-496.

Strasser, R., Worley, P., Cristobal, F., et al. (2015). Putting com-munities in the driver's seat: the realities of community engaged medical education. *Academic Medicine*, 90, 1466-1470.

Tonkin, R. S. (1979). The REACH Centre- Its history and work (1969-76) I. Historical background and programme descrip-tion. *Canadian Journal of Public Health*, 70, 199-206.

Worley, P., Esterman, A., Prideaux, D. (2004). Cohort study of examination performance of undergraduate medical students in community settings. *British Medical Journal*, 328, 207-209.

第 13 章

纵向整合式见习中的学习
Learning in Longitudinal Integrated Clerkships

David A. Hirsh, Tara A. Singh, Yamini Saravanan, Lucie Kaye Walters

（译者：王 丹 审校：于 晨）

趋势

- 纵向整合式见习（longitudinal integrated clerkships, LICs）是国际上迅速发展的一种成功的临床教育模式。已有多种文献记录了在学术型医院和社区环境中，LICs 在教育、组织和社会等多个方面的结果。

- LICs 将教育和临床诊疗进行整合。

- LICs 解决了四个关键问题：确保教育结构与学习经验科学地相结合、重视学习环境并防止道德滑坡、提高教师的教学经验并支持卫生系统、满足患者和社会需求。

- LICs 以"学习科学"为实证基础，通过患者照护、教师监督和临床课程的连续性提供"教育连续性"。

- 在 LICs 中，学生可以从中获得学习和职业收益，满意度高，可为他们工作的场所提供效益。学生在医疗过程中扮演真实而有意义的角色，奉献精神和责任感是驱使他们学习的动力。

关键概念

- 教育连续性：一种基于学习科学的教育原则，利用人际关系、时间和有意义的角色的力量来培养知识、技能和职业素养；教育连续性包括一系列与患者、导师、同伴、社区及课程本身学习关系的"次连续性"。

- 纵向整合式见习（LICs）：以学习科学为基础的临床教育结构，解决传统科室轮转（TBRs）的问题；在 LICs 中，随着时间的推移，学生同时获得跨多个学科的临床能力，在指导医生的密切监督下，为不同的患者群体提供有意义的医

疗照护。

- 学习科学：教育学、认知学、社会心理学、神经生物学和信息技术 / 人工智能等多个不同领域的分支，共同促进人类发展、记忆和保留的实证基础；两个衍生的领域支撑着教育连续性和 LICs：间隔学习（通过不断重复的经验学习）和交叉学习（同时学习多个领域）。

引言

　　教育领域、卫生系统和政府部门的领导者根据众多学习者、患者、医疗机构和社会的需求，正在重新构建医学教育的前景。现行医学教育体系的培养过程和结果引发重要问题：什么是医学教育的终极目标？医学教育应该为谁服务？谁来做出决定？（Hirsh & Worley，2013）

　　临床医学教育的设计遇到一些实际问题：医学教育如何能够最好地促进学习和保持科学性？教育者如何将所学理论转化为循证实践？教育设计如何促进学习者发展的轨迹？医学教育如何支持和促进学生的人文素养、同理心、文化谦逊、好奇心和探究能力？医学教育如何改善医疗质量和成本、患者安全、医疗资源获取、社会责任和社区参与？何种教育方法和教育结构最适合学生、教师、患者、医疗机构和社会需求？

　　自 1971 年首次提出纵向整合式见习（LICs）以来，其引领者一直期望通过重新构建医学教育模式来解决目前医学教育和卫生服务所面临的极为严峻和核心的问题。LICs 的创建者致力于改善临床教学结构，使医学生最大程度地获益，同时解决患者、卫生系统以及人口需求。LICs 的核心概念是，

临床教育过程的改革和结果应有利于促进临床医疗的过程和结果。LICs 规划者清楚地认识到，该模式本身不是目标——教育和医疗服务的进步才是。因此，LICs 是手段，而不是目的。LICs 通过制订教育原则服务于个体（学生、教师、患者）、组织（行政事务、机构）以及社区（集体、地域和文化）的目的（Hirsh & Worley，2013）。倡导 LICs 的高校以及卫生系统的领导者明确表示，该模式能够不断提高教学和医疗服务质量。

> "教育和卫生服务改革必须同步前进，这一趋势不可阻挡。"

为了展示 LICs 理念如何指导实践和取得教育成果，本章将回顾 LICs 的定义、历史、基本原理和结构，总结关于 LICs 的研究和文献资料，并提出了发展和使用 LICs 的实用技巧。

定义 LICs

在医学教育连续体中，这些基本的教育理念和 LICs 的定义有明显的关联（Hirsh et al.，2007），与医学教育和医疗服务关系密切。LICs 的定义来自 2007 年在美国马萨诸塞州剑桥市举行的国际纵向整合式见习联盟会议。当时，在借鉴了医学文献中所有与 LICs 类似项目的基础上，教育专家和 LICs 项目的引领者对 LICs 的特征进行了描述。LICs 被定义为临床医学教育的核心要素，医学生应：

1. 跟进并参与患者的综合性医疗过程。
2. 与负责这些患者的临床医师保持不断学习的关系。
3. 达到每年临床核心胜任力要求，同时通过这些经验的积累，开展跨学科交流（Walters et al.，2012）。

会上达成共识的定义中并未对 LICs 的见习时长做明确要求，只是规定了每学年主要的临床核心胜任力要求。但 LICs 的最低时限有其教育学依据。时间的长短是由学生需要获得多少经验决定的，这些经验将影响他们继续学习和临床实践的能力。几十年来在各种方案中积累的众多经验表明，经过最低限度的 6 个月，LICs 就会产生效果，LICs 时间越长，可能效果越好。

历史

1971 年，美国明尼苏达州政府认为州立医学院需要更好地满足本州劳动力的需要。在乡村工作的毕业生太少，同时太少的学生选择那些满足人群健康需求的专业学科。全科医生尤为稀缺，以至于州政府不得不寻找补救措施。为了解决这一问题，教育领导者提出乡村医生援助项目（rural physician associate program，RPAP），并对一些医学教育的固有观念提出挑战：

1. 放弃了美国医学院在第三学年进行的传统的科室轮转（traditional block rotations，TBRs），支持单一的多学科融合实践。
2. 将医学生安排在主要教学医院之外的非固定诊所。
3. 将医学生分散到小社区进行生活和学习；聘请临床医生作为教师，而不是承担科研任务的学术型医生。
4. 学生主修家庭医学专业而不是传统的学科专业。
5. 确保学生能够接触到不同的急、慢性病患者和有预防服务需求的患者。

RPAP 取得了成功。不论是学习者还是劳动力的产出均显示，该项目实现了大学和州政府的目标（Verby et al.，1991）。在华盛顿、密歇根州、夏威夷、南达科他州和北达科他州，其他的医学生教育计划也在进行。这些项目也是研究型大学和培养劳动力使命的大学工作中的一部分。实施 RPAP 和其他项目近 50 年的数据表明，这些项目的结果是令人鼓舞的，达到了学生、机构和社区的目的。

1993 年，教育工作者在英国剑桥创建了第一个已知的城市 LIC——基于社区的剑桥临床课程。这个项目再次证明了在研究型大学开展 LICs 教学的可行性。与以往的做法相似，参与该项目的学生不再进行科室轮转，而是在城市的社区医院门诊进行培训，这一做法取得显著的效果。以英国剑桥成功的范例为基础，结合美国早期面向乡村的 LICs，1997 年，澳大利亚弗林德斯大学（Flinders University）建立了自己的 LICs 模式。这种模式被称为同步农村社区课程（parallel rural community curriculum，PRCC），它为澳大利亚的 LICs 铺平了道路，成为 LICs 研究的引领者。的确，PRCC 的结果直接支持了澳大利亚政府的劳动力政策，建立了乡村临床学校基金。现在澳大利亚近一半医学院校都在推行 LICs。一些学校，如新南威尔士的伍伦贡大学（University of Wollongong）将 LICs 应用于全校。

在美国两所城市的医学院校，LICs 的快速发展显然是遵循这种模式。2004 年，哈佛大学医学院在马萨诸塞州的剑桥市启动了剑桥整合式见习（Cambridge integrated clerkship, CIC）。如同它的名字一样，这种见习模式在英国也流行起来。但与英美及澳大利亚原有的 LICs 不同的是，哈佛的这种模式依赖临床专科医生。CIC 的目标并不涉及劳动力问题，而是致力于提高医学生的临床、科研学习能力和职业素养。大量数据和资料研究支持该模型的原理、结构和结果，进一步推动了 LICs 的发展（Hirsh et al., 2007, 2012; Ogur & Hirsh, 2009; Ogur et al., 2007）。随后，一批致力于推进临床医学教育的领导者和高级管理人员也加入到了国际纵向整合式见习联盟（Consortium of Longitudinal Integrates Clerkships, CLIC）中，并于 2007 年在马萨诸塞州的剑桥召开了第一次会议。

加州大学旧金山分校创建了第一个 LICs 项目，该项目位于高度专业化、研究密集型的四级医疗中心，这是继剑桥模式之后的又一重大突破。该项目称为"帕纳塞斯山整合学生临床经验"（Parnassus integrated student clinical experience, PISCES），项目扩展了该模型的场地和范围，也显示了在亚专科临床环境中取得的成功（Poncelet et al., 2011）。许多发表的论文阐明了该模式的过程和结果。

此后，美国哥伦比亚大学、北卡罗来纳大学、杜克大学和加拿大阿尔伯塔省、不列颠哥伦比亚省和安大略省的大学以及北美和澳大利亚的其他知名院校，陆续将 LICs 模式应用于新的机构并赋予新的目标。许多新的 LICs（如哥伦比亚）将卫生系统目标整合到项目中，在提供高水平的临床教育的同时进行管理、领导力和临床实践的培训。

北安大略医学院（Northern Ontario School of Medicine）是北美第一所将 LICs 应用于所有学生的学校。其他医学院也紧随其后。各医学院校也在扩大校内 LICs 的规模，例如，南达科他大学（University of South Dakota）已经将 LICs 应用到了全校；明尼苏达大学创立了基于城市的 LICs 和

强化专业的 LICs（例如高级儿科培训）。此外，加州大学旧金山分校（UCSF）在以临床转化和质量闻名的大型医疗系统——著名的凯萨医疗集团（KP）建立了两个 LICs 基地。UCSF 还扩展它们的四级医院 LICs，并且增加了乡村项目。在北加利福尼亚州的两个 UCSF-KP LICs 成功的基础上，KP 在南加利福尼亚州开办了自己的医学院，所有学生都将在一年多的时间里参加 LICs。在全球范围内，LICs 正在快速增长，2009—2014 年，已知创建 LICs 的机构数量增加了 1 倍以上，自此以后又增加了 1 倍以上。

基本原理

LICs 是在教育、临床、卫生系统和政府领导者密切关注的背景下出现的，它发生在学习理论迅速发展、亟需改善医疗服务的新时代。因此，学习、职业、卫生系统和社会需求构成推动教育转型和 LICs 教学改革的四大要素。

学习的需求

实证衍生的学习科学应该为我们的教育结构提供信息。除了指导教学实践之外，学习科学还展示了最能支持学习和记忆的教育结构（Poncelet & Hirsh, 2016）。实证研究的两个领域突出了证据的重要性及其与临床教学再设计的联系：间隔学习（spacing learning）和交叉学习（interleaving learning）。"间隔"指的是经常回顾学习过的内容（知识点或技能），以达到巩固、反思，甚至"必须忘掉"一些学到的内容的目的。不断地间隔学习可以提高记忆力。间隔学习推动着 LICs 中的"纵向"概念的发展。"交叉"指的是同时学习多种不同的学习内容，如同时学习多种语言，或同时学习几门不同的课程。交叉学习也能够提高对知识的保持水平，并与间隔学习相互独立且优势互补。交叉学习推动了 LICs 中的"整合"概念的发展。

总之，纵向学习（间隔学习）和整合学习（交叉学习）理论，以及关系、社会和工作场所学习科学的概念，构成了教育连续性的原则（Hirsh et al., 2007），支撑着 LICs 的开展。教育连续性建立了人际关系、时间和有意义的角色的力量，以培养知识、技能和职业形成（图 13.1）。时间因素使

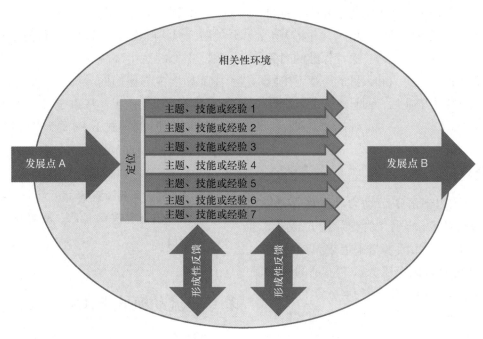

图 13.1　教育连续性

得经验和关系的本质发生了改变。与较短且更匿名的教学结构相比，时间让学生与患者以及与他们专业和跨专业教师进行更多、更密切的接触。时间提供了重复性全方位反馈及重复性自我和群体反思的机会。每个学生的发展轨迹是不同的，教育环境的连续性使得课程既能保持标准化，又能针对个体保持灵活性（Latessa et al., 2017）。临床场景下的医学教育连续性又引发一系列"次连续性"：（患者和其他人群的）医疗连续性、（教师和跨专业团队的）管理连续性、课程的连续性以及同伴教学。这个框架还实现了学习者理想的连续性——推动学习者个人和专业能力增长的核心价值。

> 📌 "由于教育的连续性特征，教师们在较长的时间里监督学生。教师们说：和学生共处的时间很重要——这意味着我在教授'我的'学生，而不仅仅是教授'一名'学生。"

职业的需求

这种教育结构应注意隐性课程的影响（见第6章），可能会对学习环境、学生学习和职业发展以及学生健康产生不利影响（Hirsh et al., 2012；Hirsh, 2014）。这种不利影响将以结构化、隐性、物化或者贬低学习者、患者、合作者和人群的形式，威胁着学习和专业实践。当学生受到贬低，或者在学习中被归为匿名、被动或无足轻重的角色时，他们就会强烈地感知到。LICs 的引领者探索隐性课程并重构医学教育体系，以便：①通过最有能力和最专业的教师、临床医生和科学家来指导学生的学习和成长；②在教育结构中学习，通过在医疗过程中扮演有意义的、参与度高的、真实的角色来支持学生的发展（Hirsh & Worley, 2013；Hirsh et al., 2012）。

卫生系统的需求

从个体教师和临床医生到整个科室和机构，卫生系统都需要转变观念：从"学生是负担"（或旁观者）到"学生是效益"。随着关系和时间的推移，学生可以在质量、安全、沟通、效率和同质化服务等方面提高医疗能力。在整个医疗过程中，LIC 学生身体力行地体验患者的感受，并尽可能改善科室或卫生系统的流程。学生可以在各自工作的科室完成纵向见习，分析人口健康需求，共享（甚至创建或修复）IT 资源，为患者担任健康倡导者，或为患者或社区提供外延服务。LIC 学生的工作可以帮助卫生系统满足患者的需求，并吸引患者接受照护服务（Beard et al., 2019）。LICs 设计还能让医学院受益，从而扩大招生，解决医生的劳动力短缺问题。LICs 创造了机会，将学生安置在不用进行传统科室轮转的社区中，还为教与学开辟了新的教学场所，创造了"任务驱动"的增长，并将卫生系统的需求与社会需求联系起来。医疗保健的当务之急是通过教育来改善对个人和人群的医疗卫生服务水平，不仅是在学生毕业后，而且是作为教育模式的结果实时进行。

社会的需求

医学教育应致力于解决劳动力和社区需求。为满足这个要求，LICs 的引领者倡导通过改革、CQI、承担社会责任和社区参与来追求卓越的教育。他们的目标是针对医疗服务水平不足的地区（如城市、乡村、边远地区）、低服务水平的学科和专业（如外科 / 技术、专科、初级卫生保健以及心理社会）以及服务不足的人群。LICs 引领者试图通过构建医学教育结构来解决我们教育系统目标、投入、过程和产出的问题。

模式类型

随着 LICs 规模的快速扩大，研究人员正在对其分类进行定义。类型学要求研究能明确区分 LIC 和 LIC 类似的项目，并描述哪些 LIC 元素在什么情况下促进了哪种学习及专业的发展，以及为什么。类型学同样区分了 LICs 对患者、教师、办公室 / 机构以及社区的影响。随着教育领导者早就提出了"第二代"LICs 的概念，LICs 模式共同秉承了 2007 年国际 LIC 联盟达成的共识：全科模式（generalist models）和多专业流动模式（multi-specialty streams models）。

全科模式 LICs

全科模式 LICs 将学生安排在全科医生或家庭医生办公室。在这些环境中，丰富的临床经验确保能够满足学生的所有学术需求。学生的主要教师是全科医师，他们建立起一个患者队列以供学生进行纵向学习，支持学生在诊疗过程中能够充当真实而有意义的角色。为了满足这些要求，全科教师可在 LICs 前和（或）后增加特色经验。此外，乡村地区的学生也会遇到"进镇"提供临床服务并开展小组教学的专家。

大多数的全科模式 LICs 是在乡村和边远地区开展的，但该模式实际可以用在任何有同时在社区和医院工作的医生环境中。关键是让学生在门诊和住院环境中与他们的导师一起工作。由于学生常常分散到各个社区，从事全科医学实践，因此一些专家也把全科模式 LICs 称为"分散沉浸模式"（dispersed-immersed models）。

📌 全科医学教师解释道："学生在医疗过程中扮演很重要的角色，就好像'课程自己上门'。"

多专业流动模式 LICs

哈佛大学与加州大学旧金山分校的多专业 LICs 采用了不同的结构。在多专业流动模式中，在同一周内医学生都要在多个门诊科室进行见习，见到不同专业教师的患者。与他们的教师一起，根据需要的多样性，学生们同时建立起不同学科的患者群体。教师和学生通过多重因素来共同构建起学生的患者群体：①课程目标（创建一个能够代表课程核心要求的多样化的患者小组，让学生参与其中）；②患者需求（得益于学生纵向干预的慢性病、危重和失能患者）；③实用性（学生能够对其进行随访的患者）；④患者同意。教师和学生需获得患者的口头同意，向患者解释项目内容，设立预期结果。

在多专业流动模式中，学生在整个卫生系统的门诊、急诊和住院环境中跟踪患者，并与其他专家合作。选择的见习专业、每个学科的学生规模以及每周或每两周见习的时长均取决于每个学校的培养目标。已经发表的关于哈佛大学和加州大学旧金山分校的模式概括介绍了每周的（见习）时间表（Ogur et al.，2007；Poncelet et al.，2011）。

全科模式和多专业流动模式 LICs 的功能类似，所以可能会产生类似的结果。每种模式中，学生接受了连续性教育，并与他们的患者、同事、导师和跨专业的同事、机构环境、课程的核心主题和社区保持联系（Latessa et al.，2017）。LICs 相关的连续性支持学生的个人和职业发展，这与时间有限、过程间断的传统的科室轮转不同。

LICs 的影响

对于学生而言

与内容、评价模式（书面或实践）或考试结构（国家或学校考试）无关，LICs 学生的考试成绩始终优于传统科室轮转的学生（Poncelet & Hirsh，2016；Walters et al.，2012）。参与 LICs 的学生在高阶临床技能上表现得更为自信，这些技能包括：处理不确定事件、反思性实践、自我指导、与不同人群的合作以及对医疗健康系统的理解（Greenhill，Richards，Mahoney，Campbell，& Walters，2018；Hirsh et al.，2012）。LICs 学生对患者的遭遇有合理的处理方式（Ogur & Hirsh，2009；Snow et al.，2017；Walters，Prideaux，Worley，& Greenhill et al.，2011）。学生对工作做了更好的准备（Roberts et al.，2017），而且最新数据表明，与传统科室轮转的学生相比，教师更信任 LICs 的学生。

对于医生和患者而言

教师肯定了 LIC 学生对医疗的贡献，他们感到学生对这种学习方式有更强的自主权，并且对这种教学模式的满意度很高（O'Brien et al.，2016；Snow et al.，2017）。临床教师证实纵向教育加速了 LIC 学生从边缘角色（如共享信息，并对患者提供支持）逐渐转向更核心的"医生"角色（如承担责任，向患者解释对其病情的管理）（Poncelet & Hirsh，2016；Walters et al.，2011）。LICs 增加了与专业人士的联系、实践准备、有效的跨专业工作、对临床技能的深度认知、文化意识和对卫生系统的理解（Roberts et al.，2017；Hirsh et al.，2014）。由于可以招募学生加入到对应学科，乡村全科医生和医院专家对参与 LICs 也有浓厚的兴趣。

与 LIC 学生建立良好关系的患者也能从双方日益加深的信任和相互尊重中获益（Flick et al.，2019；Hirsh et al.，2014）。在城市 LICs 中，患者认为医学生更容易接触并且会用更多的时间回答他们的问题。患者认为医学生通过疾病治疗的教育后，能提高对患者的诊疗质量（Beard et al.，2019；Flick et al.，2019）。Gaufberg 等表明，LIC 学生以患者为中心的强烈态度会在住院医生培训期后持续下去（Gaufberg et al.，2014）。

患者会问："我能拥有自己的私人医学生吗？"

对于组织而言

医学生们促进了整个卫生系统重要信息的交流，而医学生作为卫生系统的向导和"翻译"，使患者获益（Ogur & Hirsh，2009）。通过有意义的角色和时间，学生扩大了医护团队的监管和范围，并创造了更多和更丰富的治疗关系。有 LIC 的医疗机构有许多好处：招聘住院医生和临床医生；加强对信息技术的使用（以及学生对信息技术的掌握）；具有启动研究和质量改进的灵感及能力；与医学院合作的机会和地位，以及在一些项目中对教学和诊所基础设施的财政支持（Snow et al.，2017）。在以往只能安排少量医学生实习的小医院中，LICs 项目推动其组织变革、跨专业汇报、文献研讨会和质量改进进程（Somporn et al.，2018）。

对于社区而言

对于具有社会责任的大学，LICs 转变推动了社区的参与。通过包括社区成员、领导者及政策制定者的参与，促进了统一的、互利的教育和照护服务规划（Somporn et al.，2018）。在加拿大，一项研究表明，LICs 模式创造了显著的财政效益，促进了经济发展，提高了社会能力（Hogenbirk et al.，2015）。

LICs 学生更关注社会公众利益，许多人在学习时就选择未来在他们的社区就业。LICs 影响了医学院学生的观点，一项针对校友的研究表明，与传统科室轮转的毕业生相比，LICs 毕业生参与社会公平和健康宣传教育的人数增加（50%）（Gaufberg et al.，2014）。在签署了问责制的 LICs 中，有更多的毕业生选择进入初级保健机构并在农村地区工作。

发展和维持 LICs

开发 LICs 的引领者必须将制度与实践环境相结合。一开始，LICs 规划者必须让大量相对独立的利益相关者参与进来，并正确估计管理变革所需的时间。随着引领者从概念设计转向细致入微的细节，他们必须在包容性（缓慢）规划和更具指导性的及时（快速）决策之间取得平衡。为了减少意外后果，我们推荐外部 LIC 专家（检验可行性）和"知情的内部人士"（检验可接受性）两种模式。背景和组织框架将指导采用哪种 LIC 模式（全科或多专业流动），以及如何调整该模式以适应学习者和临床的需求。

LICs 必须有优秀的员工。工作人员维持着后勤流程，调整学生的日程安排，应对动态的卫生系统，并指引学生在医学院和卫生服务之间寻找平衡点。教职员工在支持学生身心健康方面扮演着重要的一线角色。LICs 的领导者应寻找善于沟通、具有组织能力、细致和有耐心的员工。LICs 可能需要员工参与广泛的角色：寻找基于校园的教育并接受评估、招聘教师、提供专业发展、支持信息技术和远程学习、招收学生，并为旅行和住宿提供便利。员工领导者必须能够应对突发的挑战。

有效的学习关系是 LICs 的核心。即使 LIC 导师必须平衡临床服务要求和学生的学习需求，他们绝大多数依然做了积极的反馈（Snow et al.，2017；Walters et al.，2011）。在纵向关系中，患者肯定了学生增加参与的好处，但教师必须有意识地采用同意和保密管理系统，尤其是对于被剥夺权利和易受伤害的患者。幸运的是，据报道，与传统科室轮转相比，LICs 的服务压力更小，因为临床医生和学生会随着时间的推移建立合作关系。有文献证明，LICs 学生在不降低教师产出的情况下，逐步为临床产出做出了贡献（Walters et al.，2012；Walters，2014）。

教师必须认识到，他们没有责任教授学生"全部的课程"。教师发展应支持教师成为引导者，帮助学生接触患者，塑造专业角色，为学习设定高标准，并随着时间的推移增加学生的责任感。在有机会对课程和评价做出贡献并产生影响时，以及在学生出现学业或个人困难需要接受及时性和支持性干预时，临床教师应重视与学校的联系。

学生在诊所的连续性，使得学生咨询会议、临床医生排班和学生评价都能被纳入医疗机构的日常运营职责。如果实践有足够的空间，学生应该在临床主管加入会诊之前开始患者会诊。这种"平行咨询"技术可能需要改变接待处和工作人员工作流程以及诊所预约安排（Walters，2014）。而在这之前，卫生服务部门必须查阅相关政策，确保学生了解他们在医疗环境中的角色和责任。

连续性的关系可以为学生提供机会来体验学习的改变，但这种学习体验可能会让人不舒服。当学生感觉到自己不称职时，项目负责人需要认识到并帮助学生理解自己的发展轨迹，积极地通过共同努力来帮助学生加强适应能力。教师应谨记并向学生解释，当知识或技能出现差距时，纵向设计允许创造个性化的学习体验。项目负责人应明确教授学生面对困难的品质，并通过分级支持帮助学生克服挑战。同伴支持以及与同辈 LIC 毕业生的联系也有助于了解 LIC 学生的经历。

接收 LICs 学生的社区认为，他们对医学教育做出了重要贡献，作为回报，他们或许期望在未来的社区中拥有一支可靠的、高质量的医疗队伍。这种期望会给学校和项目领导者以及学生个人带来沉重的责任。机构领导者应该为社区利益相关者建立现实可行的期望，以便让社区方面可以获得早期和持续收益，以此来维持社区对 LICs 的支持（Poncelet & Hirsh，2016）。

开发和维护 LIC 标志着一项深思熟虑的投资，其目标是改善教育过程和结果（例如，学习、学习环境、工作准备、人文行为、职业选择）。在第一次阐明变革的必要性并将 LIC 视为可能的解决方案时，领导者应制订计划，对照计划目标评估结果。严谨的学术研究有助于确定成功和持续的需求，指导改进，传播经验教训，推动进一步的创新。使用现实主义方法评价的探索性和解释性研究应该更全面地描述什么有效、对谁有效、在什么环境下有效以及为什么有效。

小结

在各个国家和医疗机构的全科模式及多专业流动模式下，LICs 正在蓬勃发展。数十年来，医学教育文献已经论证了 LICs 的成功及达到的目标。LICs 通过连续与间隔的教育模式，以及交叉学习的方式来支持学习。学生担任的真实又有意义的角色推动了他们的学习和医疗技术。LICs 的经历使医学生从根本上发生了变化，无论是学生、教师，还是患者，在人性化和个人素养方面都有所转变。

关于 LICs 影响力的证据已经很充分，但该模式只是其中一步。LICs 的成功故事让我们学会使用核心价值观和教育科学来开发新的教育模式，以持续推进临床学习和关注社会需求。

参考文献

Beard, A. S., Candy, A. E., Anderson, T. J., et al. (2019). Patient satisfaction with medical student participation in a longitudinal integrated clerkship: a controlled trial. *Academic Medicine, 95*(3), 417−424.

Flick, R. J., Felder-Heim, C., Gong, J., et al. (2019). Alliance, trust, and loss: experiences of patients cared for by students in a longitudinal integrated clerkship. *Academic Medicine, 94*(11), 1806−1813.

Gaufberg, E., Hirsh, D., Krupat, E., et al. (2014). Into the future: patient- centeredness endures in longitudinal integrated clerkship graduates. *Medical Education, 48*(6), 572−582.

Greenhill, J., Richards, J. N., Mahoney, S., Campbell, N., Walters, L. (2018). Transformative learning in medical education: context matters, a South Australian longitudinal study. *Journal of Transformative Education, 16*(1), 58−75.

Hirsh, D. (2014). Longitudinal integrated clerkships: embracing the hidden curriculum, stemming ethical erosion, transforming medical education. In F. W. Hafferty, & J. ODonnell (Eds.), *The hidden curriculum in health professions education.* Hanover: Dartmouth College Press.

Hirsh, D., Gaufberg, E., Ogur, B., et al. (2012). Educational outcomes of the Harvard Medical School-Cambridge Integrated Clerkship: a way forward for medical education. *Academic Medicine, 87*(5), 1−8.

Hirsh, D. A., Holmboe, E. S., Ten Cate, O. (2014). Time to trust: longitudinal integrated clerkships and entrustable professional activities. *Academic Medicine, 89*(2), 201−204.

Hirsh, D., Ogur, B., Thibault, G., Cox, M. (2007). New models of clinical clerkships: "continuity" as an organizing principle for clinical education reform. *New England Journal of Medicine, 356*(8), 858−866.

Hirsh, D., Worley, P. (2013). Better learning, better doctors, better community: how transforming clinical education can help repair society. *Medical Education, 47*(9), 942−949.

Hogenbirk, J., Robinson, D., Hill, M., et al. (2015). The economic contribution of the Northern Ontario School of Medicine to communities participating in distributed medical education. *Canadian Journal of Rural Medicine, 20*(1), 25−32.

Latessa, R. A., Swendiman, R. A., Parlier, A. B., Galvin, S. L., Hirsh, D. A. (2017). Graduates' perceptions of learning affordances in longitudinal integrated clerkships: a dual-institution, mixed-methods study. *Academic Medicine, 92*(9), 1313−1319.

O'Brien, B. C., Hirsh, D., Krupat, E., et al. (2016). Learners, performers, caregivers, and team players: descriptions of the ideal medical student in longitudinal integrated and block clerkships. *Medical Teacher, 38*(3), 297−305.

Ogur, B., Hirsh, D. (2009). Learning through longitudinal patient care - narratives from the Harvard Medical School - Cambridge Integrated Clerkship. *Academic Medicine, 84*(7), 844−850.

Ogur, B., Hirsh, D., Krupat, E., Bor, D. (2007). The Harvard medical school-Cambridge integrated clerkship: an innovative model of clinical education. *Academic Medicine, 82*(4), 397−404.

Poncelet, A., Hirsh, D. (Eds.), (2016). *Longitudinal Integrated Clerkships: principles, outcomes, practical tools and future directions.* Syracuse, NY: Gegensatz Press.

Poncelet, A. N., Bokser, S., Calton, B., et al. (2011). Development of a longitudinal integrated clerkship at an academic medical centre. *Medical Education, Online, 16,* 5939.

Roberts, C., Daly, M., Held, F., Lyle, D. (2017). Social learning in a longitudinal integrated clinical placement. *Advances in Health Sciences Education, Theory and Practice, 22*(4), 1011−1029.

Snow, S. C., Gong, J., Adams, J. E. (2017). Faculty experience and engagement in a longitudinal integrated clerkship. *Medical Teacher, 39*(5), 527−534.

Somporn, P., Ash, J., Walters, L. (2018). Stakeholder views of rural community-based medical education: a narrative review of the international literature. *Medical Education.*

Verby, J. E., Newell, J. P., Andresen, S. A., Swentko, W. (1991). Changing the medical school curriculum to improve access to primary care. *Journal of the American Medical Association, 266*(1), 110−113.

Walters, L. (2014). Parallel consulting in community-based medical education. In A. B. Chater, J. Rourke, I. D. Couper, R. P. Strasser, & S. Reid (Eds.), *Wonca Rural Medical Education Guidebook World Organisation of Family Doctors: Wonca Working Party on Rural Practice.* Available from www.globalfamilydoctor.com. (Accessed 14 January 2017).

Walters, L., Greenhill, J., Richards, J., et al. (2012). Outcomes of longitudinal integrated clinical placements for students, clinicians and society. *Medical Education, 46*(11), 1028−1041.

Walters, L., Prideaux, D., Worley, P., Greenhill, J. (2011). Demonstrating the value of longitudinal integrated placements for general practice preceptors. *Medical Education, 45*(5), 455−463.

第 14 章

模拟环境下学习
Learning in a Simulated Environment

R. Kneebone, D. Nestel, F. Bello

（译者：谢文轩　审校：匡　铭）

趋势

- 模拟是一种手段，而不是目的。
- 模拟必须趋向真实，在一定程度上反映临床世界的现实，且与其产生共鸣。
- 模拟不需要复杂或昂贵才能有效。
- 模拟技术将会继续快速发展，为教育和培训开放更多的机会。
- 模拟可以整合"沟通交流"（临床团队和模拟病人）和技能操作（技术）。

关键概念

- 模拟参与者（病人）（SP）：经过培训的个体，在场景中对个人进行描述并向学习者提供其经验的反馈（Nestel & Bearman, 2015）。在最常见的情况中，参与者是病人的角色。
- 混合模拟：模拟模式的整合，从而实现完整的临床实践（Kneebone et al., 2002），如模拟参与者配合任务训练器实施操作性技能。
- 作为设计的模拟：模拟设计的概念框架包括选择、提炼、重现和强化（Kneebone, 2016）。
- 混合模拟器：物理模型与定制软件和电子 / 机电的组合，提供一系列支持学习的交互式环境。

引言

　　数十年来，关于模拟是否有效的讨论已经转变为如何引入和实施模拟教学。最初，人们关注的重点是模拟的高科技，应用也集中在麻醉和介入治疗，而现在，模拟已经扩展到临床教育的各个层面。问题已不再是我们是否该使用模拟，而是该如何使用。

　　然而困惑仍然存在，通过模拟进行的学习通常被认为是需要专用设备和复杂装备的专业领域。模拟经常被认为是一种目的，是把技术性操作从临床环境中分离出来，并将其作为一种可独立存在的实践。"模拟中心"一类的术语使模拟本身成为焦点，而不是模拟什么和为什么模拟。这种与昂贵静态设施和高技术的历史关联，可能会掩盖了模拟在更简单水平上的广泛用途。

　　对"技术性"和"非技术性"技能进行无益的区分，会将教育实践分割开来（Murphy et al., 2019）。本章并不认同这种分割的概念，反而主张方法和资源的整合，同时明确表明，正如像讲座、床旁教学或任何其他教育学方法一样，模拟是一种手段，而不是目的。随着临床实践的发展，模拟提供了同步资源支持学习者学习，促进学习者临床经验的增长。

　　模拟可以对参与者产生巨大的影响，同时需要人们进行特定的考量，以保证这些影响是积极的、有建设性的并且符合伦理道德（Park & Murphy, 2018）。

💡 小提示

　　像其他教育方法一样，模拟可以帮助学生为他们在临床实践中的学习做好准备。

　　本章适用于一般的医学读者，而不是模拟专家。本章旨在对当前模拟医学的发展情况进行通俗易懂的描述，并将重点放在医学教育而非专科培训上。我们认为，模拟可以在任何地方实施，而不仅仅是在模拟中心。临床医生和医学教育工作者面临的一个挑战是要对模拟进行管控，使之成为常态化手段，无需考虑是否有条件使用昂贵的专业设备。因此，我们从基本问题出发，探讨模拟可以为哪些临床教育中的挑战提供解决方案。

背景

我们将模拟定义为采用设计原则整合医疗与教育的过程。主要的关注点是在临床实践中临床医生和患者、教师和学生之间发生了什么。必须在信任、有操守和职业素养的情境下应用知识和技能，而模拟必须反映这种人际关系。

专业性的获得需要持续刻意练习，不断提升技能水平，同时在一个支持性的学习环境下，得到学习的反馈和评判。模拟可对临床接诊过程进行暂停、重启和回放，这为教育原则在临床环境中的应用提供了宝贵的机会。使学习者体验失败，帮助其认识到自己胜任力的局限性也是很重要的。这些模拟状态下的理想情况跟临床真实环境中存在的限制和危险常常相冲突。

模拟为应对以上部分挑战提供了解决方式，它将临床诊疗的各个方面（包含了所有的危险和复杂性）移植到一个安全的环境中。这个环境将首先满足学习者的教育需求，且没有现实中的患者会受到伤害。

> **小提示**
>
> 模拟为学习者提供了在患者安全的环境中演练临床诊疗的机会，使学习者获得反馈，以提高未来的实践能力。

因此，我们认为，模拟本身并不是目的，而是一种支持学习的方式。近年来，重点已经从在独立模型上进行所谓的"技术性"操作，转变到一个综合的模式，这个模式包含独立的个体一起工作时形成的复杂的人际情境。这需要借鉴教育理论，了解人们是如何学习的，尤其是在压力和应激的环境下。

早期的讨论集中在一些实际问题上，比如模拟器或模拟临床场景。现在的争论是如何更加恰当地把模拟融入临床实践中，并确保技术和人文之间

的平衡。我们不能把患者看作用来执行任务的无生命的个体和程序。每一次与患者或同事的接触都应该是独一无二的。

本章质疑模拟需要昂贵的仪器设备这一观点。模拟的发展，如现场模拟，通过将模拟用于临床场景，淡化了医疗和教育之间的界限。我们本身在混合、分布式和顺序模拟上的发展（后续讨论）提供了更多的可能性。最近，模拟已经被用来作为一种患者和社会共享的封闭实践医疗模式。

作为设计的模拟

模拟可被认为是一个动词，而不是一个名词，是一个活动或方法，而不是一个地点或物理模拟器的组合。模拟被视为一种活动，比普遍认为的更加灵活，并且可以根据个体情况和需要进行调整、修改和塑造。为了实现这一点，一个概念性的框架是必要的。模拟被构建为一个活动的过程，包含以下元素（Kneebone，2016）：

- 选择：从复杂的世界中选择需要被检查、教授和学习的内容。这需要在"临床医生""教育者"与"患者"的视角之间进行对话。例如，学习一种床旁操作（例如给一个术后急性尿潴留的痛苦老年男性插尿管）可能被认为是一种学习需要。

- 提炼：将选择的内容从原来的情境中进行提炼。这需要对医患互动（包括精细动作技能）和临床学习中的关键目标进行分析。在上例中，插导尿管需要操作性技能（准确和安全地插入导管）和人际关系敏感度（在与临床同事一起工作时安抚痛苦的患者）的结合。

- 重现：对提炼后的内容进行重现，这提供了执行一项正在讨论中的任务的机会——在模型上进行实践操作，同时将患者作为一个真人进行互动。这可能发生在一个专门的中心或在替代性场所，从而使被选择的临床实践能在一个安全但真实的模拟环境中进行。在设计适当的学习环境时，这种环境考虑到临床医生、患者、学习者和教育工作者的需求，以平衡挑战和支持。

- 强化：是这一过程的结果。通过剥离那些不重要的东西（比如在病房里的其他患者或其他真

实世界中的复杂因素），学习者就在那一时刻被解放出来以专注于他们的个人学习需求。

> 💡 **小提示**
>
> 模拟设计的概念框架由选择、提炼、重现和强化构成。

模拟病人

本节将概述模拟病人（simulated patients, SPs）在捕捉临床实践本质和在实现上文描述的"重现"中所扮演的关键角色。医疗实践的核心是患者和医疗保健专业人员之间的沟通。Kneebone（2014）描述了这种关系是如何通过"表达"来调节的：

> 📌 "'表达'……是一个可以同时从字面和隐喻的角度来解读的复杂概念。从这个方面来说，表达包括面部表情、手势、接触，甚至临床干预，它是医学中联系的主要介质。表达具有同时传送和接收的功能，持续不断地调节自身的表达和回应他人。"
>
> **Kneebone（2014）**

正是通过上述的表达方式，模拟病人作为在这种医疗关系中真实患者的代表，为医疗卫生专业教育做出贡献。

模拟病人的方法论和医学教育趋势

自 20 世纪 60 年代起，有关 SPs 的报告开始出现在医疗及后来的医学教育领域。第一个有关 SPs 的文件出自美国神经病学家和创新教育家 Barrows（Wallace，2006）。Barrows 尝试教健康的人如何展示临床症状，以便让医学院学生做好临床见习准备。然而，他关心的不仅仅是临床症状，更主要的是训练 SPs 如何更好地扮演真实患者。经验丰富的临床医生都无法检测出这些 SPs 不是真实的患者。尽管最初受到来自同行的阻力，但 Barrows 坚持不懈，目前全球范围已形成一个成熟的 SPs 产业。

模拟病人方法论中的基本概念

尽管现在人们把 SPs 描述为在医疗场景中扮演患者，并向学习者反馈他们接诊过程和体验的人（Nestel & Bearman，2015），但他们的实践范围存在巨大差异。SPs 方法论是指基于模拟病人实践，以教育或研究为目的的相关学术研究。在此，"SP"中的"P"指代患者，但它也极有可能指代其他参与者，如家属、旁观者、医疗专业人士或者模拟场景中的其他人员。我们同样使用"模拟"（simulated）而不是"标准化"（standardized，在北美常用）来反映我们对于医患关系的理念，以及 SPs 对这种关系的重现。

一段有效的关系应能通过持续的表达或回应而达成理解和尊重。当前 SP 方法中需要协调好客观结构化临床考试（objective structured clinical examinations，OSCEs）中 SP 刻画的标准化和呈现的真实医患关系复杂性之间的矛盾。事实上，我们认为个体差异是 SP 方法论中的独特优势，反映了临床实践中的不确定性和不可预测性。这让学习者有机会沉浸在基于 SPs 的情境中，反思所发生的事情，并分享来自 SPs 的见解。

临床胜任力的论述

国际医学教育的发展趋势影响着 SP 的实践，尤其是对医疗胜任力的关注以及 Hodges 所描述的论述转变（2012）。在 SP 方法论上，行为表现的论述是指通过 SP 为学习者提供实践其临床技能的机会（如病史采集、解释一项操作）；在心理测量的胜任力论述中，所有行为都被认为是可测量的，并且是可以量化的。OSCE 中的标准化和基于 SP 的考站为此提供了最好的佐证。标准化通常会减少 OSCE 中站内的交流，使其成为过于简单的提示和回应，仅对一些特定的临床行为有效，却不能反映其真实关系。这与 Barrow 最初的概念相背离。学习者提出了一种较新的关于将胜任力作为成果反馈的论述，这种论述揭示了通过 SPs 的反馈，临床接触是有意义的。此类反馈有利于学习者未来的临床实践。而美国标准化病人教育者协会（Association of Standardized Patient Educators，ASPE）对 SP 实践标准的发展也体现了研究重点向成果质量的转变

（Lewis et al.，2017）。这些胜任力论述均不同程度地存在于当今 SP 的实践中。这些论述极大地影响了模拟病人的工作方式，故对其进行思考和回顾很重要。最后，Bearman 和 Nestel（2015）注意到一种关于 SP 方法论复杂性论述的出现，我们将在本章中对此开展讨论。

模拟参与者实践的范围

SPs 可以广泛应用于基于患者的医疗教学场景中，通过培训，SPs 学会描述症状和展现体征，以支持沟通技能、职业素养和患者安全意识的培养。通过 SPs 的场景，学习者能够在一个患者安全的环境中体验临床实践的核心部分。通常情况下，场景聚焦于学习者和 SPs 在临床任务中的交流，比如病史采集、协商治疗计划、分享信息等。疾病和其具体临床特征可以被扮演出来，包括任何影响身体系统和不同年龄患者的急性和慢性疾病。

因为 SPs 可以像真实患者一样表现、表达和行动，所以他们可以在适当的情境中帮助学员掌握临床诊断、体格检查、问诊、操作、手术和治疗等技能。最近的发展侧重于将 SPs 放在团队模拟中心，实施跨专业协作实践。SPs 通常在模拟环境中工作，但有时也会在实际的临床环境中（"原位"）开展活动。实际临床环境的最大优势是其真实性，反映出学习者将来要进行临床实践的真实环境是什么样的。部分实际临床环境中的 SPs 是匿名或不公开的，他们以"神秘顾客"的身份出现在临床场景中，并对学习者的表现和临床过程做出评价。

混合模拟

SPs 的潜力仍在持续增长，例如用来学习掌握操作性技能。我们的团队开创了混合模拟的概念，即放置一个模拟器在 SP 旁边，以开展操作、手术和检查等技能训练（Kneebone & Nestel，2010；Kneebone et al.，2002）。例如，在 SP 的手臂上绑上缝合垫，使学习者能够练习伤口缝合；给 SP 装上模拟手臂让学习者练习建立静脉通道；将一个虚拟模拟装置放在检查床尾端，SP 躺在旁边，双腿蜷起，学习者可以练习纤维乙状结肠镜检查。窗帘、其他道具和化妆品可在模拟器和 SP 之间营造出一种无缝的感觉。

我们开发了这种方法，用来支持学习者在安全和有效的医疗中学习需要整合的复杂技能。混合模拟促进了这种整合，并且适合大多数患者清醒的临床事件。许多制造商现在都在开发模拟设备以适应混合模拟。

患者的心声

尽管这些都是令人兴奋的突破，但是很多基于 SP 的工作都是临床医生的视角或课程的需要所决定的，而不是患者真实的想法。场景通常被认为是"教师偏见的一面镜子，而不是一个真实患者遭遇的反映"（Nestel & Kneebone，2010）。临床医生通常决定学习目标、设计方案和直接的反馈，无意中忽略了患者的感受和体验。甚至我们之前描述混合模拟的方式也将临床实践凌驾于患者体验之上。SP 方法论为了解临床实践的复杂性、探索医疗的关系，以及在特定的地点和时间检视学习者和模拟病人的心声提供了独特的机会。

> 💡 **小提示**
>
> 模拟病人是真实患者的代表，即从患者（而不是临床医生）的角度来描述和提供反馈。

当被赋予这项权力后，SPs 可以通过患者而不是临床医生的视角来做出独特的贡献。一种策略是由患者参与 SP 方法的所有阶段，从建立学习目标到评价，以及选择、提炼、重现和强化各阶段。由临床医生、学习者和患者共同构建学习情境，可以确保在了解医疗关系的过程中，所有观点都是有价值的。尽管无法保证每次都能实现各方的参与，但仍应尽量安排，以确保学习者能够认识到患者的价值（Nestel et al.，2018b）。

另一种策略是根据真实患者的病史来建立学习情境，这种方法常常是通过临床医生的视角进行筛选的（Nestel et al.，2008）。邀请真实患者与模拟病人一起工作，这是一种看似明显但却未被充分利用的手段。当然，这种方法也有局限性，包括真实患者对参与的意愿、能力和适宜性（这是使用 SPs 的一个重要原因）、演员扮演患者的经历对真实患者的影响（可能面临冲突的经历）和个人信息的分享（保密性的问题）。将临床技能的教学定位为更广泛的患者医疗（包括出院计划，或者其他的随访），提供了更多的以患者为中心的学习途径。

模拟病人的质量

SPs 实践的范围从简单到复杂，并且这种扩展的实践范围需要更高水平的专业知识。同一个情境对 SPs 的需求是多种多样的，但通常需要在沉浸角色的同时，对学习者提供的线索或提示做出适当的反应。SPs 需要能够记住他们注意到的学习者所呈现出的内容、他们自己所传递的回复及其原因，这些都是反馈的关键部分。此外，SPs 还需要注意对角色扮演、情境的重复以及与协调者一起工作时产生的情感负荷，并向学习者提供清晰而有效的反馈。SPs 通常需要报告除交流的语言和手势以外的更多内容，或包括学习者使用环境或物品的方式，如病历记录的摆放、椅子的位置、医疗设备的处理等。这可能需要专业语言来帮助了解医疗关系中的本质。

SPs 的角色极其复杂。戏剧艺术背景可为其提供坚实的基础，特别是模拟角色的情感方面的处理。此外，对教育原则的深刻理解也是必不可少的。在模拟病人的综合实践中，表演和教育经验也是成功的工作所必不可少的。

支持模拟病人的角色扮演和反馈

SPs 主要在两方面需要得到支持，分别是角色扮演（重现）和反馈（强化）。对于角色扮演，从展现特征出发而不是从临床事件出发，是聚焦于将患者作为一个独立个体的方式（Nestel et al.，2015）。SPs 被鼓励将重点放在他们要扮演的是一个怎样的人——考虑这个人在临床情境外是什么样的。只有在实现这一点后，SPs 的培训才会转向重现临床情境中的患者。场景设置通常有脚本或角色说明，来指导准备工作和排练。在教授 SPs 模拟临床症状和进行混合模拟时，可能需要考虑一些安全问题。在 OSCE 中，对 SPs 的培训需要注意建立可以衡量 SPs 恰当反应的参数。

有许多方法可以管理学习者的反馈，本章在此不对其一一列举。这里我们考虑在模拟学习后立即进行的口头反馈。教学组织者应引导邀请并授权 SPs 分享他们的经历。观察者（即其他学习者）对

场景的体验可能不同于学习者和 SPs。场景内参与者的身份为其提供了从外向内观察的不同体验。承认和尊重这种差异将有利于医疗关系。

SPs 通常会退出角色来提供反馈。他们会根据自己在场景中当时的决定和体验来进行反馈。学习者和模拟病人之间的关系提供了一种不同于学习者和真实患者间的动态关系。虽然学习者通常反馈，在模拟学习开始后他们很快会忘记是处于模拟情境下，但实际上他们的确是处于模拟情境中的。权力平衡可以在任何一个方向上发生变化，这在一定程度上取决于场景中所有参与者将这种体验作为一个学习机会的决心。

仅仅为学习者提供在情境中练习技能的机会是远远不够的。不同角度（如临床医生、同伴和 SPs）的反馈（如口头的、视听的、评价表），以及学习者反思练习对未来实践的意义，都是至关重要的。这是前文"表达"中论述的。重要的是分享关于以患者为中心的医疗和相关临床行为的学术研究。然而，必须鼓励 SPs 在他们自己的经历、所扮演的角色以及他们工作的环境中找到这项研究的意义。

> **小提示**
>
> 虽然模拟技术得益于许多其他领域的快速发展，但是它的真正价值必须是它能多大程度地支持预期的学习效果。

模拟的主要特征是情境可以"暂停"并讨论医患之间动态的关系。学习者可以与 SPs 复盘他们的过程，并得到有利于改进的建议，根据参与者的想法不断进行调整。在情境恢复后，参与者可以尝试这些新的想法。同时，参与者还可以对模拟的时间进行压缩或扩展，以便深入探讨特定领域（请参照下文的"顺序模拟"）。

模拟技术

以下讨论模拟的另一个关键部分——模拟技术。模拟技术充分受益于材料科学、虚拟现实和增强现实、移动设备、先进的人机对话和 3D 打印等技术的发展。毫无疑问，模拟技术可以在模拟学习的设计中扮演重要的角色，但也存在着技术主导模

拟话语的现实危险，特别是在当下时兴的技术潮流下——人工智能（AI）、虚拟现实、增强现实、混合现实等。因此，重要的是要认识到模拟技术的教育价值并不在于技术多么先进或复杂，而在于它对支持特定教育场景中学习结果的效果。因此，对一种特定的模拟技术的功能和局限的清晰的愿景与良好的理解，有助于利用好模拟技术，并在教育和技术之间达到平衡，避免了模拟教学被既得利益的模拟器和模拟技术公司所主导。

模拟技术的一个关键用途是使模拟设计过程中拟定的内容通过模拟器予以重现（见上），这里模拟器被定义为用于演练某些临床实践的设备。我们认可三种主要类型的模拟器：实体模型、沉浸式模拟器和混合模拟器。

> **小提示**
> 通过使用以上描述的概念框架，SPs 可以为模拟设计的所有阶段做出贡献，并为学习者提供真正源于患者的服务。

实体模型

实体或台式模型广泛应用于本科和早期毕业后教育培训（Bradley，2016）。实体模型也被称为部分任务训练器，它们被用于特定技能、检查或操作，允许新手反复练习。由各种塑料、硅和其他材料制造，它们的目的是提供在外观和感觉上类似于真实生活中的组织和器官。模拟临床操作过程，包括静脉穿刺、穿刺置管、插尿管、基本缝合、肠和血管吻合、疝修补以及其他常见的外科手术和体格检查。

近年来，通过材料科学、3D 打印和交叉学科方面的进步，模型制造者、设计师和医学教育者制造出了在视觉和触觉上极其逼真、功能复杂且可定制的台式模型。与其他类型的模拟器相比，实体模型相对便宜。然而，主要缺点是固定单一的解剖部位、模型磨损和撕裂，以及缺乏用于形成性和终结性评价的设备。此外，这些模型大多数是在脱离临床环境中单独使用的，这可能导致学习方式的过度简化。

沉浸式模拟器

在过去的 20 年里，VR 被广泛用于重现外科手术过程，其真实性越来越高，使学习者能够与一个基于计算机的高仿真模拟器进行互动（Olasky et al.，2015）。微创操作特别适合使用合适的设备，通过 2D 屏幕在远处操作。这已经成为了微创外科手术的常规操作。这样的模拟器由一个合适的人机交互机器、一个显示虚拟环境的屏幕、一台进行模拟操作的计算机构成。学习者可以选择不同难度等级的操作、操作表现指标（如所用时间、运动条理轨迹、所犯错误），而且过程可以被自动记录下来。通常在操作之后，不管有没有指导老师操作，设备都会给出基于这些记录的反馈。

VR 模拟器已经开发了好几代。20 世纪 90 年代末，第一代模拟器利用抽象的场景和二维几何体（如 MIST-VR），通过完成独立的任务（如选放和浏览）进行基本技能训练。21 世纪 00 年代初，第二代模拟器也同样关注基本技能，但试图通过更逼真的操作来实现这一目标（如 LapSim）。在 21 世纪 00 年代中期，第三代模拟器允许对整个过程进行模拟，引入一定难度的解剖学变量，进入了精神心理领域，开始包括决策制订（如 LapMentor）。当前的第四代模拟器反映了计算机绘图、设计、界面和可视化方面的进步，以及增强的人体工程学、改善的内容和课程管理以及更好地与模拟临床环境的整合（如 VIST-LAB）。其目标之一是提供特定患者的模拟，让专家在实际操作之前对具有挑战性的案例进行计划和演练。尽管微创技术继续占据主导地位，可支持的手术和非手术专科项目的范围已显著扩展（如口腔、内镜、整形外科、神经科、泌尿科、妇科、眼科）。许多医疗和手术模拟公司也在对全沉浸式 VR、AR 和 XR 的整合进行探索（如 LapMentor VR）。

成本和需要持续的专业支持是沉浸式模拟器的主要缺点之一。它们的设计和发展需要大量的资源，而其广泛应用则需要处理实践、管理、教育和经济等方面的挑战（Olasky et al.，2015）。

混合模拟器

在这一部分中，我们在混合模拟器和更广泛

的混合模拟的概念之间列出了术语的区别（基于已有文献）。混合模拟器是一个带有定制软件和电子/机电设备的实体组合，通过一系列交互式情境支持学习。这些混合模拟器可以很好地和模拟病人一起使用，也可以支持团队训练。如此便超越了孤立技能的实践，重塑了临床实践情境。

混合模拟器包括能够提供触觉、听觉和视觉刺激的全人模拟（如 Laerdal SimMan、CAE METIman）。这样的模拟器提供了一系列病理生理变量，并且可以对药物使用做出反应，并对一系列的干预措施提供即时反馈。模拟人经常被用于麻醉训练，在其他领域的使用也变得越来越普遍。它们可能会被用在一个专门的教育设施中，也可以在实地使用。全身模拟允许基本操作练习，也可以给学生提供身临其境的临床实践的机会，进行鉴别诊断、管理、沟通、组织和多项任务处理技能的训练。

混合模拟器也涵盖内镜检查、血管和泌尿科介入治疗（如 EndoVR、EndoSIM、VIST-C、URO MENTOR），将真实的界面（内镜、导管/导线、膀胱镜）和 VR 展示结合起来。这样的模拟器能够模拟一系列的诊断和治疗干预措施。在不同难度水平上，允许学习者通过重复练习获得基本操作技能。通过生命体征显示、血流动力学波形以及患者生理反应来促使决策制订。在每个操作之后，相关表现指标都会被记录和呈现出来。同时也会提供病理状态和技术难度水平。

随着技术的不断进步，混合模拟器和沉浸式模拟器正在融合，提供更广泛的功能、更多操作的选择、更为复杂的界面和图像逼真的图形渲染，以及临床场景更全面的整合。

> ☀ 小提示
> 模拟器的复杂程度不同，有简单的实体模型，也有高度复杂的模拟人和深度沉浸式系统

当前和未来趋势

模拟相关技术一直在持续迅速发展。计算能力的增强伴随着制图、光学、传感器技术、可触摸人-机界面、移动技术和材料科学的发展。促进快速原型和 beta 测试的统一软件开发平台和软件组件的重新利用正在出现。所有的这些，加上 3D 打印的广泛可用性和成本效益，以及在医学成像、仪器仪表、诊断和介入等领域中不断取得的进展，正在形成一种新的范例，即模拟技术以连续和协调的方式支持各阶段医疗卫生的训练和实践。会诊、专家诊断、术前规划、术中指导、术后恢复、出院、重回社区及社区医疗如今都可进入考虑范围。人工智能和数据分析都已经开始进入模拟领域。它们将被用于探索支持底层计算机编码，提供智能辅导助手，以打造个性化和适应性的培训机会，并形成精细的学习分析。

可以期待实体模型在真实性和功能性方面的进一步改进，如智能台式模型利用传感器和驱动技术来提供实时反馈、重现生理行为、支持更复杂的交互。实体模型和高级软件模拟之间的集成将继续，模糊了模拟器类型之间的界限。与此同时，软件开发将借鉴游戏行业，形成更强大、更统一的开发平台。这将在"模拟 APP 商店"的基础上，推出更具成本效益的 VR 模拟开发模型。借此，模拟用户可下载模拟器 APP 应用程序，然后在一个通用的智能模拟平台上进行定制和执行，这将会促使更灵活、可负担的模拟器出现。

> ☀ 小提示
> 模拟技术的进一步发展预计将使模拟更经济、应用更广泛和适应性更强。

21 世纪的模拟

上面的讨论概述了模拟的两种不同观点，即人文主义和技术主义。历史上，它们沿着不同的路线发展。但我们认为，将这些传统进行联合可以获得很多益处。除了我们在上面描述的混合模拟的概念之外，下面的例子突出了这种可能性。

分布式模拟（distributed simulation）制造出一个便携的、相对低价和"足够真实"的临床环境（Kneebone et al., 2010; Kassab et al., 2011）。医疗的空间环境是由轻便的背景构成的，通常是用充气围墙围出咨询室、病房、手术室或重症监护室。在此，医生们一起工作，模拟真实医疗的过程，使

用真实的临床设备处理"患者"（SPs、实体模型或混合模拟），很有真实感。这种"小且全的组合"允许最适宜的细节选择，同时可对选择的部分进行适当的调整。

顺序模拟（sequential simulation）突破单个场景来模拟医疗中的流程，突出了临床路径中元素之间的联系（Powell et al., 2016; Weldon et al., 2015）。通过串联一系列的"场景"（例如患者在家中、在社区医生的诊室、在救护车上、在医院病房、在手术室或重症监护室），数天或数周的临床诊疗过程可以浓缩到半小时或更少。除了在卫生系统的特定部分中训练技能之外，还可以进行重复的演练和检查（Weil et al., 2018; Weldon et al., 2017, 2018）。它还能够将模拟带入公共场所和其他非正常情况，以应对社会上发生的问题，例如越来越多的年轻人持刀暴力事件（Tribe et al., 2018）。

分布式模拟和顺序模拟的结合为临床医生提供了让他们与患者、护理人员和普通工作者进行接触的机会。通过邀请非临床医生利用模拟的手段观察、参与并询问治疗路径，医疗卫生专业人员可以拓宽他们的视角，获得有价值的见解（Tang et al., 2013）。尽管专业程度不同，专家、患者和公众被构建为平等的关系，基于模拟的经历可以重新平衡这些有时塑造了临床互动特点的权力上的不平等，从而为所有参与者提供"相互启发"（Kneebone, 2015）。

整合的操作训练设备（integrated procedure performance instrument, IPPI）通过在临床场景中加入不可预测性内容，克服了 OSCE 模式评价的一些局限性（如学习中，对于规定操作的过度公式化的处理方法）（Kneebone et al., 2006）。一系列的站点整合了人文和技术的挑战（例如，给一个视觉障碍患者建立静脉通道，或者给愤怒暴躁的患者做肌内注射），通过 SPs 和临床观察人员的结构化反馈，可以帮助学习者进行自我批评和反思。

"最低成本的模拟"为模拟设计提供了替代方法。通过邀请临床医生和学生利用现有资源而不是昂贵的专业设备开展工作，参与者的想象力和即兴技术被发挥到了极致（Harris & Rethans, 2018）。这种方法将模拟视为一个创造性的过程，其中教学、学习和模拟设计同步发展，反对将模拟的创建和制造与其教育应用分开的无益趋势。

小结

模拟是当代临床医学教育的核心，它的作用将会不断扩大。然而，模拟常常被等同于昂贵的高科技设备，由一个高利润、商业化的行业主导。这一章质疑了对成本、复杂性和专业技能的假设。在许多情况下，模拟是一种可在任何地方进行的活动，并不依赖于复杂或昂贵的设备。

当然，在许多情况下，复杂的设备是必不可少的。模拟及其技术在侵入性操作训练及其评价方面有着至关重要的作用。随着科学和临床实践变得越来越复杂，对于安全使用专业技术的需求越来越大。重要的是，新兴技术的出现，必然伴随着学习如何安全且良好地操作。技术进步提供了巨大的潜力，尤其是对需要通过接触或触摸的"不便查看"的操作的学习，如直肠或阴道检查更是如此。触觉模拟技术、增强现实技术和机器学习的快速发展，为多感官学习提供了新的途径。

然而，少数人对高科技的强调可能会掩盖大多数人对模拟的益处的认识。本章认为，通过简单的方法可以实现很多事情——如通过利用现有资源进行想象、横向思考，通过抵制来自商业界的压力，协调成本和价值的关系等（Nestel et al., 2018a）。SPs 在创建人类医疗框架方面的作用至关重要，而来自医学以外领域的专家见解可以丰富模拟的生态系统。令人吃惊的是，许多事情可以通过很简单的过程得以实现。

将模拟医学视作一种教育方式，而不是作为某一类固定产品（一种学习的手段，而非目的），我们可以发挥患者、临床医生以及所有教和学的人的创造性。借此，我们可以确保，无论是在教育还是临床实践中，医患关系仍然是我们所做一切的核心。

参考文献

Badash, I., Burtt, K., Solorzano, C. A., Carey, J. N. (2016). Innovations in surgery simulation: a review of past, current and future techniques. *Annals of Translational Medicine*, 4, 453.

Barrows, H. S. (1993). An overview of the uses of standardized patients for teaching and evaluating clinical skills. *Academic Medicine: Journal of the Association of American Medical Colleges*, 68, 443–451, discussion 451–453.

Bearman, M., Nestel, D. (2015). The future of simulated patient methodology. In D. Nestel, & M. Bearman (Eds.), *Simulated* patient methodology: theory, evidence and practice. West Sussex: Wiley Blackwell.

Harris, A., Rethans, J. J. (2018). Expressive instructions: ethnographic insights into the creativity and improvisation entailed in teaching physical skills to medical students. *Perspectives on Medical Education*, 7, 232–238.

Hodges, B. (2012). The shifting discourses of simulation. In B. Hodges, & L. Lingard (Eds.), *The question of competence: reconsidering medical education in the twenty-first century*. New York: Cornell University Press.

Kassab, E., Tun, J., Arora, S., et al. (2011). "Blowing up the barriers" in surgical training: exploring and validating the concept of distributed simulation. *Annals of Surgery*, 254, 1059–1065.

Kneebone, R. (2014). Escaping Babel: the surgical voice. *Lancet*, 384, 1179–1180.

Kneebone, R. (2015). When I say ... reciprocal illumination. *Medical Education*, 49, 861–862.

Kneebone, R. L. (2016). Simulation reframed. *Advances in Simulation (Lond)*, 1, 27.

Kneebone, R., Arora, S., King, D., et al. (2010). Distributed simulation — Accessible immersive training. *Medical Teacher*, 32, 65–70.

Kneebone, R., Kidd, J., Nestel, D., Asvall, S., Paraskeva, P., Darzi, A. (2002). An innovative model for teaching and learning clinical procedures. *Medical Education*, 36, 628–634.

Kneebone, R., Nestel, D. (2010). Learning and teaching clinical procedures. In S. E. Dornan (Ed.), *Medical education: theory and practice*. Elsevier.

Kneebone, R., Nestel, D., Yadollahi, F., et al. (2006). Assessing procedural skills in context: exploring the feasibility of an integrated procedural performance instrument (IPPI). *Medical Education*, 40, 1105–1114.

Lewis, K., Bohnert, C., Gammon, W., et al. (2017). The Association of Standardized Patient Educators (ASPE) Standards of Best Practice (SOBP). *Advances in Simulation*, 2.

Murphy, P., Nestel, D., Gormley, G. (2019). Words matter: towards a new lexicon for 'nontechnical skills' training. *Advances in Simulation*, 4(1).

Nestel, D., Bearman, M. (2015). Introduction to simulated patient methodology. In D. Nestel, & M. Bearman (Eds.), *Simulated patient methodology: theory, evidence and practice*. West Sussex: Wiley Blackwell.

Nestel, D., Brazil, V., Hay, M. (2018a). You can't put a value on that. . .. Or can you? Economic evaluation in simulation-based medical education. *Medical Education*, 52, 139–147.

Nestel, D., Cecchini, M., Calandrini, M., et al. (2008). Real patient involvement in role development evaluating patient focused resources for clinical procedural skills. *Medical*

Teacher, 30, 795–801.

Nestel, D., Fleishman, C., Bearman, M. (2015). Preparation: developing scenarios and training for role portrayal. In D. Nestel, & M. Bearman (Eds.), *Simulated patient methodology: theory, evidence and practice*. West Sussex: Wiley Blackwell.

Nestel, D., Kneebone, R. (2010). Authentic patient perspectives in simulations for procedural and surgical skills. *Academic Medicine*, 85, 889–893.

Nestel, D., McNaughton, N., Smith, C., Schlegel, C., Tierney, T. (2018b). Values and value in simulated participant methodology: a global perspective on contemporary practice. *Medical Teacher*, 40, 697–702.

Olasky, J., Sankaranarayanan, G., Seymour, N. E., et al. (2015). Identifying opportunities for virtual reality simulation in surgical education: a review of the proceedings from the Innovation, Design, and Emerging Alliances in Surgery (IDEAS) Conference: VR Surgery. *Surgery Innovations*, 22, 514–521.

Park, C., Murphy, T., Code of Ethics Working Group 2018. Healthcare Simulationist Code of Ethics.

Powell, P., Sorefan, Z., Hamilton, S., Kneebone, R., Bello, F. (2016). Exploring the potential of sequential simulation. *The Clinical Teacher,*, 13, 112–118.

Tang, J., Maroothynaden, J., Bello, F., Kneebone, R. (2013). Public engagement through shared immersion: participating in the processes of research. *Science Communication*, 35, 654–666.

Tribe, H. C., Harris, A., Kneebone, R. (2018). Life on a knife edge: using simulation to engage young people in issues surrounding knife crime. *Advances in Simulation (Lond)*, 3, 20.

Weil, A., Weldon, S. M., Kronfli, M., et al. (2018). A new approach to multi-professional end of life care training using a sequential simulation (SqS Simulation) design: A mixed methods study. *Nurse Education Today*, 71, 26–33.

Weldon, S. M., Kelay, T., Ako, E., Cox, B., Bello, F., Kneebone, R. (2017). Sequential simulation (SqS) utilised as a novel educational tool aimed at healthcare managers: a patient-centered approach. *British Medical Journal of Simulation and Technology Enhanced Learning*, 4, 13–18.

Weldon, S. M., Kelay, T., Ako, E., Cox, B., Bello, F., Kneebone, R. (2018). Sequential simulation used as a novel educational tool aimed at healthcare managers: a patient-centred approach. *British Medical Journal of Simulation and Technology Enhanced Learning*, 4, 13–18.

Weldon, S. M., Ralhan, S., Paice, E., Kneebone, R., Bello, F. (2015). Sequential simulation (SqS): an innovative approach to educating GP receptionists about integrated care via a patient journey--a mixed methods approach. *BMC Family Practice*, 16, 109.

第 15 章

独立学习与远程教育
Independent Learning and Distance Education
John Sandars and Kieran Walsh

（译者：汪　颖　审校：胡金彪）

趋势

- 独立学习对于毕业后医学教育和继续职业发展至关重要，学习者有责任有效地满足日常执业实践中的学习需求。

- 独立学习是发展性的，在院校教育和毕业后医学教育期间，需要利用教师引导的主动学习机会，例如基于问题的学习和翻转课堂，培养自我调节的学习能力。

- 技术为远程学习提供了越来越多的机会，让学习者可以在传统课堂之外获取和创造各种学习资源。

- 学习资源和数字化素养评估对独立学习和远程教育来说至关重要，也是教师和学习者都面临的挑战。

关键概念

- 独立学习：学习控制权和责任从教师转移到学习者的学习过程。

- 远程学习：摆脱传统教室限制进行的，特别是通过使用技术实现的学习。

- 自主学习：学习者全面控制和负责自我学习的学习过程。

- 自我调节的学习：通过计划、自我监督、动态调整学习动机和学习策略来确保有效学习的循环性学习过程。

- 泛在学习：在任何时间、任何地点都可发生的，并由可在任何设备、任何时间、任何地点、任何形式使用的泛在技术实现的学习。

引言

所有学习都会有结果，例如获得了新的知识、技能或观点，但对所有医学教师来说，很重要的一点是要考虑实现这些结果的过程。学习过程可能会高度依赖于教师，因为教师控制着结果和过程。例如，讲座的内容可能完全是由教师决定的，此时学习者在讲座过程中没有积极参与的机会。与此相反的情况是，学习过程会高度依赖于学习者，学习者完全控制着自己的学习，决定学习的内容和学习这些内容的方式。在这两个极端之间，教师和学习者决定学习内容和过程的程度会有所不同。例如，教师给学生提供需要在讲座或小组学习前了解内容的指导来促进学习（然而，学习者也可以自由探索与自己学习需求相关的其他内容）。

学习者目前能够轻松获取各种各样的医学教育内容，而且内容获取方式和提供方式越来越多地是通过使用技术实现的。例如，智能手机可以提供快速"一键式"访问系列学习资源——从移动设备应用程序（apps）到社交媒体（如 Twitter 和 YouTube）再到网站。这些内容在创建时有教师和学习者不同程度的掌控。例如，社交媒体可能完全是由学习者创建的，但是网站，例如在线学习模块，往往是由教师建设的，并且其内容是复制的讲座。技术无处不在，这一特性掀起了远程学习的革命，让学习脱离了传统课堂的限制，并与一系列教学和学习方法日益融合。例如，在一次小组教学课中，教师通过网站提供特定的在线内容，学习者可以在课前、课中和课后利用社交媒体进行互动，小组教学与协作学习由此融合。

在本章，我们将介绍学习者不同控制程度的

学习的术语，讨论学习者掌控自己学习的重要性、掌控自己学习的学习者的主要特征以及如何培养学习者，让他们能够掌控自己的学习，包括掌控利用技术实现远程学习。主要原则贯穿医学教育的整个过程。

学习者掌控学习的不同术语

> "'独立学习'一词描述了学习的掌控权和责任从教师手中转移到学习者手中。"
>
> 高等教育学院（2019）

世界医学教育联合会向不同国家提供有关院校医学教育、毕业后医学教育和继续职业发展的咨询建议，在描述医学教育这一重要内容时使用了相同的术语，并强调了在医学教育全过程中逐步加强学习者控制的重要性（世界医学教育联合会：伦敦，2015）。

独立学习是儿童教育文献中提到的一个主要特征，但人们认为儿童尚未完全掌握成长为独立学习者的能力，因此，文献强调了教师引导学习者达到特定的学习结果的重要作用（Meyer et al., 2008）。当教师在正式的医学教育环境（如教室）之外指导学习时，美国医学院校协会（Association of American Medical Colleges，AAMC）的课程目录也认可了其中教师对独立学习的重要性，但这同样适用于独立学习和正式学习的准备活动，例如基于问题的学习或基于团队的学习课程（AAMC，2016）。

有关成人教育的文献则关注"自主学习"，即学习者完全掌控自己的学习并对自己的学习负责（Brockett & Hiemstra，2018）。AAMC 课程目录同样认可自主学习对于终身学习的重要性，但认为自主学习与独立学习的定义不同，自主学习对学习者有更大的指导意义（AAMC，2016）。

在医学教育中，尽管独立学习和自主学习这两个术语的使用存在差异，但在本章中我们将使用独立学习一词来描述学习者对自己学习进行掌控和负责的广泛过程，尤其是因为要求学习者掌握的关键技能是相同的。院校医学教育和毕业后医学教育很重要的一个方面是学生发展，培养学生对自己的学习越来越负责，这对继续职业发展也至关重要。

成为独立学习者的重要性

医学教育的最终目的是确保为患者提供高质量和安全的医疗服务。这就要求医生不仅要对患者的医疗负责，而且要对自己的学习负责，要确保知识、技能和专业态度不断更新，以满足患者的需要。采用这种独立的学习方法对继续职业发展至关重要。

> "研究表明，医生都是通过确定自己具体的学习需求来应对在日常职业实践中面临的从临床到伦理、从法律到行政的各种问题。"
>
> Slotnick（2001）

这些学习需求变成了具体的学习目标，并且可通过各种学习资源来实现这些目标。然后，学习的新知识被直接应用在当前的和未来的实践中。人们越来越多地通过即时学习应对具体的学习目标，即时学习主要是通过可在任何设备、任何时间、任何地点使用的泛在技术实现的。

独立学习者有更大的内在动机，其学习受到内在收获的驱动，会更加积极地参与到学习过程中。这对开展院校医学教育和毕业后医学教育具有重要意义，特别是因为强化内在动机对终身学习至关重要。

独立学习者的特征

独立学习者有两个基本特征：一是确定学习需求；二是有效地满足学习需求。

确定学习需求

在进行任何学术或临床活动时，如果预期结果与实际结果出现差异，独立学习者可能会察觉到不确定性或感到惊讶。对许多学习者来说，很难通过对表现水平的自我监控和自我认识来对表现进行内部反馈，尤其是表现不佳的学习者，他们往往会高估自己的表现水平。然而，研究一致表明，外部反馈是促进学习的重要刺激因素（Hattie & Clarke，2018）。反馈来源广泛，从患者意见到正式评价，而且独立学习者有很强的动机寻求和回应反馈。这是一种内在动机，会给学习者带来内在收获，比如发挥最大能力后增加的满足感。依赖型学习者与此相反，他们寻求的是外部奖励，比如来自他人的认可。

有效地满足学习需求

有效满足明确的学习需求的过程需要学习者具有很高的自我调节学习的能力（Schunk & Greene，2017）。自我调节的学习可以分为三个阶段：

第一阶段

对于学习者来说，为满足学习需求，很重要的是要设定明确的且具体的学习目标，比如从特定资源中收集信息或学习某项技能。

💡 **小提示**

学术研究和临床研究一致表明，设定学习目标对有效的学习至关重要。

目标设定不仅将学习者引向特定的学习活动，而且为了确保实现目标，还能激励学习者积极地参与到学习活动中来。有效的学习者会从众多不同的策略中选择最合适的学习策略，如通过记笔记来最大限度地保留信息或者通过互联网搜索相关信息。

第二阶段

在追求学习目标的同时，学习者必须坚持自己的动机，并对选择的目标和策略在多大程度上达到了预期的学习结果进行不断的自我监测。有效的学习需要不断"微调"动机、目标和策略。

第三阶段

有效的学习者会利用内部和外部的反馈信息，对自己在第一和第二阶段中如何尝试满足确定的学习需求进行反思，进而让自己在今后的学习中能够更加有效。有效学习者的一个重要特征是，他们对能否成功取得预期结果的归因信念侧重于学习者可以控制的因素，例如学习方法，而不是学习者无法控制的因素，例如机会或智力。这对学习者在未来的学习动机有影响，因为不可控的信念会降低学习动机。

尽管对自我调节的关注主要集中在学习者个人身上，但人们越来越关注其他学习者和环境对个体学习者成为自我调节学习者和独立学习者的影响程度的重要性。个人在学术或临床实践中很少是孤立的，更多的是担任小组或团队的成员。这为个体学习者创造了在所有阶段的自主学习中寻求外部反馈的机会。环境也是一个主要的影响因素，特别是教育制度和课程方法。

培养独立学习者所面临的挑战

研究表明，在院校医学教育和毕业后医学教育阶段，个体学习者自主学习和独立学习的发展是一个循序渐进的过程。在这一发展过程中，教师扮演着重要的角色，以学习促进者的身份来指导学习者如何自我调节学习以及如何找到合适的学习资源。随着学习者变得更加独立，教师的参与程度应逐渐减小。

促进发展的重要方法

提供具体的建议和支持，培养自我调节学习和独立学习所需的关键能力

培养学生自我调节学习通常最初通过学习技能的课程，课程的主要内容是设定目标和寻求反馈，但在因学术和临床表现不佳进行补习时，有必要对自我调节学习进行额外的指导。教师必须记住，与学习者的所有互动都应该以自我调节学习和独立学习的发展为目标。当学习者遇到困难时，教师会禁不住进行控制，但是教师的重点应该是提供如何找到所需信息的方式，而不是提供信息。

通过课程促进自我调节学习和独立学习的发展

💡 **小提示**

课程对学生自我调节学习和独立学习的发展有着重要的影响，尤其是教学方法和评价方法。

人们越来越多地使用更加主动的学习方法：从基于问题的学习到基于团队的学习，再到翻转课堂。这些方法要求学习者要利用各种学习资源来实现他们的学习目标，而其中许多资源是互联网资

源。然而，院校医学教育和毕业后医学教育都面临的一个重要挑战是频繁的高利害考核评价，这些评价主要关注是否掌握或者表现出特定的胜任力。学习者倾向于只为考核评价做准备，而且经常要求教师针对考核评价内容进行重点教学。

掌握评估学习资源的基本技能

教师的一项重要职责是评估学习资源是否能满足学习者的学习需求。在独立学习中，这种责任转移到学习者身上，掌握评估学习资源的基本技能是选择适当资源的关键因素，特别是当有大量资源需要选择时。所有的学习资源应该通过评估来确保内容是最新的，要有作者详细的资料来确保内容的可信度以及没有偏见；资料内容要经过论证，比如提供期刊文章或专家意见的链接；资料来源应该经过核实，因为有许多商业赞助的资源，其主要目的可能是销售产品。

数字世界和独立学习者的远程学习

> 🔆 小提示
>
> 独立学习者有非常广泛的远程学习机会，远程学习不受传统教室或讲堂的限制，学习者可以使用数字世界中技术带来的大量学习资源。

大多数学习者都有智能手机，可以轻松访问众多学习资源中的大量内容。越来越多的学习是即时性的，应对学习经历中（如小组教学课堂或与患者互动）出现的学习需求。这种随时随地的泛在学习是通过可在任何地点、任意形式、任意设备使用的泛在技术实现的。利用技术开展学习使得学习的控制权，尤其是学习节奏迅速地从教师身上转移到学习者身上，但通常教师还需要继续创建应用程序或网站等内容。在理想的情况下，学习者通过网络学习资源可以将自主学习技能应用在实际行动中，从而实现更有效、更高效的学习。

应用程序

应用程序安装在移动设备（包括智能手机）上运行，许多程序还可以连接到内容更广泛的网站。应用程序的内容种类繁多，包括交互式教育游戏、临床决策支持工具以及交互式资源，如解剖学和临床技能复习辅助工具。

社会媒体

社会媒体包括博客、微博（如 Twitter）、互联网论坛（其中许多由专业组织主办）、内容社区（如 YouTube 和 Instagram）以及社交网站（如 Facebook 和 LinkedIn）。多数社交媒体资源都包含学习者创造的学习内容，而且社交媒体一个很重要的作用是协作学习，学习者可以分享信息和交流意见，同时也有机会与同伴进行比较，检验自己目前的知识水平。

大多数使用社交媒体的学习者会定期关注某个特定社交媒体网站上发布的内容。这些资源在不同主题下会提供最新信息和意见的有效链接。内容通常来自"有影响者"，他们不仅有本主题相关的专业知识，并且通常有数千的关注者。要找到和关注特定的网站，通过浏览识别当前趋势的网站（如 Symplur Healthcare Hashtag Project）和利用信息集合商会有很大的帮助。

在毕业后医学教育与继续职业发展阶段，急诊医学、麻醉学和儿科越来越多地采用免费开放获取医学教育（free open-access medical education，FOAM）。每个学科都提供一系列独立的网站，FOAM 网站则拥有包括博客、播客、在线视频、照片、文本文档和在线测验在内的一系列内容。

网站

互联网可以提供超过 20 亿个网站的巨大学习资源，任何可以上网的人都可以创建内容，而且使用各种搜索引擎都可以访问这些内容。这种潜在学习资源数量庞大，质量参差不齐，要求学习者能够很好地掌握自我调节的学习，来确保实现独立学习的目标，同时，评估学习资源的技能在这个过程中也是必不可少的。至关重要的是，学习者不能淹没在学习资源的海洋中。

有些网站是由教师创建的，而且在线临床决策支持工具也越来越多地应用在毕业后医学教育和继续职业发展阶段。通过这些资源，学习者能够提出临床问题，找到问题的答案，并为了患者利益，将学习的新知识应用在实践中。理想的临床决策支持资源可以让学习者找到基于证据的、不断更新的且非常实用的答案。临床决策支持资源主要是让学习者能够在线获取知识，但其他形式的在线学习资源可以实现包括技能和行为在内的其他学习结果。在线资源通常有多种媒体载体，包括视频和文本材料，并且支持沟通技能和操作性技能的学习。同时，也可以促进与有效的团队合作或质量改进有关的行为。在线资源经常以临床案例为基础，结合现实生活中的临床场景，帮助学习者思考如何将学习成果应用到现实世界中。许多这样的资源在最后会有一个评价，学习者能够自我评价是否已经有效地实现自己的学习目标。

学习者越来越希望能够记录自己的在线学习行为，包括网络检索，将其分享给自己的导师或评价者，或用于申请继续职业发展学分作为学习结果。然而，许多继续职业发展的监管机构使用的系统是基于时间捕捉学习，学习者根据学时数申请对应的学分。但是，我们需要更新的系统，来识别技术是如何改变学习的，并捕捉在线学习活动。

独立学习和远程学习所需的数字化素养

> "数字化素养有很多定义，但核心都是学习者拥有特定的能力，使他们能够最大限度地利用数字世界中广泛的潜在学习资源进行学习。"
>
> **英国卫生教育组织，伦敦（2018）**

主要的素养包括：

- 技术素养：熟练使用各种不同的技术的能力，从设备到应用程序到网络。
- 信息素养：有效地检索、解释、评估和管理大量的多来源信息的能力。
- 媒体素养：有效地制作、传播和策划各种可通过技术实现内容的能力，包括照片和视频。
- 沟通和协作素养：利用技术带来的多种机会进行有效和协作沟通的能力，包括社交媒体和在线讨论区。
- 身份管理和安全素养：学习者有效维护自己和他人个人信息的能力。

尽管人们越来越重视在院校医学教育之前，在校期间培养学生的数字化素养，但许多学习者需要进一步加强数字化素养的广度和深度。对许多医学教师来说也是如此。

独立学习和远程学习的未来趋势

技术不断发展，并应用在独立学习和远程学习中。在院校医学教育阶段开展机器学习培养自我调节的学习，以及在毕业后医学教育和继续职业发展阶段进行整合学习和临床系统整合，都将在不远的将来出现。个人学习环境将需要注重独立学习，应具备可以记录学习过程和管理学习资源的条件。

医学教育学业评价和反馈主要集中在胜任力结果上，但人们对学习者取得学习结果的过程也越来越感兴趣。如在诊断或执行一项专业技能时，可使用微观分析对自我调节的学习进行评价，并提供反馈信息（Leggett et al., 2019）。此外，技术应用和学习分析可追踪学习者如何通过互联网上的各种学习资源来满足自己的学习需求。这种方法可用作学习参与的证据，特别是在继续职业发展中。

> 💡 **小提示**
>
> 虽然自我调节的学习和独立学习的核心在学习者个人，但人们也越来越关注学习者群体的共同监管作用。

这一趋势与人们对贯穿院校医学教育到继续职业发展整个医学教育过程中的多学科学习和跨专业教育的兴趣日益浓厚有关。

> 💡 **小提示**
>
> 教师和学习者都面临的一个主要挑战是培养有关评估学习资源和数字化素养的基本能力。

随着在线系统的发展，教师和学习者也将越来越多地需要协作管理学习资源，通过在线系统可以快速访问各种经过评估的学习资源，满足特定的学习需求。

最后，重要的是要记住，这是一个快速发展的领域。十年前，教师们可能有理由说在线远程学习在某些领域（如学习知识）是有效的，但在其他领域（如学习操作性技能）则不然。然而，虚拟现实的出现意味着学习者可以在线学习某些操作性技能（Bernardo，2017；Pfandler et al.，2017）。同样，在工作场所使用在线移动学习资源的文化也在改变。过去，在培训中的医护人员可能会对在工作场所使用手机感到不适，但现在越来越多的人将其视为另一种工具（Joynes & Fuller，2016；Patel et al.，2015）。

💡 **小提示**

> 在这个技术和教育飞速发展的时代，教师和学习者都应该不断地质疑自己的教学与学习方法，特别是因为年轻的学习者是伴随着技术成长起来的，他们越来越认识到使用技术只是另一种学习方式。

小结

独立学习对于毕业后医学教育和继续职业发展至关重要，学习者有责任有效地满足日常职业实践遇到的学习需求。其目的是确保医生具备提供安全和高质量医疗服务所需的知识、技能和专业态度。独立学习是发展性的，在院校医学教育和毕业后医学教育期间，需要利用教师引导的主动学习机会，如基于问题的学习和翻转课堂，培养自己的自我调节的学习能力。

技术为远程学习提供了越来越多的机会，使人们能够在传统课堂之外获取和创造各种学习资源。人们有越来越多的免费开放获取学习的机会，如 FOAM 教育。越来越多的泛在学习随时、随地地发生着，这是由可在任何设备、在任何地点、以任何形式使用的泛在技术实现的。

教师和学习者都面临的一个主要挑战是评估学习资源和数字化素养，这对独立学习和远程教育至关重要。

参考文献

Association of American Medical Colleges (AAMC) Curriculum Inventory MedBiquitous Curriculum Inventory Working Group Standardized Vocabulary Subcommittee. (2016). *Curriculum Inventory standardized instructional and assessment methods and resource types (March 2016 version)*. Washington, DC: Association of American Medical Colleges. Available from https://medbiq.org/curriculum/vocabularies.pdf.

Bernardo, A. (2017). Virtual reality and simulation in neurosurgical training. *World Neurosurgery, 106*, 1015–1029.

Brockett, R. G., Hiemstra, R. (2018). *Self-direction in adult learning: perspectives on theory, research and practice*. New York: Routledge.

Hattie, J., Clarke, S. (2018). *Visible learning: feedback*. New York: Routledge.

Health Education England: London. (2018). A Health and Care Digital Capabilities Framework. Available from https://www.hee.nhs.uk/sites/default/files/documents/Digital%20Literacy%20Capability%20Framework%202018.pdf

Higher Education Academy: York. (2019). Independent Learning. Available from https://www.heacademy.ac.uk/system/files/resources/independent_learning.pdf

Joynes, V., Fuller, R. (2016). Legitimisation, personalisation and maturation: using the experiences of a compulsory mobile curriculum to reconceptualize mobile learning. *Medical Teacher, 38*(6), 621–627.

Leggett, H., Sandars, J., Roberts, T. (2019). Twelve tips on how to provide self-regulated learning (SRL) enhanced feedback on clinical performance. *Medical Teacher, 41*(2), 147–151.

Meyer, B., Haywood, N., Sachdev, D., Faraday, S. (2008). *What is independent learning and what are the benefits for students?* London: Department for Children, Schools and Families Research Report 051. Available from http://www.curee.co.uk/files/publication/[site-timestamp]/Whatisindependentlearningandwhatarethebenefits.pdf.

Patel, R., Green, W., Shahzad, M. W., Larkin, C. (2015). Use of mobile clinical decision support software by junior doctors at a UK teaching hospital: identification and evaluation of barriers to engagement. *Journal of Medical Internet Research Mhealth Uhealth, 3*(3), e80.

Pfandler, M., Lazarovici, M., Stefan, P., Wucherer, P., Weigl, M. (2017). Virtual reality-based simulators for spine surgery: a systematic review. *The Spine Journal, 17*(9), 1352–1363.

Schunk, D. H., Greene, J. A. (2017). *Handbook of self-regulation of learning and performance*. New York: Routledge.

Slotnick, H. B. (2001). How doctors learn: education and learning across the medical-school-to-practice trajectory. *Academic Medicine, 76*(10), 1013–1026.

World Federation for Medical Education: London. (2015). WFME Global Standards for Quality Improvement 2nd edition. Available from https://wfme.org/standards/

教育策略与技术

第16章

结果导向教育
Outcome–Based Education

Eric Holmboe, Ronald M. Harden

(译者：陈俊香 欧阳洋 于 婷 审校：陶立坚）

> **趋势**
>
> - 为适应患者和大众不断增长与改变的医疗保健需求，结果导向医学教育方法被越来越多地采用。
> - 建立基于结果或基于胜任力的教育是现今课程计划的重要特点。
> - "里程碑"（milestones）和置信职业行为（entrustable professional activities，EPAs）已越来越多地用于帮助实施结果导向教育。

关键概念

- 结果胜任力：明确阐述了实践所需的胜任力。
- 渐进排序：胜任力及其发展指标是渐进排序的。
- 量身定制的学习体验：学习的体验有助于胜任力的发展性获得。
- 以胜任力为中心的教学：教学实践促进胜任力的发展性获得。
- 程序化评价：评价实践支持并记录胜任力的发展性获得。

引言

从过程到结果的转变

结果导向教育的理念较早以前就已经提出。McGaghie 等曾在世界卫生组织刊物中提出过将结果导向教育应用于医学教育的设想（McGaghie & Lipson，1978）。在之后的数年中，政策制定者们开始认识到在 20 世纪末众多重要报告中出现的医疗保健系统中的不良质量和安全问题（IOM，2001；Frenk et al.，2010）。在过去的 20 年中，对

一名医生的胜任力和能力的思考和讨论已有很大的改变。事实上，向结果导向教育的转变是过去 10 年或 20 年中医学教育最有意义的发展，这比教育策略的改变［如基于问题的学习（problem-based learning）］、教学方法的改变（如使用新学习技术）、评价方法的改变（包括使用档案袋）都更为关键。尽管这些都非常重要，但是归根结底，它们都只是达成目标的方式，最主要的仍然是教育经历的结果——医生所获得的能力。

一名教师帮助其学生学习的最有效方法之一，就是在课程的第一天与他们讨论预期的学习结果。医生的培养目标和与之相关的学习结果是在第 2 章所述"课程开发中的 10 个问题"中要回答的前两个问题（确认需求和构建学习结果）。只有将这两个问题具体化之后，我们才能考虑课程的内容、教学和学习方法、教育策略以及评价学生的方法（图 16.1）。

现在教育工作者的态度已经有了一种转变：从以过程为重心，即认为教育方法是最重要的，转向以结果为重心，即认为毕业生的能力和态度是最重要的。换句话说，关注点应在于刚毕业的学生在公共和医学卫生系统中能做什么。这就是结果导向教育（outcome-based education，OBE）的本质。而使用模拟器和在线学习、基于团队和跨专业课程学习，以及如 OSCE 和小型临床评估演练（mini-CEX）的评价方法均有其重要性，并将会在本书的其他章节中详述。但是，这些方法和技术对教育项目的作用均要以预期学习结果为导向。

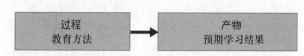

图 16.1 OBE 中由过程向产物的转变

📌 "神箭手因其射中靶子而非因其箭而闻名。"

Thomas Fuller

转向结果导向教育的趋势

OBE 正处于当今国际上课程发展的最前沿。英国医学总会（GMC）给出的医学院指导规范《明日医生》的关注点也在变化，从 1993 年的强调整合、基于问题的学习及滥用大班授课，转变为 2003 年、2009 年甚至最近的 2015 年强调的完成本科生课程后预期取得的学习结果。

📌 "为了与当前的教育理论和研究一致，我们（英国医学总会）已采用结果导向模型。这确定了在医学课程结束时将达到的目标和如何进行评价。"

Rubin & Franchi-Chirstopher（2002）

在 2013 年和 2014 年的欧洲医学教育联盟的年会上，有越来越多研究者和教育家就这一问题发表报告，而在新加坡举行的第四届亚太医学教育会议中，OBE 直接成为其主题。

美国医学院校协会（AAMC）则以 2014 年施行的住院医师核心置信职业行为（core entrustable professional activities for entering residency, CEPAER）倡议（Englander, 2014）更进一步推行结果导向医学教育。美国的住院医师培训项目主任们感到十分失望，因为许多医学院毕业生并没有为住院医师项目做好充分准备。这一倡议在一定程度上是对这种状况的回应。由加拿大皇家医师学院发布的加拿大对医学专家的教育定位（CanMEDS）的推荐意见，以及美国毕业后医学教育认证委员会（ACGME）的胜任力领域确定了毕业后教育的预期学习结果。最后，欧洲医学教育联盟（AMEE）和国际胜任力导向医学教育（International Competency-based Medical Education, ICBME）联合赞助了两场国际峰会（2016 年和 2019 年），以了解目前胜任力导向医学教育及 OBE 的发展和创新情况。最终，"里程碑"（milestones）和置信职业行为的提出标志着当今世界已从提出 OBE 的原则和理念，转向普遍执行 OBE。

📌 "教育一定要基于所服务人群的健康需求……胜任力导向的教育则是为医生们更好地对其实践做好准备的一种方法，这一实践则是以毕业后结果胜任力的导向以及围绕社会和患者需求所要求的胜任力所展开的。"

Carraccio 等（2015）

为什么要向结果导向教育转变?

OBE 并不是缺乏教育基础的一时狂热。尽管对这一方法也有过反对的声音，但 OBE 目前位于教育思想的中心位置是有充分理由的。以下是采用 OBE 的理由。

关注医疗保健的质量和胜任力被忽略的领域

已有来自世界卫生组织（WHO）、经济合作与发展组织（OECD）和联邦基金会（CMWF）的多份报告提到，在全世界范围内，医疗卫生服务的品质和安全间存在着持续性的鸿沟（Mossialos et al., 2015）。在医疗保健服务中，亦出现大量不合理的偏差。同时来自美国医学研究所（IOM）的报告以及英国不良事件及高风险事件报告系统的记录中，可预防性的医疗过失的比例仍然很高（IOM, 2001；NAM, 2015；Shaw et al., 2005）。而这就使政策制定者们关注到了医学教育事业，因为医学教育可以使卫生工作者更好地为 21 世纪的医疗实践做好准备，而这正是上述问题的解决方法之一。

对一个教育项目的预期学习结果的思考可以使人对教学内容的有效性进行反思，因而可以发现一些可能被遗漏或忽视的地方，包括临床沟通技能、临床推理、决策能力、自我评价、品质与安全提高技能、跨学科团队协作、创造性、患者安全与社会职责，而这些都是临床医生重要的能力。为了达到这个目的，我们需要明确学生毕业时应掌握的能力，并依靠课程的学习来培养他们，这一点应该得到确认（Crosson et al., 2011）。

信息过载的问题

几乎每两年，医学和医学科学的发展就会将人类原有的知识量翻倍，这给医学课程带来了一个重大问题。尽管课程的时长几乎保持一致，但是我们所期待学生们学习的知识量却明显增多了。我们不再能对学生们说："我并不能准确地告诉大家我期待大家在课上学到什么；大家做好自己的事情就可以了。"我们需要从更广泛的范围中更清晰地指出学习目标。

学生学习过程的评价和教育连续体

院校教育、毕业后教育和继续教育阶段间无缝衔接的需要目前已经被接受，而这之中所暗含的是对学生或学员预期学习结果的清晰展示，比如在其进入下一阶段前所要求掌握的临床沟通技能、开具处方能力或临床操作能力。在学习者完成培训项目的每一个阶段，包括4、5或6年的本科生课程时，也需要有对其所取得的成果的清晰要求。针对每一个学习结果的进展情况，使用图表对之进行记录将有所帮助（图16.2）。

学习结果也对涉及不同阶段之间的医学教育连续体提供了蓝本。

学生在每一个结果中的进展可以从不同方面看待（Harden，2007）：

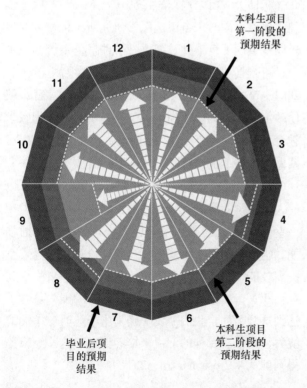

图 16.2　第一阶段学生与其相对应的12个学习结果的进度表　每一个结果的预期进展分别由其第一、第二、毕业后学习阶段项目的最内层、中层、最外层的靶点表示［已获得 Harden RM 许可：Learning outcomes as a tool to assess progression, *Medical Teacher* 29（7）：682，2007］

- 增加宽度，如扩展新的主题或不同的实践背景
- 增加困难度，如更高标准或深入的考量
- 增加对医疗实践的适用性和应用性，如从理论向实践的转变和将所学与医生的工作进行整合
- 增加熟练度，如进行更加高效的工作而较少出现错误和需要较少的监督

以学生为中心和个性化学习

> "当我们谈到个性化时……我们所说的是希望教育项目满足学生或住院医师的学习需要，并为他们提供符合不同背景、学习水平和学习进度的教育经历，而非当前这种'一刀切'的方法。"
>
> **Cooke 等（2010）**

如第2章和第48章所述，现在有向以学生为中心的教育和独立学习（independent learning）转变的趋势。如果我们希望学生对他们自己的学习更为负责，则需要教师和学生都对所要求的学习结果有清晰的认识。在卡耐基教学促进基金会的报告《教育医师》（*Educating Physicians*）中指出，学习结果的标准化和学习过程的个性化是医学教育的四大目标之一（Cooke et al.，2010）。Cooke 等指出，清楚地解释学习结果可以提高教育效率，根据每位学习者的需求制订个性化教育，并尽可能减少学员的培训时长。同时，以学生为中心也要求通过专注于对学习进行目标设置、反馈收集行为、自我激励和自我管理，来帮助学员参与到对其学习的管理中。最后，以学生为中心的学习应采用合作工作原则，即学习者和教师通过伙伴关系和共同学习，合作设计、共同创建、实施和管理教育方案（Englander et al.，2019）。

个人责任

包括学生、教师、医疗工作者、社会大众和政府在内的不同利益相关者目前都期待能对教育项目的出口——学习结果有清晰的解释。将教育项目视为一种培训重点并不确定的"神奇的神秘旅行"已不再合适了，而这一点在资源有限的财政紧缩时期则显得尤为重要。

> "（我们）需要对培训的终点和胜任力的培

养有清晰的定义。"

Calman（2000）

对学习结果的清晰解释对于支持目前在学术标准上的强调，以及医学院教育项目认证都十分重要。而学习结果对于通过如 ASPIRE-to-excellence 项目（www.aspire-to-excellence.org）对医学院的优秀教育成果进行认可也非常重要。

结果导向教育的实施

学习结果和教学目标

OBE 会对学习结果进行确定、阐述并就其所有相关问题进行沟通。认识到需要为学习者提供有关学习终点和学习过程这一点并不陌生。在 20 世纪 60 年代，Mager 曾在推动使用教学目标时问道：如果一个人并不知道他的目的地是哪里，那他怎么决定如何到达目的地呢？学习结果与教学目标的五大重要区别为（Harden，2002）：

● 学习结果如果设置恰当，则会是直观和易于掌握的，并易于应用在课程计划、教学、学习和评价中。

● 学习结果是一种广义陈述，常围绕着包含 8 ～ 12 个更高阶的学习结果的框架来设计。

● 学习结果认可知识、技能和态度在真正的临床实践中的相互作用和整合，以及其分离的真实性。

● 学习结果代表的是在学习结束时将取得和进行评价的内容，而不仅仅是愿望和所计划要获取的内容。

● 这种逆向设计（design-down）的方法鼓励教师和学生有共同的目标结果。

结果框架

学习结果通常表现为一个框架中一组公认的领域，而这些领域则代表了期望医生具有的能力。胜任力导向教育与结果导向教育有许多异曲同工之妙，而胜任力框架也可能与结果框架相似（Albanese et al.，2008）。被苏格兰医生采用的 Dundee 三环模型（Dundee three-circle model）（图 16.3）则是结果框架的一个例子，这一模型包括了以下内容：

1. 最内层环（做正确的事情）：技术胜任力——一名医生所应该能够做的事情，被分成 7 个领域，比如临床沟通技能、实践技能和操作。

2. 中间层环（正确地完成事情）：智力、情绪和分析胜任力——一名医生如何处理其临床实践。这包括了对于基础科学和临床科学的理解、合适的

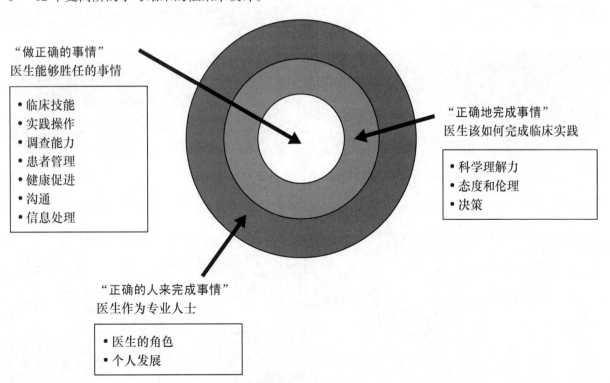

图 16.3　苏格兰医生模型（Scottish Doctor）中的 Dundee 三环框架包括 12 项学习结果领域（Scottish Deans's Medical Curriculum Group：The Scotish Doctor，2008，AMEE，Dundee）

态度、恰当的判断和决策。

3. 最外层环（正确的人来完成事情）：个人智慧——一名作为专业人士的医生，包括了医生的角色和医生个人的发展。

全球医学教育基本要求（global minimum essential requirements，GMER）规范也使用了相似的框架（Schwarz & Wojtczak，2002）。ACGME 则定义了对所有学科的医生培训均适用的六大胜任力（Leach，2004）。这些都与图 16.4 中的苏格兰医生学习结果模型（Scottish Doctor outcomes）相关。而最近更新和修订的加拿大对医学专家的教育定位（CanMEDS）的框架，则以医生的六大角色为基础：医学专家、沟通者、合作者、领导者、健康倡议者、专业学者（Frank et al.，2015）。结果或胜任力框架中的每一个主要领域都可以更细化。结果框架是 van Melle 等（2019）定义的结果导向教育经历的五个核心组成部分之一。

选择或准备结果框架

当第一次设定了一组学习结果后，对于框架的使用有以下几种情况：

- 采用上文提到的已存在的框架。
- 对已存在的框架进行修改，以适用于教育项目的特定需求。

- 设计新的框架。任何新的框架都应该根据框 16.1 中所描述的结果框架标准进行核对。

结果导向教育的实施

实施 OBE 的重要步骤之一就是确定用于实施 OBE 的框架。如前所述，已有许多国家选择使用胜任力模型来具体执行 OBE。胜任力是用于描述首要结果的重要机制。然而，实现胜任力目标却是有挑战性的，而这就催生了平行概念（parallel concepts）、里程碑（milestones）和置信职业行为。里程碑提供了不同程度发展连续体的胜任力和子胜任力的叙述性描述。简单来说，里程碑所描述的是在相关的临床胜任力方面所期望学习者能够取得的在技术、知识和行为上的表现水平。里程碑设计了可观察行为和其他将学习者培养为医生的框架（图 16.5）。而现在，ACGME 则在美国将里程碑作为认证的一部分（Holmboe et al.，2015）。

框 16.1　结果及胜任力框架的标准
● 对使用者来说，框架清晰、直观。
● 该框架可反映已被接受和定义的胜任力领域。
● 教育项目的愿景和任务都可由所选取的领域反映。
● 结果领域的数量是可控的（常为 6 ~ 12 个）。
● 该框架支持在每一个领域中的结果的发展。
● 该框架显示出了不同结果间的关系。

苏格兰医生模型学习结果		a 患者照护	b 医学知识	c 以实践为基础的学习和提高	d 人际沟通	e 职业素养	f 基于系统的实践
A	1 临床技能	■					
	2 实践操作	■					
	3 患者调查	■					
	4 患者管理	■					
	5 健康促进和疾病预防	■					
	6 沟通				■		■
	7 信息处理			■			
B	8 科学基础		■	■			
	9 态度与伦理	■		■			
	10 决策			■			
C	11 卫生系统中的医生角色						■
	12 个人发展					■	

图 16.4　ACGME 及苏格兰医生学习结果模型

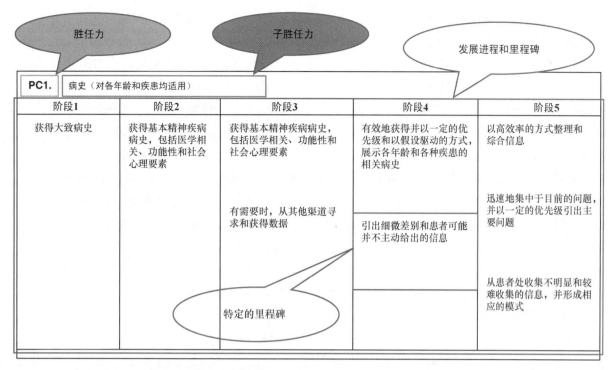

图 16.5　ACGME 专科里程碑的示例模板，该模板中描述了毕业后培训项目的五个发展阶段（已获得 ACGME 许可）

置信职业行为（EPAs）的概念最先在荷兰出现，并首先在妇产科助理医师（physician assistant）的培训中得到应用。如最近由 Ten Cate 所定义的：

> 📌 "置信职业行为（EPAs）是专业实践的单元，可定义为当学员获得充分的特定胜任力后，可以信赖学员们在没有监督下完成的任务或职责。置信职业行为（EPAs）的过程和结果是可以独立执行、观察、衡量的，因此，是可适用于置信决策的。"
>
> **Ten Cate 等（2016）**

这是学员可被"置信"的活动，置信职业行为（EPAs）应该是专业核心的代表。简单来说，EPAs 所描述的是某一位专科医师在其住院医师或专科医师培训结束后可以独立完成的事情。使用里程碑作为"结构单元"来建立定义了专科核心活动的置信职业行为（EPAs），并将此作为一种用于定义培训项目更加整体化结果的方法，这已经在许多国家的许多专科中变得越来越流行。里程碑和置信职业行为（EPAs）可以指导项目和课程的评估（Ten Cate et al.，2015）。

结果导向课程

在 OBE 中，关于教学和学习方法、课程内容、教育策略、评价、教育环境甚至是学生选拔的决定，都应该以特定的学习结果为基础（Harden et al.，1999a）（图 16.6）。现在，许多关于 OBE 的注意力则集中在具体化的学习结果，而较少集中在如何具体实施 OBE。OBE 有两项要求。第一是学习结果应被清楚地定义和展现，第二则是与课程相关的决定均应以特定的学习结果为基础。只有当以上两个要求均满足时，才能推断这一项目是结果导向的（Spady，1994）。不要使用学习结果作为课程或学习项目的表面形式。学习结果需要对教师或学员所做的决定产生影响。

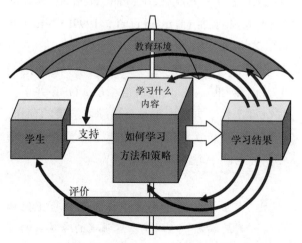

图 16.6　在课程计划中注重教育结果的课程模型［已获 Harden et al. 的许可：An introduction to outcome-based education, *Medical Teacher* 21（1）：7-14，1999a］

一个标准的结果导向设计次序的第一步就是对课程的出口学习结果进行具体化，下一步则是从这些出口结果中导出不同课程阶段的结果。然后就应该设计一个将每一阶段学习结果与学习机会和评价关联起来的蓝图。胜任力、里程碑和 EPAs 的结合可辅助这些最初的步骤。而这一过程在课程的每一阶段、课程的所有单元和每个单元的学习活动中可以重复进行。在这个"自上而下"的过程中，每一阶段、每门课程、每个单元和每次学习活动的结果都应该与出口结果联系起来，并有助于出口结果的达成。

> "教师们应该知晓并且可容易获得他们课程的书面学习结果，这样他们才能规划教学策略和方法。"
>
> **Subha Ramani（2006）**

在 OBE 中需要注意的是，确保所有学生都能够掌握学习结果确实是教师的责任，同时每个学生完成学习结果可能有不同的方式。

结果导向教育的误区

如果 OBE 存在问题，往往并不在于其原理，而在于在实践中是如何执行 OBE 的。

对于 OBE，人们有许多错误认知和理解：

- 有一些教师担心 OBE 更加在意细节而会忽略大方向。然而，这种想法或许会是可信的，但是随着 20 世纪 60 年代的目标转变，OBE 则开始关注胜任力和元胜任力（meta-competence）的广义衡量标准（Harden et al.，1999b；Frank et al.，2010）。
- 一些教师认为 OBE 是一种威胁，会侵害他们的自由度和自主权。但恰恰相反，OBE 并不会强行规定教学方法：正是公认学习结果的存在，使得教师有能力建立他们认为可以帮助学生获得所要求的学习结果的项目。

> "在解放学习者的胜任力框架和禁止他们'扩展学习'之间是有着明确的分界线的。"
>
> **Dornan（2010）**

- 还有其他人认为 OBE 忽略了医学教育中逐渐向以学生为中心的学习（student-centered learning）的转变趋势。恰恰相反，在 OBE 中，学生是"主动体"，是能够对他们的学习担负起更多而不是更少责任的个体。在 OBE 中，教师和学习者可以围绕课程和评价形成一种共同合作的关系（Holmboe & Batalden，2015）。
- 还有一些教师担心 OBE 是关于最低限度胜任力的，但事实并不是这样的。如 Brown 能力体系（Smith & Dollase，1999）中所述，学习结果可以就不同掌握水平进行具体化。同时，在不同教育系统里使用的里程碑也定义了所期望达到的表现水平和发展水平。

小结

OBE 是医学教育的重要发展，是对现今医学教育所面临挑战的回应，同时还提供了许多优势。对于学习结果的陈述，常通过胜任力、里程碑和置信职业行为，为帮助记录学生在不同教育阶段的进步和成长提供了一种新的描述和表达，并且也可帮助他们识别适合其个人需求的学习项目。

只有当确定了学习旅程的终点，我们才能确定到达目的地的最佳路线。

学习结果需要通过使用适合的结果框架来进行具体细化。既可以采用目前已存在的框架，也可以建立新的框架。使用结果框架为每一门课程和每一次学习经历设定结果。而关于课程内容、教学方法、教育策略和评价的决定，都应该与达成共识的学习结果相关。

参考文献

Albanese, M. A., Mejicano, G., Mullan, P., et al. (2008). Defining characteristics of educational competencies. *Medical Education*, 42(3), 248–255.

Calman, K. C. (2000). Postgraduate specialist training and continuing professional development. *Medical Teacher*, 22(5), 448–451.

Carraccio, C., Englander, R., Van Melle, E., et al. (2015). Advancing competency-based medical education: a charter for clinician-educators, International Competency-Based Medical Education Collaborators *Academic Medicine*, 91(5), 645–649.

Cooke, M., Irby, D. M., O'Brien, B. C. (2010). *Educating physicians: a call for reform of medical schools and residency*. San Francisco: Jossey-Bass.

Crosson, F. J., Leu, J., Roemer, B. M., Ross, M. N. (2011). Gaps

In residency training should be addressed to better prepare doctors for a twenty-first-century delivery system. *Health Affairs*, *30*(11), 1—7.

Englander, R. (2014). *Core entrustable professional activities for entering residency*. Association of American Medical Colleges.

Englander, R., Holmboe, E., Batalden, P., et al. (2019). Coproducing health professions education: a prerequisite to coproducing health care services. *Academic Medicine*, *95*(7), 1006—1013.

Frank, J. R., Snell, L., Sherbino, J. (2015). *CanMEDS 2015 Physician Competency Framework*. Ottawa: Royal College of Physicians and Surgeons of Canada.

Frank, J. R., Snell, L. S., Ten Cate, O., et al. (2010). Competency-based medical education: theory to practice. *Medical Teacher*, *32*(8), 638—645.

Frenk, J., Chen, L., Bhutta, Z. A., et al. (2010). Health professionals for a new century: transforming education to strengthen health systems in an interdependent world. *Lancet*, *376*(9756), 1923—1958.

Harden, R. M. (2002). Learning outcomes and instructional objectives: is there a difference? *Medical Teacher*, *24*(2), 151—155.

Harden, R. M. (2007). Learning outcomes as a tool to assess progression. *Medical Teacher*, *29*(7), 678—682.

Harden, R. M., Crosby, J. R., Davis, M. H. (1999a). An introduction to outcome-based education. *Medical Teacher*, *21*(1), 7—14.

Harden, R. M., Crosby, J. R., Davis, M. H., Friedman, M. (1999b). From competency to meta-competency: a model for the specification of learning outcomes. *Medical Teacher*, *21*(6), 546—552.

Holmboe, E. S., Batalden, P. (2015). Achieving the desired transformation: thoughts on next steps for outcomes-based medical education. *Academic Medicine*, *90*(9), 1215—1223.

Holmboe, E. S., Yamazaki, K., Edgar, L., et al. (2015). Reflections on the first 2 years of milestone implementation. *Journal of Graduate Medical Education*, *7*(3), 506—511.

Institute of Medicine. (2001). *Crossing the quality chasm: a new health system for the twenty-first century*. Washington, DC: National Academies Press.

Leach, D. C. (2004). A model for GME: shifting from process to outcomes. A progress report from the Accreditation Council for Graduate Medical Education. *Medical Education*, *38*(1), 12—14.

McGaghie, W. C., Lipson, L. (1978). *Competency-based curriculum development in medical education: an introduction*. Geneva: World Health Organization.

Mossialos, E., Wenzl, M., Osborn, R., Anderson, C. (2015). *International profiles of health care systems, 2014: Australia, Canada, Denmark, England, France, Germany, Italy, Japan, The Netherlands, New Zealand, Norway, Singapore, Sweden, Switzerland, and the United States*. New York: The Commonwealth Fund. (Retrieved August 11, 2015). Available from: www.commonwealthfund.org/publications/fund-reports/2015/jan/international-profiles-2014.

National Academy of Medicine. (2015). *Improving diagnosis in healthcare*. Washington, DC: National Academy Press.

Rubin, P., Franchi-Christopher, D. (2002). New edition of tomorrow's doctors. *Medical Teacher*, *24*(4), 368—369.

Schwarz, M. R., Wojtczak, A. (2002). Global minimum essential requirements: a road towards competency-oriented medical education. *Medical Teacher*, *24*(2), 125—129.

Shaw, R., Drever, F., Hughes, H., et al. (2005). Adverse events and near miss reporting in the NHS. *Quality and Safety in Health Care*, *14*(4), 279—283.

Smith, S. R., Dollase, R. (1999). Planning, implementing and evaluating a competency-based curriculum. *Medical Teacher*, *21*(1), 15—22.

Spady, W. G. (1994). *Outcome-based education: critical issues and answers*. Arlington, VA: The American Association of School Administrators.

Ten Cate, O., Chen, H. C., Hoff, R. G., et al. (2015). Curriculum development for the workplace using Entrustable Professional Activities (EPAs): AMEE Guide No. 99. *Medical Teacher*, *37*(11), 983—1002.

Ten Cate, O., Hart, D., Ankel, F., et al. (2016). Entrustment decision making in clinical training, International Competency-Based Medical Education Collaborators *Academic Medicine*, *91*(2), 191—198.

Van Melle, E., Frank, J. R., Holmboe, E. S., Dagnone, D., Stockley, D., Sherbino, J., International Competency-based Medical Education Collaborators. (2019). A core components framework for evaluating implementation of competency-based medical education programs. *Academic Medicine*, *94*(7), 1002—1009.

第 17 章

整合学习
Integrated Learning

Neil Osheroff

（译者：陈俊香　范若皓　于　婷　审校：陶立坚）

趋势

- 进一步强调医学院整合课程的开发。
- 医学院课程越来越多地呈现出早期接触临床工作场所的特色，并在所有阶段的课程中整合基础科学。
- 在医学院课程中纳入小组主动学习模块，以帮助培养因果网络和课程层面的整合显得愈发重要。

关键概念

- 整合：有目的地建立知识点间明确和特定的因果联系。
- 情境化：一种使用因果网络的组织框架，使信息得以保留并更容易被应用于临床环境。
- 概念连贯性：概念的内容形成对学习者有意义的分组。

引言

许多证据表明，整合学习更好地满足了成人学习者的需求。本科医学教育中整合教学的概念可以追溯到美国和加拿大 1910 年的《Flexner 医学教育》，其作者呼吁将科学知识整合到患者医疗中（Flexner，1910）。其后每一份有关医学教育的重要报告都对这种呼吁发出了共鸣。例如，美国医学院校协会在 1984 年发表的《21 世纪的医师》文中强调，"基础科学和临床教育应该结合起来，以加强关键科学原理和概念的学习，并促进其应用与解决临床问题"（AAMC，1984）。霍华德·休斯医学研究所与美国医学院校协会在 2009 年联合发表的

《未来医生的科学基础》报告中指出，医学院本科课程应该经历跨学科整合（HHMI-AAMC，2009）。最后，在《Flexner 医学教育》发表 100 周年之际，卡耐基基金会的《医师教育：呼吁改革医院校教育和住院医师培训》报告的要点之一是"课程应该整合基础、临床和社会科学"（Cooke et al.，2010）。

尽管医学教育中呼吁整合，但整合学习的实施仍然是一个挑战。因此本章将探讨整合的概念，包括整合的理论基础和益处。并探讨促进整合学习的实践方法，以及达成目标的障碍。

📌 "实施整合学习面临挑战。"

什么是整合？

为了理解整合学习，必须首先定义我们所指的整合。它被描述为以有效的方式将两种或两种以上的事物结合在一起的行为或过程，或将各部分结合、添加或混合成一个具备功能的整体或统一的整体的行为，或对不同领域知识进行有目的的统一。关于医学教育，其中一个最好的定义来自 Harden 等（1984），他认为整合是"组织教学内容，使经常出现在不同院系课程中的知识点变得相互关联或成为一体"。

整合学习的基本原理

整合学习的基本原理是在有逻辑联系的主题之间提供桥梁。这为学习者提供了能够将信息更自然地组织成更高层次结构的情境。因为概念或主题的分离只提供很少的情境，有利于记忆而非高阶学

习。例如讲解糖类代谢时如果不基于临床背景，会将知识点缩减为一系列化学反应，这些化学公式在医学生面对代谢紊乱患者时很难被学习、记忆或应用。这种分离是导致死记硬背的重要原因。相反，在其他代谢途径和疾病（如糖尿病）的临床背景下讲授糖类代谢，可提供代谢途径和疾病之间的因果关系。最终形成学习（获取信息的过程）新陈代谢而非记忆（存储信息的过程）的组织框架。此外，本章稍后还将阐述这种因果网络的情境化和发展使得学到的知识更容易被应用于临床环境。

> 💡 **小提示**
>
> 　整合学习为逻辑上联系紧密的主题之间提供了桥梁。

课程 / 计划整合

　　整合可以应用于医学教育的多个层面，每个层面都有助于整合学习。整合的第一层次是许多医学院已经开发和应用的课程层级（Brauer & Ferguson, 2015; Finnerty et al., 2010; Loftus, 2015）。Harden（2000）描述的 11 层整合阶梯（图 17.1）为理解整合课程的演变提供了一个极好的框架。

　　20～30 年前，医学院的大部分课程都位于阶梯的底部，即分离层次。在这个层次上，课程是以学科为基础的，通常由各个院系主持，院系之间很少甚至没有沟通或协调。每门课程在信息、教学风格和评价策略方面都是分离的。

　　在相互认知层次，课程仍然是以学科为基础的，但是一些授课教师至少意识到了课堂中包含了其他课程的部分内容。这种相互认知允许某些学科之间有某种程度的协调。例如了解到生物化学课程的内容可以帮助后续生理学课程的讲师更好地讲授糖尿病等知识点。

　　相互认知层次之后是一致层次，在这种情况下，一门课的教师可能会主动寻找其他学科基础课程中教学的信息，打开沟通渠道，并在课程之间建立联系。

　　进阶到相互嵌套层次，教师可能会将与其他知识点相关的技能作为目标，这些知识点不属于本学科的课程内容。这是将本学科的课程目标与更广

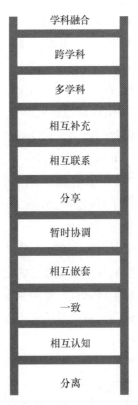

图 17.1　整合阶梯，正文中描述了整合阶梯的 11 个层次（摘自 Harden，2000）

泛的课程目标联系起来的早期尝试。

　　到目前为止，大部分整合都是在教师与教师之间的层次上进行的，没有一个跨课程的总体协调。暂时协调层次需要课程层面的整合。尽管课程可能仍然是基于学科的，但至少有两门课程之间达成了协议，将基于学科的教学活动相互交叉，以促进合作式学习。因此，在细胞生物学课程中讨论细胞周期之后，可能会在生物化学课程中讲授核酸加工过程。尽管这些讲授被安排在接近的时间里，知识点之间的联系仍基本上留给学生去参解。

　　暂时协调在分享层次得到了加强，即两个学科的教师有目的地联合讲授一个知识点。例如，一名细胞生物学家和一名医生可能会组成一个团队，讲授结缔组织和结缔组织功能障碍相关疾病的基础知识。虽然分享层次可以产生更完整的整合，但它通常被视为一种特殊情况，用于课程的特定部分。

　　相互联系层次代表了一个真正的整合过程。虽然课程可能仍然是以学科为基础的，但是整合的学习活动会作为课程的一部分介绍给学生。例如，可在课程中引入一个基于临床的小组周会，以帮助学生更好地理解该课程与医学和患者照护的关系。

　　在相互补充层次中，课程可能仍然以学科为

基础，但包括大多数整合学习模块。

多学科层次第一次放弃了以学科为基础的课程，取而代之的是由更高层次或更广泛的框架组织的课程。例如课程可以基于器官及其功能、疾病症状等进行整合。例如在以器官为基础的学习模块中，关于肝的课程可以包括讨论肝的生物化学和生理学以及器官的大体和显微解剖、与肝相关的疾病以及这些疾病的治疗，包括药理学方面。然而，在本课程中，个别学科可能仍然在一定程度上被强调并划分出来。

跨学科层次类似于多学科层次。然而，个别学科的观点可能会让位于课程整体主题的观点。如后所述，转向跨学科课程是走向整合课程的一个重要步骤，具有较强学科背景的人可能会怀疑这一点（Bolender et al.，2013）。整合课程的全面宗旨之一是每个人都必须放弃自己的某些东西（或他们的学科）来推进课程整合。

在院校教育中，历来罕有课程能够达到整合的最终层次，即学科融合层次。学科融合通常被保留在课程的个别部分。例如在综合或纵向见习中，学生不附属于任何特定的临床部门。相反，他们追踪患者个体，并和他们的患者一起体验不同的临床部门。

横向与纵向整合

值得注意的是，即使在整合课程中，也有不同的方式来看待和实现整个院校教育经历的整合（Wijnen-Meijer et al.，2010）。最常见的整合形式是横向整合。横向整合指的是通常在特定时间范围内的跨学科和课程的整合，例如医学院实习前阶段一系列基础科学课程的整合。学生通过理解每门课程所讲授的内容，并序贯补充规划好的课程，形成下一步培训的逻辑框架。

纵向整合指的是跨更大时间框架的整合，例如医学课程的实习前阶段和临床阶段之间的整合。它还指跨不同学科类别的整合，例如将基础科学课程的信息与侧重于社会科学或临床技能的课程联系起来。例如与心脏病学或神经科学课程相协调的心脏或眼科检查教学。同样，将基础科学课程中的基因检测与医学人文（或社会科学）课程中基因检测伦理的讨论联系起来，也是另一种方式。

纵向整合可以采取不同的形式（图17.2）。传统上，医学院采用"H型"模式。这一模式始于医学院早期基于课堂的基础科学教育（H的中央横线之上），并在后几年转变为基于工作场所的临床课程（H的中央横线之下）。H型医学课程在基础阶段和临床阶段之间几乎没有整合。在许多学校，这种模式已经被"Z型模式"所取代，在这种模式下，从基础科学到临床工作场所的转变更加渐进。基础和临床科学贯穿整个课程，基础科学在课程早期的代表性更强，而临床科学在课程后期的代表性更强。同样，在培训过程中，学习行为经历了从强调基于课堂的结构化课程向基于工作场所的非结构化临床经验的转变。一个更完整的课程模式是"螺旋式"课程。在这一模式中，基础科学、社会科学和临床科学在课程的所有阶段都跨越时间和主题进行整合（Bandiera et al.，2013）。

课程与模块级别整合的对比以及因果网络的优势

真正的学科整合需要课程在多学科或跨学科层面进行整合。课程整合始于超越个别学科教学和学习目标的整合，并面向更高层次目标的整合课程组织。例如，范德堡大学医学院医学博士课程第一个科学模块的第一个目标是使学生熟悉"分子水平上构成人类健康和疾病的生物分子、反应和过程"。本课程中讲授的学科，如生物化学、遗传学和细胞生物学，不作为目标的一部分被提及。

课程层面的整合要求不同基础科学学科之间

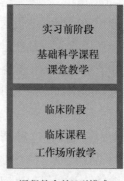
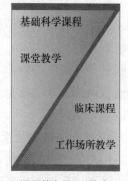

课程整合的H型模式　　　　课程整合的Z型模式

图17.2 医学院课程垂直整合模式
左侧所示的"H型"模式代表了传统课程，其中基础科学在实习前阶段讲授，临床科学在临床阶段讲授。这种模式已经让位于许多医学院的"Z型"模式。在Z模式中，基础和临床科学都在整个医学院讲授，在课程早期更加强调基础科学，在后期更加强调临床科学（摘自Wijnen-Meijer等，2010）

以及基础、社会和临床科学之间在空间和时间上接近。然而通过创造"概念连贯性"（概念的内容形成对学习者有意义的分组），为了让学习者在整合中真实受益，整合需要在模块层面和学习者的头脑中进行。简单地把知识点放在一起（在同一堂课中讲授糖类代谢和糖尿病）或将知识点置于情境中（讲授糖类代谢因糖尿病而很重要）可能无法保证认知整合。相反，教学必须有目的地建立明确和具体的因果联系，以将知识点联系起来（Kulasegaram et al.，2013，2015）。

使用因果方法链接知识点有许多优点。研究表明，对学习或不学习疾病和症状因果联系的学习者进行比较，学习了疾病症状基础科学原理者能更好地记住信息，并在当下和一段时间显示出更高的诊断准确率（Lisk et al.，2016；Woods et al.，2006）。此外，接受因果方式授课的初学者在结束学习时和一段时间后都能更好地诊断困难病例（Woods et al.，2007）。在平行研究中，接受因果关系教学的学生能够更好地将学习到的知识迁移到解决新问题上（Cheung et al.，2019），并强化相关的新知识的学习表现（Mylopoulos & Woods，2014）。

为了进一步探索在知识点之间建立因果网络的最佳方式，以四种方式向学生提供基础科学和临床信息：交织和因果联系、临床特征前学习基础科学、基础科学前学习临床特征，或仅学习临床特征。以因果方式教学的学生在即时或一段时间后的测试中表现出最高的知识水平，测试之间的下降相对较小。相反，以其他方式教学的学生在初始测试中表现不佳，表现出明显较差的知识保持力（Kulasegaram et al.，2015）。因此，为了实现最佳整合，必须教会学生在分分秒秒的学习中联系因果。

在模块级别实现整合学习的策略

无论院校教育课程的总体组织如何，教师都可以通过多种方式在模块层面促进整合学习，以实现前面所述的益处。可以应用的第一个策略是有目的地将正在讲授的科目与基础和临床医学中的其他相关主题联系起来。例如，讨论一条通路如何与其他细胞通路相关，它如何影响人类健康，以及通路的改变如何导致疾病状态。这种形式的整合讲授可以在任何课程中完成，即使是在课程阶梯的第一步

（分离层级）（Harden，2000）。以导向因果网络的方式教学将吸引学生并帮助他们整合所被教授的资料（van der Hoeven et al.，2020）。它可以由一名教师或一个团队来完成，这个团队可能由一名基础科学家和一名临床医生组成。整合可以因积极的教学形式被增强，例如即时教学反馈系统或要求学生将所学内容应用于临床情景的问题讨论中。

> 💡 **小提示**
> 将正在讲授的知识点与基础和临床医学中的其他相关主题有目的地联系起来。

许多医学院正在转为使用小组主动学习模块来帮助整合基础和临床科学。两种最普遍的模块类型是使用基于问题的学习（problem-based learning，PBL，也称为基于案例的学习，case-based learning，CBL）或基于团队的学习（team-based learning，TBL）形式。有两点需要注意。第一，要想 PBL 或 TBL 活动有意义，则必须在整个课程中（或至少在整个实习前阶段）常规持续地纳入 PBL 或 TBL。如果在不同的课程中偶尔使用或以不同的形式使用 PBL 或 TBL，其有效性会大打折扣。第二，必须评估小组主动学习活动中学到的信息。一些医学院采用小组会谈的方式教学生如何在团队中工作。如果不评测所学的信息，学生们就不会认真参加教学活动，并且经常把这些活动看作滥用他们的时间。

PBL 模式（Donner & Bickley，1993）模拟了患者诊疗的展开过程。第一天（事先未对材料进行介绍），学生从主诉开始，逐步全面深入患者的病史、检查结果以及医患沟通。大多数学校会提供案例的诊断，学生（作为一个群体）会根据他们认为与案例相关的方向制定自己的学习目标。其中可能包括对疾病相关正常和异常情况的基础科学研究背景知识，对所有临床资料以及处置建议的解释。第二天，学生回到小组讨论他们所学的东西。PBL 模式的一个重要特性是每个学生都需要研究所有的学习目标。这样，团队中的每个成员都可以从整合中获益，并从案例的各个方面获得知识。它还促进学生之间的深度讨论，进一步增加他们的理解并增进信息的整合。值得注意的是，在 PBL 模式中，

学生将该病例作为临床框架，通过基础科学来生成因果网络。

> "整合在 PBL 中被增强的一个因素是，学生被置于一个类似于未来职业生活中应用他们所学的'心理环境'中。"
>
> **Bandaranayake（2011）**

TBL 模式（Levine & Hudes，2013）是一种程序化的"翻转课堂"模式，学生在课前获得信息（文章、视频等），并被要求自行理解消化。通常这些信息与一门或多门基础科学有关。课堂中学生参加一个简短的个人准备情况测试（IRAT）以评估他们对信息的理解程度。此后对相同材料进行一次小组准备情况测试（GRAT），让学生以小组形式重新参加测试可以使其意识到集体智慧大于个人智慧。更重要的是，在确定答案之前，对问题的讨论有助于促进团队合作和信息的整合。一旦完成 GRAT 并经引导者讨论，各小组就要负责解决一系列临床应用问题。小组与全班分享他们的答案，这将促使全班讨论不同答案的优点或缺点，因而有助于整合学习模块中的信息。值得注意的是，在 TBL 模式中，学生使用基础材料中描述的基本科学信息作为框架，在临床场景中进行工作，从而创建因果网络。

整合课程的评价

俗语道评价驱动学习。既然整合对学生学习以及医学院校都很重要，那么评价也应当以整合的方式进行。因此评价学生时不鼓励使用基于单独学科的陈述事实式的多选题，如"以下哪种酶催化所示反应"。而应该是整合式地设计多项选择题，并评价学生理解全局的能力。其方法是从临床片段开始提问，并提出一个问题来评价学生是否理解基础科学和临床科学之间的因果联系。让学生解释临床场景背后科学原理的简答题也是极好的选择。

最后是关于考试。虽然课程中可以进行每周小测验等，但是采用时间跨度更大的纵向考评策略更有好处。通过减少评价频率，学生将不会有考前突击复习的应试心态。此外，考试将评价更多的信息，这更好地解决了整合多学科材料时面临的问题。

整合面临的挑战

整合课程的能力面临许多挑战。首先，如果各个课程由各院系独立控制，那么课程负责人通常很难具备超越学科的眼界（Bolender et al.，2013）。因此，将课程和个别课程的控制权移交给一个中央管理机构是有益的。其次，课程负责人需要远离他们所属的学科，以更全面地思考他们的课程。这通常是一个困难但很值得努力的过程。再次，教育领导者需要适应在包含基础科学家和临床医生的跨学科团队中工作。如果一门课程要整合，有必要让来自基础和临床等多个学科的代表参与对话。最后，教师们经常不愿意将他们的教学扩展到他们专业之外的领域（Dominguez & Zumwalt，2020）。向整合教学的转变要求教师敞开胸怀，学习新知识和潜在的新教学方法来教育下一代临床医生。

小结

整合学习可增强知识的理解、记忆、创新，以及诊断准确性。然而，实现整合学习面临许多挑战。整合可以是在课程 / 计划、课堂或模块层面。课程或课堂层面的整合设定了培训的预期和总体框架，而模块层面的整合则有利于学习者个体。整合并不仅仅是由于知识点之间在空间和时间上的接近而发生的，而是需要有目的地努力在知识点之间建立明确和具体的因果联系。它还要求教师超越自己的学科，以促进医学生学习的方式教学。

参考文献

AAMC. (1984). *Physicians for the twenty-first century: Report of the project panel on the general professional education of the physician and college preparation for medicine*. Washington, DC, USA: Association of American Medical Colleges.

Bandaranayake, R. C. (2011). *The integrated medical curriculum*. London: Radcliffe.

Bandiera, G., Boucher, A., Neville, A., Kuper, A., Hodges, B. (2013). Integration and timing of basic and clinical sciences education. *Medical Teacher*, 35, 381−387.

Bolender, D. L., Ettarh, R., Jerrett, D. P., Laherty, R. F. (2013). Curriculum integration = course disintegration: What does this mean for anatomy? *Anatomical Sciences Education*, 6, 205−208.

Brauer, D. G., Ferguson, K. J. (2015). The integrated curriculum in medical education: AMEE Guide No. 96. *Medical Teacher*, 37, 312−322.

Cheung, J. J. H., Kulasegaram, K. M., Woods, N. N., Brydges, R. (2019). Why content and cognition matter: integrating conceptual knowledge to support simulation-based procedural skills transfer. *Journal of General Internal Medicine*, 34, 969−977.

Cooke, M., Irby, D. M., O'Brien, B. C. (2010). *Educating physicians: a call for reform of medical school and residency*. Stanford, CA, USA: The Carnegie Foundation for the Advancement of Teaching.

Dominguez, I., Zumwalt, A. C. (2020). Integrating the basic sciences in medical curricula: focus on the basic scientists. *Advances in Physiology Education*, 44, 119−123.

Donner, R. S., Bickley, H. (1993). Problem-based learning in American medical education: an overview. *Bulletin of the Medical Library Association*, 81, 294−298.

Finnerty, E. P., Chauvin, S., Bonaminio, G., Andrews, M., Carroll, R. G., Pangaro, L. N. (2010). Flexner revisited: the role and value of the basic sciences in medical education. *Academic Medicine*, 85, 349−355.

Flexner, A. (1910). *Medical education in the United States and Canada: A Report to the Carnegie Foundation for the Advancement of Teaching*. New York, NY, USA: The Carnegie Foundation for the Advancement of Teaching.

Harden, R. M. (2000). The integration ladder: A tool for curriculum planning and evaluation. *Medical Education*, 34, 551−557.

Harden, R. M., Sowden, S., Dunn, W. R. (1984). Educational strategies in curriculum development: The SPICES model. *Medical Education*, 18, 284−297.

HHMI-AAMC. (2009). *Scientific foundations for future physicians*. Washington, DC, USA: Association of American Medical Colleges.

Kulasegaram, K., Manzone, J. C., Ku, C., Skye, A., Wadey, V., Woods, N. N. (2015). Cause and effect: Testing a mechanism and method for the cognitive integration of basic science. *Academic Medicine*, 90, S63−S69.

Kulasegaram, K. M., Martimianakis, M. A., Mylopoulos, M., Whitehead, C. R., Woods, N. N. (2013). Cognition before curriculum: Rethinking the integration of basic science and clinical learning. *Academic Medicine*, 88, 1578−1585.

Levine, R., Hudes, P. (2013). "How to" guide for team-based learning. Huntington, WV, USA: IAMSE Manual, International Association of Medical Science Educators.

Lisk, K., Agur, A. M. R., Woods, N. N. (2016). Exploring cognitive integration of basic science and its effect on diagnostic reasoning in novices. *Perspectives on Medical Education*, 5, 147−153.

Loftus, S. (2015). Understanding integration in medical education. *Medical Science Education*, 25, 357Z−360.

Mylopoulos, M., Woods, N. N. (2014). Preparing medical students for future learning using basic science instruction. *Medical Education*, 48, 667−673.

van der Hoeven, D., Zhu, L., Busaidy, K., Quock, R. L., Holland, J. N., van der Hoeven, R. (2020). Integration of basic and clinical sciences: student perceptions. *Medical Science Education*, 30, 243−252.

Wijnen-Meijer, M., ten Cate, O., van der Schaaf, M., Borleffs, J. C. (2010). Vertical integration in medical school: effect on the transition to postgraduate training. *Medical Education*, 44, 272−279.

Woods, N. N., Brooks, L. R., Norman, G. R. (2007). The role of biomedical knowledge in diagnosis of difficult clinical cases. *Advances in Health Sciences Education*, 12, 417−426.

Woods, N. N., Neville, A. J., Levinson, A. J., Howey, E. H. A., Oczkowski, W. J., Norman, G. R. (2006). The value of basic science in clinical diagnosis. *Academic Medicine*, 81, S124−S127.

第18章

跨专业教育
Interprofessional Education

Jill E. Thistlethwaite，Peter H. Vlasses

（译者：陈俊香　曾　艺　于　婷　审校：陶立坚）

趋势

- 针对医生、护士及社会照护专业人员和学生的跨专业教育（IPE）已在全球范围内建立。
- 跨专业学习的结果和胜任力正被越来越多地纳入医疗卫生资格和认证标准中。
- 持续获得通过 IPE 达成协作实践的胜任力的证据。

关键概念

- 跨专业（interprofessional）：是指在教育和培训的任何阶段，学习者和从业者（practitioners）为同一目标一起学习和工作的策略。这包含了对话与协商、共识与妥协以及理解与尊重。

- 跨专业教育（interprofessional education，IPE）：来自两个或多个专业的学习者相互了解和学习，以达成有效合作并提供最佳照护结局（WHO，2010）。

- 跨专业协作（interprofessional collaboration）：提供医疗服务的团队与客户之间以参与、协作和协调的方式围绕健康和社会问题共同决策的伙伴关系。

- 跨专业协作实践（interprofessional collaborative practice，IPCP）：来自不同专业背景的多个医疗服务人员通过与患者及其家庭、护工以及社区共同合作，以提供最高质量的卫生服务（WHO，2010）。

- 跨专业胜任力（interprofessional competencies）：医务人员将知识、技能、态度、价值观和判断进行复杂整合，而且能将这些要素应用于所有协作情形的能力。胜任力应当引导个人的终生成长和发展，使其能够在不同环境中的特定职业或角色下有效开展活动（CIHC，2010）。

- 基于团队的跨专业照护（interprofessional team-based care）：在照护中特意组建的、通常由相对较小的工作组提供的医疗照护服务。工作组被他人以及他们自己视为具有集体身份，共同对某一患者或一群患者负责（例如快速反应小组、安宁疗护小组、初级保健小组和手术室小组）（IPEC，2016，p.8）。

小提示

跨专业教育定义中的介词"来自"（from）、"相互"（with）和"关于"（about）是非常重要且必需的，因为它们表明跨专业学习应该是相互和平等的。

历史与发展

跨专业教育的历史可以追溯到 60 年以前。从 20 世纪 60 年代至今，包括多种不同医疗专业学生的共同学习活动已在澳大利亚、英国和美国等国家开展（Barr，2014）。美国医学研究所于 1972 年首次提出跨专业教育，并在其随后的多份报告中重申了对跨专业教育的需求。由于缺少持续的跨专业人才及资金的支持，各地早期发展均表现出难以持久的共同特征，这突出了将跨专业教育融入课程以及学术接续规划中的必要性。世界卫生组织 2010 年发表了有影响力的行动框架，倡导将 IPE 作为全球卫生议程的一部分（WHO，2010）。

尽管英语期刊上的大多数相关同行评议文章来自中高收入国家，但 IPE 是一项全球性运动。在巴西、黎巴嫩、马来西亚、泰国、撒哈拉以南非洲、日本、中东和印度，都有跨专业网络、协会和定期会议。

> 📌 "对 IPE 术语、学习和测量的统一认识将引导对高质量 IPE 的开展、实施和评估的更加一致的预期。"
>
> **卫生专业认证联盟（Health Professions Accreditors Collaborative，2019）**

跨专业教育和协作实践

医疗专业学生和刚获注册的医疗专业人员需要理解他们将要或正在工作的医疗体系。这些知识应包括贯穿医疗体系的患者通路以及医疗保健、社会照护专业人员和患者三者互动的多种方式。21世纪，随着医学知识的爆炸式增长，医护人员的专业变得更加细化，使得患者需在不同级别的医疗照护机构间多向转诊，因此提供医疗服务、社会照护必然是一个协作的过程。此外，随着人口的加速老龄化，慢性病和多病共存的发生率不断增高。医疗行为也必须考虑健康的社会决定因素（如贫困和获得照护的机会），因其可能对健康的结局产生重大影响。医疗人员的个体服务很难能满足患者、家庭和社区的需求和期望。

尽管世界卫生组织就跨专业合作实践给出了广泛的定义（见术语表），但在不同的环境和司法管辖区内，从有限的小团队到更为松散的联盟，跨专业合作实践采取了多种形式。对跨专业工作的多样性进行分类和理解很重要，这样 IPE 就可以与实践的现实环境联系起来，让学习者为自己的角色和责任做好准备，而且还能研究 IPE 和 IPCP 的影响。Xyrichis 等（2018）提出了一种分类方法，它有四个层次和五个子类别：团队合作、协作（咨询协作、协作关系）、协调（协调协作、授权协调、咨询协调）和网络。

> 📌 "除非能更清晰地认识不同类型的跨专业工作，否则以什么方式以及哪种环境进行跨专业工作更有优势将继续难以确认。"
>
> **Xyrichis 等（2018）**

IPE 有效性的证据

IPE 旨在帮助医疗卫生人员的协作以改善患者的治疗。虽然证明认证前阶段的教育对患者治疗和安全的影响很难，但评估 IPE 并证明它不仅能满足基于团队和协作实践的学习需求，同时明确它的作用机制及有效领域仍然重要。已有数篇对系统综述的综合整理报道，其中一篇报道综合了 8 篇系统综述，每个系统综述包含 10 ～ 133 项研究。综合结论认为 IPE 能够培养协作实践的知识、技能和态度；此外，越来越多但仍然有限的证据表明 IPE 可以通过加强协作实践来改善患者治疗（Reeves et al.，2017）。

由于研究的数量和样本量较小、协作及干预措施的异质性，很难得出公认的 IPCP 关键要素及其有效性。由于没有任何模型能囊括所有必要组成部分以指导未来关于 IPE 对协作实践和患者结局影响的研究，IOM 因而开发了一个跨专业学习连续过程模型（interprofessional learning continuum model，IPLC）（图 18.1），该模型有四个相互关联的组成部分：包括正式和非正式活动的学习过程；由个人、群体健康结果和系统结果组成的学习成果；影响实施和以上结果的因素（IOM，2015）。

> 📌 "……IPLC 模式的成功应用取决于相互依存的教育和医疗体系的协调程度。"
>
> **美国医学研究所（Institute of Medicine，2015）**

> 💡 **小提示**
>
> 在规划跨专业活动时，如意欲公开发布结果，记得建立评估和（或）研究计划，并考虑是否需要伦理审批。

> 📌 评估的动机是："向提供或控制医疗和社会照护资源的人（地区 / 国家当局、研究和服务的资助人、消费者和基金会）负责。"
>
> **Reeves 等（2013）**

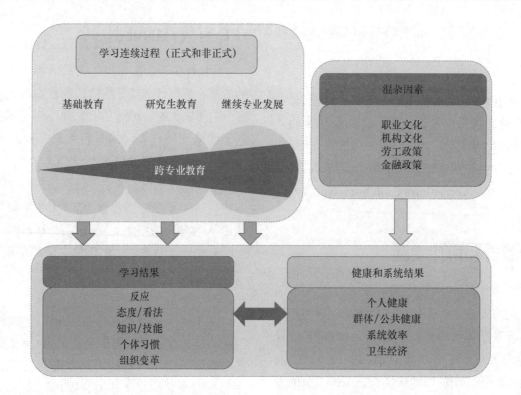

图 18.1

支撑 IPE 和跨专业合作实践的理论

　　对 IPE 和 IPCP 的批评来自它们是非理论的产物。然而，已有越来越多的工作关注于选择和使用理论来支持 IPE 和 IPCP 的学术工作和实践发展。Hean 等（2012）提供了适用于 IPE 的学习理论的可用指南，包括强调学习的社会要素的社会文化理论。跨专业学习是通过学习者积极参与其他专业人员的角色、信仰、价值观和文化，以实现共同学习和共同目标。IPCP 借鉴了社会学、心理学和其他领域的理论，经常引用的例子有活动理论、社会认同理论和实践共同体（communities of practice）。

课程开发

　　尽管开发和开展有效的 IPE 的影响因素非常复杂，课程的开发难度及医疗专业领域的等级制度仍成为当前扼杀 IPE 课程创新的常见原因。成功的 IPE 课程需要跨专业开发：需调动各学院、学科和科室临床教师的主观能动性。机构的领导力和承诺对于推动和维持变革至关重要，实例见表 18.1。

　　设计跨专业课程的四维框架模型如下（Lee et al.，2013）（表 18.2）。

　　第一个维度是根据全球卫生需求、教育改革和理论以及当地情况和认证机构的要求，确定未来

表 18.1　机构实现领导力和承诺的示例
● 学术、临床和机构领导者对战略方向和方法的定义和宣传
● 承诺为 IPE 提供持续资源，如员工、空间和预算
● 为教师提供固定时间用于建立和承担 IPE
● 建立 IPE 专用单元
● IPE 的持续教师发展
● 推广和褒奖对 IPE 的最佳实践

IPE，跨专业教育
改编自：Health Professions Accreditors Collaborative.（2019）. Guidance on developing quality interprofessional education for the health professions. Chicago, IL: Health Professions Accreditors Collaborative.

表 18.2　IPE 课程开发的四维框架	
维度	描述
1. 确定未来医疗卫生的需求	课程需要考虑全球卫生、教育改革和当地需求
2. 定义和理解实践的胜任力	通过 IPE 改变卫生服务提供的预期结果；所需的专业知识
3. 教学、学习和评价	与第一、第二个维度相适应的教育内容
4. 支持机构的交付	将当地机构组织工作方式纳入课程设计的考虑范畴

改编自 Lee et al.，2013

医疗保健的实际需求，并将其作为驱动改革的根本原因。

学习结果和认证

一旦规划团队确定下来，第二个维度涉及理解和定义所有学习者在其科室或机构中进行跨专业实践所需的胜任力或学习结果。这些标准应符合认证前或认证后继续专业发展（continuing professional development，CPD）的专业认证标准。通常，国家卫生专业认证机构虽然在其要求中包含跨专业学习成果，但在编写这些成果时往往会有不同的侧重点和措辞，这使得机构很难就所有专业的学习结果达成共识。在一些国家例如加拿大（https://casn.ca/wp-content/uploads/2014/12/AIPHEPrinciplesandPracticesGuidev2EN.pdf），认证机构间进行协作并就跨专业的胜任力已达成一致，即将成为标准应用于认证评审中。在美国，卫生专业认证联盟（Health Professions Accreditors Collaborative，HPAC）的24家认证机构已经批准了一份关于实施优质IPE的卫生计划指导文件（https://healthprofessionsaccreditors.org/ipe-guidance/）。学习结果或胜任力常被分为六个主要方面：团队合作，沟通，理解角色和责任，伦理问题，患者以及学习/反思。在以上内容中，关于冲突识别、谈判技能以及职业认同形成的学习结果很重要。

> "认证机构具有独特的地位，其促进不同的专业以及医疗机构在其内部或之间进行教育与医疗领域的跨专业协作。"
>
> **Cox 等（2017）**

在第三个维度中，合理且相关的学习活动以及评估需要与结果或胜任力保持一致。这些活动的可行性取决于对以下内容的认真考虑：学习者的数量及其专业，哪些学习活动是必修、哪些是选修，时间安排（早期、晚期或整个课程），小时数，位置（如教室、诊所、病房、模拟实验室），评估的方法和时间安排，协助者及其培训，协调时间和预算。

> **小提示**
>
> IPE的两个综合胜任力框架包括：跨专业教育联盟（Interprofessional Education Collaborative，IPEC，2016）和加拿大跨专业健康卫生联盟（Canadian Interprofessional Health Collaborative，CIHC，2010）。

> "IPE的标志是当参与者理解并熟悉各学科的基本语言和思维模式后，其认知和行为类型发生相应改变。"
>
> **世界卫生组织（2013）**

学习活动

第三个维度注重学习、教学活动和评价。通常，跨专业教育课程会涉及来自不同医疗专业以及社会照护专业的学生，这些学生会利用1周或更多时间就给定的主题进行全日制的学习。如果要达到跨专业教育的目的，那么学习就应该是互动式而非是说教式的；跨专业学习活动应清晰明了。WHO确立了四条设计跨专业课程的重要原则：和学习者现在或将来的实践相关；融入以往通过跨专业方法解决的典型且重要的医疗问题；基于临床实践的跨专业学习（IPL）；利用小组或基于案例的学习等互动性的学习方法（WHO，2013）。在线IPL可行，且适用于学生数量众多的情况，但它必须能够促进学生的互动和在线讨论。螺旋式的跨专业课程能让学生在早期阶段接触到IPE，在其后学习中有更多的临床和模拟学习经历。所有医疗卫生专业的学生都要经历临床轮转，IPE应该能够提供尽可能真实的基于团队或协作的学习体验。除此之外，基于Swedish模型和纵向整合式见习（LICs）建立培训病房也具有可行性，这两种方式都可以提供跨专业教育和由学生管理的跨专业诊所（student-run interprofessional clinics，SRCs）。IPE正在进行同步或非同步的在线协作学习活动，其中来自某一课程的学生与另一课程的学生或代表不同专业的从业者一起学习，包括视频会议讨论、电子病历模拟协作、跨专业游戏、在线讨论和模拟等形式。

成人学习理论建议学习经验应该与学习者相关。因此在IPE中，学生应有机会参与到真正的临床和基于团队的任务中。其中最主要的议题应该是关注学生通过临床观察、科室文化和榜样效应这些隐性课程真正学到了什么。一些学生在临床实习期间可能并未观察到跨专业团队合作，这是由于团队合作不像他们所学的模式那样明显或该科室不存在团队合作。这些消极印象可能使学生对跨专业合作的必要性生疑。在所有跨专业教学活动后，学生都应汇报所见、所学。要给予学生一定的时间来讨论他们所观察到的团队合作的类型和不足，并且鼓励学生反思在已经接触到的学习环境中，应该如何有效地促进团队合作更好地进行。

> **💡 小提示**
>
> 　　教育者需要确保学生在其培养项目中都能接触到跨专业实践；学生们可以在医院或基层诊所参与多学科团队会议，与手术部门一同工作，或被分配到运营良好的诊所或在学生管理的当地诊所中得到指导。

评价

📌 "跨专业学习结果的评价至少应包括由应试者完成的对角色理解的常规评价以及模拟情景或临床环境中对跨专业互动的观察性评估。"

Rogers 等（2017）

在明确了学生所需具备的胜任力后，教育者应建立一套稳定易行的评价方法用于衡量学生的胜任力水平（Rogers et al., 2017）。团队合作的评价十分具有挑战性，因为对团队合作的评价需要在学生完成团队协作任务时进行。这些评价可以在模拟情景或临床环境下完成。评价可能包括基于团队的活动，如项目汇报演示、多专业合作模拟、基于团队的客观结构化临床评估（team-based objective structured clinical evaluation，T-OSCE）、患者治疗方案的准备、移交或转诊路径。教师需要决定这些任务是否由团队集体负责，是否让团队中所有学生都获得相同的分数，或是否根据每个人在各自小组中的表现进行独立评价，或者可能还包括组员间的互评。然而，由于学生参与跨专业团队课程不多，有时仅通过课上观察团队合作来对其进行评价可能会有些困难。考核学生团队协作能力可能采取特定的项目，如模拟教学或 T-OSCE。这种"团队合作"看上去与实际临床任务相似，如处理心搏骤停等紧急临床事件，然而在临床中，团队合作需要花时间来组建、磨合，以达到最佳的表现。

其他的考虑要素包括：时间；选择打分制还是终结性评价；所涉及的专业及学习阶段；评价者是否需要与学生来自同一专业；需要对哪一种能力进行观察、反馈和评价；评价对学生的影响等。

终结性评价比形成性评价更具有不确定性，因为不同的专业认证对于评级、测试类型都有不同的要求，并且可能会要求学生由相同专业的成员进行评价。档案袋法包含了教学过程的反思和学生所取得的成果证据，在评价方面是一种有效的方法，但是对于它的可靠性和可行性仍有疑问。全方位反馈（multisource feedback，MSF）包括了许多与学生有所接触的医生和患者的反馈，该方法是对认证后（post-qualification）的医生最有价值的评价方式。

认证后

CPD 以往一直在关注个体医疗保健从业者。IPL 可以是正式的、非正式的或偶然的（非计划的）。

最近，CPD 开始涉及医疗卫生团队的共同学习，共同关注医疗质量和安全性的欠缺。例如，美国建立了一套全新的认证模式，以激励和促进 9 个医学专业（临床医学、护理、药学、验光、医师助理、社工、心理学、牙科和营养师）基于团队的继续专业发展（http：//jointaccreditation.org/）。

📌 "跨专业学习经常在日常实践中偶然出现，当不同专业的成员一起回顾他们的工作或遇到特殊情况而暂停时，需要更仔细地观察需共同应对的问题，或寻求另一方的意见。显而易见，这种偶然的学习是不能提前规划的。"

Freeth 等（2018）

📌 继续跨专业教育联合认证™（*Joint Accreditation for Continuing Interprofessional Education*™）

"为了改善患者治疗、安全和医疗质量，我们需要建立可培养跨专业团队的协作学习文化。我建议医疗卫生系统领导者认识到医疗卫生团队进行计划性教育的价值，并思考如何利用 IPCE 支持他们的医生和患者群体。"

Graham McMahon, MD, MMSc, 继续医学教

育认证委员会（Accreditation Council for Continuing Medical Education，ACCME）主席和 CEO，2017（https：//www.jointaccreditation.org//new-credit-recognizes-interprofessional-continuing-education-healthcare-teams）

跨专业教育的教师发展

在基于团队的协作性医疗卫生服务中，传统医学教育培养的教师需要接受针对性的跨专业教育的教师发展培训，以成为名副其实的教育者。通过检索众多的数据源，在表 18.3 中列出了有效的跨专业教育的特点。多伦多大学开发了支持 IPE 教师发展的优质资源。（http：//www.ipe.utoronto.ca/continuing-professional-development）

克服挑战

数年来，发展有效的跨专业教育和实践正面临许多挑战和障碍。这些因素包括：

- 拒绝教学改革（证明有效性的证据是什么？）
- 缺乏领导力（行政和管理）
- 密集的课程
- 成本因素和缺乏激励措施
- 学校内与学校间专业课程的隔离
- 缺乏认证要求的压力
- 将跨专业教育作为课程理念的"附加"而非必要改变

参与机构的支持是四维框架的最后一个维度。在面临或正在解决这些挑战的组织中，我们可以观察到一些普遍的影响因素，例如大学和卫生系统领导层对跨专业教育和实践的承诺、受到激励的成功者、合作性跨专业课程的发展和充足的资源。此外，我们提倡在教师晋升的任期指南中认可跨专业教学、学术和研究，以鼓励教师发展来增强跨专业领导力。

小结

现代医疗卫生和社会照护服务的内涵不断改变，相关人员的协作越来越受重视，直接促进了对 IPE 的关注及 IPE 的发展。有越来越多的证据证明了共同学习和工作的有效性。建立明确的跨专业教学目标非常重要，而且该目标要和相应的教学活动以及评价一致。认证后的学习最好建立相关团队。师资队伍的建设是成功的关键。由于跨专业教育仍需深入研究，因此应针对考虑到的问题开展严格评估。实现成功的跨专业教育虽具有挑战性，但同时也是有价值的，这将帮助我们与其他专业的同事分享观念与经历。

参考文献

Barr, H. (2014). Leading the way. In D. Forman, M. Jones, & J. E. Thistlethwaite (Eds.), *Leadership development for interprofessional education and collaborative practice* (pp. 15−25). Basingstoke: Palgrave.

Canadian Interprofessional Health Collaborative (CIHC): *A national interprofessional competency framework*, 2010. Available at: http://www.cihc.ca/files/CIHC_IPCompetencies_Feb1210.pdf

Cox, M., Blouin, A. S., Cuff, P., Paniagua, M., Phillips, S., Vlasses, P. H. (2017). *The role of accreditation in achieving the quadruple aim for health. NAM Perspectives.* Washington, DC: National Academy of Medicine.

Freeth, D., Savin-Baden, M., Thistlethwaite, J. E. (2018). Interprofessional education. In T. Swanwick, B. O'Brien, & K. Forrest (Eds.), *Understanding medical education* (3rd edition, pp. 191−206). Oxford: Wiley.

Health Professions Accreditors Collaborative (HPAC). Available at: https://healthprofessionsaccreditors.org/

Health Professions Accreditors Collaborative. (2019). *Guidance on developing quality interprofessional education for the health professions.* Chicago, IL: Health Professions Accreditors Collaborative.

Hean, S., Craddock, D., Hammick, M. (2012). Theoretical insights into interprofessional education. *AMEE Guide No. 62. Medical Teacher, 34*, e78−e101.

Interprofessional Education Collaborative (IPEC). (2016). *Core competencies for interprofessional collaborative practice: 2016 update* (15). Washington, DC: Interprofessional Education Collaborative.

Institute of Medicine (IOM). (2015). *Measuring the impact of interprofessional education on collaborative practice and patient outcomes.* Washington, DC: The National Academies Press.

Lee, A., Steketee, C., Rogers, G., Moran, M. (2013). Towards a theoretical framework for curriculum development in health

表 18.3　有效跨专业教育促进者的特点
- 与团队合作理论和团队建设相关的能力
- 在医疗卫生团队中工作的经历——具备跨专业工作经历者更为理想
- 协作实践的经历和促进同事合作的能力
- 知晓对其他成员的专业角色和责任
- 知晓专业边缘问题及关于模糊化专业角色的问题
- 了解专业社会化的过程以及这个过程对跨专业互动的影响
- 协商和处理矛盾的能力
- 了解跨专业教育的证据

professional education. *Focus on Health Professional Education*, 14(3), 70−83.

Reeves, S., Lewin, S., Espin, S., Zwarenstein, M. (2013). *Interprofessional teamwork for health and social care*. Oxford: Blackwell Publishing.

Reeves, S., Palaganas, J., Zierler, B. (2017). An updated synthesis of review evidence of interprofessional education. *Journal of Allied Health*, 46(1), 56−61.

Rogers, G. D., Thistlethwaite, J. E., Anderson, E. S., et al. (2017). International consensus statement on the assessment of interprofessional learning outcomes. *Medical Teacher*, 39, 347−359.

World Health Organization (WHO). (2013). *Transforming and scaling up health professionals education and training*. Geneva: WHO.

World Health Organization (WHO): Framework for Action on Interprofessional Education and Collaborative Practice, Geneva: WHO, 2010.

Xyrichis, A., Reeves, S., Zwarenstein, M. (2018). Examining the nature of interprofessional practice: an initial framework validation and creation of the InterProfessional Activity Classification Tool (InterPACT). *Journal of Interprofessional Care*, 32, 416−425.

第 19 章

基于问题的学习
Problem–Based Learning

Diana Dolmans, Woei Hung, Janneke M. Frambach
（译者：吴晓创　王沙龙　曾　艺　审校：陶立坚）

趋势

- 基于问题的学习（PBL）是一系列以学生为中心（student-centred）、以任务为中心（task-centred）/问题驱动（problem-driven）的教学方法，这些不同方法之间没有明确的边界。
- PBL 法没有一种通用的形式，PBL 可以采取多种形式来满足具体情况的需要、资源、价值观和信念。
- PBL 法通常符合情境相关、建构性、协作性和自主学习的原则。
- PBL 在实践中是一个根据理论，参与者的观点，机构、社会、文化和其他背景差异，不断反思、再造和复兴的学习方法。

关键概念

- 情境化学习（contextual learning）：围绕源自相关专业情境的复杂、模糊的问题、任务或项目组织学习，以促进学习向类似的或新的情境转移。这也通常被称为以任务为中心或问题驱动的学习。
- 建构性学习（constructive learning）：通过激发学生的先前知识，在学生先前知识和新知识之间建立有意义的关系，并要求学生自我解释、提出和回答关键问题，鼓励学生积极建构和重建其关于该领域的思维模式，并讨论认知分歧。
- 协作学习（collaborative learning）：通过对复杂问题的讨论，学生们共同学习、互促提高，完成对该知识的掌握并举一反三。在此过程中，他们必须通过充分的交流以沟通彼此的想法，使协作学习的益处得以充分彰显。

- 自主学习（self-directed learning）：鼓励学生自主确定学习需求，设定目标和策略以实现学习目标，并从认知、情感和动机的角度评估他们的学习。通过鼓励学生提出问题或阐明需要进一步研究的学习要点，并选择相关资料进行研究，可以帮助学生成为自主学习者。

引言

　　世界各地的许多机构在其医学和医学科学课程中采用了 PBL 教学法。一些国家的认证机构甚至建议将 PBL 作为金标准。尽管已有全球各机构和不同学科采用 PBL，但对 PBL 的批判仍然不绝于耳。批判通常包括："我们仍然称我们的项目为 PBL，但它不是真正的 PBL""我们尝试了七步 PBL 法（seven-jump PBL），但它在我们学校并不起作用""PBL 在理论上听起来不错，但在实践中要求很高并具有挑战性""PBL 听起来过时；PBL 不具创新性"。PBL 正在被其他方法所取代或改进为其他方法，在世界一流的 PBL 机构中甚至也是如此。这些听起来有点像悖论。

　　在本章中，我们的目标是超越这一悖论，将 PBL 作为一系列以学生为中心、任务驱动或问题驱动的相关的教学方法来对待学习。我们首先解释这些方法的基本理念，它与建构主义范式有关。然后，我们解释了许多 PBL 法背后的一些理论原则，即情境化学习、建构性学习、协作学习和自主学习原则。接下来，我们将讨论应用这些原则的各种方法，重点关注应用方法。我们首先从传统视角解释经常使用的 PBL 技术，然后讨论 PBL 技术的变迁。PBL 法在各国正被不断重新设计和改造，从而在实践中形成了不同的 PBL 形式。我们接着讨论了将 PBL 与具体的需求、资源、价值观和信念相结合时需要考虑的重要事情。最后，我们回顾了将 PBL 视为系列相关方法的意义。

我们认为不存在"真正的"可以通用的 PBL 法。关于 PBL 的看法众多且未能统一，甚至其原则和基本理念（underlying philosophy）也尚存争议。PBL 可以而且应该采取多种形式来满足具体情境和环境的需求。"叫法"（如 PBL 或其他称谓）并非至关重要，重要的是学习的理论原则及其基本理念，然而其向教学方法的转化并不直截了当。教育是一个基于理论原理、参与者的观点以及机构、社会、文化和其他背景差异，不断反思（rethinking）、再造（reinventing）和复兴（revitalizing）教学方法的过程。在下文中，我们将使用 PBL 作为一个总括术语，以统称 PBL 系列中的各种方法。

我们几位作者的学术背景共同造就了本章内容。我们的学科背景不同，对 PBL 有不同的经验和观点。Diana Dolmans 是教育科学家，多年来一直从认知和社会学的角度研究 PBL 在医学教育中的应用。Woei Hung 是学习领域的科学家，从事教学设计，多年来一直在多个不同学科以及层次的教育中研究 PBL。Janneke M. Frambach 拥有社会科学和人文学科的跨学科背景，并从国际、跨文化和批判性的角度研究医学教育中的 PBL。我们希望通过结合我们的认知可以增加本章的说服力和普适性，但我们同时也坦承，我们对 PBL 的看法局限于我们自己的情境经验。

PBL：基本理念、原则和应用方法

PBL 的基本理念

在描述或分析教育干预措施时，我们可以遵循 Cianciolo 和 Regehr 的层次分析框架（表 19.1），了解其基本应用方法、原则和理念。基本理念可以概括为干预的基本范式、世界观或特征（Cianciolo & Regehr，2019）。PBL 的基本理念或者特征通常和建构主义的范式相关，即知识是由人与人通过对话和与他人互动获得的，而不是只有一个真理，知识也不是绝对的和可概括的（实证主义）。在建构主义范式中，PBL 的基本理念一直备受争议；PBL 要么被认为是一种旨在获得解决临床问题的技能的方法，要么被认为是一种应用知识的方法。如今，相关文献就医疗专业教育中 PBL 的理念似乎已达成共识：PBL 是一种以学生为中心的建构主义教学法（Schmidt et al.，2019），通常被认为是广泛的系列方法，问题被作为学习应用知识的基础，而不是学习解决问题的基础（Neville et al.，2019）。然而，"解决问题"（problem-solving）一词在实践中仍然被广泛用于与 PBL 有关的情形。

> "PBL 通常被认为是一系列以学生为中心、利用问题来学习应用知识的方法。"

PBL 的理论原则

在分析 PBL 时，我们可以从原则的层面来了解干预。原则可被认为是干预的基础理论。与 PBL 及其基本理念相适应的理论或原则包括情境化学习、建构性学习、协作学习和自主学习。

第一个原则情境化学习是指围绕复杂的、模糊的问题、任务或项目组织学习，这些问题、任务或项目需源自专业情境，以促进学习能力向相似的和新的情境的迁移。这些任务或问题对学生可能是意义非凡且极其有用的，通过使用模糊、贴近生

课程干预的层次分析[a]	各层次的简要说明	举例分析如何具体化各层次基于问题的学习	情境对干预实施的影响
基本理念	基本范式或世界观	建构主义：知识是人与人之间通过对话建构的	情境起着次要或有限的作用 范例提供的指导有限
原则	理论、学习原则、教学设计原则	情境化学习；建构性学习；自主学习；协作学习及其他	情境起着重要作用 原则提供粗略指导
应用方法	如何在日常实践中建构和实施干预措施	问题形式；小组规模；导师角色；讲座次数；学习活动与评价之间的一致性	情境起着重要作用。原则对实践的指导与情境密切相关

表 19.1   层次分析：PBL 的基本理念、原则和应用方法

[a]Cianciolo, A.T., Regehr, G.（2019）. Learning theory and educational intervention: producing meaningful evidence of impact through layered analysis. Academic Medicine，94（6），789-794.

活、逼真的问题，学生学习的知识和技能与适用情形以及专业相关的环境相互连接。这些任务、问题或项目可以从简单到复杂排序，使学习者能够构建一套完整的知识、技能和思想方法。

第二原则是建构性学习，其与将学生置于学习中心的提法密切相关。建构性学习是指鼓励学生积极建构和重构学习领域的思维模型。这些可以通过激活学生的已有知识，在已有知识和新知识之间建立有意义的关系，要求学生进行解释，提出和回答关键问题以及讨论认知分歧来实现。

第三个原则协作学习意味着学生在讨论复杂问题时一起相互学习，共同建构知识。当学生面对处理复杂问题的学习环境时，协作学习将十分有益，因为在此过程中，他们必须通过充分的交流以沟通彼此的想法。由于小组成员的背景、已有知识和技能各不相同，学生可以从其他小组成员给出的多种观点中获益。协作学习除了这些认知方面的好处，从社会心理的角度来看也可能是有益的，例如，当学生为了一个共同的目标而合作时，这可能会让他们感受到社会交际，这可以增强他们的内在动机。

第四个原则自主学习也与以学生为中心的理念密切相关。自主学习指鼓励以学生为主导确定自己的学习目标、实现学习目标的策略以及评价自己的学习。例如鼓励学生提出问题或确定需要进一步研究的学习要点，并选择相关资料进行研究，此法可以帮助学生成为自主学习者。但这并不意味着学生在自主学习过程中不需要任何辅助支持。学生其实需要很多支持，例如，帮助他们确定认知学习需求以及进行情感和动机的支持。教师或导师作为有专业背景的专家和学习引导者发挥着重要作用（Hmelo-Silver et al.，2019）。引导者可以鼓励学生将知识应用于正在讨论的问题以及论证推理过程，给出解释或鼓励学生自行解释，提示可供参考的资料并提供反馈和提出问题。换句话说，引导者可以提供辅助支持，并鼓励学生成为自主学习者。鼓励自主学习是指在学生主导和教师主导的互动之间、在促进自主学习和提供辅助支持之间找到最佳平衡，同时适应学生的元认知（metacognitive）、认知、情感和动机的需求。我们在此仅简要总结这四个主要原则或理论，文献将其描述为 PBL 的重要基础原则（Dolmans，2019）。

PBL 的应用方法

最后，我们可以从应用方法层面来看干预措施（Cianciolo & Regehr，2019）。应用方法在干预中是最为显性的，呈现为问题的形式、小组规模和导师的角色。干预所处的情境将极大影响应用方法和学习策略的形式，应用方法对地域性或情境的差异也非常敏感（Cianciolo & Regehr，2019）。在下一节中，我们将重点关注应用方法层面，首先提及所谓的传统视角下的 PBL，然后讲述更广泛的 PBL 系列方法。

传统视角下的 PBL

文献描述 PBL 通常有三个关键要素：问题、小组学习和引导者。稍后，我们将依据文献中描述的 PBL 法，在所谓的"传统 PBL 法"语境下，举例说明将这些要素转化为 PBL 教学方法的过程。

问题

向学生呈现包含关键信息的问题或场景，如症状、生命体征及年龄等病例信息。在医学教育中，问题情境通常是给出的一组需要解释的现象。问题可以文本或多媒体形式给出。问题场景是学习的起点，并可为特定主题和多个学习要点提供易于理解的情境。因为问题是 PBL 学习的驱动力，所以问题的质量至关重要。

小组学习

学生们在收到问题后分成小组研究问题。他们通过激活已掌握的相关知识来讨论和确定哪些是已知和未知的，提出假设解释问题或症状，并形成学习议题（learning issues）。小组讨论会结束后，学生在自学时间研究小组讨论会中提出的学习提议。小组几天后再次召开会议，成员们一起综合彼此的研究结果。此过程可能需要持续一周的一次或多次会议。

引导者

导师对学生学习的引导贯穿 PBL 全过程（Hmelo-Silver et al.，2019）。导师仔细观察学生的学习，必要时通过引导疑问、假设论证或引导团队朝着积极方向发展来指导学生的学习。导师通常既熟知所讨论主题的背景知识，也了解如何指导小组学习过程。除了小组讨论，导师还需组织所讨论问题相关的讲座和技能培训，作为学生小组讨论不足时的补充。小组学习和讲座或培训的比例划分取决于所采用的 PBL 模式。

不同的 PBL 形式

传统视角认为 PBL 始于一个问题场景这一确切的形式，在导师的指导下，在一个小组内进行讨论，而许多机构已经将 PBL 转变为更加多样化的方法。例如，问题场景以项目、现实任务或互动短片的形式进行交代，其中包含学生需着力回答的问题和讨论的矛盾。虽然 PBL 小组最初通常为6～10 人，但现在 3～4 人的小组以及 15～20 人的大组都有，或是较小的基于项目的团队，甚至团队和大组的混合组成（Dolmans et al., 2015）。有些学生们在 2～3 周内只举行一次小组会议，或者每天都要参会，这取决于要完成的项目。导师的角色也各不相同。有些导师以其专业背景知识指导小组，但有些导师并不全程参与到各小组会议，而仅在学生需要时受邀参加（Fonteijn & Dolmans, 2019）。

PBL、基于案例的学习以及基于团队的学习

半个多世纪以来，PBL 已经从一种具有固定流程的教育方法演进为一种教育理念，该理念催生出许多分支，有些已获得独有的名称，如基于项目的学习（project-based learning, PjBL）、基于案例的学习（case-based learning, CBL）和基于团队的学习（team-based learning, TBL）。PjBL 教学方法不仅关注分析问题和应用知识，而且重视解决问题，被广泛应用于工程领域。成品及解决方案的推出对解决问题至关重要，此过程通常包括对问题的分析、概括、评估以及报告解决方案等阶段。CBL是 PBL 家族中的另一种教学方法，其原则同样包括使用真实问题来推动学习。该方法旨在让学生理解课程引用的实际案例（如医学、法律或商业）中体现的理论和原则。CBL 的学生必须做好基于问题的前期准备。在专家的组织和指导下，CBL 鼓励学生积极参与并分组进行工作。最后，TBL 准

备工作也包括相关问题、前期学习和团队合作。前期学习要求学生在上课前学习相关材料。开始团队合作时需要进行准备情况测试（readiness assurance test）以了解学生的知识水平，确定他们的知识盲区。然后学生以小组形式讨论问题，再由讲师厘清学生的问题或错误认识。然后学生基于这些认识解决相关问题。一个老师可以管理 20 个甚至更多的学习团队。关于 TBL 的更多详细资料请读第 20 章。在不同的课程及表达方式中，语境相关、建构性、协作性和自主学习是前面讨论的各教学方法变体的基础。同样，这些原则也是 PBL 家族其他大量变体的基础，后者并没有独立的名称。

> "很多中心已经根据具体情境的需求将 PBL 改造为多种不同的方法。"

PBL 的情境化和实施的关键考虑因素

不断改进教育实践和适应独特的实施环境的需求促使 PBL 法向多样化发展（Hung et al., 2019）。实施 PBL 的实质是情境化或本地化，此过程必须考虑社会文化和机构的环境以及已有资源。如何保证 PBL 法与特定实施环境相统一？以下是几个重点内容（表 19.2）。

第一组重要的问题：哪些人可以参与你的工作？他们在教育方法方面有哪些经验和专业知识？他们如何看待普通教学方法和 PBL？他们信奉的社会文化规范和价值观是什么？能够参与工作的人员有多少？PBL 的相关文献（例如 Azer, 2011；Giva & Duma, 2015）认为人力资源是成功的关键因素，强调建立工作人员的互信、主人翁精神（ownership）和动机的重要性，实施途径包括让工作人员早期参与、征求其对实施计划的反馈意见、关注支持工作人员的发展。

第二组问题：你的学生是谁？他们的教育和

表 19.2　PBL 法情境化和实施的关键问题
谁可以参与你的工作？
你的学生是谁？
你的社区成员包括哪些？
你的协作机构包括哪些？
你的领导者如何？
哪些资源或者基础设施可用？

社会文化背景怎样？他们以往的教育（例如中学教育）方式是怎样的？与你的 PBL 法之间有多大差异？PBL 中的小组讨论过程和评价过程等元素可以与考查的社会文化背景和期望（Bestetti et al.，2014）相适应。此外，在 PBL 实施过程中，为考查准备 PBL 环境并支持他们是另一个关键的成功因素。

第三组问题：你的社区成员包括哪些？你所在社区对毕业生学习经历的需求是什么？社区的需求可能促使向 PBL 教学方法的转变，例如，有时社区成员感觉毕业生的素质或能力存在欠缺。社区成员的意见可以为 PBL 法的情境化提供有价值的参考。

第四组问题：在国内外，你的协作机构包括哪些？PBL 实施的相关文献通常建议寻找能够提供教育专业知识或资源的机构。接下来的相关的问题是：你自己的教育专长是什么？你如何看待 PBL？曾经有怎样的实施 PBL 的经验？千万不要被"通常的"（usual）PBL 专家或机构所局限，即使是世界一流的 PBL 机构，它们虽然可以提供相关专业知识，但其传授的 PBL 法可能并不能完美适合不同的环境（Frambach et al.，2019）。以下寻找协作者的两点原则同等重要，协作者必须能分享 PBL 法的理论知识和专业知识，同时协作者还需了解你的环境或能努力去了解你的环境，并能在特定机构、社会或文化价值的环境下提供实施 PBL 的专业知识和经验。

第五组问题：你所在机构以及国家的领导者如何？PBL 实施的政治环境如何？部分文献提及了关于 PBL 实施的社会、政治和经济压力（Frambach et al.，2019）。计划实施是否源于国家层面对所有医学院校实施 PBL 的决定？实施 PBL 是课题项目资助的要求吗？实施过程能否将自上而下和自下而上取得良好结合，也就是说领导者有清晰规划的同时也能开放听取利益相关者的意见吗？这是机构领导者希望保持国际排名的决定吗？工作人员和学生对 PBL 法的感受和改造都受这些可能存在的情况所影响。某些情况可能会使实施和情境化不够理想。文献证实机构领导者的坚定承诺、清晰的愿景和支持性的机构文化是成功实施 PBL 法的关键因素。

最后一个关键问题：哪些资源和基础设施可用？例如，许多 PBL 学校都有进行小组活动的房间、练习技能的实验室和搜索资源的图书馆。许多国家还设有医学教育机构负责组织教师发展项目（staff development programmes）、质量控制程序（quality assurance procedures）和评估程序（assessment procedures）。与评估实践保持一致的同时，PBL 课程的规划、组织和维护需要巨大且持续的努力。各 PBL 学校可及的基础设施和资源差异很大。PBL 法可以根据可用资源进行调整，例如，在仅有一名工作人员的大型群组会议中对小组讨论和互动进行指导。在对 PBL 法进行情境化时，基本理念、学习的理论原则以及对前述关键问题的本地化解决方案可以为发展 PBL 提供重要指导。有些情况下可能会决定缓慢逐步地引入新方法，否则可能产出比最初计划更加打破常规（out-of-the-box）的新方法。

对 PBL 作为系列相关方法的思考

在本章中，我们阐明了在不同的 PBL 情境中可能需要采用不同的应用方法来满足环境特异性（context-specific）的需求，且可能仍然符合情境相关、建构性、协作性和自主学习的原则以及 PBL 的基本理念，即通过与他人的对话和互动来激发学生应用知识或建构意义信息（construct meaning）。应用方法层面如何实施 PBL 尚未达成共识或统一标准，这是由于每个实施案例的学习者群体、学科性质、学习水平、社会文化规范和机构资源都决定了其独特性（Wijnia et al.，2019）。正如 Neville 等（Wijnia et al.，2019）指出的，"不存在一种'正确'的方式来进行 PBL"，或者说不存在一种可以通用的方式。

PBL 代表一系列需要在技术应用层面以及指导原则层面进行情境化或本地化的教学方法。前述四条原则为所有 PBL 法所共有，但它们并未囊括 PBL 的所有理论和原则，也并非仅在 PBL 法中独有。PBL 系列中的不同方法间的界限是模糊的，同时 PBL 法与以学生为中心的方法之间的界限也如此。因此很难准确定义 PBL 及其边界。在本章中，我们的目的不是确立 PBL 的限制性定义，而是讨论 PBL 的系列方法如何更好地用于医学专业教育。我们重申我们并不打算放弃许多机构认可的传统 PBL 法，而是希望借助更多的 PBL 系列方法来拓展我们的视野和可能性。对 PBL 各演进分支的定义及介绍的缺乏造成大量混乱，例如，试图将教学方法进行区别分类的研究已陷入困境。由于教育环境和方法的复杂性，研究情境特异性教育的需求因而产生。

　　🔖 "不同的 PBL 情境下可能会采取不同的应用方法，但始终与情境相关、建构性、协作性及自主学习的原则保持一致。"

　　本章开篇我们提及了当前时有耳闻的对 PBL 的批判，诸如"我们仍然称之为 PBL，但它并非真正的 PBL""PBL 听起来很老派；PBL 没有创新"。我们也抛出了其他问题，例如，真正的 PBL 是否存在？哪种 PBL 法适合你的教育情境？PBL 教学法如何支持学生在不同情境下的学习？虽然对于实践中遇到的挑战没有现成的答案和简单的对策，但我们认为 PBL 可以采取多种形式来匹配特定环境的需求和资源。我们对 PBL 的基本原则进行了简要总结，并举例给出了不同形式的 PBL。我们并未限定于某一方案（recipe），但尽可能提供了一些可能有效的原则。这些原则是基于对学习和课程设计的深入洞察或其理论。上述理论原则向应用方法层面转化并非直接、线性的简单过程，而是需要考虑利益相关者的观点并结合机构、社会和文化环境。在特定情境下寻找最优的方法需要不断再造 PBL，但这并不意味着我们必须一力完成所有事情，我们可以通过与不同的利益相关者密切协作来共同完成这些工作。

　　企图采用 PBL 法的学校必须基于不同利益相关者的经验以及理论原则来"再造"（reinvent）PBL，基于源自学生需求的既定学习目标，确定在他们的具体情境下何种形式最为有效。如现实允许，我们可在校内安排时间和空间来反思我们的实践和理论原则，并为改进教学实践和启动创新项目设定目标。在将方法应用和原则情境化时，必须牢记它们是对基本教育理念的实现过程。对 PBL 法进行改进后，必须分析其是否仍然符合基本理论和理念。某技术对基本理论的偏离程度越高，可视为该技术对 PBL 系列方法基本思想的脱离越远。

　　教师、研究人员和学生可以合作重新设计、

反思和仔细评估他们的教学实践，基于对教学和学习的观察，弄清哪些改进因何是必需的、它们是否适应教学理念和理论原则。我们应该创造对话机会，讨论 PBL 对作为教师的我们、我们的机构以及我们的内部和外部利益相关者（如认证机构）的意义。对话有助于澄清其实并没有真正的 PBL。这是一个不断反思、再造和复兴 PBL 的过程，也是一个与研究人员、教师、学生和其他合作伙伴密切合作研究 PBL 的过程。

　　🔖 "在你的情境中最为有效的方法来自对 PBL 的不断再造，此过程需基于 PBL 理论和原则，并与不同的利益相关者协作。"

小结

　　没有"真正"通用的 PBL 法。PBL 包括一系列相关的以学生为中心、任务驱动或问题驱动的教学方法。对 PBL 的看法不尽相同，其应用方法也未取得共识。PBL 系列不同教学方法之间的界限是模糊的。PBL 可以采取多种形式来匹配环境特异性的需求、资源、价值观和信念。PBL 有多种不同的应用方法形式，但都遵循情境相关、建构性、协作和自主学习的原则，并符合其基本理念，即 PBL 通过与他人对话和互动来激发学生应用知识或建构意义。因此，"叫法"（如 PBL 或其他称谓）可能并非至关重要，最终重要的是考虑环境因素（如机构、社会或文化因素）的情况下，哪种 PBL 法最有可能实现学习目标。

参考文献

Azer, S. A. (2011). Introducing a problem-based learning program: 12 tips for success. *Medical Teacher*, *33*(10), 808−813.

Bestetti, R. B., Couto, L. B., Romao, G. S., Araujo, G. T., Restini, C. B. (2014). Contextual considerations in implementing problem-based learning approaches in a Brazilian medical curriculum: The UNAERP experience. *Medical Education Online*, *19*, 24366.

Cianciolo, A. T., Regehr, G. (2019). Learning theory and educational intervention: producing meaningful evidence of impact through layered analysis. *Academic Medicine*, *94*(6), 789−794.

Dolmans, D. H. J. M. (2019). How theory and design-based research can mature PBL practice and research. *Advances in Health Sciences Education*, *24*(5), 879−891.

Dolmans, D., Michaelsen, L., Van Merrienboer, J., Van der

Vleuten, C. (2015). Should we choose between problem-based learning and team-based learning? No, combine the best of both worlds!. *Medical Teacher*, 37(4), 354−359.

Fonteijn, H. T., Dolmans, D. H. (2019). Group work and group dynamics in PBL. In M. Moallem, W. Hung, & N. Dabbagh (Eds.), *The Wiley handbook of problem-based learning* (pp. 199−220). Hoboken, NJ: Wiley-Blackwell.

Frambach, J. M., Talaat, W., Wasenitz, S., Martimianakis, M. A. (2019). The case for plural PBL: an analysis of dominant and marginalized perspectives in the globalization of problem-based learning. *Advances in Health Sciences Education*, 24(5), 931−942.

Giva, K. R. N., Duma, S. E. (2015). Characteristics and critical success factors for implementing problem-based learning in a human resource-constrained country. *Curationis*, 38(1), Art. #1283.

Hmelo-Silver, C. E., Bridges, S. M., McKeown, J. M. (2019). Facilitating problem-based learning. In M. Moallem, W. Hung, & N. Dabbagh (Eds.), *The Wiley handbook of problem-based learning* (pp. 297−319). Hoboken, NJ: Wiley-Blackwell.

Hung, W., Dolmans, D., van Merrienboer, J. (2019). A review to identify key perspectives in PBL meta-analyses and reviews: trends, gaps and future research directions. *Advances in Health Sciences Education*, 1−15.

Neville, A., Norman, G., White, R. (2019). McMaster at 50: lessons learned from five decades of PBL. *Advances in Health Sciences Education*, 24(5), 853−863.

Schmidt, H. G., Rotgans, J., Yew, E. (2019). Cognitive constructivist foundations of problem-based learning. In M. Moallem, W. Hung, & N. Dabbagh (Eds.), The Wiley handbook of problem-based learning (pp. 25−50). Hoboken, NJ: Wiley-Blackwell.

Wijnia, L., Loyens, S. M. M., Rikers, R. M. J. P. (2019). The problem-based learning process: an overview of different models. In M. Moallem, W. Hung, & N. Dabbagh (Eds.), *The Wiley handbook of problem-based learning* (pp. 273−295). Hoboken, NJ: Wiley-Blackwell.

第 20 章

基于团队的学习
Team–Based Learning

Dean Parmelee，Irina Overman，Abbas Hyderi
（译者：吴晓创　庄　权　于　婷　审校：陶立坚）

趋势

- 基于团队的学习（team-based learning，TBL）是一种适用于大班教学的定义明确并且有明显效果的主动学习策略。
- 学习者在掌握课程内容的同时也对合作解决问题，以及对彼此教育做出贡献方面具有个人责任和团队责任。
- 授课教师作为这方面的专家，会提出问题，激发辩论话题，但只在必要时做出说明即可。
- TBL 能确保知识被掌握，并且被真正应用实施，还能保障有效的团队合作发展与自主学习。

关键概念

- 提前预习作业：课外时间内所指定的学生将为 TBL 课程做好准备并在课前掌握的内容。
- 准备情况：一套简短的多选题（MCQ），是用于测评预习作业内容的理解掌握程度，当学生在团队内部讨论问题达成一致时，立即向学生提供反馈意见。
- 应用练习：要求学生使用从内容中学到的知识进行评估、分析，并创造性地将其应用于复杂的临床问题。
- 5 "S"：参与应用练习的关键点——重大问题、具体选择、相同问题、同时报告、自主学习。

什么是基于团队的学习?

基于团队的学习（TBL）是一种积极的学习和教学的方法，通过一系列事件提供学习应用概念知识的渠道，包括个人准备、评估准备质量和与团队成员的即时反馈，以及合作解决临床医学中遇到的真实问题。TBL 是"翻转课堂"的代表，因为它会让学生在课余时间学习课程内容，并在课堂上加以应用。老师的角色与撰写发表基于内容时的演讲有着天壤之别；TBL 更侧重于创建和督促学习活动，使学生能够以可持续的方式应用课程内容（Michaelsen & Sweet，2008；Parmelee & Michaelsen，2010；Parmelee et al.，2012）。

尽管 TBL 最初是在 20 世纪 90 年代初为商学院开发的，但它在卫生专业教育和其他学科中的应用已经非常广泛。有许多关于它的学术效力（Huggins & Stamatel，2015；Nieder et al.，2005；Reimschisel et al.，2017；Thomas & Bowen，2011），以及它能如何促进学习（Hrynchak & Batty，2012；Schmidt et al.，2019），并且关注非认知技能的发展的研究论文（Alizadeh et al.，2017，2018；Borges et al.，2012；Haidet et al.，2014；Thompson et al.，2015）。

究竟是什么使 TBL 有效?

TBL 由几个基本部分组成（Haidet et al.，2012）。这些基本组成部分和 TBL 的学习活动流程共同促进了学习。使用既定的流程学习，学生在上课前独立学习内容，在上课时检索内容以进行一种被称为"个体准备情况测试"（individual readiness assurance test，IRAT）的小测试，然后再次检索内容以进行与队友相互讨论的相同测验，被称之为"团队准备情况测试"（team readiness assurance test，TRAT）。TRAT 会对学生们的选择提供即时反馈。接下来则是应用程序的练习（application exercise，AppEx），此时必须再一次检索分配的内容，并作为一个团队的应用来解决复杂的问题。除了学习和使用课程内容，学生还学习（通过实践）如何独立做好准备工作，如何解释思维和选择，以及如何参与辩论，这对学习科学至关重要（Osborne，2010）。

引导

在课程开始时，老师会引导全班了解 TBL 里的"如何"和"为什么"。"如何"很容易记住，因为 TBL 的过程与人们的学习方式非常契合。而"为什么"就需要在整个课程中反复审视推理，因为老师会记录课堂上的行为，以证明为什么该方法能帮助学生学习内容和互相协作。这方面的一个例子是发生在 TRAT 问题的第一次汇报中，必须做出一致决定的时候。老师可以邀请一个团队对全班进行分享，分享他们是如何做出决策的。也就是说类似竞选的形式，依托于一个似乎知道答案的人，让每个成员解释他的理由，鼓励或者阻止不同的观点。通过打断分享并且说明团队开始合作后所发生的事情，老师强化了 TBL 的一个"为什么"的重点，它促进了协作学习。Balan 等（2015）就引导过程分享了许多其他的想法。

团队的形成

在一个学期或一年中，组建课堂团队应该只做一次，并且固定团队在整个课程学习期间保持不变，这对于 TBL 的成功至关重要，并且最好在课程开始时就完成这项操作。团队一旦形成，那么每个团队里的每个成员都需要时间学习如何互相协作。学生在一个学期或者一年的时间内学到的关于这个过程的知识体系，将延续影响到他们在职业生涯中加入的每一个新团队合作。以下是将小组转化为学习型团队的组建原则：

- 使团队的成员分配组成过程透明化。当组内成员被分配时，每个学生都会知道它是如何发生的以及为什么会发生。
- 不要让学生自行选择队友组队。没有任何一个过程是比让学生自主选择队友一起组队工作，对课堂动力造成的损害力度更大的。
- 将班级的"财富和资源"分配给团队。财富和资源的定义是取决于课程的。创建具有不同背景、经验、原本国籍、年龄、职业兴趣和性别的团队，将会产生出对学生和老师更有益的关系和讨论。
- 团队成员不得少于 5 名，不能超过 7 名。

同伴反馈和评价

有很多种方法可以设计出一个课程，让学生给予和接受关于他们如何为彼此的学习做出贡献的建设性反馈，也可以设计出一个方法，让学生给同伴们打分并且列入该课程成绩总分的一部分（Cestone et al.，2008；Michaelsen et al.，2004）。然而，一般来说，在团队中一起学习的学生不希望对团队中的任何人发表负面评论或者给他"低分数"，即使匿名的结果也是一样的。我们建议制订流程，让学生们标注他们在彼此身上看到的优点，并在必要时为彼此提出改进的建议。指导学生并给予和接收口头的反馈，然后分配时间在团队内进行实践（Sheakley，2019），这是另外一种有望提高团队合作技能的方法。

> **💡 小提示**
>
> 选择学习活动对于医学教育来说是一个不小的挑战，因为大班授课式教学法多年来一直是主流。TBL 可以替代消除的主要是"信息传输"式的大班授课形式，因为内容可以通过文本、带注释的 PPT 甚至是多媒体的在线教程来传达。或者可以给学生们提供应用练习的"案例"，以便厘清哪些是他们已经掌握的内容、哪些是他们认为不熟悉的内容，从而能够提出在课堂上所产生的问题。

学习活动的顺序

以下详细说明了 TBL 课程中学习活动的顺序，自从 TBL 被引入卫生专业教育（health professions education，HPE）以来，教师们已经做出了一些调整来满足特定的课程和计划需求，其中一些被描述为该策略多功能性的例证。

1. 提前预习作业

对于每节课，学生都会收到建议预习的作业，旨在为准备情况测试（RAT）和 AppEx 做准备。预习作业可能包括教科书或者其他阅读资料、视频、在线测试、实验室或者解剖作业的结果回顾，以及之前学习过的对课程有用的材料。我们推荐阅读作业，因为阅读可以培养批判性思维（Karpicke，2012）。对于比较初期的直接护理体验的课程，作业可以是 AppEx 所关注的临床案例。案例可以是视频或者书面的形式，学生确定并且提出他们的学习目标，以及为了掌握构成本案例的生物医学和临床医学最需要的资源。学习管理系统促进了这种自我指导型的学习实践，并且为教师提供了监管学生学习深度和提供有用反馈的机会。

2. 准备情况测试

RAT 是一个来源于预习作业的简短多选题测试（通常是 10～15 个问题）。首先，学生们先单独做测试（IRAT），然后再与团队一起进行（TRAT）。团队必须就问题做出一致决定。问题必须是高质量的［我们建议使用国家医师考试委员会（National Board of Medical Examiners，NBME）格式］，而不是简单的记忆反馈。一般来说，IRAT考试的平均成绩应该接近本课程的平均成绩，而TRAT 的平均分会高得多。

学习的内容是发生在学生准备预习作业、根据"回忆"回答 IRAT 上的问题，以及当学生必须解释他为什么会选择这个答案并且了解其他人在TRAT 中如何回答的这一系列步骤中。TRAT 期间的同伴对话是一次深刻的学习体验，因为彼此间必须解释自己的想法并整合同伴的即时反馈。在团队做出一致决定的过程中，个人学习如何阐明决策背后的理由，然后在收到具有不同答案的同伴质疑时，进行下一步为自己的决策辩护。因为有一个成绩诱因（无论多么小）让团队想表现得更好，个体会学习仔细倾听同伴的推理，因为有可能同伴的意见比自己的更好，并推演出"更好"的答案。当TBL 协作时，个人能够学会为了团队的利益而抛开自我的偏见。编制得最好的 RAT 问题是那些引发了最激烈讨论的问题。

当全班参与 TRAT 时，老师在明确表达了不会回答任何问题后，会"倾听"团队讨论。这样做可以提供有关学生如何处理内容的宝贵信息。理解他们的思维方式对于促进 TRAT 和后续 AppEx 的全班讨论是至关重要的。与大班授课形式不同的

是，老师可以很容易地确定知识的缺陷以及哪些概念对这个班级最具挑战性，然后通过提出问题和厘清问题来进行教学。

要主导 RAT，有许多不同的方法。多年来，TRAT 部分最流行的工具是 IF-ATt（immediate feedback assessment technique，即时反馈评估技术，Epstein et al.），它像彩票一样为每个问题提供"刮刮乐"的选项。"正确"的答案隐藏在"刮刮乐"下面，通常是一张笑脸或一个星号；不正确的答案选择则为空白。一个团队很难在第一次就"做对"，但是可以构建评分标准，这样他们可以多做几次选择，但不能获得该问题的满分。通过这个方式可以立即向团队提供决策反馈，如果他们的决策不正确，团队在做下一个选择的时候会进行更多的辩论。团队如何运作以便发现"最佳"答案是值得注意的；通常情况下，一个班级的 TRAT 平均分数会在 90 分以上。科技已经创造了健全的 RAT 的电子格式，并使 TRAT 部分具有"刮刮乐"型功能。电子格式还为老师提供了快速发布个人和团队表现数据的功能。

> 💡 **小提示**
>
> 编制出完美的多项选择题（MCQs）。如果选择题是好问题，并且是来源于 AppEx 的基础，那么就不必担心内容覆盖率：学生将会学习并且能够使用。

3. 指导者的说明以及申诉过程

在进行 TRAT 之后，老师让全班讨论那些对学生来说最棘手的问题或者概念问题。虽然老师可以在"教学时刻"迅速说明内容，但是老师也可以引导学生自己解释，并且对那些说到符合教学要点的内容予以肯定。此外，老师可以考虑使用申诉的过程，在这个过程中，一个团队（非个人）可以提交一份书面申请书说明他们觉得作者编制不佳误导了他们，或者他们认为老师的答案是错误的。他们有更好的理由或者更有说服力的佐证来支持他们的选择。这个申诉过程有两个好处：能够激励团队"额外努力"学习更多的知识，并且以书面的形式为团队的推理辩护；而且，如果问题编制得不好，那么在下次使用 TBL 时，来自团队的批评将有助

于改进问题。

4. 应用练习

　　AppEx 是 TBL 最重要的组成部分。课程会以情景模拟或者临床片段的形式向学生团队展示他们在职业生涯中会遇到的需要他们解决的类似问题。他们必须分析数据和解释数据，对导致当前临床表现的原因做出假设，在干预或不干预的情况下，接下来可能发生什么，甚至制定诊断或者治疗方案。根据培训课程和培训的水平，这是学生学习和实践评估证据以支持其决策，并且从同伴和老师那里获得关于其证据和理由的反馈机会。

　　至关重要的是，一个班级中所有的团队同时处理同一个问题，并负责向全班其他团队展示自己团队的发现。如果有任何"分而治之"的方法来完成任务的话，那么学习质量会迅速降低。团队之间为某个决策提供令人信服的理论根据的竞争是学习的强大动力。老师启发团队对思路不清晰的诊断测试进行解释、选择新的治疗方案或者干预措施的优先顺序，能促进团队进行临床推理所需的批判性思维。

　　AppEx 鼓励老师具有创造性。通过遵循以下 5 "S" 原则，老师制定了一项学习活动，在该项活动中，学生必须使用其掌握的课程内容知识来与团队所有成员协作以解决问题。

　　（1）重点问题或疑问：HPE 的学生关注两件事——通过资格考试；然后能够在下一阶段的培训中达成对自己的期望，期望包括提供优秀的个体患者照护、解决卫生系统科学问题。设计良好和有充分辅助引导的 TBL 模板能使学生有机会掌握 MCQs 资格考试中的测试内容，并且通过不能只依赖"按图索骥"的临床案例来培养临床推理能力。这对于习惯讲课的老师来说，要找到一个既能代表一种常见现象，又具备了个性化和争议的临床病例

是很考验智商的。学生对案例的参与程度取决于问题、团队和课堂讨论以及教师的引导，引导如何突出其学习的意义。

　　（2）特定的选择：一个小组（5～7 人）需要具备一定的人际交往能力和团队协作技能才能做出一致的决定。与 TRAT 中所披露的内容类似，团队中的每个人拥有不同的知识、不同解释数据的方法以及各异的阐明其原理的方式。当必须做出一个单一并且具体的选择时，他们之间的参与对内容、批判性思维和学习协作来说都是一个强大的学习练习过程。在 AppEx 里，最吸引人的问题就是那些有着不止一个"最佳"答案且需要团队在仔细考虑数据的基础上做出一致选择的问题。老师的专业知识相关内容和引导有活力的相互论证能引导更深入的学习，并为学生应对临床决策的模糊性做好准备，学生往往需要在考虑多种变量后才能做出具体选择。

　　（3）同样的问题或疑问：只要团队努力回答特定的选择题，并且准备向全班进行解释和辩护，个人参与度自然会比较高。将不同的问题分配给不同的团队，然后期待"团队"做出报告只会导致浪费时间。一旦一个团队报告完毕，他们就会失去兴趣并且准备离开，等待演示的团队会对报告本身感到无聊，因为他们并没有被分配到这些问题。

　　（4）同时报告：有许多方式方法可以让不同的团队"同时"报告团队决策。对于老师来说，这样做的原因是了解课堂上共识驱动决策的多样性；决策的种类越多，对这个问题的讨论就会越丰富。对于学生来讲，他们会了解到其他团队提出的不同处理问题的方法，并且学生往往会坚持捍卫自己的团队选择。如何进行同时报告的示例：

a. 团队有一组大卡片，每个卡片上都显示一个字母或数字，提供可能的选择，例如 A、B、C、D、E 等。该卡可以被举起或附在团队旗杆上，旗杆上也有团队名称或号码。

b. 每个团队也有一块可以挂起来显示他们的选择的白板。

c. 各小组都有大型海报纸，在上面他们简洁地写出答案，展示计算，画出病变的解剖位置。各小组同时将他们的工作表张贴在周围的墙上。

d. 投放在教室里的电子显示屏上。一些机构能让教室里的每个团队周边都有一个 LCD 显示屏。

（5）自我导向学习：TBL 为自我导向学习提供了许多机会，与 AppEx 一样，老师可以通过整合学习活动来促进自我导向学习。进阶作业标定了模块的最低准备需求，特别是 RAT。学生们很早就意识到了，超越这个"最低限度"可以让他们更好地融入 TRAT 和 AppEx 期间的学习。作业可以要求每个学生单独提出对该主题的前景或背景问题的回答及其评估根据。AppEx 由"开放书本"或"开放互联网"的时期构成，可以让个人和团队探索模块案例中的知识缺陷或未解答的问题，并且能够提出他们的发现以反馈给同伴和老师；这就是创造性设计科技如何增强课堂内外学习的方法！

一些机构采用了一种方法，即在应用练习结束后，每个团队标定学习需求或者缺陷并提出问题，进行文献检索，确定并且分析出一个或者多个优势和劣势来源，并综合信息回答问题，教师随后向团队提供有关其信息寻求和关键评估技能的反馈。

> **💡 小提示**
>
> 通过经常创新每节课的活动，促进和维持学生接触使用 AppEx，最好是通过实践作业，如绘制路径图、使用模拟中心或模拟人；仔细管理时间，尽量减少"跑题"；改变对互联网的使用量；将有意义的临床应用设为优先处理级。

教师总结

在每个 TBL 模块的最后 10 分钟，教师有一个重要的"教学时刻"，并重新强调在引导环节中确定的 TBL 的关键学习目标。是时候让教师分享他们在课堂上所学到的知识和思维，以及他们对团队如何使用协作的观察结果。这是通过提出问题来完成的，例如"写下你今天在这个练习中学到的最有价值的事情"，并邀请学生回答和讨论。或者，他们可以总结如何实现模块的学习目标，并提出进一步学习的建议，以解决为下一个模块做准备时的问题。

常见问题

1. 我的学生痴迷于在资格考试中获得高分，并希望我告诉他们他们需要知道什么。我该如何改变这种学习态度？

虽然资格考试要求记忆内容，但它们越来越强调评估使用内容解决临床问题的能力。在引导阶段，展示一个示例记忆问题，他们必须了解内容及其相关概念才能理解和解决问题。编制 RAT 问题，以要求应用他们从预先布置的作业中学到的知识，您的 AppEx 问题应该需要整个团队来解决。在每个模块中，让学生思考他们如何做出决定，并承认和肯定他们如何使用相关内容。

许多学生有过非常负面的"小组学习"经历。由于它的责任制结构和团队内部发展的学习能力，TBL 提供了不同的体验。TRAT 过程甚至教会了非常聪明的学生，他们可以向队友学习。在学业上苦苦挣扎的学生也填补了他们知识库的空白，并学会通过与同伴的讨论，批判性地思考内容。随着学生意识到他们通过准备工作、与同伴的协作工作以及教师对学习如何学习和应用内容的重视，他们最初对教师"教"的坚持会减少。

2. 将一个 TBL 模块组合在一起所涉及的工作似乎势不可挡。这是否值得我付出所有额外的努力？

与大班授课形式的教学相比，学生在主动学习课堂中学到的东西更多（Deslauriers et al., 2019；Freeman et al., 2014）。是的，教师需要做更多的工作来将他们的教学转变为一种主动学习策略，TBL 就是其中之一。虽然包括 TBL 在内的大多数关于主动学习的学术研究都侧重于学习者的成果上，但根据我们的经验，那些喜欢参与学生学习和成长的教师认为，进行转型为他们的教学角色带来了新的意义。

3. 我的学生喜欢 RAT——问题的质量取决于他们的考试水平，团队真正相互辩论大多数问题并获得最佳答案。但是，在 AppEx 期间，参与度有所下降，他们在电脑上"购物"比解决问题更多。我能做些什么来保持在整个模块期间的充分参与？

对正在发生的事情有几种可能的解释，以下是解决这一普遍现象的一些想法：

- 时间管理：将您的模块时间限制保持在 2 小时，在最后几分钟结束时总结，提供并获得反馈。限制团队在 AppEx 上完成问题的时间，包括讨论阶段。
- 在 AppEx 中使用较少的问题。通常，在我们热衷于"覆盖内容"的过程中，我们提出的问题比在限定时间内可以解决的问题还要多。提出不超过 2 ～ 3 个问题或疑问，比起广度更追求"深度"。

- 限制网络访问设备的时间，要求他们"思考"，而不是求助搜索引擎。
- 对您的 AppEx 发挥创意。大多数 HPE 模块都包含一个滚动案例（rolling-case），其中包含一系列可预测的问题，即初步诊断、诊断结果的解释、治疗方案——所有这些都采用 MCQ 格式。使用大型指示牌或视听展示设备，让团队展示其优先治疗计划，让班级决定哪一个或哪一些可能风险最小。Team-Based Learning Collaborative 网站和 MedEdPortal 是创意的绝佳资源。

4. 我所在机构的领导层希望我们在课堂上进行主动学习，但我们所有的教室都是固定座位的演讲厅。我们如何开始使用 TBL ？

以下是可以考虑的一些想法：

- 如果座位数多于学生数，则将学生进行班级内的分组。如果教室的座位刚好够上课，那就把班级分成两半——做两次 TBL 模块。
- 由于固定座位布置的声学效果很差（从未设计成可以听到学生的声音），因此让学生在课堂发言时站起来。
- 仔细组织材料，让每个团队获得一个完整的数据包。每个团队可以选择一个人来管理材料。
- 为每个团队使用一组层压字母卡（A、B、C、D、E）来显示他们的选择。
- 提出设计和建立主动学习教室的需要来说服领导层。

5. TBL 作为主动学习策略的优势是什么？

- 激励结构：建立个人责任感与团队内部的忠诚度和责任感。
- 内容学习：其学习活动的顺序使用基于检索的实践和协作对话。
- 知识的应用：知识的应用是关键的学习目标。
- 自主学习：学生在 TBL 学习中投入的次数越多，他们就越不依赖于教师来"教"他们。他们变得更加愿意向同伴和自己学习。
- 一名讲师：不需要多名讲师，尽管来自生物医学和临床科学的小型教师团队在临床推理

方面创造了高收益的学习。

- 一个房间：不需要多个小团体房间。
- 即时反馈：学生会收到有关他们掌握和使用内容的即时反馈。教师会立即收到有关学生学业成绩的反馈。
- 协作学习：无需进行"团队合作"的指导。学生通过 TBL 的过程学习如何一起工作。为了成为一个有效的团队，成员们要练习分布式领导，做好充分的准备，以便他们都可以做出贡献，为了团队的成功而放下"自我"。团队内部的竞争很小，但团队之间的竞争非常激烈。

小结

TBL 对教师和学生来说都是一种令人振奋的以学习者为中心的教学策略。要使采用 TBL 的单个模块或整个课程取得成功，教师必须遵守本章中强调的步骤和原则。基于我们在 TBL 的多年经验，我们相信它是医学教育的理想选择，因为它强调责任、与同伴的协作、批判性评估和特定的选择决策。我们认为 TBL 是一种不断发展的教学和学习策略，它将继续受益于关于它如何运作（Reimschisel et al.，2017）（情境因素、团队动力、基于检索的学习和记忆巩固、自主学习技能和引导技能）以及教师在寻找新方法以使其更有效方面的创造性的研究。

参考文献

Alizadeh, M., Mirzazadeh, A., Parmelee, D., et al. (2018). Leadership identity development through reflection and feedback in team-based learning medical student teams. *Teaching and Learning in Medicine*, 30(1), 76−83.

Alizadeh, M., Mirzazadeh, A., Parmelee, D. X., et al. (2017). Uncover it, students would learn leadership from team-based learning (TBL): the effect of guided reflection and feedback. *Medical Teacher*, 39(4), 395−340.

Balan, P., Clark, M., Restall, G. (2015). Preparing students for flipped or team-based learning methods. *Education and Training*, 57(6), 639−657.

Borges, N. J., Kirkham, K., Deardorff, A. S., Moore, J. A. (2012). Development of emotional intelligence in a team-based learning internal medicine clerkship. *Medical Teacher*, 34(10), 802−806.

Cestone, C. M., Levine, R. E., Lane, D. R. (2008). Peer assessment and evaluation in team-based learning. *New Directions for Teaching and Learning, 116*, 69−78.

Deslauriers, L., McCarty, L. S., Miller, K., Callaghan, K., Kestin, G. (2019). Measuring actual learning versus feeling of learning in response to being actively engaged in the classroom. *Proceedings of the National Academy of Science, 116*(39), 19251−19257.

Dolmans, D., Michaelsen, L., Van Merrienboer, J., Van Der Vleuten, C. (2015). Should choose between problem-based learning and team-based learning? No, combine the best of both worlds!. *Medical Teacher*, 37(4), 354–359.

Freeman, S., Eddy, S. L., McDonough, M., et al. (2014). Active learning increases student performance in science, engineering, and mathematics. *Proceedings of the National Academy of Science*, 111(23), 8410–8415.

Haidet, P., Kubitz, K., McCormack, W. T. (2014). Analysis of the team-based learning literature: TBL comes of age. *Journal on Excellence in College Teaching*, 25(3-4), 303–333.

Haidet, P., Levine, R. E., Parmelee, D. X., et al. (2012). Perspective: guidelines for reporting team-based learning activities in the medical and health sciences education literature. *Academic Medicine*, 87(3), 292–299.

Hrynchak, P., Batty, H. (2012). The educational theory basis of team-based learning. *Medical Teacher*, 34(10), 796–801.

Huggins, C. M., Stamatel, J. P. (2015). An exploratory study comparing the effectiveness of lecturing versus team-based learning. *Teaching Sociology*, 43(3), 227–235.

Karpicke, J. D. (2012). Retrieval-based learning: active retrieval promotes meaningful learning. *Current Directions in Psychological Science*, 21(3), 157–163.

Michaelsen, L. K., Knight, A. B., Fink, L. D. (2004). *Team-based learning: a transformative use of small groups in higher education*. Sterling VA: Stylus.

Michaelsen, L. K., Sweet, M. (2008). The essential elements of team-based learning. In L. K. Michaelsen, D. X. Parmelee, & K. K. McMahon (Eds.), *Team-based learning: small group learning's next big step. New directions for teaching and learning* (pp. 7–28). San Francisco: Josey-Bass.

Nieder, G. L., Parmelee, D. X., Stolfi, A., Hudes, P. D. (2005). Team-based learning in a medical gross anatomy and embryology course. *Clinical Anatomy*, 18, 56–63.

Osborne, J. (2010). Arguing to learn in science: the role of collaborative, critical discourse. *Science*, 328(5977), 463–466.

Parmelee, D., Michaelsen, L. K., Cook, S., Hudes, P. D. (2012). Team-based learning: a practical guide, AMEE Guide No. 65. *Medical Teacher*, 34(5).

Parmelee, D. X., Michaelsen, L. K. (2010). Twelve tips for doing effective team-based learning (TBL). *Medical Teacher*, 32(2), 118–122.

Reimschisel, T., Herring, A. L., Juang, J., Minor, T. J. (2017). A systematic review of the published literature on team-based learning in health professions education. *Medical Teacher*, 39(12), 1227–1237.

Schmidt, H. G., Rotgans, J. I., Rajalingam, P., Low-Beer, N. (2019). A psychological foundation for team-based learning: knowledge reconsolidation. *Academic Medicine*, 94(12), 1878–1883.

Sheakley, M. L., Bauler, L. D., Tanager, C. L., Newby, D. (2019). Student perceptions of a novel approach to promote professionalism using peer evaluation in a team-based learning setting: a quality improvement project. *Medical Science Educator*, 29, 1229–1232.

Thomas, P. A., Bowen, C. W. (2011). A controlled trial of team-based learning in an ambulatory medicine clerkship for medical students. *Teaching and Learning in Medicine*, 23(1), 31–36.

Thompson, B. M., Haidet, P., Borges, N. J., et al. (2015). Team cohesiveness, team size and team performance in team-based learning teams. *Medical Education*, 49(4), 379–385.

网络资源

Epstein Educational Enterprises, Immediate Feedback Assessment Technique (IF-AT) form: http://www.epsteineducation.com.

National Board of Medical Examiners (NBME) Item Writing Manual: http://www.nbme.org/publications/item-writing-manual-download.html.

Team-Based Learning Collaborative website: http://www.teambasedlearning.org.

第 21 章

医学教育中数字技术的运用
Digital Technologies in Medical Education

Rachel H. Ellaway

（译者：吴晓创　李俊辉　庄　权　审校：陶立坚）

趋势

　　我们生活中有很多方面是通过数字技术来实现的。数字技术也影响了医学教育和医学实践。本章涵盖了医学教育中数字技术使用的四个方面：

- 医学教师需要了解何时、何地、为何以及如何去使用好这些技术，也包括何时、何地、为何不需要使用它们。
- 医学教育和医学实践需要进行评估，并与现代生活的各方面的技术发展保持一致。
- 医学教师需要让学生们做好准备，将数字技术应用于医疗卫生和教育目的。
- 应用数字技术产生的数据可以进行分析，从而指导教育实践和思考。

关键概念

- 分析学：使用教育性和非教育性数据，为学习和教学策略及结果提供信息。
- 数字化职业素养：在数字技术使用和呈现背景下的医学职业素养。

引言

　　一直以来，医学教育都在使用多种多样的教育技术，图书、建筑、摄影和模型也在塑造医学教育实践和可能性方向上发挥了关键作用。然而，当我们提及技术时，我们更多倾向于关注数字技术。计算设备、软件、服务和网络基础设施遍布我们的生活。可以说，全球互联网、移动技术和云计算已成为我们大多数人日常生活的默认媒介，所以现代社会中几乎没有什么东西不受数字技术的影响。医学教育也不可避免地要经历这种转变。

　　数字技术不仅仅是医学教育中达到目的的手段，它可以改变我们，也可以改变我们追求的目标。因此，医学教师非常需要了解何时以及如何在教学实践中使用（或者不使用）数字技术。他们也需要理解数字技术如何塑造他们的学生、他们的工作环境和他们的社会。

　　有大量的教科书描述了各种各样的教育技术、如何去使用它们，以及这些技术对于教育和学习的影响（Clark & Mayer，2008；Horton，2006）。与其重复他们的观点，本章将会重点关注技术可以塑造医学教师和被医学教师使用的四个方面：技术作为媒介；技术作为教育背景；技术作为教育结果；技术作为智能。

技术作为媒介

　　除非技术被使用，否则它们是没有价值的。因此，医学教师应该知道如何使用数字技术去支持和助力他们的工作。他们还需要做好准备去充分利用数字技术的多种可能性，而不是受限于它们本来的用途。

　　就医学教师可以借鉴的内容而言，现代医学教育中可使用的技术范围很广且在不断增加。多媒体学习包、播客和视频之类可用于支持课堂教学和独立学习。虚拟病人等在线模拟资源可以用于临床决策等技能的反复练习。教师和学生可以通过广泛的媒体（社交媒体、网络研讨会、维基百科等）在教育活动中进行交流和协作，他们可以通过博客、网站和公开媒体站点（如 YouTube）发布他们的工作成果。药物数据库、临床手册和研究文献等参考资料可以很方便地用于课堂、临床教学和独立学习活动，学习活动的结果以及对这些活动的反思都可以被临床记录系统和档案记载。在线测验和正式的计算机监考考试等形式的数字技术，已被广泛用于形成性和终结性评价。这些评价和结果可以在评价和学习管理系统中进行跟踪和分析。课程地图可以促进课程规划和审核。事实上，现代医学教育实践的几乎每个方面都涉及或可能涉及数字技术。

数字技术可以作为一种中介制品：它们是进行特定活动的媒介。事实上，正因为这种中介作用，使得它们对所支持的活动的重点或结果既重要又无关紧要。

为什么要使用数字技术？

显然，使用数字技术有很多种方法，但为什么要使用技术？使用教育技术是否是医学教学或学习的最佳方式？教育的金标准通常指面对面的个人辅导，很少或根本不涉及技术因素，并且很少有或只有极个别学习理论是以技术为基础的。那么我们不妨再追问：为什么要使用技术？答案可以在数字技术的变革本质中找到，我将其分为以下几个领域。

- 指数级的连通性：数字技术使我们能以前所未有的方式访问内容、服务和人员。曾经我们可能不得不去图书馆或寻求与专家面对面的会议才能获得问题的答案，而现在我们可以访问大量在线材料和意见，并且可以比过去更轻松地将个人、材料和观点联系在一起。
- 加快行动和反应的速度：数字技术可以使通信、处理和访问更快。原本要数天或数周的事情在使用数字技术时可能只需几分钟。然而，这可能意味着留给我们反思自己行为后果的时间越来越少。我们对延迟，或者需要花费若干时间才有进展的事情的容忍度也越来越低。
- 打破地域和时间界限：数字技术可以显著扩大人们的行动范围。例如，地理位置分散的学生们可以一起学习，不同地点的患者和医生可以通过远程医疗网络连接进行交互。有趣的是，面对这种接触形式的延伸，学生们更重视面对面的交流，而不是在线交流。
- 大规模的整合：数字技术可用于整合各种服务和信息，例如学习管理系统将教育内容、后勤和交流结合到一个平台中。然而，整合也意味着系统组件之间更加相互依赖，这反过来会使系统遇到错误和故障时更加脆弱。
- 记录和观察：数字技术可以跟踪和记录用户的几乎所有操作。这虽然提供了对学习者行为丰富的反馈和建模能力，但它也有可能会减少学习者探索的自主性及表达自己而不受监督和批评的自由。我将在"技术作为智能"一节中叙述这一点。

本质上，数字技术的供给改变了我们工作与互动的规则。它们可以帮助教师和学生在记忆、重复、发现、记录以及构建信息和知识方面节省时间和精力；也可以扩大教学和学习的范围，使之超越物理限制（可以照顾到分布在多个地点的更多学生）。它们可以扩大互动，超越时间限制（教学可以是非同步的——当学生方便时开始，而不是为每个人设定一个固定时间）。这些活动还可以组织和连接学生及教师，以支持多种学习活动，它们可以帮助我们记录和追踪教师和学生的行为。如果你需要利用这些优势的一部分（或全部），那么技术可以成为你活动的推动者。如果你不需要它们，那么数字技术可能在你的教学实践中没有多大作用。

> "数字技术改变了我们如何工作以及如何与信息互动的规则。"

技术与教学设计

在医学教育中使用技术可能是自发的，但对于医学教师来说，更为常见的（也是建议的）方式是设计和规划技术的使用，并将其融入教学实践中。这就是所谓的教学设计（Richey et al.，2011），它涉及通过考虑以下因素来设计要使用的东西（工具、材料）和要做的事情（活动）：

- 你的学生是什么样的人？哪些学习过程对他们来说最有效？并不是所有年轻人都热衷于使用数字技术；有一些学生对数字技术非常感兴趣，而另一些学生则不然。医学教师应该清楚如何使用最适合学生的技术。
- 技术将在什么情境下被使用？使用数字技术的

有效性取决于使用它们的环境。例如，医学教育者应了解学生的设备是否能满足网络学习的需求、对技术的适当和不适当使用提出的期望，并努力使自己成为数字教育技术方面的专家（见本章后面的部分）。

- 教学将涉及何种内容？如何排列组合？设计教学用品时，应借鉴学习理论（如与排序和认知负荷相关的理论）和实证证据（Mayer，2009）。其他应考虑的因素包括测试和确保学习资源的可用性（确保其设计和演示清晰、明确和可访问），并确保版权和其他许可问题得到解决。后者的操作可能特别困难，因此寻求图书馆或者其他机构的帮助是可取的，甚至是必需的。

- 应当使用怎样的教学和非教学策略？医学教师需要决定学生和教师要做什么。活动通常是基于现有的、教师熟悉的方法，并且应该为特定的学生和学习环境提供所期望的学习结果。利用或围绕数字技术产生的活动的多种形式超出了本章的范围。然而，在本书的其他章节探索了现代医学教育的许多方面时，技术使用贯穿始终，无论是明确的还是隐含的。使用技术的一个特别优势是它可以帮助打破传统的医学教育活动的组合，创造新的复合型活动。例如，"翻转课堂"是将课程预先录制好，并放到网上供学生课前学习，这样上课的时间就可以用于讨论和解决问题。鼓励医学教师将教学活动与技术的使用作为可以组合和重组的模式，创造出新颖和有效的反应，用以适应新的学习情境（Ellaway & Bates，2015）。

- 应当选择什么样的媒体和传播系统？医学教师需要选择使用什么样的工具和设备，这往往涉及理想与实际之间的折衷。例如，开发定制软件以满足特定教学需要的成本高，这意味着这种方式很少被医学教师采用（尽管也并非毫无先例）。医学教师通常往往只使用那些立即可用的技术。例如，大多数学校都有一些在线学习管理系统，这些系统能提供文件存储、讨论、日程规划和公告等通用的课程工具。目前市面上还有许多其他的通用教育工具和系统（Clark & Mayer，2008；Horton，2006），例如在线档案袋、评价系统、临床数据记录和测评。教师也可以使用非教育工具，如维基百科来进行协

助写作，使用博客来进行反思性写作以及采用网络研讨会工具来帮助分布式演讲和小组工作。目前还有专门针对医学教育开发的工具和系统（Ellaway，2007），包括虚拟病人、在线床旁参考资料和流媒体操作技能培训视频。

📌 "存在两种截然不同的实践：在线教学（教师的职责）和在线学习（学生的职责）。"

在线医学教师的角色

数字技术在教育中的应用通常由教师而不应是学生来定义和主导。因此存在两种截然不同的方式是有帮助的：在线教学（教师的职责）和在线学习（学生的职责）。在线医学教师应该选择所使用的技术并利用和围绕这些工具促进学生活动，评估或评价学生的表现。

对于所有教育者来说，长久以来存在着一个挑战：最好的学生能抓住给他们的每一个机会，而较差的学生则倾向于避开它们。如果教师的目标是帮助能力较差的学生，那么提供的资源需要符合他们的需求和学习方式。简单地提供教学资源，可能会加大最好和最差的学生之间的差距，而不是缩小这种差距。包含有针对性反馈的自我测验题往往比丰富的多媒体资源更能帮助一些能力较差的学生，或那些纠结于某些核心概念的人。

对医学教师来说，确保他们的技术相关活动融入课程并与之保持一致也很重要。如果在线教学与课程的其他部分不一致，那么它就会给学习者带来不和谐和混乱，还会传递出什么是重要的、什么是不重要之类的混杂信息。教师使用技术进行教学的同时，也要更好地为传统面对面教学做好准备。

教师和学生使用任何特定技术的经验都可能有很大不同。例如，教师使用 PowerPoint 或学习管理系统的方式与学生使用这些工具的方式有很大不同。如跟踪和分析等技术，几乎只由教师或课程负责人使用，而其他技术例如教育应用程序和虚拟病人，则几乎只由学生使用。此外，不是每个人使用技术的水平都相当。在每个班级中，有对使用数字技术不太感兴趣的学生，也有积极拥抱数字技术的学生。现代医学教师显然要在科技使用的许多方面灵活多变。

总之，数字技术可以提供广泛的媒体用于各种不同的医学教育应用。然而，任何特定技术的选择和功能也许不如使用良好的教学实践和关注不同学习者的需求以及教师的教育活动和方案的预期结果重要。

技术作为教育背景

无论医学教师是否在教学中使用数字技术，他们都很可能在受数字技术影响的工作环境中工作。毕竟几乎每个人都有手机或智能手机，大多数学生和教师在工作中也使用笔记本电脑、平板电脑和其他数字技术。因此，对医学教师来说，理解并将他们的实践建立在使用日益广泛的数字技术中是很重要的，这构成了现代医学教育的主要背景。

在医学教育中使用数字技术并不仅仅是把它们的优势整合进来。使用数字技术也会产生一些弊端和问题，为此，医学专家应该意识到伴随技术的好处所产生的一些不太理想的影响。我们可以从医学教育中技术使用的正式、隐性、非正式和空无课程来界定这一点（Ellaway et al.，2013）：

- 数字技术在正式课程中的使用往往规模不大，通常只包括向学习者提供他们必须做什么、可以做什么，以及他们不能用数字技术做什么的指导。医学生恰当使用社交媒体是一个越来越受关注的话题，但到目前为止，还没有成为正式医学课程的核心部分。
- 数字技术的隐性课程体现了影响其使用的潜在的制度期望和文化规范。首先也是最重要的，它反映在人们的期望中：①学生和教师都具备一定的数字技术让它们发挥自己的作用；②他

们知道如何适当地使用这些技术；③他们知道如何维护这些技术。即使他们没有被正式教授或评估，但任何不符合这些标准的人都会很快发现自己处于劣势。另外一个公平性的问题是谁来为学生的学习设备买单。大多数学校现在都有一个"自带设备"（bring your own device，BYOD）政策，将这些设备的责任和费用转移到学生自己身上。
- 数字技术的非正式课程应用反映了教师和导师的个人观点和期望，这些观点和期望塑造并指导技术使用。这可能包括教师或导师特别热衷于使用技术的情况（如导师与学生交流应用程序和移动设备的使用技巧）或者特别反对在学习情境中使用技术（如导师禁止在他们的患者附近使用移动设备）。

显然，尽管在医学教育中可能相对来说没有重点关注数字技术的应用，但很大程度上却取决于此，医学教师应仔细考虑他们和他们的学生所接触到的不同信息和经验，在必要时提供指导，并适当地识别和解决公平性问题。

依赖性与数字技术

鉴于数字技术在现代医学教育中的影响力越来越大，医学教师也需要考虑他们对数字技术的依赖方式以及所带来的后果。从第一个角度来看，我们需要考虑数字技术在医学教育中的有效使用取决于什么。我通过改编马斯洛的人类需求层次结构来说明这一点（图 21.1）。

关于依赖性的第二个观点，主要侧重于技术在多大程度上指导和塑造我们能做什么和不能做什

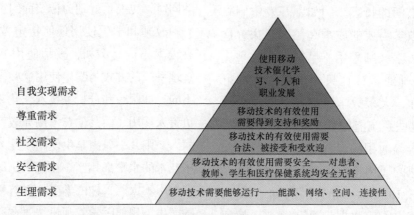

图 21.1　使用技术进行学习、教学和评估，取决于潜在的环境可承受性
较低层次的失败或挑战会削弱较高级别的能力，这能够解释为什么同样的技术在不同的环境下可能更有效或更不可行

么、应当注意什么和忽略什么，以及什么值得做和什么不值得做。例如，大多数数字设备（笔记本电脑、智能手机、平板电脑等）都是为一个人同时使用而设计的。这意味着，这些技术限制和塑造了用户的互动方式，以及他们如何与这些技术协同工作。例如，一群人敲击着他们的个人设备而不是彼此交流，是这个时代的一个重要特征。技术使用方面的社会物质理论，如"活动理论"（Engeström et al.，1999），反映了这种塑造和中介的观点，正如可承受性理论（学生和教师在使用不同技术时认为他们能够使用的范围）。

关于依赖性的第三个观点，主要反映在医学教育中使用数字技术所带来的风险和责任。例如，数据安全和保密性已经成为所有组织的关键问题，需要越来越多的资源来阻止攻击和破坏。即使保持了系统的完整性，仍然存在着与关键事件或活动对特定技术工作的依赖程度有关的风险。例如，由于网络和平台的局限，在线评估在一定程度上受到限制。尽管纸质考试运行速度较慢，成本较高，但可能被证明是更容易复原也更可靠的。因此，医学教师很可能选择使用更简单、更可靠、依赖性更低的技术，而不是使用更有吸引力但风险更大的数字工具。

最后，我们可以从技术随时间变化的角度来考虑依赖性。数字设备和工具不会无限期地持续下去，它们会经常更新换代。医学教师不应过度承诺或让自己过度依赖某个特定的工具或平台。相反，他们应当留意在有需求时如何转换不同的教学工具和平台，以及在工具失效或停用时如何继续教学。

> "数字设备和工具不会无限期地持续下去；系统和工具长期处于更新中或被更新的替代品所取代的状态。"

数字原住民

医学教师需要理解在线学生在使用数字技术时可能采取的角色和身份。过去十年来，社会（特别是媒体）倾向于认为年轻人的计算机技能和能力比老年人高。"数字原住民"或"网络一代"等标签已经成为许多学生和教师的流行词（Ellaway et al.，2015）。这种说法是有问题的，个中原因有

很多。虽然一部分学生已经完全接受了数字生活方式，但也有一些人出于各种理由并不这样做。每个班级通常会有一些具有较强信息技术能力的学生，而另一些学生则对使用数字技术缺乏兴趣。学生们对自身信息技术能力的评价普遍和实际情况差距较大，他们通常眼高手低，因此情况可能会更加恶化。另外，教师则往往妄自菲薄，认为使用技术的风险更大，可能导致教师放弃对数字技术的控制，因为他们觉得（可能是误会）学生们更有能力掌握它们（Beetham et al.，2009）。

技术作为教育结果

尽管现代医学教育中大部分技术使用都是关于介导学习活动，医学教育的部分方面则重点关注让学生作为临床医师使用技术做准备。从这方面说，技术既是医学训练的媒介，也是目标。

为数字健康做准备

医生们越来越多地在他们的临床实践中使用数字技术（特别是数字健康和远程医疗）。因此，医生们需要知道如何使用这些工具，例如电子健康档案（electronic health records，EHRs）和电子病历（electronic medical records，EMRs）、影像学系统（图像存档和通信系统，PACS）、实验室、医嘱输入和处方系统、重点照护检验信息（point of care information）、决策支持系统和指南、后勤（日程安排、组织、管理）、与患者和同事的数字通信工具。数字技术医学应用的教育应该贯穿全课程，课程中可能使用在医学实践中应用的技术和工具。例如，可以将电子病历填入 PBL 或是临床技能课程。然而，尽管这些技术的细节因内容而异，但通常教导数字健康的原理比特定平台或者工具的操作细节更为重要。尽管对"明日医生"的特定数字健康胜任力要求仍然有争议，但是有一些模型可以用于指导教育实践（Ho et al.，2014）。

数字化职业素养

使用社交媒体等工具和系统，使得个人在公共论坛上表达或者做出影响自己以及机构和职业声誉的事情。尽管医学教育中一直存在有失偏颇之处，但社交媒体能使这种偏颇更为公开迅速地传播。作为应对，一些机构惩罚或者禁止围绕医学或

者医学教育使用社交媒体，但另一些机构却试图采取更积极的态度。

> "数字媒体并不是对医学专业的内在威胁。专业人士应该通过一些能增强对患者的关怀、同情心、利他主义和可信赖的方式，使用数字媒体来实现积极的目的。专业人士应该意识到他们与数字媒体的关系的本质是可塑的，他们应该深思熟虑、恪守道德和保持值得依赖的工作能力。"
>
> **Ellaway 等（2015）**

数字化职业素养具有三个维度：

- 熟练程度：专业人士应该能够有效和安全地使用技术，避免不当地使用时间和资源，也能规避不必要的风险和干扰。这包括安全有效地选择和使用技术，适当使用教育和支持资源。
- 声誉：数字专业人士不仅应该在所有场合和时间、在所有媒体上保持行为得体，而且应该避免在任何媒体上披露任何他们不愿意在法庭上或者纪律小组面前进行适当辩护的内容。
- 责任：数字专业人士应该对自己的行为负责，应该发展并维持与使用数字媒体相关的积极有效的行为。他们应该在使用数字媒体时向他人，包括他们的学生、同行和患者树立积极的榜样。

医学教师应该在课程中将数字化职业素养融入更广泛的职业素养训练和评价活动中。他们应明确地将日常使用技术与职业素养原则联系起来，并为学生和同事树立良好的数字化职业素养榜样。

技术作为智能

数字技术应用于医学教育中的最后一个广泛领域侧重于将教育活动中使用数字技术所产生的数据用于指导未来的教育实践和思考。这是我们与数字技术交互过程中产生大量数据所促成的，总体上被称为"分析学"。例如，收集和分析纵向微观评价去追踪住院医师表现和进展，直至达到要求的胜任里程碑，也可以被用来根据地点、日期或者年份等分析教师行为和其他区别及变化（Chan et al., 2018）。我们不必局限于分析教育活动有意产生的数据（例如考试成绩或者评估），我们也可以考虑

分析任何关于学生们的有用信息的数据。然而，使用这些数据可能是存有问题的，因为学员们在数字领域中的所作所为对于他们的教师是不可见的。例如，尽管部分社交媒体（例如推特）数据容易获取，但是大部分都不容易获取。尽管分析学在教育实践中显示出巨大的信息潜力，但是分析学的效用受限于数据的可及性、数据的质量和数据的效用（Ellaway et al., 2019）。例如，数据可能会因为不准确、缺失、采样不足或者采样过量等而受损。没有数据是完美的，因此重要的是充分认清数据的质量，并且从数据中得出的任何推论与其质量成正比。即使您有很好的数据，它们也可能无法告诉您太多信息。来自教育技术的数据通常反映机器级事件，主要是光标点击和按键。它们可以告诉您发生了什么以及何时发生，但它们通常无法告诉您为什么会发生某些事情，以及教育结果是什么。在撰写本章时，教育分析学是一个新兴的活动领域，但目前尚不清楚这将有多少以及以何种方式成为医学教育主流的一部分。

另一个与分析学相关的新兴概念是"大数据"，即解析非常大的数据集以识别模式和差异，然后将其映射回原本会被忽略的现象。大数据科学的主要挑战是要解析的数据量、生成数据的速度、要考虑的不同数据和数据源的多样性以及可用数据的准确性。目前尚不清楚大数据能够为医学教育实践提供多大效用。

教育分析学和大数据也带来了许多伦理挑战，其中最重要的是它们在多大程度上代表了一种监视文化。在这种文化中，学生和教师的每一个行动都被不断地跟踪和评估。这引起了许多其他问题，其中最重要的是，这为对数据所显示的内容做出不适当和不道德的决定创造了机会。因此，虽然环境收集的教育数据确实可以用于智能和有益的目的，但它也可以用于不太可取的政治或意识形态目的。目前尚不清楚我们将如何界定通过它们生成的数据来监控和控制我们的学生和教师的行为。

对医学教育有具有巨大帮助和破坏潜力的最后一项新兴技术是人工智能（artificial intelligence, AI）。它是"旨在模仿和扩展人类理性思维和行动的计算机软件"（Masters, 2019）。AI 已经被用于医疗实践的一些方面以支持任务的完成，在这些任务中，电脑比人的操作更为准确，犯错的概率更

低。尽管医学中 AI 的使用伦理上仍存在争议，但是整体上它们在医学中的应用对教育（特别是诊断和推理技能）和医生角色很有意义。尽管目前 AI 在医学教育的应用相对稀少而且重要性欠缺，但智能代理和智能系统在提高医学教育与学习中的潜力不应该被低估。

小结

医学教师可以使用一系列的前所未有的教育技术来支持他们的教学，并且需要他们能够在一系列不同的数字化增强的环境中发挥作用。他们需要了解此类环境的动态，并选择最能满足其需求的工具和流程。因此，所有医学教师在某种程度上都是在线医学教师。本章围绕教育活动提出了一系列概念，这些概念应该能让学生和他们的老师更好地利用各种技术。数字化时代的最大前景可能而且应该能增强和提高传统医学教育模式，而不是简单地将它们一扫而光。本书的未来版本将受益于随后的验证或者挑战这一观点。

参考文献

Beetham, H., McGill, L., Littlejohn, A. (2009). *Thriving in the 21st century: learning literacies for the digital age.* Glasgow: Glasgow Caledonian University/JISC.

Chan, T., Sebok-Syer, S., Thoma, B., Wise, A., Sherbino, J., Pusic, M. (2018). Learning analytics in medical education assessment: the past, the present, and the future. *AEM Education and Training, 2*(2), 178−187.

Clark, C. R., Mayer, R. E. (2008). *E-Learning and the science of instruction.* San Francisco: Pfeiffer.

Ellaway, R. H. (2007). Discipline based designs for learning: the example of professional and vocational education. In H. Beetham, & R. Sharpe (Eds.), *Design for learning: rethinking pedagogy for the digital age* (pp. 153−165). Routledge.

Ellaway, R. H., Bates, J. (2015). Exploring patterns and pattern languages of medical education. *Medical Education (online first), 49*(12), 1189−1196.

Ellaway, R. H., Coral, J., Topps, D., Topps, M. H. (2015). Exploring digital professionalism. *Medical Teacher, 37*(9), 844−849.

Ellaway, R. H., Fink, P., Campbell, A., Graves, L. (2013). Left to their own devices: medical learners' use of mobile technologies. *Medical Teacher, 36*(2), 130−138.

Ellaway, R. H., Topps, D., Pusic, M. (2019). Data, big and small: emerging challenges to medical education scholarship. *Academic Medicine, 94*(1), 31−36.

Engeström, Y., Mietinnen, R., Punamäki, R. L. (1999). *Perspectives on activity theory.* New York NY: Cambridge University Press.

Ho, K., Ellaway, R. H., Littleford, J., Hayward, R., Hurley, K. (2014). *eHealth competencies for postgraduate medical education: CanMEDS 2015 eHealth Expert Working Group Report.* Ottawa, ON: Royal College of Physicians and Surgeons of Canada.

Horton, W. (2006). *E-Learning by design.* San Francisco: Pfeiffer.

Masters, K. (2019). Artificial intelligence in medical education. *Medical Teacher, 41*(9), 976−980.

Mayer, R. (2009). *Multimedia learning* (2nd Ed). New York, NY: Cambridge University Press.

Richey, R. C., Klein, J. D., Tracey, M. W. (2011). *The instructional design knowledgebase: theory, research, and practice.* New York, NY: Routledge.

扩展阅读

Ellaway, R. H., Masters, K. (2008). AMEE Guide 32: e-Learning in medical education Part 1: Learning, teaching and assessment. *Medical Teacher, 30*(5), 455−473.

Masters, K., Ellaway, R. H. (2008). AMEE Guide 32: e-Learning in medical education Part 2: Technology, management and design. *Medical Teacher, 30*(5), 474−489.

Masters, K., Ellaway, R. H., Topps, D., Archibald, D., Hogue, R. J. (2016). AMEE Guide 105: Mobile technologies in medical education. *Medical Teacher, 38*(6), 537−549.

课程主题

第22章

基础科学与医学课程的相关性
Relevance of Foundational Sciences to the Curriculum

Wojciech Pawlina，Nirusha Lachman

（译者：赵文然　审校：钟照华）

趋势

- 要围绕真实的临床情境设计基础科学课程的理论课和实验室活动，以促进实境学习（authentic learning）。
- 要让基础科学成为不断更新的工具，使学生以团队为基础、利用所学技能［包括非技术性技能（nontechnical skills）］解决现实中的临床问题。
- 学生要保持学习的自主性，同时也要与各专业教师保持密切联系，以便在教师的指导下获得理想的学习结果。
- 应该利用同步及异步的虚拟教学平台进行基础科学课的授课、考核。

关键概念

- 实境学习（authentic learning）：基础科学课程教学要反映基础科学在临床思维和解决问题上的应用，即以培养临床胜任力（clinical competencies）为目的（Fincher et al.，2009；Herrington et al.，2014）。
- 自主学习（ownership for learning）：在学习基础科学课时，学生要有个性化的学习策略，要成为终身学习者，要能够与各种医学专业人士或团体进行交流与合作。
- 基础科学课程中的创新：教师要运用新的、与临床实践相关的技术手段，并将基础科学的原理融入整合的、（通常为）虚拟的教学情境中（Gregory et al.，2009）。
- 非传统、非学科依赖性技能（nontraditional discipline-independent skills，NTDIS）：在基础

科学课程中培养能力，如领导力、团队合作、职业素养、解决问题的能力、决策能力、情况判断力①（situation-awareness）、有效的沟通能力等，对于能否提供高质量的医疗服务至关重要。这正是将临床胜任力、医疗服务与基础科学进行整合的基础（Evans & Pawlina，2020）。

- 职业认同（professional identity）的形成：这一过程涉及建立核心价值、道德准则和自我认知。从本科生到医学生的转变需要时间，这一过程应从学习基础科学课程开始（Kalet et al.，2018；Pawlina，2019）。

引言

医疗服务系统和医学教育已经发生了重大变化。与之相适应，医学课程体系中的基础科学课程及承担课程的教师所发挥的作用也发生了很大变化。因此，在医学课程中仍然用传统的方法教基础科学已经不再合适。随着医学课程的演变，传统的课程需要新的教学方法。随着我们对学习过程本身科学性的理解的不断更新，新的认识也转化为基础科学的教学策略。为了满足让临床胜任力适应不断变化的医疗服务模式的需要，培养和评价非技术性技能已成为医学院早期课程的核心要素。现在越来越强调进入临床培训阶段的医学生形成职业认同的重要性。基础科学应利用这一契机，在医学院开展职业认同的早期培养。

---

① 情况判断力：指判断、分析和应对已经发生、正在发生和即将发生的各种临床情况的能力。——译者注

不断变化的医学课程体系

传统的基础科学课程教学以灌输式为基础。随着这一教学方式的解体，我们面临的挑战是"在新时代谈老话题"。就医学本科教育而言，教师的角色与责任已经发生了重大改变，导致这些改变的因素包括：

- 修订的医学课程中，分配给基础科学的教学时间逐渐减少。
- 采用以学生为中心的、灵活的课程设计，以促进学生的身心健康。
- 转向结果导向教育，注重学习结果和胜任力培养。
- 越来越多的创新与技术用于虚拟式的知识传授。
- 更加强调从系统工程的角度对待医疗服务。
- 强调临床转化研究（从实验室到病床）。
- 在医疗服务中，强调价值、安全、质量和其他可定量的结果。
- 在学习基础科学时，强调跨专业教育，让两个或更多不同专业的学生之间相互学习，以便改善协作，提高医疗服务质量。
- 教学包括非学科依赖性内容，如职业素养、伦理、领导力、反思及团队合作等。

以上概念曾经引领了医学教育模式的改革。今天，这些观点是以医疗服务为最终目标的医学课程的核心要素。

因此，医学院校必须培养有科学能力的毕业生，以便能在医疗改革的大环境下行医。这就意味着医学院毕业生必须运用循证医学，秉持基于结果的医疗服务标准（outcomes-based standards of care），将科学发现转化为临床实践，在跨专业团队中工作，应用电子信息技术、遵循安全和质量要求，提供可获得的（accessible）、负担得起的、负责任的、人性化的医疗服务（Srinivasan et al.，2006）。

📌 "理解医疗工作的科学基础，并运用这些知识，指导为患者照护而做出的决定，这是一名医生的基本能力。"

Fincher 等（2009）

基础医学课程的首要目标是为临床应用提供基本的科学理论和概念。在传统意义上，基础学科包括解剖学、组织学、生理学、生物化学、微生物学和病理学。现在，基础学科教学模块中包括遗传学、细胞与分子生物学、流行病学、营养和能量代谢、医疗服务以及生物信息学。医学课程体系也因此从 Flexner 模式转变成整合模式，即将基础科学课程与相关的临床学科进行配对教学（如解剖与放射学、免疫学与病理学、神经科学与精神病学），或以器官系统为模块进行教学。模块式教学需要基础科学与临床教师密切合作，使学生能够早期接触患者、早期接触临床（Gregory et al.，2009）。

基础科学课正在经历着从过去重点关注知识内容，到逐渐与医学纵向整合的过渡。这一发展方向通常称为"全人教育"（holistic education），鼓励学生在获得知识的同时，在智力、社交、创新与情感等方面均衡发展。现代技术为集成创新（integrative innovations）提供了新平台。然而，现代技术的应用也带来了很多挑战。如在线学习（e-learning）的整个课程所涉及的内容均通过网络获得。导致创新的众所周知的驱动力是颠覆性的变化。例如，新冠病毒肺炎的全球大流行使全世界几乎所有医学院校的基础科学课程教学发生了最快速的变化，即采用虚拟（网络）教学，以达到保持社交距离、避免面对面接触的需要（Evans et al.，2020；Longhurst et al.，2020）。现在，正当我们迫切需要通过全人教育将基础科学与临床医学、与职业素养培养整合起来的时候，这种不在教室上课的教学方式对教师来说无疑是一种挑战。教师和学生一样，都要灵活地适应快速变化的教育大环境。

基础科学课堂中的实境学习

在教育学术语中，实境学习（authentic learning）是指各种教学指南和学习资料，其目的是将学生的课堂学习内容与出现在"真实生活"情境中的问题和应用联系起来，这些问题和应用所反映的是医生工作的真实世界（Cotofana & Lachman，2020；Herrington et al.，2014）。在基础科学教学中早期开展实境学习，如在大体解剖中联系临床影像，在生物化学和生理学中联系临床实验室检查结果，或在遗传学课中安排对遗传病患者的访谈等（Pawlina & Drake，2016）。这些做法有助于学生逐渐熟悉怎样获得医学生必备的临床思维、解决临床问题的能力。实境学习同样强调在获得知识的同时，学生自我认同的形成（identity formation）（Pawlina，2019）以及共同进步（team-forward）行为（Yardley et al.，2013）。

主动学习的环境

另一变化趋势是从被动学习环境过渡到主动学习环境。主动学习，即学生要学会重新组织新的信息，并运用已有的知识重构新知识。主动学习最常用的模式是小组讨论，即基于问题的学习（problem-based learning，PBL）、通过临床情境学习（learning through clinical scenarios，CBL）、基于团队的学习（team-based learning，TBL）、反思式学习（learning through reflection）（Lachman & Pawlina，2006）。

其中在基础科学教学中应用较普遍的是 PBL。PBL 将重点从课堂讲授转变为学生的自主学习，因此，对于有传统教学经验的教师而言，开展PBL 不仅需要思想的转变，还需要在教学的其他环节做很多准备。PBL 教学需要投入更多的人力资源，需要前期投入更多时间，以便将合适的技能与知识整合到课程中。

为了促进以学生为中心的学习，可采用TBL。这一方法采用学生小组，以便让学生相互教。TBL 是为大课堂教学设计的，常在本科教学中应用，如医学课程中的解剖学、组织学、微生物学等。有证据表明，通过小组成员沟通交流，以及对讨论内容的同化与应用，TBL 可使学生的认识技能得到均衡发展（Michaelsen et al.，2008）。由于这种教学策略建立在学生小组基础上，同时要求学生之间高度合作，教师必须拥有充分的协调能力，同时又是教学内容的专家。教师要做的不是讲大课，而是在进行 TBL 时，对要讨论的问题给予简要说明（Michaelsen et al.，2008）。TBL 教学同样可以在虚拟学习环境中进行。此时，将学生分成在线聊天小组，教师作为协调员则随时加入或退出聊天小组，逐个观察每组学生的学习情况。尽管 TBL 教学通常要求教师对教学内容、所使用的材料有更深入的理解，这种方式同样可以促进批判性思维和反思。

CBL 是一种由临床案例讨论引发的学习方式。这些案例是专门编写的，其目的是学习基础科学原理。案例应该描述真实的、复杂的，同时又通过运用基础科学知识或批判性分析得以解决的问题。在CBL 课之前，学生要独立地或在课外学习小组中预习案例，找出关键概念并对这些概念进行研究。在上 CBL 课时，教师要用一系列问题引发学生说出他们的认识：提出解决问题的策略、积极听取小组成员的讨论并促进反思（Bowe et al.，2009）。基础与临床多学科教师的合作会有助于提高 CBL 教学效果。

此时，教师的角色是教练和引导者，而不是讲师，但是教师仍然要管理教学进程，而将掌握学习目标及解决问题的主动权交给学生。由于教师与学生一样在不断学习，因此教师成了终身学习的榜样。此外，在教师与学生之间可能发展出导师式的师生关系，即学生本人可能自愿作为教学助理。通过这种学徒式的关系，学生会发现，他们自己正在努力成为教师的同事，他们能够作为有效率的、自我管理的跨学科团队而工作；与此同时也促进了对自身的教育。

反思性实践、批判性思维、临床推理的应用

将反思作为实践工具，已经成为基础科学课程设计的重要组成部分。反思训练即通过批判性思维思考如何解决问题，并培养医疗工作者的人文素质。此外，在学习基础科学课程时，也用反思随笔（reflective essays）的形式来纵向观察学生职业认同（professional identity）的形成（Kalet et al.，2018；Abrams et al.，2021）。

在这样的学习环境中，学生个人可以通过写文章进行反思活动，也可以组成一个团队，探讨或分享经历，从而做到更好的理解。反思活动包括整合碎片化的学习内容、结合个人经历，以及在现实世界的应用。在这一过程中，学生不再是受教育的机器人，因而有助于形成以价值观为基础的认识论，即学习是一个过程。从理论上，反思可以这样进行：与学习目标建立联系，将新概念与已有的知识整合起来，验证知识，最后应用所学的内容（Lachman & Pawlina，2006）。

需要强调的是，如果课程内容包括通过反思训练进行批判性思维培养，设计课程时，教学方法必须是开放的、不断总结和改进的。临床推理的显性训练（explicit training）开始于基础科学课程阶段，因为处理临床问题需要系统的、有效的方法，这一能力的培养非常重要。在这一时期打下的临床思维基础，对医学生随后遇到的所有挑战都是非常有益的（Elizondo-Omaña et al.，2010）。反思训练填补了理论与实践之间的鸿沟。

反思训练的实施可能通过各种技术和学习活动来进行。在基础科学科课程中进行批判性思维和反思训练，其中一个有效的方法是鼓励学生自主学习（self-directed learning）。同样，此时教师的任务是引导者，而不直接传授知识。如果学生要完成的任务需要研究课堂之外的材料，学生必须反思已知的信息，并根据要求掌握的内容，对核心学习目标做出相关的解释。团队合作与交流能进一步强化批判性思维技能。事实证明，团队合作能促进对概念的理解，从而可以有效地激励集体思维（collective thinking）。在很多情况下，可以通过在线学习技术实现团队合作。

反思和临床思维也应该体现在评价方案中。设计考题时，可以用体现基础科学核心概念的临床案例来评价批判性思维。对学生进行形成性评价（formative assessment），使学生能够监督自己的学习过程。在很多情况下，可以应用即时反馈系统（audience response systems）对每个学生在团队中的表现给予即时反馈。可以采用多种形式的考题，如多选题与简答题的结合，这样既促进了辨别力，又提高了写作能力。此外，学生之间的评价与学生的自我评价也是分析团队活动的有效方式。

> **💡 小提示**
>
> 概念性知识：
> - 理解过程及概念而不是记忆细节
> - 为学生提供资源（如查找基因结构、位置的各种基因数据库），以便获得细节信息
>
> 应用性知识：
> - 将学习内容应用于与临床相关的情况
> - 通过虚拟病人/临床案例进行推理技能教学
> - 建立联系基础科学与临床思维的桥梁

基础科学教学的创新

与基础科学教学的重大变化同时发生的，是电子媒体的发展。功能更强大的计算机（平板和笔记本电脑）、三维游戏和模拟、3D 打印、智能手机和移动技术、高速无线网络连接使医学院教师可以将高质量的图像、动画、虚拟现实交互训练模块（virtual reality interactive training modules）、学习管理系统应用于课堂教学。计算机辅助学习（computer-assisted learning，CAL）的好处在于可以极大地促进知识的获得，因此对 21 世纪的学生有强大吸引力（McNulty et al.，2009）。然而，教师同时必须要清楚的是，与传统的方式相比，CAL 有显著的特征，特别是它对社交、信息交换、认知负荷（cognitive load）和学习者参与的影响。

不论这些变化多么令人畏惧，基础科学教师都必须利用这些新技术。模拟实验室正在越来越多地用于基础科学教学，动物生理学实验室已经被模拟中心取代，这些模拟中心运用高仿真的模拟人展示基本的生理概念、对药物的反应等，并可辅助医学生的诊断推理技能（Rosen et al.，2009）。

除了高仿真模拟，教师在基础科学教学中还经常运用简单的技术及仿真度较低的物理模型。例如，大体解剖学中的人体彩绘提高了学生对人体结构的认识，而这些知识正是临床触诊和听诊所需要的。活跃和富有动感的人体彩绘，加上令人印象深刻的解剖图像，是人体彩绘作为学习工具的成功之处。应用简单的物理模型，可以展示模型所代表的体内器官与周围组织的空间关系，因此有助于理解该器官的复杂功能。这些简单的技术和模型都有助于记忆、减少认知超载（cognitive overload），有助

于问题的解决，并激发学生的热情与参与（Chan & Cheng，2011）。

在基础科学教学中应用新技术与新工具，对于医学生的培养是非常必要的。创新必须与临床实践相关，创新必须在整合的、数字化的教学环境中融入基础科学原理。

基础科学与医学课程的整合

除了继承前人的知识，医学本科生还必须了解临床实践的最新进展，并通过掌握的基础科学概念理解这些进展。通常情况是，基础学科科学家所熟悉的领域，临床医生则很少研究，而这些领域正是新的医疗技术成功的关键。例如，外科手术机器人及微创介入外科，正如心律失常的射频消融一样，不仅要求医生对心脏的解剖关系有深入细致的掌握，还要熟悉心脏电生理。细节问题过去曾被认为是无关紧要的，现在成为决定医疗技术成败的关键。因此，在高年级医学生的课程中整合基础科学课，或者更进一步，在毕业后专科训练中整合基础课程的做法越来越普遍。在医学院高年级课程中重新整合基础科学课，能使学生能更好地将基础科学概念与临床经历结合起来，因为这时学生的临床思维与分析技能都更加完善（Spencer et al.，2008）。

然而，这也同样意味着，尽管现代医学教育可能并不赞同保留传统的基础学科科学家，而现代医学教育的成功却完全取决于基础医学科学在每个细微之处的进步。基础学科科学家不再游离在临床学科之处，他们对临床实践结果的贡献同样不可或缺。过去，基础科学家的专业特长只是局限在医学生最初几年的专业培训。在新时代，所有的医学课程都需要基础科学家的参与。

非传统的、非学科依赖的基础科学技能

再进一步，随着基础科学课程深入到整个医学课程体系中（Spencer et al.，2008），基础科学课程就必须与医学教育的纵向目标整合，这一目标也应反复体现在医学课程中。这些目标中包括培养领导力、团队合作、职业素养、有效的沟通能力（Evans & Pawlina，2020）、促进学生的身心健康：

领导力
- 基于团队的活动有助于培养这一技能。
- 体现在团队的成功上，即在指定的团队领导者带领下，团队达到了预定的目标（Pawlina et al.，2006）。

团队合作
- 为医疗服务所必需。
- 有助于通过合作获得、共享和展示知识。
- 包括作为教学策略的学习团队（Michaelsen et al.，2008）。

职业素养
- 要求有责任感，尊重他人。
- 建立在传统的承诺与职业责任之上
- 根植于临床实践，也适用于基础科学（Lachman & Pawlina，2006，2020）。

职业认同的形成
- 在学习基础科学过程中，职业认同的形成开始于从本科生向医学生的转化。
- 包括建立核心价值、道德准则和自我认知（self-awareness）（Pawlina，2019）。

沟通技能
- 重视早期培养沟通技能，使学生能够在团队成员之间有效地传递信息；之后的临床工作同样需要这一技能（Evans & Pawlina，2020）。
- 早期开展同伴评价与自我评价，以增强评价技能（Lachman & Pawlina，2020）。

学生的身心健康
- 要为学生自学、反思和活动保留时间，以促进学生的身心健康。
- 安排复习时间以及以期末考试形式进行的实践操作练习。
- 在课程计划中加入灵活的知识"巩固日"（consolidation days）和学生的自主活动。

将非传统、非学科依赖性技能（discipline independent skills）培养早期融入基础科学课程，有利于学生形成自我认知，也有助于学生在之后的临床培训中应用这些技能（Heidenreich et al.，2016）。建立一个好的培养机制，就要有对这类技能的正式评价。考核应在预先设计的学习环境中进行，目的是让学生们展示这些技能。基于团队的学习方式围绕学生与学生之间的持续交流、领导者角色轮换、学生之间正式的评价和自我评价进行。在整个课程期间，要向学生提出明确的学习目标与期

待，并结合实验课上的内容反馈及简短讲解。这些措施都有助于培养学生的自我认知，掌握非传统、非学科依赖性技能。

要对非传统、非学科依赖性技能进行客观性的评价并非易事，因为通常的技能评价都是建立在主观评价基础上的。考虑到这一点，评价学生时，教师可以将评价内容进行分类：①认知技能：与学生的思维能力（临床推理）有关；②人际交往技能：与学生在团队中同他人的交流、对团队学习总体表现的贡献有关。为了提供量化的评价结果，以便给学生有意义的反馈，教师可以考虑以下方法：

- 在实验课期间，教师与学生应该有密切的交流与沟通。学生在实验室工作时，教师亲自前去观察，对学生正在进行的实验提出引发思考的问题，从而引导学生完成有技术难度的任务。这样，教师就能更好地了解学生的能力。
- 在教学过程中与学生进行经常性的、清晰的交流与沟通，是了解学生是否掌握预期技能的关键。为学生提供及时的、一对一的反馈，教师就可以评价学生的进步、指出需要改进的地方。
- 对学生在课堂上表现的特质有更多的了解，有助于教师评价学生的学业成熟度（academic maturity）（注意力、专心、准时、与团队成员的交流、对讨论的贡献）。
- 教师要密切关注学生的进步情况，及时发现异常的学生，并给予早期干预，以便促进学生的成功。
- 保留与学生沟通的记录，记录观察到的学生的行为，包括好的做法及不足，以便作为反馈的依据。

本篇引用的文献指出了非传统、非学科依赖性技能在医疗服务中的重要性。这里必须再次强调，掌握和运用这些技能需要反复实践。在基础科学课程中，要找到整合、培养这些技能的契机，还要对这些技能的意义进行阐释、评价学生的掌握情况，使学生能在之后的临床实践中应用这些技能。

在课程体系之外学习基础科学

医疗服务发展的速度之快是惊人的。这里有很多例子，曾经完完全全是基础科学范围内的事，现在则是日常的临床工作。从医学院教育的早期开始，所有教师都应该积极支持、指导学生参与研究项目，以增进学生对转化研究的了解。很多学校将住院实习期间医学生的"受保护的研究时间"（protected research time）作为必须完成的项目。另一些学校为那些有进一步研究想法的学生提供暑期研究计划。如果课程体系中没有指定研究活动时间，基础科学教师应该为学生提供机会，使学生能在课余时间参与研究活动。在导师的指导下，学生可以在一些可能的项目中进行选择，这些项目可以包括基础科学实验研究、医学教育研究和临床研究。课程以外的研究能增强和密切学生与指导教师的关系，使学生有机会见到杰出的主治医生、科学家，从而使其获得各种实验室及患者照护的经历。

这些研究经历可能作为一种科学研究的文化，影响成长为医生之后的医学生（Fincher et al., 2009）。如果因这些做法而产生了众多的科学家型的医生，则会促进知识从实验室到临床的转化，从而改善患者结局。

小结

在医学课程中，基础科学教学不应该再以传统的方式进行。现代医学课程的设计整合了临床和转化医学研究、日益增多的数字技术、以学生为中心的学习，并越来越强调职业素养、伦理、跨专业团队合作和职业认同的形成。在实境学习课程中，教师的作用是教练和引导者，而不是指导者。教师的责任是帮助和指导学生成为终身学习者。通过学习怎样成为教师的同事，最终使学生能够在跨专业医疗团队中工作。医学生需要充分了解基础科学及其在临床实践的应用；在日益数字化的环境中（如电子病历和其他数字资源），医学生必须了解科学知识的获得与转化过程（Fincher et al., 2009）。此外，基础科学家不能再游离于临床学科之外，必须对临床工作做出相应的贡献。要构建更现代的医学教育观念，基础科学家必须转变几个世纪以来继承下来的、传统的教学模式，将基础与临床整合起来。在这样一个医学教育的新时代，基础科学家必须不断学习，不断成长，并使所有的努力都有利于培养学生——未来的医疗服务工作者。

参考文献

Abrams, M. P., Eckert, T., Topping, D., Daly, K. D. (2021). Reflective writing on the cadaveric dissection experience: an effective tool to assess the impact of dissection on learning of anatomy, humanism, empathy, well-being, and professional identity formation in medical students. *Anatomical Sciences Education*. (in press). Available from http://dx.doi.org/10.1002/ase.2025.

Bowe, C. M., Voss, J., Aretz, T. H. (2009). Case method teaching: an effective approach to integrate the basic and clinical sciences in the preclinical medical curriculum. *Medical Teacher*, *31*(9), 834−841.

Chan, L. K., Cheng, M. M. (2011). An analysis of the educational value of low-fidelity anatomy models as external representations. *Anatomical Sciences Education*, *4*(5), 256−263.

Christensen, C. M., Raynor, M. E., McDonald, R. (2015). What is disruptive innovation? *Harvard Business Review*, *93*(12), 44−53.

Cotofana, S., Lachman, N. (2020). The superficial face dissection as an example for integrating clinical approaches, authentic learning, and changing perspectives in anatomy dissection. *Anatomical Sciences Education*, *13*(1), 117−121.

Elizondo-Omaña, R. E., Morales-Gómez, J. A., Morquecho-Espinoza, O., et al. (2010). Teaching skills to promote clinical reasoning in early basic science courses. *Anatomical Sciences Education*, *3*(5), 267−271.

Evans, D. J. R., Bay, B. H., Wilson, T. D., Smith, C. F., Lachman, N., Pawlina, W. (2020). Going virtual to support anatomy education: a stopgap in the midst of the Covid-19 pandemic. *Anatomical Sciences Education*, *13*(3), 279−283.

Evans, D. J. R., Pawlina, W. (2020). The role of anatomists in teaching of nontraditional discipline-independent skills. In L. K. Chan, & W. Pawlina (Eds.), *Teaching anatomy: a practical guide* (2nd Ed., pp. 459−471). New York: Springer International Publishing.

Fincher, R. M., Wallach, P. M., Richardson, W. S. (2009). Basic science right, not basic science lite: medical education at a crossroad. *Journal of General Internal Medicine*, *24*(11), 1255−1258.

Gregory, J. K., Lachman, N., Camp, C. L., et al. (2009). Restructuring a basic science course for core competencies: an example from anatomy teaching. *Medical Teacher*, *31*(9), 855−861.

Heidenreich, M. J., Musonza, T., Pawlina, W., et al. (2016). Can a teaching assistant experience in a surgical anatomy course influence the learning curve for nontechnical skill development for surgical residents? *Anatomical Sciences Education*, *9*(1), 97−100.

Herrington, J., Reeves, T. C., Oliver, R. (2014). Authentic learning environments. In M. J. Spector, M. D. Merrill, J. Elen, & M. J. Bishop (Eds.), *Handbook of research on educational communications and technology* (4th Ed., pp. 401−412). New York: Springer Science + Business Media.

Kalet, A., Buckvar-Keltz, L., Monson, V., et al. (2018). Professional identity formation in medical school: one measure reflects changes during pre-clerkship training. *MedEdPublish*, *7*(1), 41.

Lachman, N., Pawlina, W. (2006). Integrating professionalism in early medical education: the theory and application of reflective practice in the anatomy curriculum. *Clinical Anatomy*, *19*(5), 456−460.

Lachman, N., Pawlina, W. (2020). Peer and faculty assessment of nontraditional discipline-independent skills in gross anatomy. In L. K. Chan, & W. Pawlina (Eds.), *Teaching anatomy: a practical guide* (2nd Ed., pp. 417−430). New York: Springer International Publishing.

Longhurst, G. J., Stone, D. M., Dulohery, K., et al. (2020). Strength, weakness, opportunity, threat (SWOT) analysis of the adaptations to anatomical education in the United Kingdom and Republic of Ireland in response to the Covid-19 pandemic. *Anatomical Sciences Education*, *13*(3), 301−311.

McNulty, J. A., Sonntag, B., Sinacore, J. M. (2009). Evaluation of computer-aided instruction in a gross anatomy course: a six-year study. *Anatomical Sciences Education*, *2*(1) 2−8.

Michaelsen, L. K., Parmelee, D. X., McMahon, K. K., Levine, R. E. (2008). *Team-based learning for health professions education: a guide to using small groups for improving learning*. Sterling, VA: Stylus Publishing LLC.

Pawlina, W. (2019). Not "how should I learn?" or "how should I act?" but, "who shall I become?": a précis on the roots of early professional identity formation in the anatomy course. *Anatomical Sciences Education*, *12*(5), 465−467.

Pawlina, W., Drake, R. L. (2016). Authentic learning in anatomy: a primer on pragmatism. *Anatomical Sciences Education*, *9*(1), 5−7.

Pawlina, W., Hromanik, M. J., Milanese, T. R., et al. (2006). Leadership and professionalism curriculum in the gross anatomy course. *Annals of the Academy of Medicine, Singapore*, *35*(9), 609−614.

Rosen, K. R., McBride, J. M., Drake, R. L. (2009). The use of simulation in medical education to enhance students' understanding of basic sciences. *Medical Teacher*, *31*(9), 842−846.

Spencer, A. L., Brosenitsch, T., Levine, A. S., Kanter, S. L. (2008). Back to the basic sciences: an innovative approach to teaching senior medical students how best to integrate basic science and clinical medicine. *Academic Medicine*, *83*(7), 662−669.

Srinivasan, M., Keenan, C. R., Yager, J. (2006). Visualizing the future: technology competency development in clinical medicine and implication for medical education. *Academic Psychiatry*, *30*(6), 480−490.

Yardley, S., Brosnan, C., Richardson, J. (2013). The consequences of authentic early experience for medical students: creation of mētis. *Medical Education*, *47*(1), 109−119.

第 23 章

医学课程中的社会和行为科学
Social and Behavioural Sciences in Medical School Curricula
Jeni Harden

（译者：赵文然　审校：钟照华）

趋势

- 社会与行为科学（social and behavioural sciences，SBS）是医学教育的核心学科。
- 在整合的课程中融入 SBS 内容。
- 要修订包括 SBS 在内的课程体系，则需要培养师资力量，以保证 SBS 课程的设计、教学和评价由相应的专家完成。

关键概念

- 社会与行为科学（social and behavioural sciences，SBS）：由一系列学科组成，包括社会学、人类学、心理学和公共卫生。
- 生物–心理–社会医学模式：在理解健康、不适和疾病时，意识到生物、社会和心理因素之间的相互作用。
- 结构性胜任力（structural competence）：意识到结构性要素（structural determinates）是影响健康、医疗服务诸多问题的基本因素。
- 文化胜任力（cultural competence）：承认并自觉认识患者的生活所处的社会文化环境，要清楚（医生）自身所持的成见，要自觉认识并调整包括医患关系在内的不平衡。

引言

医学面临着很多重大挑战，这些挑战来自一系列非传染性疾病，原因是不断增加的社会问题，包括药物滥用、营养不良、肥胖、暴力、慢性疾病、老龄人口的医疗服务问题等。医学教师必须保证培养出来的毕业生拥有成功应对这些挑战的知识和技能。解决这些问题的预防和治疗策略，是根据 SBS 的研究结果制订出来的。本章将讨论有关 SBS 的重要话题，并为已经开设 SBS 课程或者正在考虑如何开设好 SBS 课程的学校提供实用指南。讨论包括以下重点问题：

- 为什么 SBS 是医学的重要组成部分？
- 在医学教育中，SBS 的核心内容是什么？
- 在医学课程中，应该把 SBS 安排在哪个位置？哪个阶段？
- 在医学课程中，哪些人应该参与 SBS 课程的设计和教学？
- 为了促进学生的学习，应该如何进行 SBS 教学和考核？

为什么社会与行为科学是医学的重要学科？

> "所有医生都应该掌握行为与社会科学的知识与技能，这是毋庸置疑的。"
> **Cuff and Vaneslow，Institute of Medicine（2004）**

有充分证据表明，社会与行为因素是重要的病因。世界各地的研究不断证明，由于社会行为因素所致的疾病涉及整个医学领域，包括传染性疾病（communicable diseases）和非传染性疾病（non-commmunicable disease，NCD）。在全世界，NCD 是导致死亡的最主要原因，是人类面临的严峻挑战。NCD 导致的死亡人数比所有其他原因所致的死亡人数之和还多，其中对低收入和中等收入人群的影响最大。在一些国家中，这些疾病特别严重，发病人数极多。然而，控制或减少这类疾病的发生是可以做到的。通过减少人的社会与行为中的危险因素、早期检查、及时预防，就可以挽救数百万人的生命（World Health Organization, 2010）。

越来越多的研究数据表明，社会与行为因素对人类健康的影响是巨大的。这就迫切需要改革医学教育，使医学院毕业生拥有相应的技能以应对这一挑战。首先要发现那些导致疾病或妨碍治疗的社会与行为因素，然后用相应的策略成功地干预或预防这些因素（AAMC, 2011; Frenk et al., 2010）。因此，医学教育必须包括社会与行为科学，从而提供更有效和更全面的、整合了生物-心理-社会因素的临床服务。卫生与健康管理的总体框架也日益体现了 SBS 与医学的关系。在英国，英国医学总会（General Medical Council, GMC）制定的医学院毕业生标准中规定，SBS 是医学院的必修课。在美国，医学院入学考试（Medical College Admission Test, MCAT）、医学教育联络委员会（Liaison Committee on Medical Education, LCME）的认证标准、MD 学位认证机构都要求 SBS 是必需内容。如果所在国家使用的认证标准与世界医学教育联合会（World Federation for Medical Education, WFME）或 LCME 的标准相似，则可参考以下有关 SBS 的认证要求（表 23.1）。

> 📌 "行为与社会科学、医学伦理学和卫生法学（medical jurisprudence）能够为理解病因、疾病（在地区与人群）的分布、健康问题对社会的影响后果等提供必需的知识、概念、方法、技能和态度；同时也能为国家医疗服务系统和保障患者权利等提供相应的知识。运用 SBS，我们就能够分析社区及社会在健康方面的需要、医患沟通的效果、临床决策的制订、临床的伦理实践。"
>
> **世界医学教育联合会（2015）**

医学教育者所面临的挑战是，把课程重点从传统的生物医学模式，即只关注与健康和疾病相关的生物学因素，转变为 SBS 模式。生物-心理-社会医学模式（biopsychosocial model）（Engel, 1977）的提出，目的是重视社会和行为因素，即多重复杂的生物、心理与社会因素对疾病和疾病所导

表 23.1　世界医学教育联合会：质量提高的全球标准
医学院认证：社会与行为科学 世界医学教育联合会：质量提高的全球标准（2015） **2.4 行为和社会科学、医学伦理学和卫生法学** 基本标准： 医学院必须 ● 在课程中设立和整合以下学科： 　● 行为科学（B2.4.1） 　● 社会科学（B2.4.2） 　● 医学伦理学（B2.4.3） 　● 卫生法学（B2.4.4）
质量发展标准： 医学院应该 ● 在课程体系中，调整或修改行为与社会科学、医学伦理学、卫生法学在以下方面应发挥的作用 　● 培养学生的科学、技术、临床技能（Q2.4.1） 　● 社会和医疗服务系统目前的和预期的需要（Q2.4.2） 　● 变化的人口和文化环境的需要（Q2.4.3）

致的相关过程会产生重要影响。然而，这一模式最初并不涉及生物学与 SBS 相互作用的机制。之后的多学科研究结果表明，生物与社会行为过程之间存在双向的依赖关系，于是发展出了新提出的生物-心理-社会医学模式（advanced biopsychosocial model），这一模式强调生物学、社会与行为科学的整合，同时还强调，必须阐明这些因素之间相互作用的复杂机制、影响健康和疾病发生与发展的机制（Carr, 1998）。同样，必须在医学课程中融入对结构性力量（structural forces）①的认识与理解，这样做的意义越来越受到重视，因为正是这些结构性力量塑造了人的健康和医疗服务（Metzl & Hansen, 2014）。

课程必须包括哪些主题？

权威医学机构［美国医学研究所（Cuff & Vaneslow, 2004）；BeSST, 2010, 2015；PHEMS, 2019］已经确定了 SBS 课程的核心内容及学习目标，主要包括以下主题：

影响健康、不适与疾病的社会和文化因素

作为未来的医生，要为拥有不同社会背景、不同年龄段的患者提供合适的服务，医学生必须

---
① 结构性力量：指经济、政治、社会组织的总和。——译者注

了解社会因素会怎样影响健康与不适。已经非常明确的是，影响发病率、死亡率、致残率的因素有很多，如性别、民族、种族、文化认同、受教育程度、收入、职业、经济和政治制度、医疗服务系统等。医学生必须理解以上这些因素对患者的健康产生的重要影响，因此，医学课程必须包括这样的内容，以培养学生的结构性胜任力（Kumagi & Lyspon，2009；Metzl & Hansen，2014）。

文化胜任力指一种认识健康、不适与疾病的批判性思维方式，它承认患者和医生的生活都受社会和文化因素的影响。未来的医生必须拥有结构性胜任力，也就是说，要了解结构性因素（structural factors）（经济、政治、社会组织）对患者的健康、医疗服务系统以及医生自身工作产生的影响。这些结构性因素包括生活条件、环境、职业、收入、是否有足够的食物、是否能获得医疗服务资源，它们是由社会公共政策和经济状况决定的。结构性因素极大地影响了个人行为的健康与否以及对医疗服务的选择。是否享受医疗服务取决于患者的经济收入和公共医疗资源，而公共医疗资源则取决于国家医疗服务体系和政策、保险承担者，或这些因素的总和。因此，制订合适的治疗方案必须了解经济和政策、社会和文化方面对患者和医生的限制。此外，医生必须熟悉本地的、正式和非正式的医疗上的风俗习惯，以及这些习惯会怎样影响患者获取正规的医疗服务。即便我们有了文化和结构性胜任力，也要教育和鼓励学生，在学习和临床实践时必须谦虚谨慎，要时刻清楚自己对患者生活的了解是有限的。

患者的看法和行为

有成效地帮助患者改变不健康的行为（如吸烟、不健康的饮食、紧张的生活方式），这是医生可以做到的。医生应该与患者共同努力，改善影响患者健康的行为。要做到这一点，必须有以下方面的训练，包括了解心理学和社会学的基本原理，如结构与文化胜任力、改变的阶段模型（stages of change model）等。改变的阶段模型（Prochaska & Prochaska，2011）是通过渐进性的、一步一步的策略来克服阻碍改变的障碍，以便使患者更有效地坚持合理饮食、寻求预防性医疗服务，例如乳腺癌筛查、减少酒精摄入、坚持按医嘱服药。扎实地掌

握了这些基本原理，才能理解个人和社会因素对患者行为的影响。因此，应该指导学生进行相应的技能训练，如动机性谈话（motivational interviewing，又称为 evidence-based approach to behavior change）（Miller & Rose，2009）。

> 🔆 **小提示**
>
> 动机性谈话训练应培养学生对阻碍变化的社会与文化、结构性和个人因素的了解。

患病的经历

学生应该了解疾病可能对生活的各方面（包括工作、家庭和亲密关系）及患者的自我认知造成的不利影响。学会如何判断和理解患者对自己所患疾病的描述（患者本人对疾病的发生过程及其造成影响的认识），这是学生必须掌握的基本技能之一。一方面这是医疗服务的伦理要求，即患者诉说时医生在倾听。另一方面，也直接关系到疾病的准确诊断和最适治疗方案的确立。

> 📌 "解释患者及其家人对疾病的看法，这对临床工作非常有用。的确，通过听患者描述得病过程来解释患者所得的病……是医生工作的核心任务，尽管与生物医学技能训练相比，对这一技能的训练要少得多。"
>
> **Kleinman（1988）**

医患沟通

做出正确的诊断，制订合理的治疗方案，均需要获得充分的、可靠的信息，而信息的获得则取决于医生与患者的交流与沟通。医学生不仅要学会获得患者的生物医学病因，还要学会获得患者的个人忧虑、对社会的关切、情绪和行为等方面的信息。医学生必须掌握沟通技能，以增进与患者之间充满尊重和同情的交流；患者对其所处生活状况的理解、患者本人的生活专长以及对医疗服务的期待，必须受到尊重和理解。富有成效的医患沟通，取决于医生与患者之间建立起来的融洽关系。这一关系的建立需要医生以富有同情心的倾听获得患者的信任，从而引导患者讲出足够的信息，同时还要

理解和解释患者的关切，促使患者参与双向的信息交换，并与患者一起做出决定。

医生的责任与行为

　　SBS 课程应该鼓励学生思考职业素养的意义。医学生必须认识到，他们对自我价值的认识、态度、偏见、自身的健康状况都可能影响为患者提供的服务。医学生应该懂得，医生的社会责任不仅限于患者个体。医学生的培训必须包括在拥有多学科医疗服务团队的诊所和医院工作的经历，从而培养他们的沟通与合作能力、管理能力，这是在各种社会组织和社区进行有效工作所必需的。

> 💡 **小提示**
>
> 　　SBS 所涉及的话题应该帮助医学生认识自身的、更广泛的社会责任，要让学生们认识到，他们个人的价值观与信仰会影响他们为患者提供的服务。

生物与社会因素的相互交织

　　最理想的课程目标应该是鼓励学生认识到，在所有的医疗工作中，生物与社会因素都相互交织。设置的课程应该使学生熟悉生理学机制，而环境、心理、行为、发育、社会与文化因素所导致的应激情况则通过生理学机制改变人的生理功能。课程中应包括表观遗传因素影响基因表达、影响发育过程的机制，以及这些因素在慢性疾病如疼痛和躯体化①（somatization）的发病过程中所起的作用。

社会和行为科学的教学应该安排在医学课程的哪个位置？在哪个阶段进行？

　　在哪个位置和哪个阶段开展 SBS 教学，取决于学校现行的课程结构，也可以考虑课程体系中学科的组织方式。以下讨论三种模式，与这些模式相关的、有关课程整合的、更广泛意义上的讨论见本书其他章节。

---

① 躯体化：指由于心理因素而表现出的各种不同的疾病症状。——译者注

以学科为基础的课程模式

　　如果以生物医学学科为主线设置课程，SBS 可以作为独立课程，从医学院的第一年开始，这样做比较容易，正如其他基础科学课程（如微生物学、解剖学/生理学）按学科进行教学一样。然而，独立进行的 SBS 似乎与其他学科是"分离"的（Harden，2000），因为课程内容中很少涉及其他学科。

> 💡 **小提示**
>
> 　　以学科为基础设置课程的教学效果，取决于 SBS 的基本原理/技术是否能应用于随后的临床课程中。

　　如果课程的设置和授课教师不能在之后的其他课程或临床实践中加强 SBS 的临床应用，学生就会得出这样的结论，即 SBS 与医学的关系不大。如果是这样，SBS 训练就不会有长远的影响。

以多学科为基础的课程模式

　　也可采用多学科课程模式设计 SBS，即在某一课程中，将一定的时间分配给 SBS，以便就 SBS 某一主题下的特定话题进行学习和讨论。这一做法类似课程整合中的共享模式（Harden，2000）。可以将 SBS 教学内容与临床案例学习（clinical case studies）、接诊标准化病人的经历、基于团队的学习（team-based learning）或临床科室轮转（clinical rounds）整合起来。也可以将 SBS 与基础科学内容在基于问题的学习（problem-based learning，PBL）中进行多学科整合。这样，学生将会熟悉并比较 SBS 与生物医学方法的不同之处，尽管这样做不一定揭示 SBS 与生物医学的关系。另外，如果采用多学科模式，不同学科会竞争所用的课程时间。因此，课程的设计者必须保证，SBS 教学应该充分涵盖课程所要求的核心内容。

跨学科模式

　　跨学科模式，即将 SBS 整合到整体课程设计中。在这里，学科的标志已经消失。通常利用基于案例的学习（case-based learning，CBL）进行。在讨论案例时，考虑致病因素的相互依赖、相互作用的机制，并运用这些知识选择合适的、将生物与行

为干预结合起来的治疗措施。同样，要使 SBS 教学富有成效，需要在整个医学课程中坚持不断地复习 SBS 的基本内容。跨学科整合模式可能会对课程的开展造成一定的挑战。必须明确在哪些课程中、在什么时候开展 SBS，因为可能出现这样的危险，即似乎所有课程里都有 SBS，而实际情况是所有课程都没有 SBS（Collett et al., 2016）。例如，与独立的 SBS 课程不同，在跨学科整合课程中，学生可能没有多少机会学习那些具有核心地位的、SBS 的概念性工具（conceptual tool）。因此，医学教育者必须保证这些基本内容的教学要安排在课程的前期进行。

> 🔆 **小提示**
>
> 将 SBS 与医学课程进行有效的整合是富有挑战性的工作。学校/教育者可以参考其他学校或相关组织的经验和做法，例如"医学中的行为和社会科学教学"网站（www.besst.info）。

谁来承担行为与社会科学课程的设计与教学？

在理想的情况下，医学院的所有教师都应该有生物-心理-社会医学模式方面的培训和临床经历。此外，还应该熟悉当前关于医学中 SBS 因素的理论和实证研究。然而，这种想法是不现实的。由于对待事物的方式与观点不同，临床医生与 SBS 专家之间可能有潜在的矛盾，这可能为他们的合作带来挑战（Satterfield et al., 2004）。然而，一些学校将在医学某一领域做过相关研究、有经验的 SBS 专家与同一专业的医生组合起来，建立动态搭档教学团队。这一做法很有效，特别是当专家们将他们的知识整合起来进行教学时。例如在日本，人类学家和医生一起开会，研究和编写教学案例。

将 SBS 整合到医学课程中，需要在以下方面有清晰和详细的计划：

1. 将精心挑选的、经过相应培训的、有经验的教师组成教学团队，构建整合课程。
2. 通过继续教育计划培养其他教师。
3. 招募有生物-心理-社会医学背景的、有经验的、有专长的新教师。
4. 指导学生，使他们成为在 SBS 方面有经验的临床工作者和教师。

如何进行社会与行为科学的学习、教学和评价？

医学教育的发展为学生提供了很多新的学习方法，包括基于问题的学习、基于案例的学习、基于团队的学习、混合式学习（blended learning）、翻转课堂（flipped classrooms）和基于社区的学习（community-based learning）等。这些方法在其他章节有详细讨论。以下仅提供最重要的提示，同时还有在医学课程中进行整合式 SBS 教学的建议和实例。

1. 鼓励主动学习

正如医学课程涉及的所有学科一样，学习 SBS 最好的方法，是让学生主动参与讨论、阅读、思考、研究和应用。

实例：让学生在讨论的主题中找出临床问题。学生以小组为单位，画出"问题树"（Snowdon et al., 2008）以及产生的影响（树枝）。在此基础上，学生就可以寻找可能的解决办法，而这些办法必然与病因（树根）的某一方面相联系。这是一项很有用的训练，不仅鼓励学生去发现 SBS 对临床问题的影响，还要面对挑战，进一步讨论解决临床问题的干预措施。

2. 要保证学生的学习机会有额外的收获

要思考怎样才能更好地利用与学生接触的时间。即对学生来说，值不值得"去听课"？

实例：如果要用 1 小时的课堂时间讲解健康不等同[①]（health inequality）（Arcaya et al., 2015），应该首先提出的问题是：你想在课堂上讲授的知识，是否可以通过其他方式获得？例如，更有用的做法是，可以在讲课之前进行一个简短的、有关健康不等同的小结，提供统计数据作为证据，让学生阅读（资料）或观看（短片）。这种做法借鉴了翻

---

① 健康不等同：泛指不同个体之间或不同人群之间总体健康状况的差别，其中不含对所见差别的任何道德评价。之后为新增加的参考文献，见本章末。——译者注

转课堂，即把老师讲课的一部分时间转变成学生的自学时间，使学生在课堂时间获得学习经历，如果不来上课，也就没有这一经历。也可以请一系列研究健康不等同问题的专家来到课堂，利用讲课时间请学生提出他们关心的问题并给予解答。

3. 联系现实世界

向医学生讲解 SBS 概念时，有一点非常重要，那就是要把重点放在这些概念与医学的关系和临床应用上。可以举例，如讲解案例、研究发现、患者或医生的经历等。

实例：要将学习与现实生活联系起来，基于社区的学习是合适的方法。为此，可以联系慈善组织和养老院。此外，还必须强调的是，要把课堂教学内容建立在现实的基础上。例如，在讨论年轻人患病的问题时，一个有用的做法是采访青少年患者（在线资源 www.helthhalkonline.org），制成短片让学生观看，让学生们思考疾病给青少年带来的挑战，并讨论怎样让青少年遵守医嘱。

4. 对待时间的现实态度

医学生必须不断地平衡学习与其他承诺之间的冲突。因此，在制订培训计划时，一项很重要的工作是要和学生密切合作，使学生的学业与经历达到要求的水平，必须记住要让学生付出时间。这就需要准确计算完成课程所布置的 SBS 工作所需的时间，包括通讯联系时间、独立学习时间和评价时间。

实例：给学生一个案例，让学生准备 3 小时，然后在教师指导下进行讨论。安娜女士，28 岁，她的母亲最近被确诊患亨廷顿病（Huntington disease）。这一案例可以从多种不同的角度进行讨论，包括生物医学、伦理学、SBS 等。把这些问题均考虑进去，需要的时间就不只是 3 小时。因此，必须明确说明，你想让学生达到的目标是什么；还要让学生与组织者共同努力，以保证这一目标在规定的时间内实现。学生则通过制作 PPT 展示他们的理解与看法。如果目标是"当家庭成员中有人患了亨廷顿病时，亲属会有什么反应"，可以指导学生查找那些描写患者故事的资料。如果目标是"亨廷顿病患者的家庭去做遗传检查，做出这一决定取决于哪些因素"时，有用的资料可能是（深度与长度）合适

的学术论文。

5. 提供清晰明确的学习指南

有些医学生可能不善于独立学习，对学习 SBS 比较陌生。因此，让学生（特别是一年级学生）自己找出他们应该掌握的内容，并不是件容易的事。这些担心可能具有普遍意义，但是对 SBS 来说，可能的确是这样，因为多数学生没有或很少有这方面的学习经历。

实例：明确提出对学生的要求，重点是学习目标。指导学生的学习（直到学生有更多经历，并掌握了基本的 SBS 主题）。例如，指导学生如何阅读 SBS 学术论文、在学习时如何利用其他资源以达到学习目标。在 SBS 教学的早期，还要考虑怎样渐进性地引导学生。如果没有足够的时间和资源对每个学生进行反馈，可以在评价之后对全班进行反馈，这样做也是很有成效的。还有一点也很重要，那就是要支持那些感兴趣的、想深入了解这方面知识的学生。例如，可能为学生提供深入阅读的资料清单（书的章节、期刊论文、网页、音频/视频），以便帮助学生对这些主题进行深入研究。

评价

> 📌 "医学院要针对每一个培养目标制定合适的评价形式。"
>
> **英国医学总会（2011）**

讨论评价方法时，重点是如何平衡效度（validity）、可靠性和可行性。现在，评价本科医学生越来越多地采用最佳答案问题（single best answer，SBA）和客观结构化临床考试（objective structured clinical examination，OSCE），其中前者侧重评价学生对知识的掌握。尽管可以用精心编制的 SBAs 和 OSCEs 考题来评价某些 SBS 学习目标，更重要的是，要清楚评价的目的是什么，这样才能采用合适的评价形式。如果评价的是学生理解某一问题的复杂性的能力或反思技能，自由回答的问题（考试或课堂评价形式如短文、报告、反思性文章）则比 SBAs 更合适。

课程结构所反映的课程的整合程度（单科教学、多学科整合、跨学科整合）将影响到所采用的

评价方式。如果教学是整合式的，必须保证在考核中包括 SBS 内容，这是很重要的（Litva & Peters, 2008）。还应该思考的是，如何在评价中更好地体现 SBS 教学目标？ SBS 的概念和信息应该考核到什么程度？是应该单独考核，还是与其他临床资料整合在一起考核（Kendall et al., 2018）？

如何实施社会与行为科学课程教学？

没有医学院领导和行政部门（院长、执行委员会、各重要部门主任等）的全力支持，之前讨论的内容是不可能完成的。必须让医学院领导和管理部门了解 SBS 在医疗服务中的重要性，以及医学课程必须包括 SBS 的重要性。同等重要的是，要让学生认识这门课程的必要性与重要性。任何课程改革都必须包括一系列补充措施。如果不能提前规划，这些补充措施的开展也需要与改革同时进行。

1. 确定支持 SBS 课程的教师。鼓励教师主动承担重点课程计划委员会分配的任务。鼓励教师通过与其他教研室、其他学科合作参与和改进跨学科教学。

2. 组织一个学生学习顾问团。与学生结成对子，形成伙伴关系来开展教学。这样可以保证学生的参与。

3. 加强研究与教学之间的联系。鼓励 SBS 专业教师利用他们自己的研究，如相关研究论文、研究简报、播客节目等为教学提供实例。

4. 学校与社会在课程建设上的沟通。要获得社会的支持，应向重要责任部门提供相关的研究报告、政府或非政府组织的有关提案，如呼吁将 SBS 与医学课程体系进行整合，以及在州、地区和国家层面将 SBS 与医疗服务进行整合的提案。

小结

为了保证医学生获得全面的技能、成为真正的医生，SBS 应该是医学课程体系的核心课程之一。SBS 课程内容应该包括：影响健康、不适和疾病的社会和文化因素；患者的看法和行为；患者的患病经历；医生与患者的相互影响；医生的责任与行为；生物学和社会学的相互交织。SBS 与医学课程的整合应该这样进行，即保证在学生学习的各个阶段都充分考虑到 SBS 的相关内容。有效的整合

需要医生、SBS 教师、学生的密切合作，要吸引各方面的专长，保障 SBS 的课程设计、教学实施和评价按计划、按时完成，并达到预期的教学目的。不论是将 SBS 与医学生的早期课程整合，还是与后期的课程整合，都需要医学院管理部门的支持。如果教师和管理部门都认识到这一课程的意义并均有行动意愿，内容全面、与医学课程整合的生物-心理-社会课程就会成功地建设起来并付诸实施。

参考文献

AAMC. (2011). *Behavioral and Social Science foundations for future physicians. Report of the Behavioral and Social Science expert panel, 2011.* Association of American Medical Colleges.

Arcaya M.C., Arcaya A.L., Subramanian S.V. (2015). Inequalities in health: definitions, concepts, and theories. Glob Health Action, 8, 27106. doi: 10.3402/gha.v8.27106. eCollection 2015.

BeSST. (2010). *A Core Curriculum for Psychology in Medical Education: a report of the BeSST Steering Group for Psychology.* Behavioural and Social Science Teaching in Medicine. Available at https://www.heacademy.ac.uk/resource/core-curriculum-psychology-undergraduate-medical-education (accessed December 2019).

BeSST. (2015). *A Core Curriculum for Sociology in Medical Education: A Report of the BeSST Steering Group for Sociology.* Behavioural and Social Science Teaching in Medicine. Available at https://www.besst.info/publications (accessed December 2019).

Carr, J. E. (1998). The Need for an integrated science curriculum in medical education. *Teaching and Learning in Medicine, 10*(1), 3–7.

Collett, T., Brooks, L., Forrest, S. (2016). The history of sociology teaching in United Kingdom (UK) undergraduate medical education: an introduction and rallying call!. *MedEdPublish, 5*(3), 66.

Cuff, P. A., Vaneslow, N. A. (2004). *Improving medical education: enhancing the Behavioral and Social Science content of medical school curricula.* Washington, D.C: Institute of Medicine: National Academies Press.

Engel, G. (1977). The need for a new medical model: a challenge for biomedicine. *Science, 196,* 129–136.

Frenk, J., Chen, L., Bhutta, Z. A., et al. (2010). Health professionals for a new century: transforming education to strengthen health systems in an interdependent world. *The Lancet, 376*(9756), 1923–1958.

General Medical Council.(2011). *Assessment in undergraduate medicine.* Manchester, UK.

Harden, R. (2000). The integration ladder: a tool for curriculum planning and evaluation. *Medical Education, 34,* 551–557.

Kendall, K., Collett, T., de Iongh, A., Forrest, S., Kelly, M. (2018). AMEE guide teaching sociology to undergraduate medical students. AMEE Guide 122. *Medical Teacher, 40*(12), 1201–1207. Available from https://amee.org/publications/amee-guides.

Kleinman, A. (1988). *Illness narratives: suffering healing and the human condition.* Basic Books.

Kumagi, A., Lyspon, M. (2009). Beyond cultural competence: critical consciousness, social justice, and multicultural education. *Academic Medicine, 84,* 782–787.

Litva, A., Peters, S. (2008). Exploring barriers to teaching behavioural and social sciences in medical education. *Medical Education, 42*, 309−314.

Metzl, J., Hansen, H. (2014). Structural competency: theorizing a new medical engagement with stigma and inequality. *Social Science and Medicine, 103*, 126−133.

Miller, W., Rose, G. (2009). Toward a theory of motivational interviewing. *American Psychologist, 64*(6), 527−537.

Public Health Educators in Medical Schools (PHEMS) Undergraduate Public Health Curriculum for Medical Schools: A Consensus Statement 2019 https://www.fph.org.uk/media/2685/phems-updated-consensus-statement-2019-with-foreword_final.pdf (accessed January 2020).

Prochaska, J. O., Prochaska, J. M. (2011). Behavior change. In A. Haverling, & T. Reilly (Eds.), *Population health creating a culture of wellness*. Jones and Bartlett Learning, LLC.

Satterfield, J., Mitteness, L., Tervalon, M., Adler, N. (2004). Integrating the social and behavioural sciences in an undergraduate medical curriculum: the UCSF essential core. *Academic Medicine, 79*(1), 6−15.

Snowdon, W., Schultz, J., Swinburn, B. (2008). Problem and solution trees: a practical approach for identifying potential interventions to improve population nutrition. *Health Promotion International, 23*(4), 345−353.

WHO (2010). *Global Status Report on Noncommunicable Diseases*. World Health Organization.

World Federation for Medical Education, *Global Standards for Quality Improvement*, 2015 https://wfme.org/standards/bme/ (accessed December 2019).

扩展阅读

Alder, B., Abraham, C., van Teijlingen, E., Porter, M. (2019). *Psychology and sociology applied to medicine* (4th ed.). London: Churchill-Livingston.

Feldman, M. D., & Christensen, J. F. (Eds.), (2019). *Behavioral medicine: a guide to clinical practice* (5th ed). New York, NY: McGraw-Hill.

Sahler, O. J., & Carr, J. E. (Eds.), (2012). *The Behavioral Sciences and Health Care* (3rd ed.). Cambridge, MA: Hogrefe.

Scambler, G. (Ed.), (2018). *Sociology as Applied to Health and Medicine* (7th ed.). London: Palgrave.

第24章

临床沟通技能
Clinical Communication Skills

John R Skelton，Connie Wiskin

（译者：赵文然　赵霁阳　马　星　审校：钟照华　曹德品）

趋势

- 广义上，临床沟通技能的重点是同事之间的沟通；现在，也有很多关于"医患沟通"的培训。Post Francis 报告认为，应该更关注胜任力（competencies），例如，是否能有效地处理交接、判断情况（situation）、介绍背景（background）、分析与评价（assessment）、提出建议（recommendation）（SBAR①）以及处理团队关系、报告和说明公众关切等。

- 教育者的工作就是让人自觉地意识到沟通的重要性，并能用适当的语言讨论临床沟通问题。

- 临床沟通日益融入临床工作的各个方面，成为个人职业发展（professional development）的一部分。这就需要将临床沟通技能培训与价值观、伦理观等联系起来。

- 沟通随着语言环境而变，书面和口头沟通都是如此。因此，沟通技能怎么教、什么时候教，没有一定之规，这需要教育者的灵活性（和创造性）。

- 撰写本章内容时出现了 Covid-19 大流行。鉴于此，以后的临床沟通技能可能会包括有关远程咨询（remote consulting）的内容。

关键概念

- 沟通技能：是临床培训中越来越多且反复出现的

---

① 根据 SBAR 原理：situation——对问题的一句话简短概括；background——与该问题密切相关的、简要的背景；assessment——对问题的分析或你的发现、你的思考；recommendation——需要或建议采取的行动，即你想要的结果。——译者注

概念。与沟通技能教学自身的发展（以及政府主管部门重新重视医学院毕业生的质量）一致的是，基于技能的教学方法仍不很多。现在的临床实践将沟通作为职业发展的一部分，并强调沟通要建立在价值观和人文主义基础上。

- 角色扮演：培养有效的沟通技能，这是一项核心的、建构性的做法。在教学中，角色扮演（模拟医疗服务）的本质是引导性的，它营造了合理的环境，这一场景可立即转变为工作环境，因此，可使学生进行沉浸式学习（immersive learning）。这一方法运用得好，利用训练有素的专业表演者，可以对每个参与者的表现都给予反馈，则可促进学生的成长，并促使他们思考"好医生"意味着什么。

- 非语言性沟通：重要，但不能量化。手势、目光接触、自我表现（self-presentation）等会传递（来自医生和患者的）很多信息，不应该忽视这些信息。然而，非语言性沟通的特定意义与其发生的环境（以及文化）高度相关。建议灵活对待这些信息，并核实发生的条件。

引言

临床沟通很重要，现在认为这是理所当然的。在很多国家，临床沟通技能的学习和考核是本科和毕业后教育的常规科目。临床沟通的内容主要包括一系列"重点技能"或"任务"，对这些内容，Silverman（2013）、Maguire 和 Pitceathly（2002）有详细的论述。英国临床沟通委员会（UK Council for Clinical Communication）颁布了本科课程国家指南（最新版见 Noble et al.，2018）；在国际医学

教育范畴，沟通技能教育也是常规科目。

一般使用"临床沟通"（clinical communication）而不是"沟通技能"（communication skills），目的是强调沟通不仅仅是技能的问题。我们怎样与我们的患者、我们的同事相处所涉及的所有方面，都是临床沟通的重点。近十年来，临床沟通方面的进展都支持这一点。首先，任何走极端的技能都是没有意义的。例如，"适当的"目光接触取决于一系列不同的因素（性别、年龄、文化背景等）。因此，沟通的关键是灵活性。灵活的沟通也可以称为沟通的"创造性"（creativity）（Salmon & Young, 2011）。良好沟通的核心是在一系列可能性中做出选择（Skelton, 2008）。与此观点一致，沟通技能教学的目的就是使人们清楚如何做出选择。具体的实施方法如准备一个包括系列必备技能的清单（Makoul, 2001），这比抽象的教学更好。

其次，临床沟通与广义的职业发展的关系已经发生了变化（Stern & Papadakis, 2006），临床沟通教育已经被视为职业发展的一部分，或被视为基于人文主义的医疗服务（humanities-based approach）。然而，目前这是个困难的话题。例如，美国医师执照考试（US Medical Licensing Examination, USMLE）中将"临床沟通和人际交往技能"（communication and interpersonal skills）（促进医患关系、采集信息、提供信息、做出医疗决定、对患者情绪的行为支持）区别于"职业和伦理/法律"（professional and ethical/legal interactions）上的医患关系。最新详见 www.usmle.org。

再次，英国的弗朗西斯报告（Francis Report; Francis, 2013 and National Archives 2013）中提及的发生在一家隶属于英国公立医疗系统（English Hospital Trust）医院中的事件，使用了"文化"（culture）一词（例如"医疗服务文化"）。2015年，英国医学总会提出的卓越促进计划（Promoting Excellence）倡议也使用了"文化"一词，并同时提出"沟通、伙伴关系、团队协作"。

最后，我们日益认识到，医生需要掌握很多临床沟通技能。与患者面对面的、类似心理咨询一样的沟通模式，长期以来一直是临床沟通课的主流。现在，仅有这一种模式已经不能满足需要了。主要的临床沟通是与同事的口头交流（领导策略、表达关切、任务交接等）、远程咨询（如通过电话和视频），当然，还有学术交流，以及相应的阅读和写作。此外，还有其他情境下的沟通（如医疗记录）和教学（如高仿真模拟）。

临床沟通的重要性人尽皆知。然而，大多数沟通技能教学的重点仍然是医患沟通；同时，主要的教学方法仍然是角色扮演。理想的情况是让"培训过的外人"扮演患者，而教师的任务是让学生自觉地认识到沟通的重要性，并能用合适的语言讨论沟通的问题。临床沟通教育与医疗实践结合日益密切，已成为"职业发展"的一部分。

运用角色扮演（模拟）

原理

"角色扮演"（role play）是个不合适的标签：在英国，"角色扮演"的言外之意是业余演出。在美国，"角色扮演"更缺少可信度。但是，其他说法（如"模拟病人"）已经有不同的用途，于是"角色扮演"一词就被保留下来，指的是一系列富有挑战性的教育活动。

角色扮演的基本原理是，通过提供相对标准化的经历（这一点与标准化的评价有关），为错误和试验提供一个安全的环境。

角色扮演在本质上是归纳性教育，即先从特例开始，通过讨论引出一般原则。例如，"Novak先生的反应是这样——这是人们在这类情况下的典型反应吗？还有其他可能吗？"因此，这一做法符合当代教育实践的要求，即从单个案例开始，而不是讲课式的概论。这也同样符合临床工作的一般模式，即一个一个地接诊患者。

角色扮演的形式

角色扮演的形式多样，可以任意变化。例如：

1. 论坛剧场：角色（一个或多个）扮演者和（或）引导者共同演一个短剧，演出接近完美、合乎情理。引导者（或另外一位引导者，使用移动麦克风）随后让观众评论。按观众的建议修改，重复演出，得出结论。

2. 大组：角色扮演者、引导者、观众8～20人。可以视为论坛的形式之一，但参与的人数少时，活动会更灵活。可以引入"叫停"（time outs），使每个人都停下来回顾、提问或提建议。以这样的小组规模，就有理由要求参与者扮演医生。其他参与者（视其自信程度）可以事先提出详细的建议（这样做可以分担责任）。如果 20 人参与，让每个人都有机会扮演角色是不现实的。众所周知，最需要扮演角色的人，往往最不愿主动站出来。但是，让一些人坐在观众席上有目的地观看，也可能是合理的安排。这就是说，要让学生注意演出中的特定因素："医生怎样做到有同理心（empathy）？"或者关注比较容易的问题，如"医生问了哪一类问题？为什么？"讨论时间常常比角色扮演本身还长，讨论至少也和角色扮演一样有趣。最好的角色扮演者基本上是教师，同时教师要对整个过程进行详细的、以事实为依据的反馈。

3. 小组：角色扮演者、引导者、参与者最多 8 人。以此规模的参与人数，每个人都有机会扮演角色，或者从头到尾观看医生接诊患者的过程，或者共同完成这一过程。教师可以请同事、工作人员或志愿者扮演患者。由于经费不允许请专业角色扮演者，我们只能自己来演。多数人至少可以把他们自己演得过得去（想象你自己处在这种情况之下）。然而，专业演员在模拟情境中是训练有素的，而其他人在模拟情境中"试一试"演个角色，就不是训练有素了。

💡 **小提示**

> 为了改善实时沟通，想象一个场景，练习人们初次见面时的对话（如你在一个餐馆认出一位著名人物，走上前去说话；你请一位商业经理做出一大笔慈善捐助；你在汽车里用电话解释如何给车加满机油。各种场景都可以！），分析哪些沟通是有效的，哪些是无效的，以及为什么……

---

4. 单个参与者：角色扮演者同时也是引导者，或角色扮演者加上引导者，只有一个参与者。这对资源的要求很高。但是，对学生进行补救性支持（remedial support）时，这样做尤其有用。在此期间，教师与学生密切触摸、详细探讨，由此会使学生产生有益的变化，与其他办法（如重复一次培训或暂停见习）相比，这样的投入是值得的。2 小时的活动会产生真正意想不到的效果，

而且很可能会更多地揭示学生的人格、态度、对职业的认同等。

角色扮演活动的实施

如果参与者以前从来没参加过角色扮演，他们可能紧张和（或）悲观。这项活动的关键是引导者与扮演者必须自信，态度要既实事求是又严肃认真。

这使我们想到反馈的问题。基础水平的反馈（例如，对于低年级学生），重点是基本技能 / 任务：提问的风格、身体语言、看患者是否理解了你的问题等。这是极其重要的，部分原因是学生可能做得不好，而更多的原因则是为了让参与者了解这些技能、运用适当的语言讨论这些技能。

然而，这些技能毕竟是最基本的：也没必要上"高级的目光接触"课。角色扮演的价值在于，学生能以此为契机进行讨论，在更高层次上反思自己或他人的行为，或思考医生这一职业。提出的问题是有级别层次的（附录 1a）。实际上，多数人提的问题都是分级的，只是很少有人明确说出来。第一级是明确的、有关行为技能的问题。引导者的任务是确保参与者和观看者能准确地描述、见证他们的所见。不是说"你没有与患者共情（empathic）"，而是"当你身体前倾、轻轻说出'不要急，慢慢说'时，你表现了与患者的共情"，然后，尽可能快地继续到下一级问题，以确保学生能够调整他刚刚完成的活动。第三级是对课堂活动进行归纳：将特殊性与一般性进行比较。把这两点联系起来，通常的做法是让引导者或参与者之一说："这是经常会遇到的，我曾经有个患者……"

高级别的问题（附录 1b）要引导学生进行反思。"对这个患者，你怎样看？""他们是什么样的人？""根据这次角色扮演，你认为应该怎样做一名医生？"尽可能快地提出高级别的问题：问题的级别越高，活动越有意义。

广义的沟通

口头沟通的其他方面

非语言行为与口头沟通同时发生，而且常被误解。如 Henry 等（2011）指出，这方面的研究关注的是精心准备的语言，而不是自然情况下说出的话。因此，这些研究的发现值得怀疑。的确，强调

非语言性沟通的观点仍然存在（例如，认为我们要表达的意思90%是以非语言性沟通的形式做到的）。这些观点通常建立在对一些试验的错误理解上，这些试验是20世纪60年代后期在精心设计的情况下进行的；另一种可能也同时存在，也就是错误地理解了语调的作用。这种观点显然是荒唐的（如果你不同意，解释为什么，但不要用语言：详见Max Atkinson的博客http：//maxatkinson.blogspot.co.uk/）。

至于语调，任何一个演员或语言学家都会告诉你，用同样的词，既可以表示同情、哄骗、威胁，也可以表示劝诱、惊恐，表示什么意思取决于如何说、说话的人和在什么情况下说。为了反思身体语言，为自己录像（别担心，当人们第一次在录像里看到自己时，都认为没人会像自己那样傻）。观察你自己的动作：你的手、臂（你的手势包括的范围有多大？）、你的注视、微笑。想一想怎样用动作（身体前倾？伸出手？等等）打断别人。

另外，我们同样应该清楚的是，如果与患者的沟通不是面对面的（如电话交谈），我们会失去什么信息。各种不见面的沟通都有不同的目的。电话咨询（telephone consultation）常用于鉴别患者中哪些需要或哪些不需要紧急看医生。这至少可以部分解释这样的看法，即电话咨询很少体现医疗服务的传统性质，即以"患者为中心"（patient-centredness）（Innes et al.，2006）。最近，由于2020年新冠病毒感染的大流行，视频咨询（video consultation）又重新受到重视（BJGP Life，2020）。

需要记住的是，如果不见面，谈话对听者会产生什么影响。你可能要用更加清晰明确的语言表示接受或肯定。电话线也可能减弱声调，也可能要注意，你说话时别人是不是能听到，等等。

病历

在这方面，对医生的要求是前所未有的。一般的观点是，电子病历（electronic medical records，EMRs）对于"信息交换有积极的影响"（EMRs有助于医生问合适的临床问题），但是，对于以患者为中心的做法有负面影响（因为EMRs关注的是记录，不是患者）。如果一个医生在使用EMR上有困难，可能的解决办法是，把接诊患者与EMR或多或少地分开进行。或者在接诊患者的同时记录EMR："好吧，让我记在病历上。如果现在不记，我可能忘了……"或者仅让自己提升计算机素养。

> **小提示**
>
> 改善书面沟通的有效练习是重写那些"糟糕"的文字。以下是一位沮丧的医生发给另一位医生的电子邮件（"亲爱的X，由于你的坚持，我看了患者PF。PF不知道他们为什么被送来。我花一点时间看了看他，没发现他哪儿不舒服，在这么忙乱的时候，真是浪费时间。我们资源有限，因此没有能力处理这类没有必要的转诊。所以，请求转诊之前，好好想想！PF走了，很生气。你去看他们的时候，改一下医嘱。请求转诊前你应该做个基本的检查，我想这个技能你是有的。"）。分析发生了什么情况，重写这封电子邮件。

同事之间的沟通

工作交接

工作交接培训是通过SBAR（NHS Institute，2011）进行的，内容包括：情况判断、背景介绍、分析与评价、提出建议（SBAR的建立起源于航空部门）。主要观点是，以上四个因素可能涵盖同事之间沟通的基本内容，并确保不漏掉关键信息。SBAR教学非常有用，因为它构建了一个通用的模板，这一模板对很多报告都适用。至于SBAR的教学形式，可以是多种多样的。例如，把一个案例交给一个团队，让他们得出一致的结论，哪些因素是要紧的：也就是说，如何填写SBAR模板。这显然是个不错的开始。可以让参与者之一写报告，可以施以心理压力（半夜，你在接电话，顾问医生令人生畏……）。对有些人来说，把有用的信息从纷繁的背景中分离出来是很困难的。作为实训，或者进行一个思维训练，可以给这类人一个不可能完成的任务。案例如下：用SBAR模板汇报，最多用30个词（事先强调此任务不可能完成，这是有意设计的，目的是提高认识！）。

沟通上的其他问题围绕团队合作、领导力和谈判能力。接下来要注意的是所谓的语域[①]

---

① 语域：即在当前语境中最适合的语言。——译者注

（register），也就是说，要表现适当的正式性和合适的礼貌，对上级不逢迎，对下级不傲慢。大多数关于医院的电视剧表现的是医务人员之间不愉快的沟通。为了有戏剧效果，常见的场面是人们在大喊大叫，而真正有用的是之后进行的简短对话（鉴于版权的考虑，不能列出剧中的原对话）。

发言

医生还应该做到的是，能够很好地、自信地说出有影响力的看法。要发言的情况包括会议发言、讲课、制作壁报（越来越多地用于评价本科生）、大查房、多学科团队工作交接。

"满屋子人中只有一人在讲话"这种场合，对一些人来说是很紧张的。这可能与不同的文化、对上下级和权威的认识有关。在众人面前讲话，触及我们内心最基本的担心，即认为我们自己缺乏准备，暴露在众人面前让人评论；或者，我们所说的是错误的。在极端的情况下，这种情况可以看作表现焦虑（performance anxiety），歌剧演员在重大演出前的失音、运动员在大型比赛中发挥不好，都是由于紧张。

💡 小提示

为了使同事之间更好地沟通，可以练习口头发言。指定发言题目，并在严格限定的时间内完成（例如，讲 5 分钟关于：我去过的一个最有趣的地方、我推荐的一本小说、如果我能立法我将设立一项新法规……）。讲给另一人听，或者录音后自己听，以便思考：时间是否掌握得好？重点是否明确？是否有符合逻辑（与讲话目的紧密相关）的结论？

对多数人来说，准备一个好的发言还是有些实用办法的。准备不足是不明智的（即兴发挥不是每个人都能做到的！要讲好，则必须熟练，或让自己充分重视这件事）。过度准备则可能使发言变得机械。没有多少观众会喜欢主讲人一张一张地念幻灯片。主讲人必须要考虑的是，你能给现场的听众带来什么额外收获。如何做到这一点，取决于主讲人的表现（充满激情、非常投入）、讲解能力，以及是否能紧密围绕主题讲解重点信息。基本原则是：用题目显示重点，再解释具体意思；可以这样

强调要点（如，"现在，我想谈一下……"）。幻灯片：每 2 分钟展示的幻灯片不要多于一张。不要读笔记。注意讲话时的姿势，不要驼背；为了克服驼背，可以想象有一根线，从头上轻轻向上拉。讲话要让后排座的人听清。掌控发言过程中的提问：或者从一开始就邀请听众提问，或者指出提问将安排在发言结束后（如果确实有提问时间）。

可以通过给自己录像反思自己的技能。观察你怎样改变话题：你是不是说"好吧"或"当……"。反思你怎样引入新的话题，你是不是说"接下来我想讨论……"或"现在，我要……"面对同事、朋友的简短（非正式）发言是一项有用的练习，或观看在线视频——如"Ted Talks"。想一想，什么风格合适？想象一下，如果发言的人是你，应该用什么风格？

在教练的指导下进行有针对性的干预对更严重的焦虑是有用的。思维模式训练（比例原则；最有可能发生的最坏情况是什么？）也是有益的。此外，呼吸训练有助于发言时的镇静。

最后一点是怎样控制讲话场面。发言后的提问可能是难以预料的。一个不公正的问题更多涉及的是提问人自己所讲的内容，而不是主讲人谈的内容。无论发生什么情况，好的做法是，承认这个意想不到的问题是有价值的，同时，如果当时没有答案，同意给予继续探讨。

沟通与高仿真模拟

高仿真模拟（hi-fidelity simulation）是训练沟通、特别是跨专业同事之间沟通的很好方法，常用于有关人为因素的教学（Leonard et al., 2004）。这一工作所面对的正是沟通与职业素养之间的关系。这里要注意，在很多情况下，"沟通"只是人与人之间的、持续几秒钟的交流，但是，需要强调的是，任何形式的沟通都是非常重要的。例如，对很多护士来说，他们的大量工作就是以自信、友善、平易近人的形象接触患者（而不只是说"早上好"）。如果做到这些，在适当的时候，就会赢得患者的信任，患者就会主动与他们交谈。

这意味着，在不远的将来，临床沟通教学日程（即一系列话题）将需要录制很多视频，包括口头发言、远程咨询、与同事的沟通（通过电话/视频）、在复杂情况下的沟通、多人参与的沟通（有

关人为因素）、写作任务（如病历、发表的论文等）。现在，随着撰写本书时新冠病毒肺炎在全世界的流行，我们更加需要远程咨询（March，2020）。

阅读与写作

"批判性阅读"是一个普遍接受的概念。一般认为，批判性阅读课程（又见 Greenhalgh，2006）整合了"阅读技能"的某些内容。一般来说，医学以外的学科常用的标准练习包括"忽略"练习在内的一系列练习：练习浏览、读核心内容等。这种练习通常要限定时间，例如："这是一篇 JAMA 论文，没有摘要。在 20 秒之内告诉我，在这篇文章中，作者认为的主要不足是什么"。这就告诉训练参与者"好的阅读"不是从头读到尾：从事医疗工作，需要快速、理性地选择该读什么、细节该读到什么程度。同时，还要知道在哪里可能发现作者提到的不足（按照传统，通常在讨论部分的开始）。这种练习同时也让学生了解了学术论文的结构。

成功的学术写作练习，其核心是要让学生理解，学术论文高度格式化的结构是怎样组织起来的。为此，可以让他们想象一个随机对照试验，来验证包含在众所周知的"小洞不补，大洞吃苦"（a stitch in time saves nine）这句话中的假设。

短文写作不是为了"写作课"，而是体现了职业素养。一个医生如果不填交接班日志，或者将病房的"未做事项和完成事项"记录得不好，就会危及患者的安全。至于稍微长一点的练习，重点是推荐信的阅读和写作，这时，重写练习很有用。例如，重写一封信（虚拟的信），信的原文含义不清或不礼貌。

语言、文化和国际医学毕业生

国际医学毕业生（international medical graduates，IMGs）以及医学院的国际学生可能会遇到很多问题（Whelan，2005），即使他们能流利地讲当地的语言。例如，很多医生能讲南亚、西非或其他地区的英语，但他们并不是在当地的文化环境中行医。这些医生通常的困惑是"沟通胜任力"（communicative competence），即他们会说当地的主流语言，但他们不能使用：他们理解"这是不对的"和"我想我不应该同意"，但是可能选错交谈对象。这种情况可能成为日常工作的障碍："叫谁我应该直呼其名？""我应该怎样和低年资护士交谈？"

最好的建议是，要最大限度地接触、熟悉当地文化，例如通过当地的朋友、电视和广播。此外，听、做笔记并练习使用那些用来提要求、建议、问题等的词汇和短语（注意，加拿大医学会提出一项倡议，其目的是支持国际医学毕业生的沟通和文化胜任力）。使情况进一步复杂的是，为了吸引国际学生，很多医学院以英语为教学媒介，然而，不论是教师还是国际学生，可能都不能讲流利的英语。这样的问题在很多方面与外语教师所面临的问题一样，或更确切地说，与特定目的语言（language for specific purposes）教师所面临的问题一致（例如，教医学英语的教师）。详见后面章节。

> ☀ **小提示**
>
> 国际医生，特别是那些英语可能不是母语（尽管可说得很好）的医生，要尽可能地广泛阅读各种不同的东西——杂志、报纸、书籍……听广播、看电视（肥皂剧、戏剧、谈话节目），以便使自己熟悉社交用语。

当然，现在的世界很多地方存在多元文化。因此，在行医过程中，很多医生会在一年之内遇到多种不同的文化群体。要理解所有文化群体的沟通规则是不可能的。用非正式的句子表达你的机敏、好奇与真诚，这会大有帮助；如"你提到'你的票'，我明确一下我的理解，你是指……"

至于对国际医生在语言上的支持，如果拥有中级英语水平，可以参考的是 2005 年 Glendinning 编著的语言教科书（推荐得最多）。最近出现了国际医务工作者职业英语考试（Occupational English Test，OET），也需要相应教学资源的支持，见 Virginia Allum 有关 OET 的系列出版物（见 https://www.lulu.com/spotlight/VirginiaAllum52）。

医疗服务欧洲语言教师联合会（European Association of Language Teachers in Healthcare，EALTHY）的目的是为在欧洲学习的、与医疗服务有关的学生提供英语服务，特别是医学生（但不仅限于医学生）（详见相关网站）。在传统上，实用语言学支持的是阅读和写作，特别是写作技能。实际上，对医生来说，在母语中掌握的、学到的所有东西都是有价值的（Swales & Feak，2004）。在美国，传统做法是语言教师与医学教育工作者协作，帮助国际医学毕业生，如 Hoekje 和 Tipton（2011）所著的语言类书籍。

职业素养

令人苦恼的是，"沟通"一词似乎可以有各种意义。我们的服饰，就像我们的口音一样，也在表达信息；市政厅的建筑风格可能也在表达建设者所持的中产阶级价值观。给不同的沟通方式限定精确的界线是不可能的。例如，之前提到过书面表达能力与学术文章撰写能力之间的关系，正如好的临床沟通能力与医疗工作能力的关系一样。

"临床沟通"之间的界线随时随地在发生着变化，这一点特别体现在补救性支持中。"糟糕的沟通"常常被看成是造成患者或同事投诉的原因，然而这只是现象，而不是本质。常识表明，告知坏消息时，如果医生无动于衷，医生可能对患者的病痛本来就无动于衷；也可能是出于害羞，而不是技能不够。

医生遇到的很多与医疗工作本身无关的问题、很多有关医生自身职业的问题，都被冠以"沟通"一词。例如，一些医生可能看上去"缺乏领导力"，因为他们不多说话；这也意味着，他们需要找到一种领导风格，这种风格让他们仍然是真实的、安静的自我，但又保持权威。

小结

医生与患者的沟通是一个重要概念，同时也是一种重要的临床胜任力，这是共识。目前需要做的是将临床沟通与更广泛的职业发展问题整合起来，同时还保持临床沟通本身的特性。临床沟通基本教学方法的灵活性，特别是角色扮演及模拟，意味着医学教育在这方面仍将不断发展。

参考文献

【所在网址日期截止于 2020 年 3 月 27 日】

BJGP Life. Video Consultations: A Guide for Practice. March 2020; https://bjgplife.com/2020/03/18/video-consultations-guide-for-practice/

European Association of Language Teachers in Healthcare; https://ealthy.com/

Francis, R. (2013). Report of the Mid Staffordshire NHS Foundation Trust Public Inquiry Executive summary.

Greenhalgh, T. (2006). *How to read a paper* (3rd ed). Oxford: Blackwell. http://www.gmc.uk.org/Promoting_excellence_standards_for_medical_education_and_training_0715.pdf_61939165.pdfGreenhalgh.

Glendinning, E. H., Holmström, B. A. S. (2005). *English in medicine*. Cambridge: Cambridge University Press.

Henry, S. G., Fuhrel-Forbis, A., Rogers, M. A. M., Eggly, S. (2011). Association between non-verbal communication during clinical encounters and outcomes: a systematic review and meta-analysis. *Patient Education and Counselling*, 86(3), 297−315.

Hoekje, B., Tipton, S. (2011). *English language and the medical profession: instructing and assessing the communication skills of international physicians*. Bingley, UK: Emerald.

Innes, M., Skelton, J., Greenfield, S. (2006). A profile of communication in primary care physician telephone consultations: application of the Roter Interaction Analysis System. *British Journal of General Practice*, 56(526), 363−368.

Leonard, M., Graham, S., Bonacum, D. (2004). The human factor: the critical importance of effective teamwork and communication in providing safe care. *Quality and Safety in Healthcare*, 13, Suppl 1, i85−i90.

Maguire, P., Pitceathly, C. (2002). Key communication skills and how to acquire them. *British Medical Journal*, 325(7366), 697−700.

Makoul, G. (2001). Essential elements of communication in medical encounters: the Kalamazoo consensus statement. *Academic Medicine*, 76(4), 390−393.

National Archives. (2013). The Mid-Staffordshire NHS Foundation Trust Public Enquiry; http://webarchive.nationalarchives.gov.uk/20150407084003/http://www.midstaffspublicinquiry.com/report.

NHS Institute for Innovation and Improvement: Situation, background, assessment, recommendation: SBAR; http://www.institute.nhs.uk/safer_care/safer_care/Situation_Background_Assessment_Recommendation.html, 2011.

Medical Council of Canada; http://physiciansapply.ca/orientation/about-the-communication-and-cultural-competence-program/

Noble, L. M., Scott-Smith, W., O'Neil, B., Salisbury, H. (2018). Consensus statement on an updated core communication curriculm for UK undergraduate medical education. *Patient Education and Counselling*, 101(9), 1712−1719.

Salmon, P., Young, B. (2011). Creativity in clinical communication: from communication skills to skilled communication. *Medical Education*, 45(3), 217−226.

Silverman, J., Kurtz, S., Draper, J. (2013). *Skills for communicating with patients* (3rd ed). CRC Press.

Skelton, J. (2008). *Language and clinical communication: this bright Babylon*. Oxford: Radcliffe.

Stern, D. T., Papadakis, M. (2006). The developing physician — becoming a professional. *New England Journal of Medicine*, 355, 1794−1799.

Swales, J. M., Feak, C. B. (2004). *Academic writing for graduate students: essential tasks and skills* (2nd ed). Ann Arbor: University of Michigan Press.

USMLE (United States Medical Licencing Examination); http://www.usmle.org/pdfs/tcom.pdf

Whelan, G. (2005). Commentary: Coming to America: the integration of international medical graduates into the American medical culture. *Academic Medicine*, 81(2), 176−178.

附录 1

a. 问题类别体系（例如，在角色扮演活动之后）

1. 描述的技巧：你是否保持了目光交流？正确的数量是多少？你怎么知道？

2. 辩论的技巧：你为什么那么做？如果你不这么做会怎样？

3. 概括的技巧：有通用的原则吗？例如，如何化解侵犯行为？（"我有个患者，他……"）

b. 更高层次的问题

1. 评价他人：患者喜欢什么？对于这类患者或有此类问题的患者，这是典型还是不寻常？

2. 评价自己：你是哪种类型的人？假如当你面对紧急情况，或者听到坏消息的时候，这种体验能告诉你什么？……这种体验给你什么感觉？

3. 评价职业行为：在这种情形下，作为一名医生，这意味什么？医生应做哪类事？

第25章

伦理、同理心和态度
Ethics, Empathy and Attitudes
Teck Chuan Voo and Jacqueline Chin

（译者：赵文然　王　彧　审校：赵　光　钟照华）

趋势

- 伦理作为优质医疗服务的核心要素，有必要将医学伦理学教育整合至医学课程体系，以便学生遵守伦理规范。
- 伦理学教学包括三个维度：知识、习惯和行动。
- 要培养现代专业素养和传统医学美德，例如同理心。
- 教学和评价应该考虑学生的学习阶段、学习习惯类型[①]。
- 伦理教育的挑战是，防范隐性课程可能的负面影响，显示伦理教育对培养医学伦理素养的成效，展示伦理教育对改善医疗服务质量与结果的影响。

关键概念

- 态度（attitude）：以某种方式看待、响应某特定事物或情况的素质。医学职业道德态度包括以人道的方式对待患者、将患者利益置于自己利益之上。
- 同理心（empathy）：从他人角度出发，理解或考虑他人的顾虑、感受、经历等，向他人传递理解，提供关心。
- 伦理（ethics）：根据相关的事实、价值观和后果，决定如何行为是正确或良好。
- 伦理四原则（four-principles approach）：指的是有

利原则（beneficence）、不伤害原则（nonmaleficence）、尊重原则（respect for autonomy）、公正原则（justice）。尤其是在医疗实践的一般伦理范畴，这些原则是评估、判断临床医学伦理问题和困境的基本原则。

- 美德（virtue）：模范的品格和素质。作为培养医学伦理的一种方法，美德伦理强调培养行为端正、优质服务的品德和素质。

引言

☀ 小提示

当前医学伦理学教育的标准共识：
- 多学科性与多专业性
- 学术严谨，有相关研究
- 充分的横向与纵向整合
- 有明确的学习结果
- 良好的教学方法与有效的评价手段

在过去30年，医学伦理学在全球有长足发展，国际共识是医学伦理学应该是医学课程的重要组成部分（WMA，2005）。

随着医学伦理学的逐渐成熟，以下认识已经被广泛接受：第一，医学伦理学教育应该覆盖多学科及多专业；第二，医学伦理学教育应该学术严谨，要像医学课程中的其他学科一样，联系当前本领域的研究和争论，使之得到加强；第三，医学伦理学教育必须完全整合至医学课程体系（Stirrat et al.，2010），既要横向整合（即整合至基础医学、临床医学课程），也要纵向整合（即贯穿医学教育所有阶段），使教学内容与相关伦理问题无缝衔

[①] 学习习惯类型（type of learners）：是指学生偏好的学习方式。新西兰教育家 Neil Fleming 总结为四个类型，即 VARK 模型：视觉型学习者（visual learner）、听觉型学习者（auditory learner）、读写型学习者（read/write learner）、动态型学习者（kinesthetic learner）。——译者注

接，持续促进专业能力增长。

　　然而，医学伦理学教育在教学方法和有效性上面临着亟待解决的问题。尽管绝大多数医学院都在不同程度上开设医学伦理学课程，但是，各院校在以下方面存在很大差异：怎么教、谁来教、多少课。英国医学院校的一项调查（参见 Brooks & Bell，2017）发现，尽管开设了普遍认可的医学伦理学核心课程（Stirrat et al.，2010），但在教学、评价方法、人员编制、师资培训等方面存在巨大差异。关于伦理学教育形式的效能，目前文献还给不出一个清晰一致的景象（Campbell et al.，2007）。

　　本章以整合伦理课程的创新作为范例，说明医学伦理学教学现行标准的实施方法。通过讨论医学职业面临的严峻挑战，强调未来医生必须具备的伦理价值观、技能和态度。为了培养有伦理修养的医生，伦理学教育必须基于定义明确的目标和与之相应的评价方法，针对学生伦理培育的关键领域，即知识、习惯和行为。这种努力的成功有赖于解决一些伦理和职业态度的理论和实践问题。

严峻的挑战

> 💡 **小提示**
>
> 　　医学伦理学教育的挑战
> - 深刻的社会变革和职业素养内涵
> - 全球标准和文化多样性
> - 防范隐性课程的影响

挑战 1：变化中的医患关系

　　在过去 20 年，医疗保健私有化的国际趋势培育了以营利为目标的"医疗保健产业"，引发了执业医生的角色冲突，他们陷入夹缝之中，一方面要对患者负责，另一方面"企业家精神"鼓励他们发挥商业才智，还要忠于企业雇主（Breen，2001）。

　　因此，医疗事业探索新的职业标准时，必须将重点放在那些不同于商业的医学价值观，那些确定为弱势患者承担信义责任的价值观，那些将医生们凝聚为有判断力、有知识技能的坚强群体的价值观上（Pellegrino，2002）。为应对这个挑战，医学伦理学教育必须强调执业医生应该具备全体患者都期盼的那些素质：患者期盼的是可依赖的施救者、

患者利益至上、有同理心和能反省、能够应对迅速变化的医疗服务复杂性。

　　今天的医生还必须是有限资源的管理者。他们要利用有限的医疗预算为患者提供尽可能好的服务，必须在患者的花费与提供的服务之间找到平衡，并用现有的公共健康服务设施满足不断增长的需求（尽管有时不现实）。要做到这点，医生必须与医疗机构管理者建立行之有效的关系，以守住而非解除或削弱自己的专业职责（Breen，2001）。这种管理职责还涉及评估新医疗服务渠道的有效性，包括"颠覆性"创新，如远程医疗和精准医疗。

> 📌 **变化中的医患关系：**
>
> 　　"直到最近，医生们一般认为他们只对自己、同事负责。现在，他们还要额外对患者、第三方（如医院和医疗管理机构）以及执业资格颁证和卫生管理当局负责，经常还要对法律责任。"
>
> **世界医学会（World Medical Association，WMA，2005）**

　　制药和生物医学研究产业的发展也对医生的职业素养施加了额外压力，因为这些产业越来越多地怂恿医生帮助招募临床受试者参与临床试验，让医生充当通常不易的"临床研究者"角色。医生要学习一整套全新的伦理学技能，例如，为获批的随机对照试验招募受试者，医生要在医疗上对受试者负责；坚守科研诚信和学术道德（准确性、信誉、恰当披露）以及担负责任（对人和项目基金严密监督，保护举报者）。

挑战 2：文化多元性

　　全球化社会的必然困惑是，伦理标准、典范在不同文化背景下的解读没有普适的全球标准，包括医学领域。

> 📌 **多元文化：**
>
> 　　"弥合文化差异并不意味着对所有文化观念不加辨别地接受，因为不同的文化模式在本质上是平等的，彼此之间并不总是能相互妥协。然而，弥合文化差异确实要求以公开、透明的方式讨论各种价值观，以

公正、反思的方式探讨有关健康、疾病、社会、法律和道德的文化冲突问题。"

Irvine 等（2002）

在医学伦理学上，多元文化意味着患者对事物的认识不同，如人的痛苦与疾病、所做的决定对他人的责任以及人对自然的干预程度等。今天的医生必须时刻准备，考验自己的伦理信仰和文化观念与其他文化体系的冲突。然而，个人主义、普世主义、商品化、执着征服自然、超然于自然等后资本主义规则正使全球日益扁平化，那么这个世界的"道德轮廓"（ethical contours）又将如何分辨？一些新近观点认为，要更多关注那些根深蒂固的、长久存在的文化价值，正是这些文化价值为医学干预设定了最关键的伦理、生态界限；更多关注个人所处的家庭与社会之间的关系，以及这种关系对决策的影响；要避免文化定势思维，真诚接纳那些争取信任和尊重患者自主权的伦理品德，与之相对的是只讲道德义务，处理分歧或不同价值观冲突时仅强调程序性规则（Irvine et al.，2002）。

挑战 3：隐性课程的力量

众所周知，某些课程外因素对医学生和低年资医生的伦理观培养有负面影响。然而，医学院校教育的努力与环境变化冲击伦理观培养的挑战一直不匹配（Hafferty，2000）。尽管医学教育对传统的价值观，如利他主义和同情心有明确的承诺，但医疗行业所处的大环境则可能使医生心照不宣、不假思索地采取超然态度，反而考虑职业自身利益（Coulehan Williams，2001）。例如，除了同理心在临床训练过程中受侵蚀的风险（Hojat et al.，2009），学生可能会习惯于将同理心看成一项技巧，而不是一套技能、态度和道德准则（Jeffery，2016），运用时对患者没有情感投入。虽然这个习惯可以防止"同情心疲劳"（compassion fatigue），但却易导致职业认同感下降，淡漠医疗最核心的医患关系。

📌 隐性课程——培训教师：

"品格塑造是医学教育者不能回避的任务。学生进入医学院时品格已经部分成型，但是，在向医生转变的道路上，随着对角色

和范式的理解，其品质仍可塑造。"

Pellegrino（2002）

我们将如何应对"隐性课程"呢？答案的一部分来自师生关系，这种关系是医学生与患者关系的预演（Reiser，2000）。正如 Reiser 所指出的那样，"学生最先从教师那里认识到医学权力的运用——那些有权力、有专业知识的人如何对待那些没权力、没专业知识的人"。另外，Reiser 还指出，在此之上，医学院还有很多教育机会，例如医学院的政策制订和公布、传统文化和纪念活动、全体员工和管理者共同营造的学术、技术和伦理承诺等，其好与坏也影响着学生。正式的伦理教育可促进文化变革，包括给医学生提供培养情感的自我意识和反思的日常机会；在临床医生的指导下协调学生与患者的联系和脱离；拒绝高年资医生能保证伦理洞察力和给予评价的错误观念，鼓励严谨独立思考。这就是为什么"培训教师"必须是医学伦理学教育不可或缺的一部分。

📌 "当我们要求我们的学生有崇高的职业素养时，我们同样要求教师和学校领导层也如此，任何其他的做法都不可取。例如，学生有权要求，住院医师和教师不公正对待学生时应像学生违反职业道德一样受到严肃处理。"

Stern & Papadakis（2006）

本科生教育

安排本科生的伦理学教育

构建本科生伦理学课程的具体细节在文献中有很好的说明，文献中带有具体范例，这里重点介绍新加坡国立大学杨潞龄医学院（National University of Singapore Yong Loo Lin School of Medicine，NUS YLLSoM）的 HeLP 课程（Healthcare Ethics，Law and Professionalism；医学伦理学、法律和职业素养课程）。

新加坡国立大学杨潞龄医学院

认识到医学伦理是实现职业素养、为患者提

供优质服务所必需的，杨潞龄医学院于 2007 年建立了生物医学伦理中心，该中心的主要任务是执行 HeLP 课程教学，HeLP 是纵向整合于五年制临床医学本科教育的医学伦理学、法律和职业素养课程。从教学目标、教学内容到学生学习的评价，一个由生物伦理学者、临床医生［受过医学伦理学和（或）法学教育］组成的核心小组负责设计和实施这个课程（图 25.1 的 2019—2020 学年课程）。为了突出 HeLP 课程与临床的联系，这个纵向课程全程都有来自卫生保健系统的公立和私人医院临床教师担任授课教师和导师。

HeLP 课程的目标是，培养学生的医学人文意识；理解医患关系；掌握职业道德、伦理准则、法律、法规等知识，这些知识是医疗决策的基础；运用伦理分析工具和方法的能力，在具体案例中，能把相关因素、对抗或冲突的价值观一并考虑进去；培养职业特质。

尽管都知道医学伦理学的终极目标是改善医疗服务质量，但是，并不清楚实现这个目标的最佳途径是品格塑造还是行为能力规范（Carrese et al.，2015）。HeLP 将两种观点融合起来，确定了一套医学职业素养至关重要且紧密关联的品行或"品德"（诚实和诚信、责任和参与、尊敬和敏锐、同情心和同理心）。课程给每个品行配置一系列置信职业行为（entrustable professional activities，EPAs），构成跟踪和评价课程结果和学生能力的基础。EPAs 规定了要求学生能够做到的具体行为，设计了每个学习阶段（也就是学年）所需的指导量，例如，作为同情心和同理心品行下的一项行为，学生在教师允分指导下，在第 I 和第 II 阶段学习结束时，应该努力理解患者及其家庭在身体和精神上的需要，如果达到可置信程度，那么可以认为到第 IV 阶段时学生自己就能做到这项（表 25.1）。

在临床前的第 I 和第 II 阶段，重点是帮助开启医学职业之路的学生建立职业认同，促进学生理解生命相关伦理概念和原则（特别是伦理四原则），这些概念和原则要应用到医学生和医生的伦理、法律和专业职责中。例如，尊重自主权涉及一些关键话题，包括尊重患者人格（包括社交媒体上的）、医疗保密、患者隐私和患者最佳利益。这些原则和主题可用阅读和面对面（或线上课）课堂学习，两种课堂都应加上小测试，帮助学生运用和综

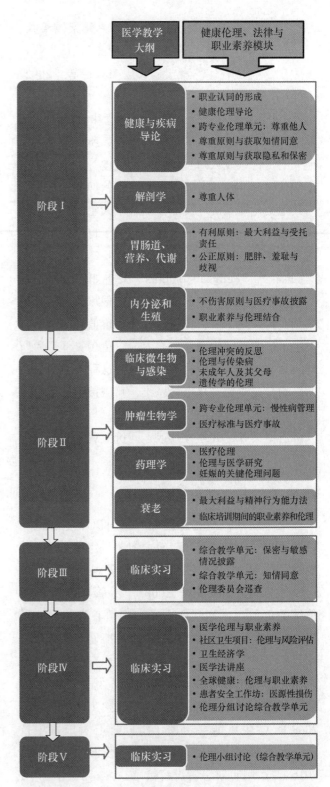

图 25.1　新加坡国立大学杨潞龄医学院伦理学教育与医学课程的整合（2019—2020 学年）

合知识，为案例讨论做准备，案例讨论是以小组为单位分析伦理问题。还安排跨专业的学习单元，使临床医学、护理和（或）药学专业学生协同学习，分析具体案例的伦理管理，例如，对于长期慢性病患者，跨专业和团队合作的剖析对保障患者福祉有重要意义。

同情心与同理心（职业品行）的置信职业行为			
同情心与同理心			
努力理解同学的需求并做出恰当的回应	4	4	4
努力理解患者及其家属的身体和情绪需求	2	3	4
适当时，努力回应患者及其家属的身体和情绪需求	2	2	3
反思 PBP[a] 活动中所看到的医护人员对患者的态度（以小组讨论贡献和反思日志为评价证据）	3	—	—
展示对患者照护的态度（直接观察，或以医生和同学的反馈为评价证据）	—	3	4

表 25.1　同情心与同理心（职业品行）的置信职业行为

标准：1 ＝不能达到目标；2 ＝需要大量指导才能达到目标；3 ＝需要很少或中等强度指导就能达到目标；4 ＝无需指导就能达到目标（可置信）；5 ＝有能力指导或教别人
[a] PBP（patient-based program）：以患者为中心的活动，旨在让学生尽早与患者进行有意义的接触，包括参观诊所或医院、患者描述和案例学习、模拟 / 技能实验室训练

通过螺旋式学习方式，复杂程度不断提高，对前面的学习不断巩固，HeLP 课程在第 Ⅲ ～ Ⅴ 阶段（临床学习阶段）为各种伦理、法律和职业问题提供更深入的分析，这些问题来自于学生在国内和国际的临床实习。（当学生参与社区卫生项目时，他们也会学习科研伦理，接受相关伦理学支持，通过这些研究项目，他们开始学习公共卫生技能。）将概念理解与实践指导相结合，学生可以思考常见伦理问题或是在病房遇到的临床问题，如知情同意、生命终止决定、患者安全、医疗差错披露、诊断 / 预后告知时的家属参与、临床决策等。Stites 等（2018）推荐临床学习阶段主要应是"基于行动的"（action-based）教育，HeLP 与之一致，要求第 Ⅲ ～ Ⅴ 阶段的学生以实习生的角色和局限，用实际手段去解决伦理问题。此外，他们要学会，如果看到违反伦理行为，他们从哪里获得独立的伦理咨询和支持，应该向谁报告，最后，在他们等级森严的学习环境中，为了患者利益，他们如何能为医疗团队做出贡献。

伦理和职业态度评价

匹配的学习结果与创新的评价方法

医学院伦理学教育旨在制订一个有效的教学计划，用于培养学生，为有学识、道德敏感且有反思、拥有临床伦理技能的毕业生认证。医学伦理学教育有几个关键领域，培养过程可描述为向上的金字塔，包括明确的学习结果和与之相对应的评价方法（图 25.2）。例如，YLLSoM 的学生评价包括，用多选题和简答题测试知识的理解和任选 HeLP 问题的应用能力；在案例小组讨论展示过程中，形成性或终结性评价学生对伦理冲突和两难困境恰当应答的分析权衡；利用标准化病人进行客观结构化临床考试（OSCE），以评估学生在临床情境下的伦理能力。

评价：一些难点

目前，很多研究聚焦于测评医学职业素养和伦理态度，此前有一段时间曾怀疑这些测评的可能性。该领域的工作增进了对这类测评局限性的了解（Parker，2006），逐步认识到伦理评价相关的理论与实际问题（Self et al.，1992）。

首先，Hodges 在 2006 年做的一项有趣研究（Hodges，2006）观察了世界范围内的胜任力评

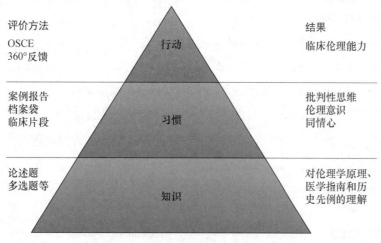

图 25.2　学习结果与评价方法
OSCE：客观结构化临床考试

价，发现有四种胜任力模式：知识胜任力（competence-as-knowledge）、执行胜任力（competence-as-performance）、获得可靠测试分数的胜任力（competence-as-reliable test score）和反思胜任力（competence-as-reflection）。研究发现，过分强调一种胜任力可能会导致"隐性胜任力缺陷"（hidden incompetence），比如不能综合运用知识胜任力和执行胜任力。举例说明，一个学生具备知识胜任力，但向患者提问明显有胜任力缺陷："夫人，您的结合或非结合胆红素是否升高？"其他类型的隐性胜任力缺陷包括，对待患者表现得像在背诵记事清单、缺乏人际交往能力、只是照章办事而不能通过自我意识和自我学习进行补救等。反思胜任力的批评者指出，自我评价与同行评价的关联性不大，执行胜任力评价也是如此（Hodges，2006；Kaslow et al.，2007）。

其次，评价方法的设计也有问题。例如，临床片段[①]（clinical vignette）常用于评价学生的伦理敏感性和推理能力，但是，如何恰当地测量这种品行，分析临床案例的能力是否与这些伦理能力相关，这些问题尚无答案（Herbert et al.，1992）。帮助学生临床推理和表达观点，与学生在未来遵守伦理规范地工作，二者间看不出有明显的联系。确实，推理能力提高似乎是衡量伦理教育成功的最低标准：毫无疑问有必要，但是，这个标准是否充分？Goldie 等（2000）尝试用一种被他称为"共识的专业判断"（consensus professional judgement）的方法来测评伦理学教育的效果，这是一套临床片段，片段的问题都有一个达成共识的最佳解决方案，学生要么去查阅文献，要么就片段的问题去咨询专家。这套片段系统对比学生判断和专家判断的一致性，衡量伦理学教学究竟能使学生的能力提高多少。

这些难点的部分解决方案是，帮助学生将知识、技能、个性、自我认识、动机、信仰–态度结合起来，培养反思性终身学习能力（Kaslow et al.，2007）。

态度的特殊性

虽然广泛认为可能做到对胜任力的客观测量

（Stern & Papdakis，2006），重要的是要注意态度及其测量的特殊性。Parker 指出，我们有理由认为，学生在入学医学院时就拥有基本的态度胜任力（attitudinal competence），但是，要求学生在大量终结性评价关卡中正面表现这种胜任力，其前提假设正好相反（学生没有基本胜任力）！Parker 主张，测评态度很像是测评一个人的决策能力，结果取决于医生推翻此人决策能力强弱的假设。一个人如果缺乏某种胜任力（处于特定阈值以下），评价很容易达成共识，难评价的是某人拥有某种胜任力及其确切水平。在实际工作中，这类评价可以这样进行，即对学生的行为设立明确的期望，培训教师如何处理学生的不当行为，并提供补救方案（Whiting，2007）。如果学生反复出现不端行为，如缺席、不诚实、不可靠、无礼、固执己见等，就有必要做出该学生的伦理学和职业素养课不及格的决定，这种情况通常不难达成共识（Parker，2006）。

小结：影响文化变革

医学伦理学教育正处在活跃发展的阶段，实施思路层出不穷，然而，伦理和职业素养教育和评价的最佳途径仍是悬而不决的问题。尽管如此，普遍认为伦理学教育应充分地横向和纵向整合至临床课程，使学生体会和理解伦理学在临床实践中的中心位置。随着全球医疗卫生事业格局的深刻变革，伦理学教育必须在医生培训中寻求培养当代职业品行，培育诚信、同理心和承诺患者福祉等经久不衰的伦理美德；接触立场各异的多元化观点，探讨人体、关系、生命和死亡；积极应对隐性课程的负面影响。尽管方法还有争议，评价是促进学习、实现课程评价与课程改革、提升职业和社会责任感的必要手段。为了能正确评价，必须明确重要伦理能力的学习结果，找到与之匹配的严格评价手段。医学伦理学教育的成功，要以培养出会反思、有责任、能自律的医生来衡量，为此，需要一场文化变革，其方向是职业态度和伦理行为的协同教学与评价。

参考文献

Breen, K. J. (2001). The patient—doctor relationship in the new millennium: adjusting positively to commercialism and consumerism. *Clinical Dermatology*, 19(1), 19—22.

Brooks, L., Bell, D. (2017). Teaching, learning and assessment of

---

① 临床片段是一种临床案例教学的形式，通过一个简化的临床报告，测试学生的相关知识和临床分析能力。——译者注

medical ethics at the UK medical schools. *Journal of Medical Ethics*, 43(9), 606−612.

Campbell, A. V., Chin, J., Voo, T. C. (2007). How can we know that ethics education produces ethical doctors? *Medical Teacher*, 29(5), 431−436.

Carrese, J. A., Malek, J., Watson, K., et al. (2015). The essential role of medical ethics education in achieving professionalism: the Romanell Report. *Academic Medicine*, 90(6), 744−752.

Coulehan, J., Williams, P. C. (2001). Vanquishing virtue: the impact of medical education. *Academic Medicine*, 76(6), 598−605.

Goldie, J., Schwartz, L., Morrison, J. (2000). A process evaluation of medical ethics education in the first year of a new curriculum. *Medical Education*, 34(6), 468−473.

Hafferty, F. W. (2000). In search of a lost cord: professionalism and medical education's hidden curriculum. In D. Wear, & J. Bickel (Eds.), *Educating for professionalism: creating a culture of humanism in medical education*. Iowa: University of Iowa Press.

Herbert, P. C., Meslin, E. M., Dunn, E. V. (1992). Measuring the ethical sensitivity of medical students: a study at the University of Toronto. *Journal of Medical Ethics*, 18(3), 142−147.

Hodges, B. (2006). Medical education and the maintenance of incompetence. *Medical Teacher*, 28(8), 690−696.

Hojat, M., Vergare, M. J., Maxwell, K., et al. (2009). The devil is in the third year: a longitudinal study of erosion of empathy in medical school. *Academic Medicine*, 84(9), 1182−1191.

Irvine, R., McPhee, J., Kerridge, I. H. (2002). The challenge of cultural and ethical pluralism to medical practice. *Medical Journal of Australia*, 176(4), 175−176.

Jeffery, D. (2016). Empathy, sympathy and compassion in healthcare: Is there a problem? Is there a difference? Does it matter? *Journal of the Royal Society of Medicine*, 109(12), 446−452.

Kaslow, N. J., Rubin, N. J., Bebeau, M. J., et al. (2007). Guiding principles and recommendations for the assessment of competence. *Professional Psychology Research and Practice*, 38(5), 441−451.

Parker, M. (2006). Assessing professionalism: theory and practice. *Medical Teacher*, 28(5), 399−403.

Pellegrino, E. D. (2002). Professionalism, profession and the virtues of the good physician. *Mt. Sinai Journal of Medicine*, 69(6), 378−384.

Reiser, S. J. (2000). The moral order of the medical school. In D. Wear, & J. Bickel (Eds.), *Educating for professionalism: creating a culture of humanism in medical education*. Iowa: University of Iowa Press.

Self, D. J., Baldwin, D. C., Jr., Wolinsky, F. D. (1992). Evaluation of teaching medical ethics by an assessment of moral reasoning. *Medical Education*, 26(3), 178−184.

Stern, D. T., Papadakis, M. (2006). The developing physician—becoming a professional. *New England Journal of Medicine*, 355, 1794−1799.

Stites, S. D., Clap, J., Gallagher, S., Fiester, A. (2018). Moving beyond the theoretical: Medical students' desire for practical, role-specific ethics training. *American Journal of Bioethics*, 9(3), 154−163.

Stirrat, G. M., Johnston, C., Gillon, R., Boyd, K., Medical Education Working Group. (2010). Medical ethics and law for doctors of tomorrow: the 1998 Consensus Statement updated. *Journal of Medical Ethics*, 36(1), 55−60.

Whiting, D. (2007). Inappropriate attitudes, fitness to practise and the challenges facing medical educators. *Journal of Medical Ethics*, 33(11), 667−670.

WMA, World Medical Association: Medical Ethics Manual. Ferney, Voltaire, France/Online. Available at https://www.wma.net/what-we-do/education/medical-ethics-manual/, 2005.

第26章

职业素养
Professionalism

Helen M. O'Sullivan

（译者：钟照华　杨立斌　审校：赵文然）

趋势

- 关注学生和低年资医生的线上职业素养，尤其是在社交媒体上。
- 对职业素养的文化层面了解越来越多。
- 着重培养和评估学生的情绪能力[①]（emotional competence），这种能力是职业素养的组成部分。

关键概念

- 隐性课程（hidden curriculum）：学生在临床实践和医学院校学到的非书面、非正式、经常是非有意传授的经验、价值取向和观点，不在正式课程之中。
- 数字职业素养（digital professionalism）：使用数字媒体时的恰当职业行为。
- 程序性评价（programmatic assessment）：一种评价方法，持续采集并分析有关学生的能力和进步的常规信息，意在给学生最有效的反馈，以便在培训结束时做出高利害决定。

引言

医学职业素养（medical professionalism）现在是被广泛接受的医学教育的重要组成部分，并且国家医学机构的教育标准也经常直接或间接地强调职业素养。早在古希腊时期，希波克拉底誓言（Hippocratic oath）就是医疗行业关注职业素养的象征，所有医务人员都要遵守誓言。然而，虽然其

[①] 情绪能力：指利用情绪建立、维持和改变个体与外界关系，为人类服务的能力，是情商的一部分。——译者注

重要性很好理解，但如何将职业素养培养融入课程计划并测评成效，路径探索仍是挑战。发现行为有违职业素养的学生相对容易，识别不适合行医的学生才是近年的重点。

Maxine Papadakis 的研究证据显示，医学生在校期间缺乏职业素养行为与其日后行医时的不良表现或不道德行为之间有关联（Papadakis et al., 2004），进一步说明了培养职业素养的重要性。存在这样的风险，即职业素养是用负面行为界定，学生正面和积极行为的养成与评价不受关注。本章将概述几条帮助教育工作者将职业素养培养与评价整合至课程计划的路径。

明确职业素养的含义

要将职业素养的培养整合到医学课程中，首先要同意你工作的机构认可的职业素养定义。简要检索一下文献就会知道，对职业素养定义的方法有多种，目前还没有完全达成共识。在你的机构内，最基本的是要在所在国家、文化、机构的医疗与健康服务面临不断变化的社会压力背景下，明确职业素养的内在价值取向。本章将简要概述定义职业素养的不同方法，更为全面的阐述请参考 Birden 等（2014）、van Mook 等（2009c）或 Koch（2019）的文献。

> "简言之，职业素养指的是一个训练有素的人应具有的技能、良好的判断力和礼貌的行为，以便做好工作，即良好的行为举止。"
>
> **Mahmood 等（2005）**

公众对于医生的看法已经改变。媒体对医生行为的关注也不断增多（van Mook et al., 2009c）。迅速增加的医学知识与技能、信息技术革命、公众对更加平等的医患关系的渴望、多学科团队合作、世界各地医疗从业人员的复杂性等因素都在挑战医生原有的权威。与此同时，医疗从业人员自身也发生了深刻的改变。现在的医生希望缩短工作时间，同时更重视休假及工作之外的生活质量。所有这些都在改变着我们对医生这个职业的最初理解（Cruess et al., 2016; van Mook et al., 2009c）。

20世纪80年代，美国内科医学会（American Board of Internal Medicine, ABIM）开始关注医生工作中的人道主义，结果就是十年后提出的"职业素养项目"（Project Professionalism）。ABIM试图阐明当今社会的职业素养含义，他们确认的关键要素是：利他主义（altruism）、责任心（accountability）、职责（duty）、优秀（excellence）、荣誉（honour）、诚信（integrity）和尊重他人（respect for others）（Project Professionalism, 2002），此举的影响是深远的。医学院校越来越认识到，职业素养应该在课程计划中有明确位置。到2006年，英国大多数医学院都宣称职业素养已经进入课程计划（Stephenson et al., 2006）。

> "违反职业道德的行为众所周知是与沟通、合作、信息传递和职场人际关系障碍、不遵守准则、精神涣散和员工流失、医疗差错、业绩不良以及医疗事故诉讼有关。"
>
> **van Mook 等（2015）**

2005年，英国皇家医师协会发表了一份报告，阐述了医学职业素养的性质与作用，那时英国医疗保健体系正处于剧变当中。报告中有六大主题：领导力、团队合作、教育、职业路径、评价与研究。这份报告确定了英国的"医学职业素养"基调与框架，即"医学职业素养是价值观、行为及人与人关系的总和，它强调公众对医生的信任"（Royal College of Physicians, 2005）。同期，Hilton 与 Slotnick（2005）、Arnold 与 Stern（2006）也提出了有益的框架阐述。

> "我们现在对职业素养的理解更加复杂，文献反映的主要是西方（盎格鲁–撒克逊人）对职业素养的见解。"
>
> **Jha 等（2015）**

但是，职业素养一词的实际含义到目前为止还没有共识。北美的做法是将职业素养视为一种理论上的概念，用来描述这一概念的是抽象的理想主义术语，它所反映的则是人的性格特征，而不是看得见的行为，其共同要素是利他主义、尊重他人、荣誉、诚信、伦理和道德标准、责任心、优秀和职责，这些词语简单易懂，很难被质疑，但不是非常具体明确，不能转变为有形的、可测量的学习结果。与之相反，荷兰尝试将职业素养勾勒为看得见的行为，透过这些行为将职业素养的规范与价值观可视化，也便于评价（van Mook et al., 2009a）。然而，外在的职业素养行为与内在的态度和价值观之间关系复杂，目前对此知之甚少。近来心理学模型受到关注，例如情商（emotional intelligence）可能参与职业素养的养成（Cherry et al., 2012, 2014; Roth et al., 2019）。

设定预期目标：达成关于职业素养的框架共识

一旦你所处工作环境的"职业素养"定义获得认可，下一步就要确保教师、学生和主要利益相关者能够理解和认同该定义。有分歧的地方应该在早期就提出并解决，以便对贯穿其中的价值观达成共识和理解。这一过程本身就是培养将职业素养整合至课程计划的主人翁意识。举办工作坊，让教师、学生和低年资医生制订一个大家都遵守的行为准则，这样做可以促进学生的参与，同时也能引起那些行为偶尔低于期望标准的教师或临床同事的注意。

应特别关注所在国家现行的职业行为准则（如果已有）。如果所在的机构已有职业行为准则的框架内容，有必要每隔几年重温一下这些内容，以确保对职业价值观的理解仍是一致认同。在此之后，你肯定有一些区域或领域希望学生能达到基本要求（threshold standard），随后，重要的就是在这些领域设立标准，制定成效目标。有些培养需要跨越整个教学周期（例如沟通技能或伦理），而有些能力（如遵守行医准则、保密规则）则要求学生在第一学年结束时就应达到基本要求。

　　重要的是要用表述清晰、可观察的行为来设定职业素养培养目标。课程一开始，就要让学生非常清楚学校对他们的要求，并鼓励学生参与制订职业发展规划。使学生从入学就知道，他们应具备的行为标准不同于非专业学生。在一些国家，学生直接从高中进入医学院，对他们的职业行为高标准要求与其他专业学生对比显得很突兀。研究生在大学有过较为开放的自由，生活阅历更加丰富，可能会有优势，但并没有充分的证据表明确实如此。学生入学时的活动，如听资深教师授课、在公开场合宣读职业伦理道德誓言等，都可以告诉学生他们应有的行为。

　　一旦对职业素养的定义和培养标准达成共识，就有可能在现行课程计划中安排学习环节，并将这些环节投射到职业素养培养框架。职业素养的培养环节应该可以清楚辨别，学习内容要与学生所处的学习阶段相适应。有很多进行职业素养培养的创新性方法，详见综述（van Mook et al.，2009b）。

建立职业素养文化：角色榜样作用和隐性课程

　　不论职业素养的内涵怎样定义，有职业素养的状态就是秉持一套经过长期培养出来的行为、价值观和人格特征。学生不可能简单地通过了职业素养考试就有了职业素养。Hilton 和 Slotnick 创造了"准职业素养"（proto-professionalism）一词，用来描述学生为成为有职业素养的人而练习技能和增长经验的漫长状态。他们提出要成为专业人士（professional）的关键在于获得实践智慧（phronesis），实践智慧是实际应用智慧，只能通过实践获得。因此，尽管学生可以按职业素养规范行事，但在此阶段，他们还只是"准专业人士"（proto-professional）（Hilton & Slotnick，2005）。

　　📌"要得到他人信赖，专业人员必须履行社会义务与责任。"

Cruess & Cruess（1997）

　　关于如何培养职业素养，Hilton 和 Slotnick 建立了一个模型（图 26.1）。

　　在这个模型中，有两种力量影响着"准专业人士"的成长。达成（attainment）是通过观察正面的榜样，反思在积极环境获得的经历，形成积极的职业价值观和行为。损耗（attrition）是由于接近负面榜样和不良文化，形成负面行为、价值观或失去积极的价值观。如果影响的天平朝向"达成"，那么学生和成长中的医生最终会获得实践智慧和职业素养。如果主要的影响是负面的，那么学生在学习之初自然的理想主义就会变为玩世不恭的利己主义甚至自我保护。

　　教育者需要关注体现在教育和训练环境，特别是临床实践中的、为学生所亲身经历的价值观和行为。

💡 **小提示**

> 当医学生和低年资医生目睹了违反职业道德的行为时，要给他们提供安全场所进行复盘和反思。

　　在与教师、同学、临床指导教师及其他临床工作人员互动过程中，医学生学到一些书上没有的、非有意安排的课，称为隐性课程，因为这些通常不被看成是课程。隐性课程可能会成问题，因为隐性课程所体现的价值观和行为可能与正式课程所提倡的价值观和行为相矛盾，导致学生困惑和分歧，不知道应该遵从哪个行为准则。隐性课程的问题以及甄别其对低年资医生培养影响的必要性都已经清楚（Hafferty，1998），但是，近来有人质疑这些是否仍然是问题，因为有那么多的审查来确保这些问题不再"隐性"（MacLeod，2014）。尽管存在争论，教育工作者需要认识并发现 Hilton 和 Slotnick 模型中那些可能导致"损耗"的因素，并保证学生有机会去反思和讨论这些因素造成的影响。有很多做法有助于达到这一目的，但是反思日志（reflective log）、重大事件报告（critical incidence reporting）和小组讨论效果更佳。Hilton 和 Slotnick 模型仍保持影响力，在创建后的 15 年里医学教育文献一直在引用。

　　我们信任并肩负培养学生和实习生责任的教师、临床工作者，自身行为要规范，发挥正面角色榜样作用。直接解决问题可能有困难，但可以通过

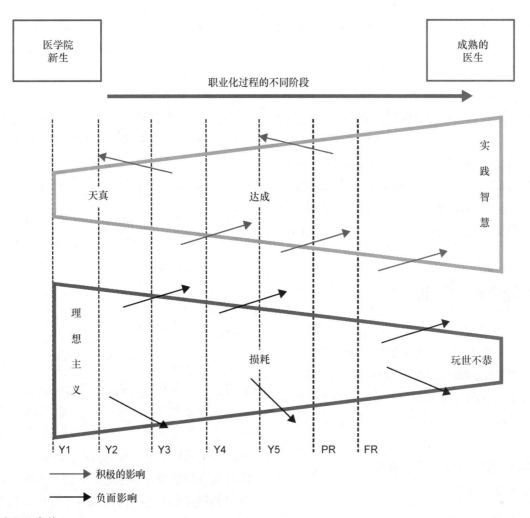

图 26.1　准职业素养
摘自 Hilton & Slotnick，2005。使用获得授权

师资培训、职业素养教学评价讨论会等形式，强调我们期望教师展现给学生们的那些价值观和行为。

> 💡 **小提示**
>
> 利用《医院革命》(*New Amsterdam*)、《急诊室的故事》(*ER*)和《豪斯医生》(*House*)等电视剧片段，激发职业素养小组讨论。

　　"准职业素养"模型还强调，职业素养的培养和评价方式应该与学生所处的不同教育阶段相适应。学生的社会心理与道德水准成长、判断与反思技能会随训练而进步，通过编写教学资料、制订评价方案，使其反映学生成长的阶段性，学生则可以逐渐表现不断提高的能力与品质，成为真正的专业人士。

数字职业素养

　　在过去 15 年左右的时间里，医学教育工作者

与时俱进，优化办法以界定、培养学生和实习生的职业素养，在此期间，社交媒体的广泛应用改变了我们在线互动的方式。我们期望的职业素养体现的基本原则和行为没有改变，但是，通过社交媒体表达这些原则与行为的方式会产生新的职业素养问题。这些问题可以归纳为以下三个主要方面：

● 声誉问题——因为不恰当或引起公众反感的在线活动与评论，导致医学院、大学或医疗机构的声誉受损。

● 隐私——保密和隐私原则同样适用于网络活动，但是，无处不在的移动设备摄像头以及推特（Twitter）之类的即时社交平台，都可能使缺乏经验的轻率言行变成全国性的丑闻。

● 注意力分散——社交媒体会给医疗环境带来一些益处，但同时也会分散医生的注意力，导致工作效率下降，甚至导致医疗差错。

　　此外，如果患者或同事也在你的社交网络中，

过去原本简单直接的事情可能会变得模糊，例如专业界限和专业身份。

恰当地使用社交媒体和其他在线活动，应该成为职业素养培养框架和职业素养课程的一部分。医学教育工作者有很好的机会帮助学生理解在线行为的价值与陷阱，但是，如果教师感觉到他们对社交媒体当前趋势的了解比学生少，那就要小心！此外，学生和年轻的实习生对指尖的社交媒体技术得心应手，但是在其职业发展过程中，他们没有考虑的问题是信息该分享多少、什么是适度的在线行为。

教师的社交媒体培训

举办工作坊是一个不错的开端，向教师介绍最常见的社交媒体形式，讲解如何使用社交媒体以及如何设置并保护隐私。查阅因为网上活动导致意想不到后果的案例材料，看看学生可能会遇到的常见陷阱，这些学习也很有帮助。一项有益的活动是互相挑战，去找出网上与你或你的同事有关的社交或家庭生活资料，对参与者会有警醒作用，使他们注意自己的隐私设置！

建立社交媒体使用指南

多数医学院、大学和医疗服务机构现在都有工作使用社交媒体的指南，如果你的机构还没有，应该着手制订这样的指南，以明确地要求学生和实习生的网上行为。一些国际医学协会发布了社交媒体使用指南，以下是来自英国医学会（British Medical Association）的实用指南（https：//www.bma.org.uk/advice/employment/ethics/social-media-guidance-for-doctors），加拿大医学会（http：//policybase.cma.ca/dbtw-wpd/Policypdf/PD12-03.pdf）、英国医学总会（http：//www.gmc-uk.org/guidance/ethical_guidance/21186.asp）和美国医学会（http：//journalofethics.amaassn.org/2015/05/nlit11505.html）也有类似的指南。

📌"英国医学会（BMA）关于医生使用社交媒体的指南
- 在社交媒体上你仍然是一个医生或医学生
- 保护患者的秘密

- 获取和分享患者或你的工作机构的照片之前，先查阅英国医学总会（GMC）指南
- 保持专业界限
- 分享之前先思考
- 考虑是以佚名医生还是署名发言
- 慎重在社交媒体上给出医学建议
- 公开任何利益冲突
- 管理好你的隐私设置和内容"

BMA（2019 https：//www.bma.org.uk/advice/employment/ethics/social-media-guidance-for-doctors）

职业素养的评价

既然评价是强有力的学习刺激剂，找到有力、合理、可靠和有效的职业素养评价方法很重要。

目前还找不出一个单一且权威的职业素养评价方法，常用的评价方法包括同行评价、教师直接观察、反思档案袋（reflective portfolio）、关键事件报告和客观结构化临床考试。评价方法的种类及其应用的概要总结参见 van Mook 等有关职业素养评价的论文（van Mook et al.，2009a），Ning Ding 等对不同评价方法的效果做了一个系统性综述（Ning Ding et al.，2017）。比选择某个具体评价工具更重要的是思考职业素养评价的策略。你应该对学生的职业素养进行整体评价，还是通过评价其组成部分从而形成一个完整的认识？应该由谁来评价职业素养——教师、临床教师、同行、患者？单一的评价工具可以评价学生表现的不同侧面，相比传统评价方法有效性更低，但可以通过三角互证法（triangulation）为学生构建一个坚实的终结性评价。

📌"他们并不在乎你期望（expect）什么，而是在乎你检查（inspect）什么。"[1]

Arnold & Stern（2006）

Lambert Schuwirth 对程序性评价有过深入阐述（最新文献：Schuwirth & van der Vleuten，2019），

---

[1]　这里是强调评价与考核的重要性，即考核内容最受学生重视。——译者注

旨在使学生的学习收益最大化，使学校对学生的学习成效做出更可靠的终结性评价。即便是学校没有完整的程序性评价策略，这个方法仍可以用于职业素养评价。学生通过评价活动获得有意义的反馈，促进他们的学习和成长，获得学习的自主权，这样他们在下次评价中就会表现得更好。随着学生的成熟并习惯于这种评价方法，他们可以相应地自主学习，并在培训活动的选择上有发言权，关于学生学习状况的纵向信息流取代了单次高利害评价。关于如何实施程序性评价，更实用的建议可以参考文献（van Der Vleuten et al.，2015）。

大多数从事医学教育的人都熟悉"米勒金字塔"（Miller's pyramid）（Miller，1990）——一种划分学习层次的可视化形式，用于胜任力导向教育模式（competency-based education）。米勒金字塔将学习分为知道（知识）、知道怎样做（能力）、展示如何做（表现）、做（行动）等层次，深刻影响了医学教育评价，对职业素养评价也尤其重要。Cruess 等（2016）近期建议，米勒金字塔的顶端还应有一层，即"存在"（being），这一层面代表职业身份认同，也代表职业行为所必需的职业价值取向和信念的完全融合。广泛接受这个建议，就要给职业素养评价增加一个有益的维度，即职业素养评价还需要专门定制工具用于测量明确的职业身份认同。

小结

职业素养已经是医学教育的常规组成部分，但是对职业素养还没有统一的定义，由于文化背景的差异，教育工作者希望培养学生、实习生所拥有的价值观和行为可能不同。许多国家的医学机构制订了职业素养准则和要求，重要的是学生、教师和临床同事对职业素养要达成广泛认同的共识。职业素养的教学与评价最有效的方式就是将它整合进课程计划，在终结性评价之前，应该给学生充分的机会和方法，使他们从形成性反馈中学习提高。要有专门的数字职业素养指南，辅以案例反思，帮助学生在使用社交媒体时不使自己或职业生涯遭受任何名誉损害。更重要的是，要建立强有力的终结性评价，评价方法要得到学生的认同，测评的是可观察的行为。如果任何补救和支持措施都不起作用，对

学生的职业素养评价就是"不及格"；这种可能性是必须有的，因为学生在医学院的不规范行为与之后行医时的违反职业道德行为之间有关联。建立一个好的职业素养培养体系的关键，是通过积极的角色榜样营造一种职业素养文化，并提醒学生、教师及临床同事注意与职业素养相悖的行为。

参考文献

Arnold, L., Stern, D. T. (2006). What is medical professionalism? In D. T. Stern (Ed.), *Measuring medical professionalism* (pp. 15−37). New York: Oxford University Press.

BMA. (2019). Available from https://www.bma.org.uk/advice/employment/ethics/social-media-guidance-for-doctors

Birden, H., Glass, N., Wilson, I., et al. (2014). Defining professionalism in medical education: a systematic review. *Medical Teacher*, 36(1), 47−61.

Cherry, M. G., Fletcher, I., O'Sullivan, H., Dornan, T. (2014). Emotional intelligence in medical education: a critical review. *Medical Education*, 48(5), 468−478.

Cherry, M. G., Fletcher, I., O'Sullivan, H., Shaw, N. (2012). What impact do structured educational sessions to increase emotional intelligence have on medical students? BEME Guide No. 17. *Medical Teacher*, 34(1), 11−19.

Cruess, S. R., Cruess, R. L. (1997). Professionalism must be taught. *British Medical Journal*, 315, 1674.

Cruess, R. L., Cruess, S. R., Steinert, Y. (2016). Amending Miller's pyramid to include professional identity formation. *Academic Medicine*, 91(2), 180−185.

Hafferty, F. W. (1998). Beyond curriculum reform: confronting medicine's hidden curriculum. *Academic Medicine*, 73(4), 403−407.

Hilton, S. R., Slotnick, H. B. (2005). Proto-professionalism: how professionalisation occurs across the continuum of medical education. *Medical Education*, 39(1), 58−65.

Jha, V., McLean, M., Gibbs, T., Sandars, J. (2015). Medical professionalism across cultures: a challenge for medicine and, medical educators. *Medical Teacher*, 37, 1−7.

Koch, T. (2019). Professionalism: An archaeology. *HEC Forum*, 31, 219−232. Available from https://doi.org/10.1007/s10730-019-09372-w.

MacLeod, A. (2014). The hidden curriculum: is it time to re-consider the concept? *Medical Teacher*, 36(6), 539−540.

Mahmood, S., Obika, M., Teshigawara, S., Kawabata, T., Kataoka, H. (2015). Nurturing the art of professionalism in Japanese medical students at Okayama University Medical School. *International Journal of School and Cognition Psychology*, 2(128), 2.

Miller, G. E. (1990). The assessment of clinical skills/competence/performance. *Academic Medicine*, 65(9 Suppl.), S63−S67.

Ning Ding, H. L., Zhang, Y., Deliang Wen, Y. L. (2017). Assessing medical professionalism: a systematic review of instruments and their measurement properties. *PLOS ONE*. Available from https://doi.org/10.1371/journal.pone.0177321, Published May 2017.

Papadakis, M. A., Hodgson, C. S., Teherani, A., Kohatsu, N. D. (2004). Unprofessional behavior in medical school is associated with subsequent disciplinary action by a state medical board. *Academic Medicine*, 79(3), 244−249.

Project Professionalism, M. P. (2002). Medical professionalism in the new millennium: a physicians' charter. *Lancet*, 359 (9305), 520−522.

Roth, C. G., Eldin, K. W., Padmanabhan, V., Friedman, E. M. (2019). Twelve tips for the introduction of emotional intelligence in medical education. *Medical Teacher, 41*(7), 746−749.

Royal College of Physicians. (2005). *Doctors in society: medical professionalism in a changing world.* London: Royal College of Physicians, Report of a Working Party.

Schuwirth, L., van Der Vleuten, C. (2019). Current assessment in medical education: programmatic assessment. *Journal of Applied Testing Technology, 20*(2).

Stephenson, A. E., Adshead, L. E., Higgs, R. H. (2006). The teaching of professional attitudes within UK medical schools: reported difficulties and good practice. *Medical Education, 40*(11), 1072−1080.

van Der Vleuten, C., Schuwirth, L., Driessen, E., et al. (2015). Twelve tips for programmatic assessment. *Medical Teacher, 37*(7), 641−646.

van Mook, W. N., Gorter, S. L., O'Sullivan, H., et al. (2009a). Approaches to professional behaviour assessment: tools in the professionalism toolbox. *European Journal of Internal Medicine, 20*(8), e153−e157.

van Mook, W. N., van Luijk, S. J., de Grave, W., et al. (2009b). Teaching and learning professional behavior in practice. *European Journal of Internal Medicine, 20*(5), e105−e111.

van Mook, W. N., van Luijk, S. J., O'Sullivan, H., et al. (2009c). The concepts of professionalism and professional behaviour: conflicts in both definition and learning outcomes. *European Journal of Internal Medicine, 20*(4), e85−e89.

van Mook, W. N. K. A., van Luijk, S. J., Zwietering, P. J., et al. (2015). The threat of the dyscompetent resident: A plea to make the implicit more explicit!. *Advances in Health Sciences Education, 20*, 559−574.

第 27 章

医学研究（广义）和循证医学
Medical Research (in General) and Evidence–Based Medicine

Aliki Thomas，Benjamin Chin-Yee

（译者：钟照华　审校：赵文然）

趋势

- 循证医学（evidence-based medicine，EBM）是医学教育的重点主题。
- 鼓励循证医学教师将循证医学历史纳入教学，包括理念的演变。
- 理想的循证医学教学可能需要多学科和跨专业教师团队的投入。

关键概念

- 认识论（epistemology）：知识的含义或性质，知识的来源和范围，以及恰当认定知识的评判标准。
- 自反性[①]（reflexivity）：监测我们反应、感觉和运动的行动，以及这些行动会如何影响我们在特定情况下的思考和行动。
- 批判性评价（critical appraisal）：细致系统地评价科研结果（证据），判断其在特定条件下的可信度、价值与关联性。

引言

　　因为循证医学（EBM）1992 年被称为是临床教学的"新范式"（Evidence-Based Medicine Working，1992），因而在医学教育具有中心位置。EBM 原则，包括对可回答问题的提问技巧、批判性评价和分析证据，已经成为学医人的重要能力。尽管 EBM 的很多核心理念对于医学教师仍然重要，这场运动从

---

① 自反性是认识论的概念，是指原因与结果／影响的循环性关系。一个自反性的关系是双向的，即原因和结果会相互作用。Reflexivity 也有反思性的含义，本文中的 reflexivity 和 reflexive 更多是"反思"的含义。——译者注

最初概念形成，已经进化了超过 1/4 个世纪，需要更新和回顾今天 EBM 的含义及其如何与医学教育保持关联。本章是给医学教师的 EBM 简介，我们从讨论 EBM 的历史发展和演变开始，以帮助理解 EBM 在当今医学教育中的作用。根据这个升级版 EBM，我们探讨它给医学教师的主要影响，给培训学员推荐 EBM 教学的具体策略。

什么是循证医学？

> "EBM 是将现有最佳证据严谨、明确和审慎地用于特定患者医疗的决策。"
>
> **Sackett 等（1996）**

　　从创立以来，EBM 的影响已经扩展至从临床医学到卫生政策制定的许多领域（Djulbegovic & Guyatt，2017）。EBM 背后的原则现在越来越多地以系统回顾和临床指南的形式，影响卫生保健人员如何调整临床决策和使用医学文献。考虑到 EBM 这个词今天有很多不同的含义和用途，值得重提 EBM 最初的构想，回顾那些影响其早期发展的理念。

　　奠基性论文《循证医学：医学实践教育的新途径》1992 年发表于《美国医学会杂志》（*Journal of the American Medical Association*，*JAMA*），将 EBM 明确构想为医学教育的一场运动（Guyatt et al.，1992）。虽然 EBM 被称为是医学实践和教育的"新范式"和"新哲学"，这场运动与接下来数十年临床流行病学的成长紧密关联（Feinstein，1985），它自身一直试图为医疗决策建立基于实证和可量化的基础（Rosser，1995）。众所周知的是，临床一直对病理

生理、非系统性观察和临床技能有过度的依赖，这种依赖被认为导致了持续存在的无效或有害医疗。这正是EBM试图要解决的问题。

EBM的支持者声称，医疗决策应该基于"证据"，医学生及医生应该学习理解"证据规则"（rules of evidence）的技巧，以解读研究文献，并将之有效地用于患者救治。这些"证据规则"后来以"证据等级"（evidence hierarchies）的形式来阐述，并随着EBM的广泛应用而增长（Bluhm，2011；Djulbegovic & Guyatt，2014）。证据等级是根据方法学的优势对研究工作进行分级，将随机对照试验（randomized-controlled trials，RCTs）放在突出位置，作为产出证据的"金标准"。证据等级经历了无数批评和多次修改，但仍然是EBM和当前临床实践指南的基础（Mercuri & Gafni，2018）。

EBM由一个流程构成，包括明确临床问题、发现相关文献、评价证据以确定其对手头问题的有效性和适用性。例如，一个学员可能遇到这个问题："抗生素治疗社区感染性肺炎的最佳疗程是多长？"这样的问题引发文献检索，获得相关研究（Uranga et al.，2016）并用一系列标准来从方法的可靠性到对自己患者群体和临床实践的适用性进行评判。

虽然对EBM的理念可有不同的解读，值得向医学教师强调的是其严谨和实事求是的精神，应该清楚如何向学员展示EBM。必须彻底认识到，为什么EBM的价值不在于特定的知识理论和特有的证据等级，而在于鼓励持续质疑证据和医疗实践之间的联系。Sackett等较早的语录（Sackett et al.，1996）原本是回应早期对EBM运动的批评，已经成为最有影响和广为接受的EBM定义，这个定义是主张用"严谨、明确和审慎"的方法，以改善患者救治为目标，领悟EBM运动背后的批判、反思和实事求是的精神，并强调这些重要素质就是医学教育工作者在EBM教学中要培养的（Upshur，2002）。早期讨论恰好揭示了EBM与当代临床技能教学方法的交叉，而后者的一个焦点任务是培养学员的批判性反思（critical reflexivity）能力，要求清楚自己在临床决策过程中所处的位置，清楚遇到的各种临床问题和自身知识的局限性。接下来，我们探讨EBM为什么和如何从那些较早的主张中演变，以及这种演变对今天医学教师的意义。

循证医学的演变

从几乎25年前提出原始概念以来，EBM已有拓展并重构了核心理论，主要是受临床决策研究、知识转化、以患者为中心的医疗服务和共同决策等因素发展的启发，加之对证据的观念和不同医学认知方式的再度重视（Greenhalgh et al.，2015；Upshur，2005）。不断增长的共识是，EBM的传统框架为临床决策提供了极其简化的途径，这个框架通常用3个圈来描绘："研究证据""临床专业知识"和"患者的价值取向与偏好"（图27.1），据称这些因素在决策过程中可以相互作用和影响。但是，这张图对三个概念的性质和范围缺乏全面恰当的描绘，不能合理对待各自的核心准则和认识论（定义为知识的含义或性质、知识的来源与范围、知识的评价标准）（图27.2）（Borchert，2006；Steup，2017）。例如，关于"证据"的实际含义曾经有激烈的争论。卫生行业各领域（医疗、护理、康复）关于EBM的大量争论，其焦点是各种知识获取方式的合理性，也就是，是否、如何以及在什么情况下，不同形式的知识（例如，知识的来源，除非是那些通过大规模群体研究和随机对照研究获得的）能合理地获取、采用，最终组织起来，实现知情临床决策（Goldenberg，2006；Greenhalgh et al.，2015；Wyer & Silva，2009）。

将患者的贡献作为EBM的内容之一，一直有争议。患者参与自己的医疗是被接受的，并认为是必要的，因为卫生保健体系强调健康促进、预防和自我管理等（Lavallee et al.，2016；Noonan et al.，2017）。但是，有些人虽然对患者在循证决策中的

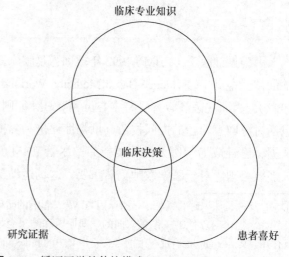

图27.1　循证医学的传统模式

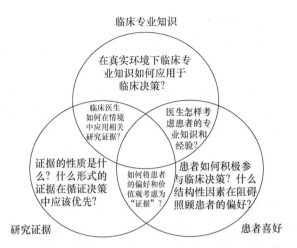

临床专业知识

在真实环境下临床专业知识如何应用于临床决策？

临床医生如何在情境中应用相关研究证据？

医生怎样考虑患者的专业知识和经验？

证据的性质是什么？什么形式的证据在循证决策中应该优先？

如何将患者的偏好和价值观考虑为"证据"？

患者如何积极参与临床决策？什么结构性因素在阻碍照顾患者的偏好？

研究证据

患者喜好

图 27.2 循证临床决策的传统模式与循证医学当代标准产生的主要问题结合（Sackett et al.，1996）

作用饶有兴趣，却质疑医疗决策过程是否真正做到了让患者积极参与。这样的问题源于对医疗提供方和接受方力量失衡的担忧，这种失衡可能会破坏或压制患者的期望以及强调效率的组织结构机制，结果经常有悖于以人为中心（person-centred）的医疗服务（Hammell，2001）。

最后，教育心理学和认知科学的研究探究了专业经验和知识的概念，为这些经验和知识如何服务于真实和模拟情景下的临床决策提供了大量真知灼见（Chi et al.，1988），这些文献汇于一点，即医生要有丰富知识积淀和深厚临床经验才能理解可用的证据。某些情况下，例如偏离临床指南，是医生为了患者的最佳利益而做出的慎重决定（Thomas et al.，2011，2012b）。

随着这三个领域知识的增长，我们自然也就理解了对医生和医学教师而言，EBM "是什么"和"意味着什么"自 20 世纪 90 年代以来一直在发生不断的演变。2009 年，Satterfield 等提出修正版的循证实践（evidence-based practice，EBP）（Satterfield et al.，2009），将环境与机构纳入临床决策因素。同时，Bannigan 和 Moores 于 2009 年、Dawes 等于 2005 将循证决策（evidence-based decision making）描述为四个要素的处理过程，决策作为核心部分，是"来自研究的证据"（evidence from research）、"医生判断"（clinician judgement）、"客户价值"（client values）、"资源"（resources）之间相互作用的结果。自从 EBM 运动以来，循证决策的论述首次用图形方式得以清晰的综合和勾画。最近，"循证实践的跨学科模式"（transdisciplinary

model of evidence-based practice）将 EBM 发展为多因素、多部门的处理过程，能影响这个过程的有机构官员、实践共同体（医生在其中工作）、可用资源、工作环境限制，以及 EBM 学员的培训与监督、教学环境的作用强化。这个模式也把社会政治、经济、政治和职业背景纳入宏观因素，这些因素可以在个体水平上影响临床决策。因此，"循证实践的跨学科模式"为最初的循证决策提供了更加包容的路径。我们建议医学院校要接受和推进更宽概念的 EBM。教什么和如何教都有必要转变，使学员做好准备，吸收 EBM 运动最初倡导的严谨和实事求是精神。在本章最后部分，我们首先简要回顾关于 EBM 不同方法有效性的文献，然后我们会给 EBM 教学提出建议，培养学员的好奇、反思和批判精神，而目的始终是改善医疗服务的决策。

对医学教师的启示

关于 EBM 教学尽管有大量文献，但广泛回顾这些证据超出了本章的范围。相反，在本章最后部分，我们概述了关于提升 EBM 相关能力最有效策略的主要发现。根据在前两节讨论中提出的 EBM 新概念，我们给医学教师提些建议和思考素材。

循证医学教学的文献

关于 EBM 教学手段有效性的系统综述有多篇，这些教学手段包括但不限于文献读书报告会、在线平台、教学讲座、案例讨论，在完整课程、独立课程和（或）小工作坊中都用过（Aglen，2016；Ahmadi et al.，2015；Dizon et al.，2012；Larsen et al.，2019；Wong et al.，2013；Young et al.，2014）。多数研究报道了学习 EBM 的成效，如 EBM 五步骤的知识和技能、对 EBM 的态度以及 EBM 行为（例如，提出可回答的问题、发现和评价文献）。总之，这些系统综述的结论是 EBM 教学没有一个最佳手段。此外，EBM 知识、技能、态度和行为在长期如何变化，没有相关研究证据。多数研究报道的是近期成效，因此，不可能超出这些短期研究的成效去推测长期成效。重要的是，这些系统综述也充斥着局限性，例如，论文组合了不同的研究设计，每个研究设计都有方法学误差带来的风险，论文也包含了不同的学习手段（例如，单

一、混合、主动、被动）、传授方式（例如，独立单元、纵向贯穿）、学员群体（例如，本科生、毕业后教育学员、业务关联的卫生保健人员）以及评价工具（例如，一些是可验证的评价，另一些则没有很强的心理测量学属性），这种混合干扰了研究发现的荟萃分析，因此，这些系统综述的结果主要是描述性的。

循证医学教学的主要发现

尽管有方法学局限性，这些研究还是为 EBM 教学提供了一些指导意见，可采用灵活和定制的方式应用这些指南意见，以满足学员和课程设计者的需求。我们把这些指导意见分成四组：应该教什么（内容）、应该怎么教（教学方法和途径）、什么时候教（EBM 教学的时数和安排）以及谁来教（什么教师可以教 EBM）。

应该教哪些循证医学知识？

- 大多数学习手段综合了 EBM 流程的前三个步骤（拟定临床问题，有效检索文献获取可用的最佳证据，严谨评估证据以确定其有效性和相关性）而非所有五个步骤。将证据运用到决策、成效评价（EBM 流程的第 4、5 个步骤）不经常用到。
- EBM 教学的最佳时数没有依据，要根据课程长度和课程计划中其他相关内容而变化。如前面提到过的，相比在学习后期接触，早期接触可以更顺畅地引入 EBM。
- 有证据表明，对于改善 EBM 的知识和技能，多次学习比单次学习更高效（Young et al.，2014）。鉴于此，指导教师应该仔细设计 EBM 教学内容，要有恰当数量的 EBM 课次。

循证医学内容应该怎么教（教学方法和途径）？

- 混合途径（multifaced approaches），例如将教学讲课、小组交互讨论、检索文献和做项目结合的教学更可能获得 EBM 能力，例如严谨评价证据的技能（Young et al.，2014）。
- 相比独立课程（例如 1 周的 EBM 课程、小工作坊）或者被动学习（例如课堂讲授）而言，纵向课程（longitudinal courses，即课程中有时间跨度较长的训练和贯穿全课程的学习）对 EBM

学习成效的作用更大。

- 结合临床的学习（即整合到医疗现场或临床实习）（Maggio，2016）对 EBM 知识、技能、态度和行为有更大的影响。但要注意，有些研究显示，医生可能不按支撑和实施 EBM 课程教学的方式来模仿 EBM 临床应用（Maggio，2016；Thomas et al.，2017）。不够理想的 EBM 角色模仿呼吁师资培训，培训如何支持学员在临床教育阶段学习 EBM（Blanco et al.，2014）。
- 计算机辅助训练（在线辅导、视频、播客等）等效于面对面指导，可以和课堂结合使用以减轻教师负担，教师可以把课堂时间用于分析 EBM 应用中更复杂的案例，也给学员更大的灵活性，他们可以选择什么时间学习讲义材料（Ahmadi et al.，2015）。

循证医学应该什么时候教（教学的时数 / 安排）？

- EBM 教学应该在教学计划早期开始。早期渐进地接触 EBM 基本原理类似"积木法"（building block approach）（Ilic & Maloney，2014；Thomas et al.，2011）。在文献检索和学习如何评价科学研究之前，经过几次课或几个学期，学会如何为给定病例拟定临床问题，有助于学员掌握 EBM 的每个步骤，也可降低学员因短期内必须学会新技能而焦虑的风险。不同步骤的教学也可能和其他课程整合起来。
- 将分散的 EBM 步骤融入其他课程的好处包括，有机会在其他领域练习和观察 EBM 的应用。这个方法已经显示可以提升学员对 EBM 的态度和对 EBM 培训的满意度（Ilic & Maloney，2014；Thomas et al.，2017）。
- EBM 教学的效果因学员层次而异。对本科生的影响大于对毕业后教育学员的影响。针对本科生的独立单元学习只能丰富 EBM 知识，而结合临床实践和混合式学习可以丰富知识和技能，也可能改善 EBM 的态度和行为。独立单元学习对毕业后教育情境无效。

谁来教循证医学（应该由哪些教师来教循证医学课）？

- 内科医生是医学院校最常见的 EBM 教师（Maggio

et al.，2013）。但是，由生物统计、图书馆、临床及其他方面的专家组成的多学科跨专业教学团队也可以合作开展 EBM 教学，以保证学员学到 EBM 所需的各方面知识和技能（Thomas et al.，2011；2017），这种方式更符合第一节中提到的现代 EBM 理念。

给循证医学教学的一些建议

到目前，EBM 教学主要集中于实施 EBM 五步骤所需的知识和技能。学员极少接触关于 EBM 的历史和传承、与时俱进的发展、其他知识来源价值的持续争论这些相关文献。医学院校的 EBM 教学没有这些内容，其后果是支持了对 EBM 的还原论[①]（reductionist）观点。给学员留下的印象是，EBM 主要是技术性或技巧性分析过程，而不是一个综合、多层面的决策过程，这个过程实际上并不是执行五步骤那样直截了当。尽管帮助学员掌握操

---

① 还原论（还原主义，化约论）是一种哲学思想，认为复杂的系统、事物、现象可以通过将其化解为各部分之组合的方法，加以理解和描述。例如，还原论认为化学是以物理学为基础，生物学是以化学为基础。——译者注

作这些步骤的知识和技能对理解和应用 EBM 是最基本的，但我们建议教师应考虑将教学扩展到以下方面（表 27.1）：

1. EBM 的历史和演进，包括文献中关于 EBM 优点与挑战的争论。可以帮助学员更精准地理解 EBM，更好地为临床实践做准备，因为在临床工作中运用 EBM 五步骤并不总能成功，或并不总是适用于各种不同的临床情况。

2. 不要将 EBM 作为临床决策的唯一途径或优先途径，教师应当强调，其他途径如共同决策也同样有效，即便对某些特定临床问题不会更好。应当教会学员知道临床决策的多面性，清楚 EBM 的长处和局限。

3. 对比最初的 EBM 与更新理念和（或）模式的 EBM（前面已经介绍），具体讨论后者是怎样随着医学的发展和医疗方向变化而产生。

4. 将更广泛、更多样的文献（从认知科学、心理学到哲学和社会科学）纳入学习，加深学员对 EBM 所包括的内容的理解，从证据的概念（Upshur et al.，2001）到患者的参与（Greenhalgh

---

表 27.1　给循证医学教学的建议

循证医学教什么和如何教	理由
EBM 的历史 EBM 的演变 关于 EBM 的争论 EBM 的优点和挑战	● 帮助学员更精准地理解 EBM ● 学员更好地准备应对困难的临床工作和环境 ● 学员更好地准备将传统 EBM 五步骤应用到复杂的临床情境和不明确的临床问题中
其他临床决策途径，如共同决策	● 使学员认识到 EBM 是一个临床决策方法 ● 使学员知道临床决策的多面性、不同方法（如共同决策）的长处和局限性
比较和对比最初的 EBM 与更新理念和（或）模式的 EBM	● 使学员清楚现代 EBM 模式是如何随发展和医疗实践方向变化而产生的
加入更广泛、更多样的文献，从认知科学、心理学到哲学和社会科学	● 加深学员对证据概念、患者参与、临床经验的理解 ● 使学员接触多种知识来源（如随机对照试验、定性研究、患者叙述） ● 使学员知道每个知识来源在临床决策中的优点 ● 强调反思、直觉、推理和问题解决在 EBM 中的作用 ● 强调在卫生保健和医学教育中越来越重视以患者为中心的服务和共同决策
五步骤过程的教学要在课程计划中安排学习时间（例如将教学内容嵌入课程计划的多个课程当中）	● 使学生认识到这是回答临床相关问题的一个方式，必须严谨地和反思性地运用 EBM
纳入患者和其他团队成员，如图书馆、生物统计、相关内容、临床以及决策等方面的人员	● 突出 EBM 的多学科和跨专业特点 ● 使学员从不同视角看到 EBM 的优势和挑战
专业的质疑，或证据与医疗之间的关系	● 使学员明白，EBM 的价值不在于特别的知识理论或具体的证据等级，而在于它鼓励不断地质疑证据和医疗实践之间的联系

et al.，2015）以及临床经验（Copley et al.，2010；Thomas et al.，2012a），用于审视：①知识的多种来源（例如通过随机对照试验、定性研究、患者叙述来获取）及其在临床决策中的长处；②反思、直觉、推理和问题解决在 EBM 中的作用；③在医疗服务和医学教育中越来越强调以患者为中心的服务和共同决策；④患者获取的电子信息资料。

5. 五步骤流程教学要贯穿整个教学计划的课程学习时间（也就是将教学内容嵌入教学计划的多个课程当中）。

6. 纳入患者和其他团队成员，如图书馆、生物统计、相关内容、医生以及决策等方面的人员，突出 EBM 的多学科和跨专业特点，使学员从不同视角看到 EBM 的优势和挑战。

7. 教师必须清楚并向学员明确，EBM 的价值不在于特别的知识理论或具体的证据等级，而在于它鼓励不断地质疑证据和医疗实践之间的联系。

小结

在今天的卫生保健领域开展 EBM 教学，要认清 EBM 运动在过去 1/4 个世纪的发展历程，要注意它是随着医学知识形态和临床服务模式的变化而不断演变。尽管 EBM 对临床实践和医学教育已经有了重大影响，但也有一些重要的批评，迫使 EBM 向更包容的临床决策模式修正。虽然有些局限，EBM 运动的核心是严谨、反思和实事求是的精神，这些精神仍是给医疗工作者传授 EBM 的基本原则。未来的医生必须做好准备去接受 EBM，并深思 EBM 传承下来的积极和严谨是如何塑造了当前临床实践教学的探索与发展。未来的医生必须成为严谨的思考者和有反思精神的从业者，必须摆正位置，深刻思考，对于他们——医疗服务的提供者、他们的患者、他们的职业和整个社会，EBM 意味着什么。

教师应当避免在知识传授和教学方法使用上不恰当地强调 EBM 的知识和技能（也就是五步骤流程），因为这样极大地把 EBM 描绘为以技能为主的过程，而不依赖其他更重要的能力，诸如共同决策、临床推理、以患者为中心以及批判性反思。

EBM 教师应该和多学科、跨专业的利益相关

者协同工作，保证学员能学习循证实践（EBP）。EBP 既要考虑 EBM 应用领域中可用的科学证据和其他合法来源的知识，也要考虑决策背景的影响和患者视角的复杂性，这些都会极大地影响 EBM 的分析过程。

参考文献

Aglen, B. (2016). Pedagogical strategies to teach bachelor students evidence-based practice: A systematic review. *Nurse Education Today*, 36, 255−263.

Ahmadi, S.-F., Baradaran, H. R., Ahmadi, E. (2015). Effectiveness of teaching evidence-based medicine to undergraduate medical students: A BEME systematic review. *Medical Teacher*, 37, 21−30.

Bannigan, K., Moores, A. (2009). A model of professional thinking: integrating reflective practice and evidence based practice. *Canadian Journal of Occupational Therapy*, 76, 342−350.

Blanco, M. A., Capello, C. F., Dorsch, J. L., Perry, G., Zanetti, M. L. (2014). A survey study of evidence-based medicine training in US and Canadian medical schools. *Journal of the Medical Library Association: JMLA*, 102, 160−168.

Bluhm, R. B. K. (2011). Evidence-based medicine. In D. M. Gabbay, P. Thagard, & J. Woods (Eds.), *Handbook of the philosophy of medicine* (1st ed.). Elsevier.

Borchert, D. M. (2006). *Encyclopedia of philosophy* (2nd ed.). USA: Thomson Gale/Macmillan Reference.

Chi, M. T. H., Glaser, R., Farr, M. (1988). *The nature of expertise*. Hillsdale, NJ: Lawrence Erlbaum Associates.

Copley, J. A., Turpin, M. J., King, T. L. (2010). Information used by an expert paediatric occupational therapist when making clinical decisions. *Canadian Journal of Occupational Therapy*, 77, 249−256.

Dawes, M., Summerskill, W., Glasziou, P., et al. (2005). Sicily statement on evidence-based practice. *BMC Medical Education*, 5.

Dizon, J. M. R., Grimmer-Somers, K. A., Kumar, S. (2012). Current evidence on evidence-based practice training in allied health: a systematic review of the literature. *International Journal of Evidence-Based Healthcare*, 10, 347−360.

Djulbegovic, B., Guyatt, G. (2014). Evidence-based medicine and the theory of knowledge. In Jamaevidence (ed.) *Users' guides to the medical literature: a manual for evidence-based clinical practice*. 3rd Edition ed.

Djulbegovic, B., Guyatt, G. (2017). Progress in evidence-based medicine: a quarter century on. *Lancet*, 390, 415−423.

Evidence-Based Medicine Working Group. (1992). Evidence-based medicine. A new approach to teaching the practice of medicine. *JAMA*, 268, 2420−2425.

Feinstein, A. R. (1985). A bibliography of publications on observer variability. *Journal of Chronic Diseases*, 38, 619−632.

Goldenberg, M. J. (2006). On evidence and evidence-based medicine: lessons from the philosophy of science. *Social Science and Medicine*, 62, 2621−2632.

Greenhalgh, T., Snow, R., Ryan, S., Rees, S., Salisbury, H. (2015). Six 'biases' against patients and carers in evidence-based medicine. *BMC Medicine*, 13.

Guyatt, G., Cairns, J., Churchill, D. (1992). Evidence-based medicine. A new approach to teaching the practice of medicine. *Journal of American Medical Association*, 268, 2420−2425.

Hammell, K. W. (2001). Using qualitative research to inform the client-centered evidence-based practice of occupational therapy. *British Journal of Occupational Therapy, 64,* 228—234.

Ilic, D., Maloney, S. (2014). Methods of teaching medical trainees evidence-based medicine: a systematic review. *Medical Education, 48,* 124—135.

Larsen, C. M., Terkelsen, A. S., Carlsen, A.-M. F., Kristensen, H. K. (2019). Methods for teaching evidence-based practice: a scoping review. *BMC Medical Education, 19,* 259.

Lavallee, D. C., Chenok, K. E., Love, R. M., et al. (2016). Incorporating patient-reported outcomes into health care to engage patients and enhance care. *Health Affairs, 35,* 575—582.

Maggio, L. A. (2016). Educating physicians in evidence based medicine: current practices and curricular strategies. *Perspectives on Medical Education, 5,* 358—361.

Maggio, L. A., Tannery, N. H., Chen, H. C., Ten Cate, O., O'Brien, B. (2013). Evidence-based medicine training in undergraduate medical education: a review and critique of the literature published 2006-2011. *Academic Medicine, 88,* 1022—1028.

Mercuri, M., Gafni, A. (2018). The evolution of GRADE (part 1): Is there a theoretical and/or empirical basis for the GRADE framework? *Journal of Evaluation in Clinical Practice, 24,* 1203—1210.

Noonan, V. K., Lyddiatt, A., Ware, P., et al. (2017). Montreal Accord on Patient-Reported Outcomes (PROs) use series - Paper 3: patient-reported outcomes can facilitate shared decision-making and guide self-management. *Journal of Clinical Epidemiology, 89,* 125—135.

Rosser, M. J. (1995). *Quantification and the quest for medical certainty.* Princeton University Press.

Sackett, D. L., Rosenberg, W. M., Gray, J. A., Haynes, B. R., Richardson, S. W. (1996). Evidence based medicine: what it is and what it isn't. *British Medical Journal, 312,* 71—72.

Satterfield, J. M., Spring, B., Brownson, R. C., et al. (2009). Toward a transdisciplinary model of evidence-based practice. *Milbank Q, 87,* 368—390.

Steup, M. Z. E. (2017). Epistemology. In E. N. Zalta (Ed.), *The Stanford Encyclopedia of Philosophy.* Stanford University: The Metaphysics Research Lab.

Thomas, A., Han, L., Osler, B. P., Turnbull, E. A., Douglas, E. (2017). Students' attitudes and perceptions of teaching and assessment of evidence-based practice in an occupational therapy professional Master's curriculum: a mixed methods study. *BMC Medical Education, 17,* 64.

Thomas, A., Saroyan, A., Dauphinee, W. D. (2011). Evidence-based practice: a review of theoretical assumptions and effectiveness of teaching and assessment interventions in health professions. *Advances in Health Sciences Education, 16,* 253—276.

Thomas, A., Saroyan, A., Lajoie, S. P. (2012a). Creation of an evidence-based practice reference model in falls prevention: findings from occupational therapy. *Disability and Rehabilitation, 34,* 311—328.

Thomas, A., Saroyan, A., Snider, L. M. (2012b). Evidence-based practice behaviours: A comparison amongst occupational therapy students and clinicians. *Canadian Journal of Occupational Therapy, 79,* 96—107.

Upshur, R. (2002). If not evidence, then what? Or does medicine really need a base? *Journal of Evaluation in Clinical Practice, 8,* 113—119.

Upshur, R. E. (2005). Looking for rules in a world of exceptions: reflections on evidence-based practice. *Perspectives in Biology and Medicine, 48,* 477—489.

Upshur, R. E., Vandenkerkhof, E. G., Goel, V. (2001). Meaning and measurement: an inclusive model of evidence in health care. *Journal of Evaluation in Clinical Practice, 7,* 91—96.

Uranga, A., España, P. P., Bilbao, A., et al. (2016). Duration of antibiotic treatment in community-acquired pneumonia: a multicenter randomized clinical trial. *JAMA Internal Medicine, 176,* 1257—1265.

Wong, S. C., MCEvoy, M. P., Wiles, L. K., Lewis, L. K. (2013). Magnitude of change in outcomes following entry-level evidence-based practice training: a systematic review. *International Journal of Medical Education, 4,* 107—114.

Wyer, P. C., Silva, S. A. (2009). Where is the wisdom? I- A conceptual history of evidence-based medicine. *Journal of Evaluation in Clinical Practice, 15,* 891—898.

Young, T., Rohwer, A., Volmink, J., Clarke, M. (2014). What are the effects of teaching evidence-based health care (EBHC)? Overview of systematic reviews. *PLoS ONE, 9,* e86706.

第 28 章

患者安全和医疗质量
Patient Safety and Quality of Care

L. A. Headrick, D. E. Paull and K. B. Weiss

（译者：杨达雅　审校：肖海鹏）

趋势

- 患者安全和质量改进教育正在帮助医疗保健走向一套解决问题的系统方法，而不是将医疗差错归咎于个别医疗保健专业人员。

- 医学教师通过将这些努力融入学员在课堂和床旁的日常工作中，提高了患者安全和质量改进教育的有效性。

- 患者安全和质量改进工作本质上是以团队为基础的，因此需要跨专业的学习经验。

- 学习者是医疗组织学习的重要贡献者。实现这一目标需要教育者、患者安全和质量改进官员、执行领导者和其他医疗团队成员之间的合作。

关键概念

- 医疗质量和患者安全（patient safety，PS）教育需要了解医疗系统的复杂性，并更深入地了解人为因素（即医疗从业者、药物和设备以及环境在改善或保持这些系统安全方面的相互作用）。

- 医学教师通过为医学生、住院医师和专科医师提供 PS 和质量改进（quality improvement，QI）的"上手"（实践）经验（例如，参与 PS 事件分析和 QI 项目）来提高学习成果。

- 创造和提供包括医学教师、QI/PS 人员和医疗保健执行领导者之间进行有意义的合作的学习机会，以提供符合医疗保健组织目标的真实体验。

- 成功的 QI/PS 教育需要注意将教师培养为 QI/PS 教育领导者、教练和角色榜样。

引言

　　每年，患者在住院和接受门诊治疗时都会发生患者安全事件。研究结果表明，无论在世界上哪个地方衡量医疗保健质量，都存在大量的机会来改善急性和慢性病患者医疗的基本方面。

　　国际公认患者安全和医疗质量科学、方法和技能发展对医学教育非常重要（WHO，2019）。医学教育领导者强调，患者安全和医疗质量是成功医学教育课程的必要主题（Irby et al.，2010）。在美国，最近在医疗质量和患者安全方面的教育和培训正在迅速成为医学教育的主流（Accreditation Council for Graduate Medical Education，2019；Association of American Medical Colleges，2019）。创建和部署医疗质量和患者安全科学的成功课程是一项具有挑战性的工作。

　　与医学教育的其他方面一样，教育目标需要关注知识获取、技能发展、定义"进展"的明确节点以及评估教育成果的工具。医学课程的这一演变要求在患者安全和质量改进的实践和教学方面进行教师发展。然而，不像医学教育中的一些领域主要集中在医生和患者（和家庭）双方；患者安全和医疗保健质量不仅需要医生和患者双方的参与，还需要临床领导者的重视，以及其他医疗团队成员的共同努力。

　　本章主要有三个目标：①向刚接触这门科学的教育者简要介绍医疗质量和患者安全；②介绍如何为医学生、住院医师和专科医师构建本领域的教育经验；③为读者组织、实施、评估患者安全和医疗质量方面的成功学习经验提供资源。

患者安全导论

　　世界卫生组织（WHO）将患者安全定义为

在医疗保健过程中不会对患者造成可预防的伤害（WHO，2019）。早期学习者，例如正在接受培训的本科生和毕业后教育医师，是照护患者的临床团队的重要成员，代表着医疗保健领域未来的领导者。他们参与和融入机构的患者安全计划和活动，对于学生成长为医生的全面专业发展、增强组织学习和改善患者结局至关重要。

美国毕业后医学教育认证委员会（Accreditation Council for Graduate Medical Education，ACGME）作为其临床学习环境审查（clinical learning environment review，CLER）计划的一部分，定期对开展毕业后教育的主办机构（sponsoring institutions，SIs）进行实地考察。现场访问包括多次巡视，在此期间，CLER 现场代表会访问 SI 内的不同临床领域，访谈毕业后教育医师、教师、护士和其他医疗保健专业人员（ACGME，2016）。在术前区域的巡视过程中，一名 CLER 站点访问者询问一名三年级住院医师，他们是否在培训期间目睹了任何不良事件或风险事件。住院医师说没有。站点访问者询问是否曾因异常实验室检查（如国际标准化比值水平升高）而取消手术。住院医师回答说，他们在早上早些时候就遇到了这样的情况，但幸运的是"及时发现了"。他们接着提到，这类事件"一直在发生"。

这个故事凸显了患者安全教育方面的差距。在培的研究生医师出于好意，依靠个人努力来解决反复出现的患者安全问题，而不是将事件上报到医院的患者安全事件中央报告系统，参与患者安全事件分析，并协助开发（与其他跨专业临床医疗团队成员一起）基于系统的解决方案，以防止问题再次出现。

患者安全知识、技能和态度的一些基本要素包括：①学习者参与患者安全事件调查；②学习者融入健康的、有组织的安全文化；③学习者在团队行为中获得能力；④学习者了解应用于医疗保健的人因工程学原理。

学习者参与患者安全调查

与疾病并发症不同，不良事件被定义为"与医疗管理相关的伤害"。医疗管理包括"医疗的所有方面，包含诊断和治疗、诊断或治疗失败以及用于提供照护的系统和设备"（WHO，2019）。患者安全系统依赖于不良事件的报告。但是报告不良事件仍不足以保障患者安全。毕竟，患者已经受到伤害。风险事件报告代表了一种保护患者安全的积极方法。风险事件是一种有可能导致不良事件的严重错误，但由于偶然或被阻拦而未能发生（WHO，2019）。风险事件不仅比不良事件多出数百倍，而且由于没有患者受到伤害，医务人员通常更容易进行讨论。

在培训期间，医生在医疗保健的第一线为患者提供医疗照护。正如之前分享的故事一样，他们见证了威胁患者安全的情况，但遗憾的是，他们通常不会向医疗保健组织的中央报告系统上报他们的观察结果。医生参与患者安全事件分析与其报告患者安全事件的显著增加相关。然而，ACGME 的 CLER 项目表明，在大量不同的临床学习环境中，只有有限数量的住院医师和专科医师被纳入患者安全事件分析（Co et al.，2018）。

患者安全教育要求从不良事件和风险事件中吸取教训，以防止这些事件再次发生。通过不良事件或风险事件报告进行患者安全事件分析，根据事件的概率和严重程度（实际或潜在）进行排序和进一步考量。由跨专业团队检查医疗记录、与事件涉及的工作人员面谈、查阅文献和指南并确定导致事件的潜在系统因素，进而制订并实施解决根本原因的措施，并拟定计划来监控该措施能否有效防止事件再次发生。

医学教师可以为学员提供必要的工具，使其成功成为患者安全事件分析团队的成员或领导者，包括创建事件映射流程图和因果图以分析患者安全事件的能力。根本原因分析知识和技能的学习成果可以使用有效的客观结构化临床考试（OSCEs）进行可靠的评价（Gupta & Varkey，2009）。患者安全案例会议、模拟病人安全事件分析和案例研究可以作为辅助教育手段，但不能替代真实的、跨专业患者安全事件分析体验。有意将毕业后教育医师纳入患者安全事件分析中，需要医学教育、患者安全和医疗保健组织执行办公室的领导者的合作。

将学习者融入健康的患者安全文化

系统方法。James Reason 指出，医疗保健中的人为错误可以用以下两种方式之一来看待："个人方式"或"系统方法"（Reason，2000）。个人方式将不良事件视为由个别医务人员的疏忽造成的。在这种模式下，相关的医务人员会感到羞愧、被指责和再培训。然而，这种方式并不能防止类似不良事件再次发生。系统方式则承认医生难免犯错、错误时而发生，但首先是潜在的组织、环境和设备因素导致错误更容易发生。"瑞士奶酪"图（Reason，2000）说明了用系统方式处理错误的方法（图28.1）。在该模型中，患者安全系统由多片瑞士奶酪组成。一片奶酪可以代表自动化，另一片代表团队合作，或某项政策。自动化如条形码有助于防止用药错误，而团队培训改善了沟通交流。然而，这些旨在防止错误发生在患者身上的阻断方法并不完美。因为它们存在漏洞，在某个特殊环境下，每种阻断方法的漏洞串联后，错误仍会发生在患者身上。漏洞或弱点包括无效或不明确的政策、自动化失败或意外的后果，以及缺乏常态化的团队培训。

> 💡 **小提示**
>
> 　　了解解决医疗保健问题的系统方法是早期学习者的基础。虽然教学讲座和案例会议可以帮助学习者做好准备，但教授系统方法的最佳途径是让学习者参与真实的患者安全事件分析。

　　公正、公平的文化。不良事件和风险事件的报告取决于公正文化的建立。公正文化是一种信任的氛围，鼓励人们说出与安全相关的信息。个人相信他们不会承担系统失败的责任，并且清楚可接受行为和不可接受行为之间的界限。在案例学习中，让学习者判定一项行动是不应受到指责的人为误差、危险行为还是应受到指责的故意不安全行为，可能是有用的。

　　学习者团队合作技能的获得。患者医疗是一项非常复杂的工作。它涉及医疗保健组织提供最好的医疗，同时不断学习并努力改进。例如患者安全分析团队，来自不同角色和不同学科的个人短暂地聚集在一起解决问题，以促进组织学习和改进。Amy Edmondson 引入了"团队合作"的概念来描述"动态团队合作"（Edmondson，2012）。她进一步将团队合作描述为"很大程度上由团队合作的思维模式和实践决定，而不是由有效团队的设计和结构决定"。医学教师可以通过确保学员在团队合作技能和患者安全行为方面的能力，为临床实践做好准备，这些能力可以迁移到他们可能遇到的任何情况中。团队合作的两种行为分别是表达关切和保持情境意识。

　　医疗保健中大多数严重不良事件的根本原因与沟通失败有关。团队培训鼓励每个人说出自己关心的问题，即使是在面对权威梯度的时候。团队合作和沟通工具和技术可以通过从简单的角色扮演到更复杂的高仿真度的情境模拟来练习。与单次工作坊相比，将团队培训作为一种反复开展的活动纳入医疗保健系统会更有效。团队合作技能可以在现实或模拟场景中使用经过验证的通用工具、行为锚定量表或基于事件的工具进行评估（Guise et al.，2008）。

　　学习者对人为因素原则的理解。人为因素代表"人、他们在工作场所使用的工具和设备以及工作环境之间相互关系的研究"（Hignett et al.，2015）。患者安全关注的是来自环境、设备、生物和化学的对患者和医务人员的威胁。将人为因素工程专家纳入医学院教师和患者安全分析团队，将使临床医疗团队更深入地了解人为因素，并采取更有力的行动来解决患者安全事件的原因。

医疗质量导论

　　任何患者安全问题的最终目标都是质量改进。要求医生参与质量改进的呼声由来已久。最早可以追溯到因《医学道德守则》而闻名于世的 Thomas Percival 爵士。他在 19 世纪呼吁医生对他们所做的工作进行登记，以便进行质量审查。同样，在 19 世纪，Florence Nightingale 呼吁需要通过新兴的流行病学领域来记录医疗质量。19 世纪中期，维也纳内科医生 Ignaz Semmelweis 通过观察发现，

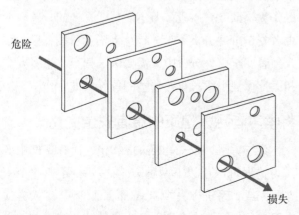

图 28.1 瑞士奶酪模型（摘自 Reason，2000）

卫生习惯（洗手）与患者结局有关。质量问题至今仍困扰着医疗保健行业。20 世纪初，波士顿外科医生 Earnest Codman 呼吁维护患者登记档案，并将医疗费用支付与患者结局的质量挂钩。

尽管目前世界各地正在使用多种质量改进的理论和方法，但对于早期学习者（如医学生、住院医师和教师）来说，似乎最容易获得和最容易启动的是改进模型（Langley et al., 2009），包括一组简单的问题和 Shewhart 循环［计划–执行–研究–行动（plan-do-study-act，PDSA）］（图 28.2）。

美国国家科学院医学研究所显著提高了美国和国际上对医疗质量和患者安全的关注度。他们在两个重要出版物中宣称，患者正受到不必要的伤害，医疗保健亟待改进。到世纪之交，医疗质量改进和患者安全运动已成为全球性运动。

医疗质量和患者安全的教学

医生在质量和安全方面职业发展的连续性

创建和维持患者需要的、也是应当享有的高质量、安全的照护，要求医生和其他卫生专业人员

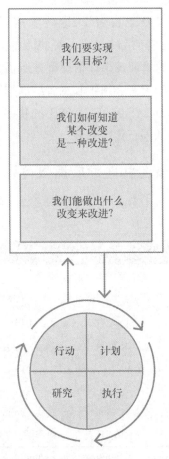

图 28.2 改进模型（摘自 Langley et al., 2000）

将改善医疗保健和患者安全作为专业实践的核心部分。与其他专业能力一样，卓越的质量和安全需要持续的职业发展。

医生从医学院毕业时应该能够做到：①批判性地评估用于支持优质患者医疗的知识基础；②明确通行做法与最佳实践之间的差距；③展示如何报告患者安全事件的知识；④致力于弥补通行做法与最佳实践之间的差距（Association of American Medical Colleges, 2019；Edgar et al., 2018）。即将执业的住院医师必须能够对患者安全事件进行分析，提供预防错误的策略，向患者和家属告知患者安全事件，并展示识别、开发、实施和分析质量改进项目所需的技能（Edgar et al., 2018；Accreditation Council for Graduate Medical Education, 2019）。训练有素的执业临床医生将反馈纳入实践中，作为跨专业努力的一部分进行有效的工作，以提高质量和安全性，并将改善医疗系统视为职业认同的组成部分（Association of American Medical Colleges, 2019；Edgar et al., 2018）。

质量与安全的教学策略

以下五项原则有助于设计多层次医师职业发展中与医疗质量和安全相关的学习体验（Armstrong et al., 2012；Co et al., 2018；Passiment et al., 2019；Wong et al., 2020）：

1. 运用说教式和体验式相结合的学习策略。提高医疗质量和安全所需的能力必须通过反馈和反思的机会来实践。例如，Jamal 等将参加为期 1 年的患者安全 / 质量改进课程（包括理论授课和项目工作）的耳鼻喉科住院医师（干预组）与参加传统的基于发病率和死亡率会议的患者安全 / 质量改进教育的住院医师（对照组）进行了比较。只有干预组的住院医师在年底表现出改善患者安全 / 质量的信心和知识（Jamal et al., 2019）。

2. 寻找跨专业学习的方法，因为跨专业合作是提高医疗质量和患者安全的关键。个人不可能有效地改进他人的过程，这是质量改进中的老生常谈。尽管质量改进和患者安全的某些方面可以在特定学科的活动中学习，但实践的成功变革需要让每个人都参与进来。Bodenheimer 等研究了 44 个内科和家庭医学住院医师方案中基于诊所的患者安全 / 质量改进教育。他们发现，当质量改进

项目与实践优先事项一致并包括跨专业团队合作时，住院医师在响应和持续实践改进方面最佳（Bodenheimer et al.，2019）。

> **💡 小提示**
>
> 　　患者安全科学和质量改进方面的培训需要在整个培训过程中持续进行，因此要将其作为常规职业期望的一部分，而不是作为完成培训的一项任务。

3. 牢记基于临床的学习通常优于基于课堂的学习。在《卡耐基教学促进基金会呼吁改革医学教育：1910 和 2010》这一具有里程碑意义的报告中，Irby 等呼吁将正式学习与临床经验相结合，并指出这种密切体现医生学习和工作性质的医学教育过程具有明显优势（Irby et al.，2010）。除非在以高质量安全实践和文化为标志的临床环境中接受教育，否则学习者可能会在未来几年的实践中不断重复带来次优临床结果的行为（Wong et al.，2020）。

4. 充分利用支持临床质量改进措施的力量。ACGME 的 CLER 报告通过对美国学术教学中心的实地考察，反复强调了教育和临床领导者之间达成共同目标和战略的价值（Co et al.，2018）。由学习者推动的改进工作乍看起来可能令人兴奋，但如果不与组织优先事项同步，就很难持续下去，从而无法吸引合作伙伴和其他资源。这些资源包括及时和恰当的数据、教师和临床领导者的时间和关注，以及在临床环境中测试变化的能力。无法持续的项目可能会让学习者对改进工作感到沮丧。围绕共同目标将教育和临床改进工作结合起来，既可以产生重要的学习体验，也可以为患者带来明显的益处（van Schaik et al.，2019）。

5. 改进临床医疗和教育中行为的榜样作用。教师通过学习者可见的方式将测量、反馈和改进等内容融入他们自己的工作中，这证明了这些内容的重要性。这包括示范将患者和家庭纳入个人和组织层面的安全和改进工作中（Association of American Medical Colleges，2019；Van Schaik et al.，2019）。

医学教育者已经在教室、模拟中心和临床环境中创建了质量改进和患者安全的学习经验（Headrick et al.，2012）。例如，学习者使用纸质案例完成质量改进项目的步骤，在临床模拟中心练习安全交接，并以一种可以整合到学习者活动和义务中的方式承担更大规模的改进工作的特定方面。获得改善患者医疗和安全所需的复杂能力需要长期的、一系列的学习经验，也许始于教室，但会迅速发展到基于临床的活动。

学习者评估与评价

　　策略性测量可以同时向学习者（"我的进展如何？"）以及教育者（"这些策略在多大程度上实现了我们的目标？"）提供反馈。Barr 等对 Kirkpatrick 的培训效果评估模型进行了改进，提出了一种包含学习者、组织和患者结局的综合评估方法（Barr et al.，2005）。表 28.1 提供了详细信息、示例和选定的同行评价资源。

建立患者安全和医疗质量教育计划的挑战

　　以下列出了教育者在寻求建立质量改进和患者

表 28.1　用于学习者评价和项目评估的教育结果类型		
结果	举例	选定的同行评价资源
1. 学习者反应	书面反馈	备忘录（Singh et al.，2011）
2a. 认知 / 态度改变	学习者前 / 后评价	QICI（Hess et al.，2013）
2b. 获取知识 / 技能	学习者前 / 后评价	QIKAT-R（Singh et al.，2014）
3. 行为改变	基于检查表的、学习者在临床环境中表现的教师评级；学习者活动记录	C3QS（Nagy et al.，2015）
4a. 组织实践的改变	临床过程的改进	临床微系统评价工具（Johnson，2003）
4b. 患者 / 客户受益	临床结局	AHRQ 质量工具和资源

AHRQ，医疗卫生研究和质量机构（https://www.ahrq.gov/professionals/quality-patient-safety/quality-resources/index.html）；C3QS，质量与安全共同核心课程；QICI，质量改进信心工具；QIKAT-R，质量改进知识获取工具（修订版）

安全方面的成功学习经验时遇到的一些常见挑战。

1. 对所有学员来说，有意义的临床改进经验可能需要将质量改进和患者安全整合到核心临床实践中（即我们日常的工作方式）。

2. 除非教师能够按照临床医师、教育者和研究人员的角色在工作中践行和教授患者安全/质量改进，否则一味教导学习者优先考虑患者安全/质量改进活动将缺乏意义。成功的教育需要对教师发展给予明确关注。

3. 患者安全和医疗质量发生在我们称为临床医疗的复杂的学习环境中。将教育和临床改进工作结合起来，精心设计、实施并维持，会使学习者有更多机会体验成功的改变。

> 💡 **小提示**
>
> 　　医疗卫生教育者需要与医疗保健系统的领导者密切合作，以设计和实施医疗保健质量和患者安全教育计划。

小结

　　患者安全和质量改进知识、技能和行为是高质量和安全的患者医疗的基础，也是医学教育的基本要素。教师越来越多地将患者安全和质量改进教育纳入医学院和毕业后教育课程。患者安全和质量改进教育需要有准备的教师与从事患者安全和质量改进的人员和临床医疗团队的其他成员密切合作。早期学习者参与真实的患者安全事件分析是一种转化式的体验，有助于提高他们在患者安全活动、患者安全报告和患者安全文化中的参与度。同样，质量改进教学最好是体验式教学，让一线医疗团队的其他成员参与，并由医学教师在日常临床工作中展示，这是早期学习者所仰望的。目前已经有优质的、经过验证的资源，可以在教育设计和学习者评价中指导负责患者安全和质量改进教育的医学教师。

参考文献

Accreditation Council for Graduate Medical Education. (2019) Milestones by Specialty. https://www.acgme.org/What-We-Do/Accreditation/Milestones/Milestones-by-Specialty (accessed December 7, 2019)

ACGME (2016). CLER National report of findings. Issue Brief No. 2. Patient safety. Retrieved from: https://www.acgme.org/Portals/0/PDFs/CLER/ACGME_CLER_Patient-Safety_Digital.pdf

Armstrong, G., Headrick, L. A., Madigosky, W., Ogrinc, G. (2012). Designing education to improve care. *The Joint Commission Journal on Quality and Patient Safety*, 38(12), 5−14.

Association of American Medical Colleges. (2019). *Quality Improvement and Patient Safety Competencies Across the Learning Continuum. AAMC New and Emerging Areas in Medicine Series*. Washington, DC: AAMC; 2019. Available at https://store.aamc.org/quality-improvement-and-patient-safety-competencies-across-the-learning-continuum.html (Accessed December 7, 2019).

Barr, H., Koppel, I., Reeves, S., Hammick, M., Freeth, D. S. (2005). *Effective interprofessional education: argument, assumption and evidence*. Oxford, UK: Blackwell Publishing.

Bodenheimer, T., Dickinson, W. P., Kong, M. (2019). Quality improvement models in residency programs. *Journal of Graduate Medical Education*, 11(1), 15−17.

Co, J. T., Weiss, K. B., Koh, N. J., Wagner, R. (2018). *CLER Program. CLER National Report of Findings 2018: Executive Summary*. Chicago, IL: Accreditation Council for Graduate Medical Education.

Edgar, L., Roberts, S., Holmboe, E. (2018). Milestones 2.0: A step forward. *Journal of Graduate Medical Education*, 10(3), 367−369.

Edmondson, A. C. (2012). *Teaming. How organizations learn, innovate, and compete in the knowledge economy*. San Francisco, CA: Jossey-Bass.

Guise, J. M., Deering, S. H., Kanki, B. G., et al. (2008). Validation of a tool to measure and promote clinical teamwork. *Sim Healthcare*, 3, 217−223.

Gupta, P., Varkey, P. (2009). Developing a tool for assessing Competency in root cause analysis. *The Joint Commission Journal on Quality and Patient Safety*, 35(1), 36−42.

Headrick, L. A., Barton, A. J., Ogrinc, G., et al. (2012). Results of an effort to integrate quality and safety into medical and nursing school curricula and foster joint learning. *Health Affairs (Millwood)*, 31, 2669−2680.

Hess, B. J., Johnston, M. M., Lynn, L. A., Conforti, L. N., Holmboe, E. S. (2013). Development of an instrument to evaluate residents' confidence in quality improvement. *Joint Commission Journal on Quality & Patient Safety*, 39(11), 502−510.

Hignett, S., Jones, E. L., Miller, D., et al. (2015). Human factors and ergonomics and quality improvement science: Integrating approaches for safety in healthcare. *BMJ Quality and Safety*, 24, 250−254.

Irby, D. M., Cooke, M., O'Brien, B. C. (2010). *Calls for reform of medical education by the Carnegie Foundation for the Advancement of Teaching: 1910 and 2010. Academic Medicine* (85, pp. 220−227).

Jamal, N., Bowe, S. N., Brenner, M. J., Balakrishnan, K., Bent, J. P. (2019). Impact of a formal patient safety and quality improvement curriculum: a prospective, controlled trial. *Laryngoscope*, 129(5), 1100−1106.

Johnson J.K. Clinical Microsystem Assessment Tool. Revised 2/21/03. Available at http://clinicalmicrosystem.org/uploads/documents/microsystem_assessment.pdf. Accessed December 8, 2019.

Langley, G. J., Moen, R., Nolan, K. M., Nolan, T. W., Norman, C. L., Provost, L. P. (2009). *The improvement guide: a practical approach to enhancing organizational performance* (2nd ed.). San Francisco: Jossey-Bass Publishers.

Nagy, C. J., Zernzach, R. C., Jones, W. S., Higgs, J. B., Bowe, S. N., Bossg, R. A. (2015). Common core curriculum for quality and safety: a novel instrument for cultivating trainee engagement in quality improvement and patient safety. *Journal of Graduate Medical Education, 7*(2), 272−274.

Passiment, M., Wagner, R., Newton, R. C., Weiss, K. B. (2019). The CLER pursuing excellence pathway leaders collaborative: enhancing resident and fellow engagement in patient safety. *Journal of Graduate Medical Education, 11*, 618−620.

Reason, J. (2000). Human error: models and management. *British Medical Journal, 320*, 768−770.

Singh, M. K., Lawrence, R., Headrick, L. A. (2011). Expanding educator's medical curriculum tool chest: Minute papers as an underutilized option for obtaining immediate feedback. *Journal of Graduate Medical Education, 3*(2), 239−242.

Singh, M. K., Ogrinc, G., Cox, K., et al. (2014). Quality Improvement Knowledge Application Tool Revised (QIKAT-R). *Academic Medicine, 89*(10), 1386−1391.

Van Schaik, S. M., Reeves, S. A., Headrick, L. A. (2019). Exemplary learning environments for the health professions: a vision. *Academic Medicine, 94*(7), 975−982.

Wong, B. M., Baum, K. D., Headrick, L. A., et al. (2020). Building the bridge to quality: an urgent call to integrate patient safety and quality improvement education with clinical care. *Academic Medicine, 95*(1), 59−68.

World Health Organization (2019). Patient safety. Retrieved from: https://www.who.int/patientsafety/en/

第29章

医学人文
Medical Humanities

J. Y. Chen, H. Y–J. Wu

（译者：郭开华　审校：肖海鹏）

关键概念

- **心理弹性**：医学生常沉浸在具有挑战性的环境中，而心理弹性，即适应逆境并从挫折中复原的能力，使他们能够更好地应对压力。

- **职业认同形成**：在教学过程中，随着学生们将职业的特点、价值和规范内化，他们逐渐形成一种自我认同，使他们能够像一个医生一样思考、行动和感受。

- **视角主义**：在医疗领域中，若一种手段和疗法不能解决患者的想法和恐惧情绪，则不能称其是成功的。视角主义强调每个人的观点都应该被探索并尊重，这使得医生-患者的临床接触和结果更有意义。

引言

培养未来的医生是世界各地医学院校的基本职责，这些未来的医生今后必须能提供安全、合格的医疗服务。这要求他们必须精通生物医学领域和必需的临床技能，同时还必须具备从人文研究领域中汲取的能力和态度以及广博的视野，以便从患者的角度来理解疾病。

理解患者"作为一个人"的特质，以及疾病和痛苦的个体性，既是缓解痛苦的第一步，也是医学的首要目标，尽管后者还有争议（Cassell，1999）。无论一个人患有何种疾病，涉及个人状况的问题才是最重要的问题，即患者可能正在经历的痛苦、死亡、爱情或友情。医学人文（medical humanities，MH）已经被广泛认可并通过多种方式运用到医学教育中，这已成为一种强调、鼓励并批判性地探索医学中人性方面的方式。

医学人文是什么？

目前对于医学人文尚无一个普遍认同的定义。本领域的学者从不同角度提出了各自的概念，其中包括了从伦理学到艺术再到哲学等诸多领域，为医学教育提出了一系列目标，使人们对关于健康和疾病的经验有更加深刻的认识；也是对道德水平发展的一种培养，以获得良医之价值；更是作为一位益友，我们赖其寻得愉悦和智慧（Bleakley，2015；Gordon & Evans，2013）。

医学人文如何为医学教育做出贡献？

除了平衡医学课程的生物医学重点外，医学人文作为"工具性角色"在帮助学生为临床实践做准备方面具有重要作用，并且在拓宽视野和个人发展方面也具有其内在价值（Macnaughton，2000）。

为医疗实践做准备

> "你永远不会真正了解一个人，除非你从他的角度去考虑问题……除非你爬进他的皮肤里并披着他的皮囊行走世间。"
>
> **Harper Lee**

医学人文通过多种叙述形式向人们讲述故事，

以提供间接的人生经历。学生们在故事中经历亲人逝世之痛，感受抑郁的黑暗，或是体会解剖尸体的感受，并在安全的环境下反思个人反应。这样的经历可以帮助学生们揭露自己内心隐藏的恐惧与偏见，使他们在临床上遇到这类情况前做好充分准备。通过戏剧或其他视觉艺术，学生们可以学会解读情感，反思人际沟通中的问题，并对语言和非语言沟通技巧加以练习。

或许最重要的是，随着医学的本质与实践的发展，医学人文采用了一种批判性的方式来激发人们更深层次的思考与反思。它让我们加以思考这些问题："什么让我们成为人？""什么赋予了我们生命意义？""什么是痛苦的本质？"在解决这些问题的过程中，学生们由此产生了新的思考与反思，这样的思辨过程增强了他们的相关意识，使他们在医疗实践中能够更好地面对那些或复杂或模糊的问题。

个人发展、心理弹性与幸福感

医学人文超越了医学专业训练中较为集中的关注点，提供了一个更广阔的视角来看待世界。通过医学人文，学生们可以观察并发现有关患者、他们自身和价值观的知识，以及挑战成见观念（Macnaughton，2000），从而使他们的自我意识日益增强和发展。

> "作为医生，我们亏欠患者两样——仅欠两样东西——我们的时间和技能。我们并不亏欠患者的命。"
>
> **Joseph D. Wassersug，医学博士**

自我意识是自我照护的前提条件，其在当前的医学教育和医疗实践环境中是必要的。这种环境的特点是冷酷的职业要求和期望，从而可能导致职业倦怠和其他心理问题。学生可以学着从自我意识开始，对自己和同事表现得更加人道，认识到自己专业水平的局限性，并接受自己也是人这一事实。医学人文在个人发展方面也可以为医学生们提供指导、机会和许可，使其通过能支持艺术、反思写作和基于艺术的疗法之积极作用的文学作品集，来更好地关注自己的健康并建立心理弹性。

职业认同形成

医学生们在医学院的学习过程中建立起了职业认同感，他们在学习过程中消化吸收正式和非正式的经验，从而学着成为一名医生。医学人文越来越多地被认为是培养学生反思能力的沃土，而拥有这一能力的学生则能更好地整理所学到的经验。根据针对医学生的工作分析，例如具有挑战性的患者经历的指导性反思写作（Wald，White，Reis，Esquibel，& Anthony，2018）和表达情绪状态的曼陀罗图（Potash，Chen，Tsang，2016），都显示了职业认同形成是有迹可循的。

课程结构：香港大学医学人文课程案例

框架

这门医学人文课程的基础是从知识和自我探索开始，到技能发展，最后到医学人文培养的态度和行为在临床实践中的体现的概念框架（图29.1）。这是一门为期 6 年的纵向必修课程，围绕 5 个指定的主题（医生和患者身份认同；文化与照护；医学史；生命与死亡；社会正义与人道主义），通过 5 种体裁（叙事和文学、电影、表演、视觉艺术和体验式学习）来探索。

结果导向的学生学习方法

一项医学人文活动或课程可以以一种严谨的教学方式来设计和建构。结果导向的学生学习方法（outcomes-based approach to student learning，OBASL）以健全的教育原则为基础，同时也反映了许多医学院校已经实施的以胜任力为基础的课程设计。在 OBASL 中，教育工作者以明确的学习成果为中心来进行课程设计，根据预期结果决定设计什么样的教学活动，然后设计评价任务以确保满足预期结果。这样的方法使活动、课程或方案的计划明确、集中且负责。结果、学习活动及评价的关系见图 29.2，图中以港大一年级医学人文课程的其中一项学习成果来说明课程的衔接。

评价

一门特定医学人文课程的评价形式由其所预期的学习结果决定。一方面，如反思或批判性评价等基于技能的结果可以通过常规方法或更具创造性

MH课程概念性框架

五、六年级
（高级、专业见习）

四年级
（初级见习）

二、三年级
（系统模块）

一年级
（医学艺术与科学）

MH作为自身和临床工作的一部分
作为人类和人文主义的实践者

减轻痛苦和促进痊愈的途径
通过MH应用知识、技能和反思

通过MH探索病痛与治疗
学习知识、技能和反思

在医学教育中引入MH
探索白大褂背后的人

主题
（学生应探索什么）

医生和患者的身份
医学史
生命与死亡
社会正义与人道主义

体裁
（主题是如何呈现的）

叙述
表演
电影
视觉艺术
体验式学习

图 29.1　医学人文的概念框架

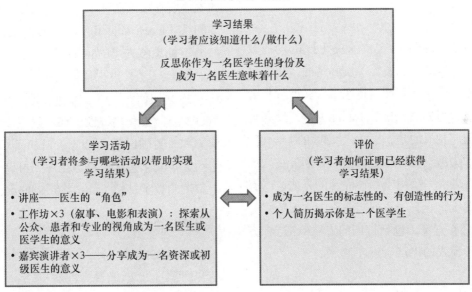

基于结果的学生学习方法

学习结果
（学习者应该知道什么/做什么）

反思你作为一名医学生的身份及
成为一名医生意味着什么

学习活动
（学习者将参与哪些活动以帮助实现
学习结果）

• 讲座——医生的"角色"
• 工作坊×3（叙事、电影和表演）：探索从
公众、患者和专业的视角成为一名医生或
医学生的意义
• 嘉宾演讲者×3——分享成为一名资深或初
级医生的意义

评价
（学习者如何证明已经获得
学习结果）

• 成为一名医生的标志性的、有创造性的行为
• 个人简历揭示你是一个医学生

图 29.2　医学人文中结果导向的学生学习方法举例

的方法进行评价，如论文、反思日志或以所需评价标准为基础的汇报。比如自传体诗歌——一种具有固定结构的反映自我的诗歌——被用于评价针对"我是谁"这个问题的讨论。另一方面，态度和行为结果，如共情或同情，很难通过档案袋法衡量，而反思性写作和艺术作品可能是有用的。在关于同情的工作坊中，我们会使用身体映射练习来进行评估。学生们通过绘制并解释他们的人体图谱来探索在一个既定的场景（例如意外死亡）中情绪如何影响医患关系：两名学生采取了一种代表医患关系的姿势，并将他们的身体轮廓画在一张纸上，让参与者思考每个人可能感受到的情绪。

整合

作为核心医学课程的一部分，多学科教师参与的结构完善的医学人文课程强调了医学人文对医学研究和实践的相关性和重要性。在课程的其他领域与医学人文相结合的学习活动为这一结构良好的课程提供了补充，可以与医学人文主体课程一起组成一个总体的医学人文课程方案（Peterkin，2016）。在进入临床前的几年学习中，这门课程可能包括大体老师追思仪式——作为解剖学课程的一部分，或以某位患者的自白为触发场景作为基于问题的学习案例。在临床阶段，医学人文教育可以被穿插到临床教学和体验式学习中。例如，在临床见习期间经历的痛苦（无论是意外的诊断还是老年女性的抑郁症），都可以参考 Eric Cassells 关于痛苦本质的论文（Cassell，1999）进行复盘和讨论。在华盛顿大学的实习预备阅读材料中有一首诗和一则故事，诗中所讲的是一个患者呼吁他的医生将他视为一个人（Stephen A. Schmidt 的 *When you come into my room*），那则故事则是关于病房里最无趣的患者最终发现自己并不是那么无趣（Faith T. Fitzgerald 的 *Curiosity*）。此外，在住院医师培训项目中，共享故事被纳入医院查房中（http：//www.nytimes.com/2008/10/24/health/chen10-23.html?_r = 0）。上述所有例子都将医学人文带入了临床领域。

必修或选修课程

医学人文在课程中的定位取决于该机构的教育理念，以及课程时间和资源等实际情况。更常见的情况是，本科医学教育课程将医学人文课程作为选修课或特殊学习模块，让学生们能够探索感兴趣的新领域。与此相反的是，医学人文也可以是一门必修课程，作为医学教育核心课程的一部分纳入终结性评价。香港大学采用了一种混合的方法，既有必修的核心课程，也有一系列与课程的学习成果相一致的补充选修方案（包括自创的方案），这种方式结合了两种模式的优点。

内容和方式

> "我不仅倾听他叙述的内容，也倾听他叙述的形式——它的时间进程，它的形象，与它相关的次要情节，它的沉默，他选择从哪里开始讲述，他如何将症状与其他生活事件串联起来。"
>
> **Rita Charon**

基于叙事

叙事医学通过精读疾病的故事，认识、吸收、理解故事情节并受其触动这一过程来培养学生的文字技能、创造技能和情感技能（Charon，2004）。

医生们在与疾病斗争过程中同患者形成的治疗联盟赋予了疾病意义并引导患者走向治愈。对叙事的研究让学生们看到了痛苦和不同角度的治愈解释模型，这些模型可以通过各种书面叙事形式表现，如短篇故事、小说、诗歌或者像绘画、照片、电影这样的可视化形式。学生们必须通过写作、分享、阅读或积极倾听故事，无论是真实的还是虚构的，来从不同角度看见和感受生活。

除了引导阅读和分析文本、口头或书面回答外，学生还可以创造出其他不同形式来对叙事做出回应。例如，学生可以制作连环画或微电影来探索"视角主义"的意义（Kleinman，1988），通过互相争论病因或治疗手段的不同观点来启迪思考。在电影《天使在美国》中，医生和患者之间关于其诊断的场景，从医疗卫生提供者、公共卫生规划者、患者和边缘化社区积极分子的角度，有力地将不同的疾病解释模式放在了一起。通过对这些叙述的主体间性（inter-subjectivity）的探究，学生们发挥他们的道德想象力（"如果我处在同样的情境中，我会做什么？"），审视他们的情感反应（"这种互动让我感觉如何？"），并意识到他们的临床和社会角色的复杂性和挑战性。在《叙事在医疗中至关重要》和《美国医学会杂志》"我的思考"版块以及纽约大学文学艺术医学数据库中可以查阅实用的基于叙事的教学材料（http：//medhum.med.nyu.edu）。

基于艺术

美学教育是一种与新事物的感性接触过程相结合的学习方法，它已经被引入学习媒介中。美学教育旨在培养学生们对人性各个方面的强化意识，这对学习者来说较为陌生（Beardsley，1982）。在医学教育中，美学教育帮助学生增强他们的感知力，关注身体结构以及疾病或残疾的形象。它还有助于发现新的方式来观看、倾听、参与和诉说疾病或治疗经历。因为美学素养是艺术所固有的，各种以艺术为基础的方法都可以作为发展美学意识的媒介。对肖像的视觉分析可以帮助学生观察和思考一个人的精神状态和情绪状态。如果时间允许，疾病的肖像研究可以表现疾病的刻板形象形成的过程和原因，以引起人们对社会价值的反思（Gilman，1987），以及在高度种族化的社会中耻辱是如何形成的。

科技与在线学习

在数字时代，医学人文课程的学习可以利用线上学习的形式，尤其适用于大班教学或远程学习。例如，将本科医学教育中的实况剧进行数字化（D'Allesandro & Frager，2017），或者通过书面和多媒体应用程序，辅以互动性在线讨论论坛，或使用电子作品集，来探索疾病叙事都是可能的。然而，在传统的人文课程中，为面对面的辩论所创造的机会和通过直接讨论动态产生的冲突性价值观是很难在线上学习环境中复制的。混合式学习方法可能会在融合线上和线下两种学习方式的最佳优点方面非常有益。

体验式学习

冥想练习

自我照护（self-care）、灵性和治愈的主题在医学人文课程中很常见，并均可能采取冥想练习的形式进行学习。冥想是一种拥有即时的非批判性意识的能力。医学生们可以通过有指导的工作坊和让自己沉浸在练习中的方式学习这种有助于发展自我认知的技能，减轻心理压力并提升临床人际关系技能，比如注意力、洞察力和同情心。此外，冥想练习也有助于检视压抑与痛苦之间的动态变化，从而提高学生运用社会正义原则解决问题的能力（Hick & Furlotte，2009）。

历史性考察

通过医学史，学生们会明白当代医学的实践方式为什么是这样的，这有助于逐步促进他们的职业认同感。阅读、倾听和讨论重大历史事件，例如 1894 年在香港暴发的瘟疫；通过对比 2003 年的 SARS 暴发以及 2020 年的 COVID-19，可以帮助学生们在处理危机的方式上看到相似之处，以及文化信仰和种族主义思想对医疗和公共卫生的改变产生何种影响。而参观考察事件发生的地方会增加一个新的维度。地点可以跨越时间建立联系，让他们对于发生的事情及其原因建立一种独特的共情理解能力，并能够考虑到不同的社会、文化、经济和政治因素。

服务型学习

服务型学习是一种让学生们去服务并激发他们服务热情的教育方法。作为医学人文课程的一部分，在人们直面疾病叙事和疾病管理迫在眉睫的真实情况下，服务型学习为探索社会公平和人道主义提供了务实的机会。这种"体验式叙事"不仅有助于提高学生在受保护环境中的反思能力，同时也为社区做出了贡献。

实践考量和挑战

教师

定义一个专业的医学人文学科教师，或区分出谁应该教授医学人文课程是很难的。医学人文课程的教师会基于各自的学术背景或社会背景提供不同的专业知识，共同丰富这门课程。然而，师资培训对于标准化地理解特定医学人文活动或项目的意图和目标仍是至关重要的。例如，通过人文和社会科学角度审视医学史研究、疾病的叙述重现、健康和疾病的社会和文化因素，都可能使本身是医师科学家的教师们受益，并改变以往对健康和疾病所持的概念（框 29.1）。

框 29.1　在课程中设置医学人文的建议

- 利用医学人文和医学教育团体的专业知识，以及网上和出版物上提供的许多资源。
- 基于有效教育原则，如结果导向的学生学习方法等原则，建立严谨的概念框架和结构。
- 在既定的医学院背景下，根据医学课程的需要、目标和期望结果选择教学内容。
- 整合现有的教学，并尝试通过医学/临床和非医学/临床教师的共同教学来有效加强 MH 作为核心学习的必要性。
- 让 MH 变得更有价值，这样才能使 MH 学习的价值获得清晰和切实的认可。
- 让学生参与规划过程，鼓励同伴教学，培养学生对课程的归属感和可持续性。
- 采用一种并行的自下而上和自上而下的方法，必须得到院长的支持，以及能够承诺支持活动计划的一线教师的支持。
- 对感兴趣的教师和那些可能不知道是否对医学人文感兴趣的教师进行技能拓展的职业发展培训，可以促进 MH 的发展，也将有助于拓宽教师的基础，维持兴趣并建立一个实践共同体。
- 重要的是有一个充满激情的拥护者来推动这个计划，因为这个过程将会耗费大量的时间和精力，而且毫无疑问，他将会面临和收获一样多的阻碍。

可持续性

学生们一开始往往不能意识到医学人文的重要性，直到他们在高年级时开始接触患者或参与实际的医学实践后才能明白。课程的可持续性与学生和教师的认同以及与医学人文和临床实践之间的相关性有关。将医学人文学科纳入核心医学课程和临床教学，使其成为课程的一部分，即便授课结束，这门"课程"也不会终止。学生参与教学计划制订和同伴教学可以帮助培养学生在课程里的自主性。通过创新的研究方法和纵向持续性随访调查接受医学人文课程前后对学生和患者的影响，可以证实医学人文的价值并推动其后续发展。此外，确保充足的人力投入以支持教学是很重要的，可以通过师资培训和与非医学部门、博物馆和艺术画廊以及校友和退休医生的合作来实现。

医生角色的转变

患者的期望和影响实践的问题范围已经扩大，并反映在不断发展的本科医学教育目标中。这些问题目前已涉及全球卫生问题及更广泛的社会和文化决定因素，如医疗成本的增加、不平等问题以及不同文化中的医学知识普及，它们反映了医学生作为世界公民的角色和作为未来医生的责任。与此同时，医学人文教学也衍生出其分支学科，如医学人文专业领域的出现。公共卫生人文学科有助于医学生以一种更缜密的方式理解社会、文化和金融环境对健康行为的影响，并对身处困境的人们产生同理心（Saffran，2014）。跨专业医学人文课程引入了团队合作模式，旨在加强跨专业交流，增进对不同专业领域在医疗卫生工作中作用的相互了解（Gowda, Curran, & Khedagi, 2019）。

文化和语言问题

所有医学院都有它们所在地域的社会文化规范和疾病模式，同时医学人文课程就像医学专业课程一样，需要反映出这些地域的毕业生将要面对的大众。采用当地作家、艺术家和电影工作者创作的作品，并以当地语言呈现，可以更好地适应当地环境，在学生中产生更强烈的共鸣，激发更大的兴趣和热情。

此外，医学人文使关注点集中到了文化胜任力上，它能够更严密地解释复杂的疾病和健康问题。结构性胜任力侧重于影响健康结果的因素，这些因素不仅是个体的临床互动，也可能受假定的文化现象所掩盖的贫穷和不平等等问题的影响。通过这样的方法，学生们可以培养对于医疗和护理现实目标复杂性的批判性认识（Metzl & Hansen，2014）。例如，安妮·法迪曼的 *The Spirit Catches You and You Fall Down* 一书中，除了出于文化原因的求助行为外，政治和国际关系在这个家庭对现代医学的抵制心理的形成中同样重要。

小结

医学人文学科主要用于探索人类的状况，患者和医生之间通过人文、艺术和社会科学等更广阔的视角来诠释健康和疾病，同时也对健康和个人发展做出贡献。

很多医学院校通过不同形式将医学人文课程纳入它们的课程体系，但医学人文学科在概念、结构、教学和评价的方式上都存在极大的多样性。

教学应当以健全的教育原则作为基础，而教学也应因地制宜、因材施教。同时，我们还可以采用多种多样的教学途径，包括叙事、基于艺术的学习、体验式学习和在线学习等。

概念性和实践的问题包括医学人文的定义与重新定义、由何人教学、可持续性、对医学人文教学影响或效果的评价，以及对文化、语言和现实实践的敏感性。

致谢

感谢 LC Chan 教授（1951—2015），他是一位充满激情的医学教育家，曾不知疲倦地在香港大学医学院及其他机构教授医学人文课程。

参考文献

Beardsley, M. (1982). *The aesthetic point of view*. Cornell University Press.

Bleakley, A. (2015). *Medical humanities and medical education: how the medical humanities can shape better doctors*. Routledge: Milton Park.

Cassell, E. J. (1999). Diagnosing suffering: a perspective. *Annals of Internal Medicine, 131*(7), 531–534.

Charon, R. (2004). Narrative and medicine. *New England Journal of Medicine, 350*(9), 862–864.

D'Allesandro, P., & Frager, G. (2017). Digital medical humanities: stage-to-screen lessons from a five year initiative. *Medical Humanities, 43*, 269–270.

Gilman, S. (1987). *AIDS and syphilis: the iconography of disease.* JSTOR (43, pp. 87–107).

Gordon, J., & Evans, M. (2013). Learning medicine from the humanities. In T. Swanwick (Ed.), *Understanding Medical Education: evidence, theory and practice* (second ed., pp. 213–226). John Wiley and Sons.

Gowda, D., Curran, T., Khedagi, A., et al. (2019). Implementing an interprofessional narrative medicine program in academic clinics: feasibility and program evaluation. *Perspectives on Medical Education, 8*(1), 52–59.

Hick, S., & Furlotte, C. (2009). Mindfulness and social justice approaches: bridging the mind and society in social work practice. *Canadian Social Work Review/Revue Canadienne De Service Social, 26*(1), 5–24.

Kleinman, A. (1988). *The illness narratives: suffering, healing and the human condition.* New York: Basic Books.

Macnaughton, J. (2000). The humanities in medical education: context, outcomes and structures. *Medical Humanities, 26*(1), 23–30.

Metzl, J. M., & Hansen, H. (2014). Structural competency: theorizing a new medical engagement with stigma and inequality. *Social Sciences and Medicine, 103*, 126–133.

Peterkin, A. (2016). Curating the medical humanities: twelve tips. *Medical Humanities, 42*(3), 147–148.

Potash, J. S., Chen, J. Y., & Tsang, J. P. (2016). Medical student mandala making for holistic wellbeing. *Medical Humanities, 42*, 17–25.

Saffran, L. (2014). 'Only connect': the case for public health humanities. *Medical Humanities, 40*(2), 105–110.

Wald, H. S., White, J., Reis, S. P., Esquibel, A. Y., & Anthony, D. (2018). Grappling with complexity: Medical students' reflective writings about challenging patient encounters as a window into professional identity formation. *Medical Teacher, 41*(2), 152–160.

第30章

医师培训中的整合医学
Integrative Medicine in the Training of Physicians

A. Haramati, S. R. Adler, R. Teets, B. Kligler

（译者：冯劲婷 审校：匡 铭）

趋势

- 即将毕业的医师需要对补充与整合医学（CIM）实践了如指掌，以便他们能建议其患者适当地运用这些疗法来增进健康和提高疗效。
- 大多数医学院校将 CIM 融入课程体系中，以达到与 CIM 相关的知识获取和临床技能培养的学习成效。而创新型的机构也将一些体验型心身医学小课堂纳入课程，以培养学生和教师的自我意识和自我照护能力。
- 将整合医学融入临床培训的过程中，可协同诸如跨专业教育和文化胜任力等其他元素，以创建健全的临床技能考试。
- 整合医学正在成为聚焦初级卫生保健的住院医师培训计划中的重要组成部分，而专科医师培训也正在使该领域逐渐发展成为一个亚专科。

关键概念

- 补充与整合医学（complementary and integrative medicine，CIM）：一些正在被应用于与传统医疗相结合以优化健康和疗愈的源于传统治疗的疗法。
- 心身疗法（mind-body therapies）：诸如冥想、引导想象、呼吸练习等用于减小压力与提高心理弹性和幸福感的训练治疗。
- 基于身体的疗法（body-based therapies）：诸如脊柱推拿与整骨手法、按摩等用于减轻疼痛的治疗实践。
- 生物疗法（biologically based therapies）：诸如营养补充剂、草药和植物制剂，以及各种饮食组合的口服治疗。

- 基于运动的疗法（movement-based therapies）：诸如太极、气功和瑜伽这些用于各种状况下的涉及运动的训练治疗。
- 住院医师培训中的整合医学（integrative medicine in residency，IMR）课程：IMR 课程由亚利桑那大学（University of Arizona）开发，是一套时长 200 小时、涉及各个领域的整合医学线上课程。该课程专门为适用于所有初级卫生保健住院医师培训计划而设计。

引言

事实上，在所有沿用传统西医的发达国家，有相当一部分的民众会寻求补充与整合医学（CIM）疗法来增强健康与疗愈。这些疗法包括心身疗法，如冥想、想象和灵修；基于身体的疗法，如脊柱推拿、整骨手法以及按摩；营养补充剂、草药和植物制剂；能量治疗干预，如灵气（Reiki）和针灸；全身性治疗，如中医（traditional Chinese medicine，TCM）、印度医学，以及许多其他传统土著疗法。

整合医学在过去的 30 年里出现，是医师为了更好地治疗疾病和养生保健（通常会与整个医师团队共同努力），寻求一个传统与补充治疗相结合的最佳治疗方案。正如整合医学与健康学术联盟（Academic Consortium for Integrative Medicine）所定义的，整合医学重申了医患关系的重要性，其重点关注人的整体，以证据为依据，并充分利用一切合适的疗法及生活方式、医疗保健知识和原则，以实现健康和治愈的最佳效果。本章我们将探讨在医学院校给未来医师讲授整合医学的基本原理，以及将整合医学融入医学本科与毕业后教育的策略。

> "整合医学重申了医患关系的重要性，其重点关注人的整体，以证据为依据，并充分利用一切合适的疗法及生活方式、医疗保健知识和原则，以实现健康和治愈的最佳效果。"

整合医学与健康学术联盟（2004）

本科医学教育中的整合医学

将整合医学融入医学院校的课程体系中的基本原理在于，即将毕业的医师们应该能够理解 CIM 领域的前沿进展，并为他们的患者提供指导，告诉他们什么是有效的，什么是危险的，以及什么似乎是无效的。因此，尽管在 CIM 的教学时长与深度方面千差万别，世界各地大多数医学院校的课程体系中最起码会提及 CIM。1999 年，美国国立卫生研究院（National Institutes of Health，NIH）的国家补充与替代医学中心（现更名为国家补充与整合医学中心）提供了大量资金来资助 14 所传统医学院校和护理学院校进行课程开发并建立范例，用以将 CIM 融入医疗卫生专业人才的培训中。与此相关的经验已被总结成一系列的论文并在 2007 年发表在 *Academic Medicine* 期刊上，同时在特别聚焦于医学教育的国际会议上进行交流传播。这项创新经验，连同其他发表在许多国家的相关文献，其重要意义在于，使得更多院校愿意将 CIM 引入他们的课堂教学与临床实践中。

> "即将毕业的医师们应该能够理解 CIM 领域的前沿进展，并为他们的患者提供指导，告诉他们什么是有效的，什么是危险的，以及什么似乎是无效的。"

临床前阶段

Kligler 等针对医学院校课程发表了一套建议在整合医学中所具备的胜任力，并详细描述了来自 23 所卫生学术机构的教育工作者认为是该领域基础的知识、技能、态度和价值观（Kligler et al.,

2004）。大多数院校侧重于教授学生关于 CIM 的知识，以及如何与 CIM 医师进行跨专业的合作共事。在进入临床学习前的阶段，一些院校已经能够将相关内容无缝地整合到必修课程结构中。因此，关于治疗疼痛的针灸和其他非药理学疗法的授课会出现在神经科学和生理学课程中；推拿与按摩可能会被添加到解剖学课程中，而正念冥想会成为部分关于应激的生理学讨论内容——围绕如何减轻应激。事实上现在所有的药理学课程都包括药草和植物药材。这一信息不仅可以教育学生要了解患者可能正在服用的最常见的非维生素、非矿物质补充剂，还可以提醒他们注意可能随之而来的严重的草药-药物相互作用，尤其在患者不太愿意告知医务人员他们正在服用什么药物的时候。

将 CIM 纳入医学课程还有助于实现了解关于患者偏好和文化素养这一教育目标。在这方面，许多学校已经将 CIM 纳入"行医学"（doctoring）的医学实践课程以及处理患者、医生和社会关系的课程中。一些院校还继续将 CIM 纳入临床技能培训中，并作为客观结构化临床考试的一部分，对考核评估的这些方面与考虑加以关注。

体验式学习

也许最有效的教学策略是提供亲身体验 CIM 的机会：要么将整合医疗诊所作为学生社区轮转的一个组成部分，要么作为选修项目，创造整合医疗实践的沉浸式体验。在这两种情况下，学生可以亲身体验一些治疗方法，也可观察到整合医学的实践和在行动中以关系为中心的原则。对于许多学生来说，这种体验同时提供了一个可研究多种疗法的证据支撑状态，并敦促其直接自学的关键机会。

> "教导学生进行冥想、想象以及自我反思的工具，作为一种减轻压力和建立心理弹性的方式，已经变得越来越普遍。"

将 CIM 纳入临床学习前课程的另一种方式是通过强调心身技能来培养自我意识和自我照护的选修课。教导学生进行冥想、想象以及自我反思的工具，作为一种减轻压力和建立心理弹性的方式，已经变得越来越普遍。一些知名的医学院校，如澳大利亚的莫纳什大学、德国的夏洛特医科大学、荷兰的乌得勒支大学和华盛顿的乔治城大学，在这方面处于领先地位。这些举措的结果表明，这些计划在促进从知识、技能到态度的多重能力方面的培养是有效的（Lee et al., 2007; Staffaroni et al., 2017）。

临床阶段

除了确保所有学生通过必修的基础课程获得核心胜任力，临床前阶段的整合医学教学目标是在见习阶段为学生提供技能训练，同时为有兴趣的学生提供可获取更高阶熟练技能的进阶选修课程。然而，整合医学教学所面临的一个挑战仍持续存在，即人们会过分要求证明将整合医学内容纳入课程的合理性，尤其是在那些普遍认为现有课程已经过于充实的医学院校。

因此，在临床阶段运用有策略的情境感知方式来选择素材与教学方法至关重要。为医学院校的临床阶段设计课程需要采用同样的系统化与循证的方法来选择内容（例如，回顾一所学校现有的整合医学内容并对其进行详细了解与精准定位，设计出一个"理想化"的课程，然后制订策略以弥合现有模式与理想模式之间的差距）。在过去二十年的课程设计中，大多数医学院校已建立了一套策略，以最大限度地提升整合医学内容的质量、整合度与影响力。

> "然而，随着医学生从课堂学习过渡到见习阶段，他们要面临将整合医学的知识与技能应用于接诊真实患者的挑战。"

见习阶段

临床精粹工具包

越来越多的医学教育工作者意识到，对未来的医师进行与 CIM 问题相关的教育势在必行。这种逐渐增强的意识经常表现为需要学生能与患者进行恰当的互动，并能用有助于高质量综合治疗的方式为他们提供建议。然而，随着医学生从课堂学习过渡到见习阶段，他们要面临将整合医学的知识与技能（往往是在脱离临床情境的情况下学习到的）应用于接诊真实患者的挑战。

一个被称为"临床精粹"合集的工具诞生于加州大学旧金山分校（University of California San Francisco，UCSF），是用于帮助学生提炼出复习与巩固在病房中学习的关键要素的工具。这是一个将独立的、与临床相关的零碎信息收集起来并附注释的合集（Saba et al., 2010）。作为加大努力推动一门社会与行为科学课程设计的一部分，UCSF 的教师跟见习带教老师和医学生们一起协作，共同回顾临床前阶段的整合医学内容，并确定出学生们发现在整个见习阶段最有用的关键概念。这些"精粹"以总结的形式（1～2 页）提醒学生在临床接触中应着重关注什么。（通过让见习带教老师、实习带教老师和住院医师了解到学生在第三年以前被教授的整合医学内容，还有助于进一步努力促进课程整合。）例如，有一个精粹称为"与患者进行关于整合医学的沟通：与患者进行关于补充与替代医学（complementary and alternative medicine，CAM）的谈话时的建议"。这一页篇幅的总结涵盖了关键术语的定义、与患者讨论时的问题和提示，以及重要的参考文献。事实证明，这种课程资源在帮助学生们回忆重要的整合医学信息并指导其在见习期间应用学习内容方面成效显著。

> "随着从个体行医发展演变为基于团队的医疗服务，将整合医学纳入系统化的跨专业教育是非常重要的，这对于实现真正的协作十分必要。"

跨专业标准化病人考试

人们日益认识到，医疗卫生专业的学生所面临的挑战在于，要适应从孤立的个体化教育模式到团队化工作环境的转变。随着从个体行医发展演变为基于团队的医疗服务，将整合医学纳入系统化的跨专业教育是非常重要的，这对于实现真正的协作十分必要：课程必须反映临床团队的真实医疗工作场景，为学生未来在实践中可能遇到的各种复杂多变的情境做好准备。

整合医学和跨专业教育领域有许多共同的目标，包括医务人员之间的有效沟通，共同解决问题与制订对策，以及在综合行动方案中进行不同知识结构的整合。这两个领域之间的协同作用是设计出一种评价方式的基础，这种评价可用于促进以团队为基础、以社区为重点和以患者为中心医疗服务的共同目标的实现。有效的跨专业教育让学生们参与到真实的任务、情境和角色中。UCSF的教师运用这些指导原则，开发了一个跨专业标准化病人考试（interprofessional standardized patient exam，ISPE），这个考试是UCSF所有的医学、口腔医学、护理学从业人员，以及药学与物理治疗专业学生都必须参加的（Rivera et al.，2018）。在一个包含老年医学和缓和医疗同事的多学科教育工作者团队的通力协作下，他们设计出一个整合医学的病例，该病例需要学生为患者建立治疗方案并对其慢性腰背部疼痛和抑郁症状的治疗选择进行讨论，包括针灸与正念冥想等。学习目标包括进行与整合医学相关的有效沟通，以及尊重患者的喜好并与之进行协商。鉴于高利害考试的"成本"，这就要求ISPE不仅能考查学生的整合医学知识、技能与态度，还能为验证整合医学的重要性并认可其在跨专业教育中的作用提供契机。

进阶选修课程

尽管在一些医学院校的课程中纳入整合医学已取得了巨大的进步，但对于许多医学生而言，整合医学必修内容的范围仍然是有限的。学生们常常仅仅了解到对整合医学的介绍，而缺乏必要的接触深度。考虑到许多医学院校课程的结构性限制，包括时间不够等，在高年级开设选修课程可能会是进阶学习体验的最佳方式。

很多医学院校已经为感兴趣的学生开设了选修课程，让他们通过进阶学习进行更深层次的探索。通常，这些2~4周的课程包括对整合医学的历史和社会文化的背景概述，以及接下来的理论授课（例如，CAM在美国的应用模式、中医、印度医学、对医疗服务不足人群的CIM）、体验式课程（太极、正念冥想、引导想象、针灸）、与跨专业学生一起参与的课程（与来自当地中医学院的学生进行小组讨论和活动），以及社区指导（跟随当地的针灸师、理疗师、脊椎按摩师进行学习）。这种先进的探索模式已被成功地用于其他长期存在的整合医学选修课的设计，已被证实是有助于拓展该领域的广度和深度的理想模式，并为整合的、基于团队的医疗服务提供真实工作经验，同时为进一步探索整合医学的临床研究或研究性调查提出切实可行的选择。

> "教师和学生可以提出以整合医学为主题的解决方案，以应对现有课程的挑战。"

尽管教育工作者在开展整合医学教学时所遇到的一些困难是独一无二的，如在生物医学领域部分的历史怀疑主义，但其他医学院校的教师在努力争取把现有标准以外的内容纳入课程时，已经面临过许多课程的挑战（如社会与行为科学）。与以往其他非传统主题一样，寻求将整合医学的内容进行制度化的途径是非常重要的。在学校里有一个高水平的支持者总会有助于推进整合医学的教育，但大部分也应该是通过一个深思熟虑的、战略性的措施来实现课程整合。

> "在美国和其他国家，阿片危机的严峻现实已经让各种学术医疗机构产生一种紧迫感，使其不断探索和教导治疗慢性疼痛的非药物疗法。"

随着许多医学院校进行课程改革和更新，人们有了跟学生交流接触与合作的机会，而学生被广泛认为是特别有效的课程改革推动者。具体来说，当我们在脑海中保持一个更广阔的医学院校课程目标时，教师和学生可以提出以整合医学为主题的解决方案，以应对现有课程的挑战。例如，通过与标准化病人沟通关于CIM的应用，人们有机会应用到文化胜任力的相关概念。另一个领域是循证医学的教学，人们通过回顾最近的针灸学研究，可以检验相关临床试验设计的严谨性与局限性，并试图理解临床接触的影响以及安慰剂的力量。在美国和其他国家，阿片危机的严峻现实已经让各种学术医疗机构产生一种紧迫感，使其不断探索和教导治疗慢性疼痛的非药物疗法。这导致人们对诸如针灸、按摩、脊柱推拿和心身疗法的各种CIM疗法的证据体系进行重新审查，并将其纳入临床实践指南中。最后，随着人们越来越意识到解决卫生和医疗保健差距的必要性，CIM的教学可以与促进卫生公平性的相关战略（包括实践、伙伴关系和政策）的教学相衔接（Chao & Adler，2018）。

📌"随着人们越来越意识到解决卫生和医疗保健差距的必要性，CIM 的教学可以与促进卫生公平性的相关战略（包括实践、伙伴关系和政策）的教学相衔接。"

毕业后医学教育中的整合医学

住院医师阶段

第一套公开发布的补充与整合医学住院医师阶段培训课程的目标与宗旨，是由家庭医学教师协会（Society of Teachers of Families medicine, STFM）在 2000 年制订的（Kligler et al., 2000）。由于家庭医学明确致力于生物-心理-社会理念和全人医疗模式，因此，其作为一门专科，能与整合医学培训自然契合。尽管这些仅仅是推荐学习内容而非必修的指南，但它们有助于奠定整合医学在全美的家庭医学培训计划中课程干预的迅速传播的基础。其中大多数是作为选修课提供给学员的，但一部分课程确实在那时就开始要求将 CIM 的基本培训作为家庭医学培训核心内容的一部分。

那些早期的课程实验，以及需要一种更统一的方法来传授整合医学知识与技能的意识，最终在 2007 年促成了亚利桑那大学整合医学中心对 IMR 课程的开发（Lebensohn et al., 2012）。IMR 课程是一个时长 200 小时的在线课程，旨在被引入任何一个初级卫生保健住院医师培训课程中，并以导师引导下的现场教学活动作为补充。该方案最初在 8 个家庭医学培训课程中进行试点，目前已被用于在美国和加拿大的 60 多个站点。人们刻意强调 IMR 课程所突出的胜任力对现有的美国毕业后医学教育认证委员会（Accreditation Council for Graduate Medical Education, ACGME）胜任力尤为关键，以作为促进 IMR 课程的广泛整合并使住院医师培训计划负责人认可课程的一种策略。课程是模块化的，并可根据特定的住院医师培训计划的需要和结构，以各种不同的方式分布式地贯穿于住院医师培训的整个过程。

目前，IMR 课程已扩展到家庭医学住院医师以外的范围，并被提供到一些专科培训计划中，包括内科学、产科学和预防医学。作为 IMR 课程的一种变体，旨在专门针对 5 个儿科整合医学住院医师（PIMR）培训的课程从 2012 年开始试点，目前正在全美的 7 个儿科站点中进行应用。在目前提供 IMR 的 60 多个培训计划中，许多是为那些对整合医学特别感兴趣的住院医师提供深入学习的路径，而其他则是将其作为整个培训计划中的一个必修课程元素。对 IMR 课程的评估表明，该课程能有效促进整合医学内容的知识的增加，并有效提升住院医师对自己在此领域为患者提供有效建议的能力的自信心。在 IMR 课程中同时有一个明确的自我保健部分，以解决医生的职业倦怠和心理弹性的问题。

联邦卫生资源与服务管理局（Health Resources and Systems Administration, HRSA）的拨款显著促进了毕业后医学教育（GME）层次的整合医学教育的发展。HRSA 是美国健康与人类服务部的一个机构，其在过去超过 6 年的时间里已资助了几个重要的项目，以扩大整合医学在 GME 培训的范围。其中第一个就是预防医学中的整合医学（IMPrime）课程，该课程支持将预防医学作为一个专业学科，对整合医学相关能力进行培训，并同时进行课程的创新开发以培养那些能力（Jani et al., 2015）。随后，HRSA 还资助了一些预防医学住院医师培训计划，这些培训计划明确致力于将整合医学纳入进去，并将其作为他们必修课程的重点内容。

在一项打破医学教育边界、实现整合医学培训的跨专业教育大胆变革中，HRSA 资助了国家整合初级卫生保健中心（National Center for Integrative Primary Healthcare, NCIPH），这是美国一项由国家发起的倡议，旨在制订在初级卫生保健中涉及各种卫生专业的统一能力标准和课程。这个项目由 HRSA、亚利桑那大学整合医学中心和整合医学与健康学术联盟共同合作开展，其范围不仅包含初级卫生保健专业的学科（家庭医学、内科学、儿科学与预防医学），还包括护理学、药学、行为健康、脊柱推拿、针灸、理疗、公共卫生与牙科学。人们已为本项目制订并发布了一套已达成共识的胜任力标准（表 30.1）。

📌"对 IMR 课程的评估表明，该课程能有效促进整合医学内容的知识的增加，并有效提升住院医师对自己在此领域为患者提供有效建议的能力的自信心。"

表 30.1 初级卫生保健的整合医学胜任力
1. 能实施以患者为中心和以关系为基础的医疗实践。
2. 能采集全面的医疗卫生病史，包括心理-身体-精神、营养状况以及运用传统的补充与整合疗法进行治疗的情况。
3. 能与个人和家庭合作，制订一个将包含生活方式咨询和身心治疗策略运用等整合疗法纳入进来的个性化医疗保健方案，以促进健康和幸福感。
4. 能展示利用证据的技能，因为这项技能与整合医疗保健相关。
5. 能展示与主流传统的补充与整合医疗卫生专业相关的知识。
6. 能促进个人、家庭和社区的行为改变。
7. 能作为跨专业团队的一员，高效地开展工作。
8. 能参与增进健康与幸福感达到最佳状态的个人行为和自我保健的医疗实践。
9. 能将整合医疗保健纳入社区环境和整个医疗卫生系统。
10. 能将实践的道德标准融入与个人、组织和社区的所有互动中。

源自 Kligler et al.，2015

随后，人们开发了一个 30 小时的在线核心课程，以支持这些被命名为"整合健康基础"的胜任力培养。该课程于 2016—2017 年进行试点，项目由来自跨学科的 982 名学员参与，包括数个医学、护理学、药学、公共卫生专业和一些补充性卫生专业。接近一半的学员（$n=461/982$，47%）完成了课程，这展示了学员在课程前/后关于整合健康知识、态度以及自我照护、健康行为和幸福感方面的改善（Brooks et al.，2019）。这一项目的终极目标是创建、检验和推广一套教育资源，这是用于最终支持进行整合医疗卫生体验所必需的资源，这种体验是每位参与到初级保健环境的卫生专业人员的必修课程中的一部分。这些培训资源仍然可以通过 NCIPH（NCIPH.org）进行获取，以支持准备好在初级保健医疗环境中传授整合医学的高效团队的发展建设。

> 📌 "人们对于整合医学到底是否主要作为一个需要开展专科医师层次的培训计划的亚专科，还是主要作为培养整体医学实践能力中的一个培训方式，而应被融合到各层次以及所有专科学员的培训中的这一问题，已经在该领域中进行了激烈的辩论。"

人们对于整合医学到底是否主要作为一个需要开展专科医师层次的培训计划的亚专科，还是主要作为培养整体医学实践能力中的一个培训方式，而应被融合到各层次以及所有专科学员的培训中的这一问题，已经在该领域中进行了激烈的辩论。这场辩论的实际结果是对培训采取双管齐下的办法，包括前面所述的广泛的培训策略和对专科医师层次的培训计划不断发展完善的方案。

专科医师阶段

整合医学的专科医师阶段的培训始于 1996 年在亚利桑那大学启动的住院医师培训项目。这是一个为期 2 年、强调临床培训和领导力的专科医师住院培训。这个项目后来转变为一个为期 2 年、远程学习时长 1000 小时的培训课程（其中包含 3 个住院周）。在过去的 10 年里，超过 1000 名专科医师已经完成了这个专科医师阶段培训，参训学员的专业背景几乎代表了所有医学专业。由整合医学与健康学术联盟开发设计的一套针对专科医师阶段培训的核心胜任力于 2014 年被发布（Ring et al.，2014）。这些由美国医师专业委员会通过美国整合医学委员会（American Board of Integrative Medicine，ABOIM）提供的胜任力，现已作为整合医学委员会认证的一部分，被整理汇编成实践应用规范。委员会认证的模式遵循典型的格式，资格取决于是否被录取为认证的整合医学专科医师培训。目前，全美有 18 名整合医学专科医师培训获得了认证；其培训模式各有不同，一些为各医学专业人员提供整合医学教育，而其他则为某个特定专科提供整合医学教育（例如，整合家庭医学专科医师培训）。其专科医师阶段的培训也各有不同，从全程住院培训，到大部分内容都通过线上进行传授的混合培训模式均有。一旦被录取，医务人员就有资格参加整合医学委员会的考核。

小结

　　整合医学领域之所以在过去的 30 年间出现，是因为公众要为不能被传统的医学治疗方法妥善解决的慢性疾病状态寻求其他的治疗选择。研究人员和临床调查者随后开展了重新关注非药物治疗对疼痛、癌症治疗的症状、压力及其他情况的治疗方面的研究。鉴于患者应用 CIM 的比例很高，医师必须具备充足的知识，才能为患者提供关于如何明智地应用这些疗法来增进健康和促进疗愈的方案。如今，大多数医学院校和许多住院医师培训项目都在本科和毕业后教育课程中纳入了 CIM 的各方面内容，从而提升知识、技能和态度方面的胜任力。此外，整合医学领域的认证标志着该领域作为一个专业方面的成熟度。再者，医学教育中的整合医学可以与其他培训内容相辅相成，如促进卫生公平性的策略。这些策略能创建一个稳健的平台，以培养能满足公众需求的熟练的医疗卫生保健从业人员。

参考文献

Brooks, A. J., Chen, M. K., Goldblatt, E., et al. (2019). Introducing integrative primary health care to an interprofessional audience: feasibility and impact of an asynchronous online course. *Explore, the Journal of Science and Healing*.

Chao, M. T., Adler, S. R. (2018). Integrative medicine and the imperative for health justice. *The Journal of Alternative and Complementary Medicine*, 24(2), 101–103.

Definition of Integrative Medicine, Academic Consortium for Integrative Medicine and Health. (2014). Available at: http://imconsortium.org/about/about-us.cfm accessed 2015.

Jani, A. A., Trask, J., Ali, A. (2015). Integrative medicine in preventive medicine education: competency and curriculum development for preventive medicine and other specialty residency programmes. *American Journal of Preventive Medicine*, 49(5 Suppl 3), S222–229.

Kligler, B., Gordon, A., Stuart, M., Sierpina, V. (2000). Suggested curriculum guidelines on complementary and alternative medicine: recommendations of the Society of Teachers of Family Medicine Group on Alternative Medicine. *Family Medicine*, 32(1), 30–33.

Kligler, B., Maizes, V., Schachter, S., et al. (2004). Core competencies in integrative medicine for medical school curricula: a proposal. *Academic Medicine*, 79, 521–531.

Kligler, B., Brooks, A. J., Maizes, V., et al. (2015). Interprofessional competencies in integrative primary health-care. *Global Adv Health Med.*, 4(5), 33–39.

Lebensohn, P., Kligler, B., Dodds, S., et al. (2012). Integrative medicine in residency education: developing competency through online curriculum training. *Journal of Graduate Medical Education*, 4(1), 76–82.

Lee, M. Y., Wimsatt, L., Hedgecock, J., et al. (2007). Integrating complementary and alternative medicine instruction into medical education: organizational and instructional strategies. *Academic Medicine*, 82, 939–945.

Ring, M., Brodsky, M., Low Dog, T., et al. (2014). Developing and implementing core competencies for integrative medicine fellowships. *Academic Medicine*, 89(3), 421–428.

Rivera, J., de Lisser, R., Dhruva, A., et al. (2018). Integrative health: an interprofessional standardized patient case for prelicensure learners. *MedEdPORTAL*, 14, 10715.

Saba, G., Satterfield, J., Salazar, R., et al. (2010). The SBS Toolbox: clinical pearls from the social and behavioral sciences. *MedEdPORTAL Publications*, 6, 7980.

Staffaroni, A., Rush, C., Graves, K., Hendrix, K., Haramati, A., Harazduk, N. (2017). Long-term follow-up of mind-body medicine practices among medical school graduates. *Medical Teacher*, 39, 1275–1283.

第 31 章

临床推理
Clinical Reasoning
Ralph Pinnock，Steven Durning
（译者：张昆松　审校：肖海鹏）

趋势

- 临床推理的开发有赖于详尽的、内容特异性的、有序组织的知识基础（内容特异性）。
- 它需要灵活使用多种不同的策略。
- 要达到专业的表现，则需要长时间的刻意练习。
- 动机和情感也会影响临床推理。
- 临床推理也是情境特异性的——受环境和其他参与者影响。

关键概念

- 临床推理（clinical reasoning）：医生通过分析和综合来自于病史采集、体格检查、有时还包括辅助检查的信息，从而根据患者临床表现来进行诊断和病因治疗的认知过程。
- 元认知监控（metacognitive monitoring）：指回顾个人经验的心理过程，其目的是提高当前任务和未来类似任务的表现。
- 刻意练习（deliberate practice）：与常规训练相比，这是一种有明确目标的、系统性的、需要集中注意力的、当结合反馈时被认为最有效的训练方式。
- 有声思考（think aloud）：在解决问题时大声说出自己想法的策略。
- 情境特异性（context specificity）：普遍认为，临床推理是医疗过程中医生、患者和环境之间多元互动的产物。

引言

临床推理是医生通过分析和综合来自于病史采集、体格检查、有时还包括辅助检查的信息，从而根据患者临床表现来进行诊断和病因治疗的认知过程（Eva，2005）。它包括诊断推理和治疗推理（Trowbridge et al.，2015）。在后者中，具体治疗的选择需要根据诊断以及患者的情况和喜好来确定。

在工作场所开展临床推理教学是一个挑战。在过去，临床推理一直被视为医生的专属领域。最近，让患者和其他专业医疗保健人员参与诊断过程已被认为是一种提高诊断准确性的途径。关于人工智能必将扮演的角色则仍在讨论之中。目前，它的角色是被用作一个决策支持工具，但在未来，它也可能会被当作一个独立的决策者（Buch et al.，2018）。

我们将从影响临床推理教学的理论入手来探讨这一主题。然后我们将重点关注由文献回顾中发现的五个环节。这五个环节并不是按重要性排序的。每个环节都包含一个表格，描述了关于教授临床推理关键内容的实用方法。

临床推理教学背后的理论基础

有许多理论会影响我们教授临床推理的方式。双重加工理论（dual-process theory）（快思维和慢思维）可能是临床推理中最常用的理论。它认为我们使用两种常规过程，并描述了在推理中使用的两种特定的互补认知系统（过程）（Sloman，1996）。非分析性推理（nonanalytic reasoning）就是"快思维"，其特点是快速、下意识且毫不费力。快思维的一个例子是识别桌子和椅子的区别：虽然这似乎是显而易见的（我们不坐在桌子上），但向同事描述这种差异可能有点挑战性，因为这种认知是潜意识的。非分析性推理策略包括模式识别和经验法则

（启发法）。分析性推理则是缓慢和费力的，当用于复杂的临床表现时，人们通过使用收集到的与患者临床表现相关的信息，对可能的诊断进行假设，并权衡这些用来支持或反驳特定诊断的证据。当试图确定台灯为什么不工作时，人们会使用分析性推理。在现实中诊断患者时，两种思维过程（非分析性和分析性推理）被认为是同时使用的。分析性推理被认为是一种可以通过寻找其他证据来支持优选诊断并避免非分析性推理过程中由于过早结束所造成的诊断偏倚（在提供足够的信息之前就得出诊断）的技术。

疾病脚本理论（script theory）假设人们关于疾病和功能紊乱的知识是按照疾病脚本的方式来储存的。这里的疾病脚本指的是特定疾病症状和体征的心理表征。随着这些脚本的完善，它们以一种容易记忆的方式储存诊断所需的疾病详细知识（有序组织的知识）。学者们认为脚本的形成在一定程度上是基于认知负荷理论。由于我们人类认知结构的局限，在短期或工作记忆中，我们只能同时保存或处理有限数量的信息元素，而这一特点对于临床推理的学习和个人表现至关重要。然而，相较于经验，如果信息能被有效地分组或切分，脚本将发展成为涉及疾病和功能紊乱的多个方面知识的结合体。在推理过程中，由于短期工作记忆能力有限，人们可以同时使用其中的几个脚本。对于有经验的医生来说，这些完善的脚本可以降低认知负荷，并允许他们同时收集和分析信息，并且"随机应变"（Bowen，2006）。

元认知监控描述的是一个人们为了提高当前任务和未来类似任务的表现而进行的回顾个人经验的心理过程。在采集病史时，间歇性地暂停并检查从患者那收集来的数据的准确性是很有必要的。这些暂停也是一个重新审视进一步需要哪些数据来完成诊断的有用机会。有证据表明，临床推理过程中的反思提高了临床表现复杂的病例的诊断准确性（Mamede et al.，2012）。

情境认知理论（situated cognition theory）凸显出临床推理不应仅被视为一种只局限于医生头脑中的认知活动，更是一种深受患者、医生和环境等因素影响的认知活动（Durning & Artino，2011）。该理论可能有助于探讨不同因素如何相互作用来促进临床推理的学习和个人表现（表31.1）。

第一节：临床推理教学必须强调开发详细的、特定内容的、有序组织的知识

临床推理最早被描述的特征之一是内容特异性（content specificity）（Elstein et al.，1978）。临床推理不仅是一个通用的解决问题的技能，更取决于学生的大量和广泛的关于疾病和功能紊乱的知识基础。因此在他们的培训中，学生需要评估大量具有相同诊断但临床表现各异的不同患者。

知识组装（knowledge organization）描述的是信息在记忆中是如何相互交织（或交叉），从而可以快速、高效地唤起并应用于实践的。首先，知识网络通过从病理生理学的角度解释疾病原因和结果而形成。这些网络随后被封装成数量有限的诊断标签，其中包含疾病的症状和体征。随着进一步的知识组装和对实际患者的临床经验的增加，这些封装标签逐步发展成为疾病脚本（疾病脚本理论），这些脚本即对特定疾病的思考总结。有序组织的知

表 31.1　影响临床推理的理论学说	
影响临床推理教学的当代理论学说	对教学的启示
双重加工理论（dual-process theory）	使用"有声思考"来塑造数据收集时所使用的非分析性和分析性思维的灵活性
疾病脚本理论（script theory）	鼓励学生在临床实践中了解疾病。通过比较和对比具有相似临床表现的不同疾病来进行训练
认知负荷理论（cognitive load theory）	使用"有声思考"来说明疾病脚本如何通过比较和对比疾病来帮助明确诊断
刻意练习（deliberate practice）	它是目标明确的和系统性的。学生必须有主动性，使用已有的知识，接受即时的形成性反馈，并反复练习。用虚拟病人模拟决策过程。鼓励同伴小组进行案例展示
情境认知理论（situated cognition theory）	提醒学生工作环境、患者以及他们自己是如何影响推理过程的
元认知监控（metacognitive monitoring）	鼓励学生在形成诊断的数据收集过程中监控和分析他们自己的思维

识使有效疾病脚本的开发成为可能，并可以帮助减少认知负荷。表 31.2 提供了如何促进开发这类情境特异性的有序组织的知识的例子（Schmidt & Rikers，2007）。

疾病脚本通过将疾病的细节一起"切分"来减少认知负荷。这使得更有效地利用相对能力有限的短期工作记忆成为可能。有了完善的疾病脚本，医生可以同时收集和分析数据（Bowen，2006）。这反过来也使医生在采集病史的同时可以提出与可能诊断相关的更为聚焦的问题，并对可能的诊断进行比较和对照。与此相反，在训练早期没有高度开发的疾病脚本的学生极易受到认知超载的影响。这类人可能表现出无法做到记住在采集病史时应该问哪些问题或者记住患者的回答，并同时形成可能的诊断（Pinnock et al.，2019a）。

> 📌 "最后一年的学生：我现在对疾病的了解更多。在问问题方面，如果我比较自己的四年级（临床第一年）和现在（临床最后一年），实际上有相当大的区别……你能做得更流畅，也可以在采集病史的同时思考诊断。"
>
> **Pinnock 等（2019b）**

第二节：临床推理需要多种策略的灵活运用

> 📌 "高年资临床医师：从一开始就要考虑鉴别诊断，一定要根据患者的问题对病史采集和体格检查进行量体裁衣。"
>
> **Pinnock 等（2019a）**

有许多原因可以解释临床推理是一个复杂的认知过程，并且需要多种策略的灵活运用。轻微的和危及生命的疾病都可能表现出相似的症状和体征，区分它们可能很困难且极具挑战性。疾病的非典型表现并不少见，导致其经常有被误诊的风险。医生必须随机应变。在病史采集和体格检查过程中，医生必须收集信息用来支持诊断，驳斥其他经常出现的相似诊断，并制订进一步详细的与其脑海中考虑的具体诊断相关的问诊计划。从患者本身、检查结果和治疗反应几个方面持续收集的信息，将需要被用来不断核验可能的诊断。此外，与任何决策过程一样，医生也有可能成为认知偏见（cognitive biases）的受害者，而且这种偏见通常是无意识的（Croskerry，2009）。

临床推理策略是指人们在使用非分析性推理或分析性推理时可能采用的特殊技巧。非分析性推理策略包括模式识别（pattern recognition）和启发法（heuristics）。分析性推理策略包括排除最坏情况、关键特征方法（key feature approach）和贝氏推估法（Bayesian approach）。

越来越多的证据支持这样的观点，即学生在培训的不同阶段需要不同的方法来学习临床推理。教授临床推理的两种最常用方法是"全案例

表 31.2　促进开发详细的、特定内容的、有序组织的知识和疾病脚本	
知识	
庞大而广泛的知识库	通过学习病理生理学和疾病的细节
知识组装	
— 典型疾病症状的强烈心理表征 — 相互连接且易于访问的知识库（疾病脚本） — 多种多样的疾病临床表现，包括非典型表现	以临床表现而不是疾病病因学或器官系统来重构课程，以帮助学生发展疾病脚本（Pinnock & Jones，2008） 临床病例讨论 — 小组活动或阅读 比较/对比各种具有典型和非典型临床表现的疾病 — 基于案例的学习（使用全案例教学法或连续线索教学法）（Pinnock et al.，2019a） — 基于工作场所的学习：资深医师使用有声思考方式开展角色榜样教育（role-modelling）（Gee et al.，2017；Pinnock et al.，2016） — 虚拟病人（Pinnock et al.，2012） — 模拟病人

（whole-case）教学法"和"连续线索（serial-cue）教学法"。在前者中，学生首先被告知关于患者的全部信息，然后他们通过回顾这些信息来寻找可能诊断的证据。在连续线索教学法中，学生在模拟临床实践环境中，利用他们在病史采集中获取的信息来指导他们开展进一步的问诊，从而寻觅可能诊断的特定要素。全案例教学法在尚未形成疾病脚本的早期培训中更为合适。自我解释（self-explanation）的方法被认为是一种有帮助的技巧，即学生自己解释所下诊断的原因，并通过比较不同的诊断并仔细考虑支持或驳斥他们的诊断的证据来进行审慎的反思（Mamede et al.，2012）。连续线索教学法则更适用于临床轮转的学生，用来逐渐发展他们自己的疾病脚本（Pinnock et al.，2019a）（表31.3）。

有学者提出使用分析性推理策略来提高病史采集和体格检查中数据收集的质量（Gee et al.，2017）。关于非分析性推理的策略则很少被提及，不过，教师们需要意识到：学习者如果被提示"要这样做或不要这样做"，那么他们将会使用快思维（非分析性推理）（Eva，2005）。

第三节：熟练的临床推理需要长时间的刻意练习

> "最后一年的学生：要擅长临床推理，则需要大量的经验，你做得越多，就会做得越好，所以这需要很多年。"
>
> **Pinnock 等（2019b）**

临床推理的发展与其他专业领域一样，学习者需要进行反复的刻意练习（deliberate practice）以达到精熟的程度。与常规练习相比，刻意练习被认为是一种目标明确的、系统性的、需要集中注意力的训练，当其与反馈相结合时也是最有效的（Ericsson，2004）。它最初是需要在教练或导师的指导下进行训练，并努力专注于某项活动的某项组成部分（如网球的正手技巧或医学的心音听诊）（表31.4）。

在临床轮转中，学生首先在导师的直接观察下评估患者，然后独立完成并向导师汇报他们的发现和可能的诊断。有声思考（think aloud）对于了解学生的思维将是非常有用的，对于那些可能在临床推理方面有困难的学生来说尤为重要。就像医生

表 31.3	临床推理中使用的策略
分析性推理	假设可能的诊断 考虑最坏的情况。什么诊断是一定不能忽略的？ 不要忽视与倾向诊断不一致的发现。是否有任何"关键特征"暗示了某个特定的诊断？ 比较和对比可能的诊断 暂停数据收集，与患者一起总结到目前为止收集的数据是准确的。检查是否有足够的数据支持倾向的诊断。还可能是什么呢？有没有可能我正在处理两个诊断？ 如果体格检查中的体征与病史采集中的症状不一致，则需要进一步回顾收集到的信息以重新考虑诊断（Gee et al.，2017）
非分析性推理	模式识别和启发法——经验法则（在肠梗阻时，呕吐物通常为胆汁色）。谨慎使用。总是持续寻找支持倾向诊断的数据，以避免过早结束思考
对医生、患者和环境中的已知与医疗错误风险增加相关的情况保持时刻警惕	医生因素（疲劳、心境障碍、睡眠不足）、患者因素（非典型的临床表现、基于种族的刻板印象、易变）、环境因素（反复被打断、会面时间短）
促进元认知（metacognition）（即思考你的思考）并使用认知强迫策略（cognitive forcing strategies）	鼓励审慎的反思——有意识的暂停——以在数据收集和推理过程中提高警觉性，检查相互矛盾的证据并考虑替代诊断 消除认知偏见的策略： 决策支持系统，如 Isabel（Graber & Mathew，2008） 寻求补充性的意见 如何识别提倡使用启发法和会引发导致决策错误的偏差的特殊情况（睡眠不足，评估患者时间有限，分心，例如必须处理紧急情况） （Chew et al.，2016；Mamede et al.，2012；Prakash et al.，2019）

表 31.4	实践临床推理的策略
在监督下评估患者，并开展反馈（直接观察）
纵向监控
有声思考：在思考和反思中表现出灵活性
同伴教学
逐步促进学习者的独立（当准备好的时候）
认知强迫策略，如清单
问一些"如果……会怎样"的问题
强调整体概念，对比疾病和功能失调的典型和非典型临床表现
使用 IDEA 策略：解释性总结（interpretative summary），鉴别诊断（differential diagnosis），解释倾向诊断的原因（explain reason for favored diagnosis），有理由支持的替代诊断（alternative diagnoses with reason）（Baker et al.，2015）

诊断患者的疾病一样，教师也应该有能力诊断学生的困境本质（Audétat et al.，2017）。

随着学生临床推理能力的发展，他们还可以通过练习一些有关自主学习（self-regulated learning）的技能而获益，包括：学习如何设定目标，选择使用哪些策略来实现这些目标，监控他们的表现，并在目标完成期间和之后反思他们的表现。有证据显示，临床评价的过程中和之后开展的反思活动与诊断准确性的提高有关（Prakash et al.，2019）。

在查房、门诊等工作场所中，学生也可以在资深医师的监督下学习临床推理。这时候，开展与同伴一起的小组教学也可能是有益的。

第四节：动机和情感对临床推理的影响

学生的动机和情感会影响他们对信息的感知、理解和行动（Mc Connell & Eva，2012）。

动机是由相互竞争的内部和外部因素之间进行的复杂相互作用（Sobral，2004）。内在动机是自我决定的，而外在动机是因为来自其他因素的压力而产生的。人们普遍认为，医学生有学习的主动性，可能对于被认为很重要的临床推理来说更是如此（Pinnock et al.，2019b）。学习环境对学习动机的影响也很大，可以通过改变环境来增强学习（Sobral，2004）。自我决定理论（self-determination theory）描述了内部动机如何驱动人类行为。要增强内部动机，必须满足三个基本需求：能力（通过练习和反馈来促进，避免有损人格的评价）、自主

性（拥有自主的选择和机会）和关联性（一种对他人的归属感）（Brissette & Howes，2010）。教师可以通过确保这些需求在工作场所得到承认和满足，从而促进临床推理的学习（框 31.1）。

第五节：临床推理是情境特异性的

> "最后一年的学生：每个患者都不一样，每个情况都不一样，即使你以前见过很多次这种情况，对患者的治疗也可能会完全不同。"
> **Pinnock 等（2019b）**

正如前面已经讨论过的，临床推理不仅是一种通用的技能，还是内容特异性的，并且严重依赖于大量有序组织的知识基础。尽管内容特异性已经被认可了一段时间，但直到最近临床推理才被认为也是情境特异性的（Durning & Artino，2011；Elstein et al.，1978）。它也深受环境变化和患者差异等各个方面的影响，其中患者的差异不仅体现在他们的临床表现上，也体现在他们的沟通方式上。反移情作用（countertransference）指的是医生在面对特定患者时所经历的偶尔负面的情绪，这早已在精神病学领域得到认可，而其他医学领域也紧随其后，逐渐承认其对患者评估和预后的影响。我们的负面偏见可能会对患者产生负面影响，需要被承认和公开讨论。最后，和其他任何技能一样，在监督下开展训练将改善学生的表现。在培训时运用模拟临床推理的虚拟病人的方式，可以作为工作场所学习临床思维的补充（Pinnock et al.，2012）。目前人们对降低职业倦怠和提高医生生活质量的关注，可以帮助医生在诊疗期间更加专注，也有助于提高医生临床推理的精熟程度。我们不能仅仅把临床推理看作医生头脑中的一个孤立认知过程，更准确地说，它是一个深受患者、环境和医生自身等多方面

框 31.1	提高临床推理学习的主动性
优化学习环境
循序渐进地促进学习者的自主性 / 独立性
避免睡眠不足和职业倦怠
提供积极的反馈和鼓励
避免贬低他人的评论和行为
促进有明确目标的自主学习
让学生在临床团队中有归属感
鼓励学生成为临床团队的成员
提供与培训水平相适应的学习机会

因素影响的认知过程。

学生们通常最开始以小组学习的方式，在教室里通过模拟病人来训练临床推理能力。这与他们未来的实践方式有很大的不同，在现实里，诊断的形成过程需要在一个繁忙而且经常是嘈杂的环境中，也极易受到偏见的影响，并包含了许多可能对临床推理产生不利影响的环境因素。

小结

当学生学习临床推理的时候，他们会意识到我们讨论过的理论和实践。他们通常首先学习基于器官系统的常见疾病和功能紊乱。这不太可能支持建立在临床表现的症状和体征上的疾病脚本的开发。随着病例脚本开发完善，他们开始能够管理收集到的信息认知负荷，从而在病史采集时进行更为聚焦性的问诊，并在收集数据的同时进行分析。接下来，双重加工理论融入了他们的推理过程，并且通过刻意练习，他们在推理过程中逐渐变得更加熟练和灵活。元认知监控应该被认为是推理过程中不可或缺的一部分，因此他们总是会考虑一系列的诊断并对认知偏差保持警惕。在临床环境之外很难了解到的一个重要现象的内涵是情境特异性（ Durning & Artino，2011 ）。这里所指的是参与者在不同案例或情境下的差异化表现。只有在临床环境中，学生才能学习如何察觉和管理所有影响他们推理的因素（ 表 31.5 ）。

表 31.5　改善学习环境，促进临床推理的发展	
教师：了解教育原则的临床专家	员工发展计划：临床医生发展成为教师 临床医师有固定的时间从事教学 临床医师使用 "有声思考" 来开展角色榜样教学
患者因素	警惕刻板印象 你觉得哪些患者难以评估？例如准自杀 确保你是在解决患者的问题
环境因素	足够的会面时长 在病房查房和门诊中为教学分配时间 在确立诊断过程中纳入卫生保健同事
诊断支持系统	寻求补充性的意见 鼓励引入诊断支持工具，例如 Isabel
学生	充足的睡眠 允许从学习中暂停（ time-out ） 设置管理学生压力的机构

参考文献

Audétat, M. C., Laurin, S., Dory, V., Charlin, B., Nendaz, M. R. (2017). Diagnosis and management of clinical reasoning difficulties: Part II. Clinical reasoning difficulties: management and remediation strategies. *Medical Teacher*, 39(8), 797–807.

Baker, E. A., Ledford, C. H., Fogg, L., et al. (2015). The IDEA Assessment Tool: Assessing the Reporting, Diagnostic Reasoning, and Decision-Making Skills Demonstrated in Medical Students' Hospital Admission Notes. *Teaching and Learning in Medicine*, 27, 163–173.

Bowen, J. (2006). Educational strategies to promote clinical diagnostic reasoning. *New England Journal of Medicine*, 355, 2217–2225.

Brissette, A., Howes, D. (2010). Motivation in medicine: a systematic review. *Webmed Central Medical Education*, 1(12), WMC001261.

Buch, V. H., Ahmed, I., Maruthappu, M. (2018). Artificial intelligence in medicine: current trends and future possibilities. *British Journal of General Practice*, 68(668), 143–144.

Chew, K. S., Durning, S. ,J., van Merriënboer, J. (2016). Teaching metacognition in clinical decision-making using a novel mnemonic checklist: an exploratory study. *Singapore Medical Journal*, 57(12), 694–700.

Croskerry, P. (2009). A universal model of diagnostic reasoning. *Academic Medicine*, 84(8), 1022–1028.

Durning, S. J., Artino, A. (2011). Situativity theory: a perspective on how participants and the environment can interact: AMEE Guide no. 52. *Medical Teacher*, 33(3), 188–199.

Elstein, A. S., Shulman, L. S., Spaka, S. A. (1978). *Medical problem solving: an analysis of clinical reasoning*. Cambridge (MA): Harvard University Press.

Ericsson, K. A. (2004). Deliberate practice and the acquisition and maintenance of expert performance in medicine and related domains. *Academic Medicine*, 79(10 Suppl.), S70–81.

Eva, K. (2005). What every teacher needs to know about clinical reasoning. *Medical Education*, 39(1), 98–106.

Gee, W., Anakin, M., Pinnock, R. (2017). Using theory to interpret how senior clinicians define, learn, and teach clinical reasoning. *MedEdPublish*, 6(4), 13.

Graber, M. L., Mathew, A. (2008). Performance of a web-based clinical diagnosis support system for internists. *Journal of Internal Medicine*, 23(1), 37–40.

Mamede, S., van Gog, T., Moura, A. S., et al. (2012). Reflection as a strategy to foster medical students' acquisition of diagnostic competence. *Medical Education*, 46(5), 464–472.

McConnell, M., Eva, K. (2012). The role of emotion in the learning and transfer of clinical skills and knowledge. *Academic Medicine*, 87(10), 1316–1322.

Pinnock, R., Anakin, M., Lawrence, J., Chignell, H., Wilkinson, T. (2019a). Identifying developmental features in students' clinical reasoning to inform teaching. *Medical Teacher*, 41(3), 297–302.

Pinnock, R., Anakin, M., Jouart, M. (2019b). Clinical reasoning as a threshold skill. *Medical Teacher*, 41(6), 683–689.

Pinnock, R., Fisher, T. I., Astley, J. (2016). Learning and assessing clinical reasoning in everyday clinical practice. *Medical Education*, 50, 564–591.

Pinnock, R., Jones, A. (2008). An undergraduate paediatric curriculum based on clinical presentations and 'key features'. *Journal of Paediatric Child Health*, 44(11), 661–664.

Pinnock, R., Spence, F., Chung, A., Booth, R. (2012). evPaeds: virtual patients to assist undergraduates to develop clinical reasoning. *Clinical Teacher*, 9, 152–157.

Prakash, S., Sladek, R. M., Schuwirth, L. (2019). Interventions to improve diagnostic decision making: a systematic review and meta-analysis on reflective strategies. *Medical Teacher*, *41*(5), 1—8.

Schmidt, H. G., Rikers, R. M. (2007). How expertise develops in medicine: knowledge encapsulation and illness script formation. *Medical Education*, *41*(12), 1133—1139.

Sloman, S. (1996). The empirical case for two systems of reasoning. *Psychology Bulletin*, *119*(1), 3—22.

Sobral, D. (2004). What kind of motivation drives medical students learning quests? *Medical Education*, *38*, 950—957.

Trowbridge, R. L., Rencic, J. J., Durning, S. J. (2015). *Teaching clinical reasoning. ACP Teaching Medicine Series*. Philadelphia (PA): Versa Press.

第 32 章

泛信息时代下的医学教育

Medical Education in an Era of Ubiquitous Information

Johmarx Patton, Chuck P. Friedman

（译者：吕志跃 审校：匡 铭）

趋势

- 信息越来越多地通过数字化的方式被获取。
- 互联网的生物医学知识使即时医疗参考变得更加简单。
- 对卫生系统的学习使医疗服务得以持续发展，并逐年缩短医疗质量提升的时间。
- 由于新的临床证据在医疗过程中不断产生，医生在进行临床决策时需要有能力应对临床证据的不确定性。
- 临床推理和辅助决策的方式必须越来越多地被应用。

关键概念

- 数字化学习者（digital learner）：无论是数字原生代还是数字移民，学习者都将利用数字技术获取信息和增补知识，这也是教师的必备技能。
- 可计算医学知识（computable biomedical knowledge）：除人类可读取的健康和保健相关知识外，能被机器摄取、解读并呈现的知识表征，也有助于仪器熟练使用者获取知识及做出决策。
- 应用程序编程接口（application programming interface，API）：定义多个软件中介之间交互的计算接口。

引言

在现代世界，医疗健康信息无处不在，并且越来越多地被数字化，这使得这些信息不仅可以被人直接获取，也可以被具有储存和赋值功能的信息设备获取。凡参与健康和医疗服务或对医疗卫生方面有兴趣的人，包括医护人员和患者，以及支付医疗服务的机构、教师、研究人员和服务质量改进专家，都可以获得信息。

近几年最大的变化可能就是医疗相关信息对普通大众的开放，包括个人健康数据和医学常识。接受医疗服务的患者可以通过医疗服务获得他们的健康数据，并且患者越来越多地通过传感器或移动通讯设备获取自己的健康数据。

信息资源可以促进更好的健康和医疗服务，但这一效应并不会自动发生。在信息方面，医疗的所有参与者必须学习成为谨慎的信息产出者、有技巧的信息浏览者和认真分辨的信息使用者。人们对所接触的信息的准确度要持有良性的怀疑态度。人们必须知道怎么过滤信息以避免受到大量无关信息的冲击（Friedman et al.，2016）。

数据、信息和知识

理解数据、信息和知识三者的区别有助于开发不同的教学策略，以教授学习者在医疗数字环境中互动。"信息"是典型的涵盖性术语，是包含从数据到知识的连续性概念，这一章我们都将使用这一概念。连续体的一端——数据，指原始数据表达符，而另一端——知识，则是帮助我们分析复杂情况的规则和假说。在当今环境下，以数字化形式储存的知识与日俱增，已经无处不在。

> "或许超越了其他最新的先进技术，医疗健康信息技术正在迅速成为医疗服务各方面问题的关键基础。由于医疗卫生的复杂性和不同医疗团队合作的复杂性增加，为了

评价新治疗方式的有效性和对特定人群的服务质量，提供医疗服务的个体或者团队整体，必须能够快速而高效地收集、分析、选择干预和行为表现数据。作为医学生，无论选择哪个专科，都必须学会掌控迅猛增加的生物医学与临床数据。"

Triola 等（2010）

知识的可计算形式可以为我们下一步的行动提供参考建议。知识以期刊文章和书本的形式存在了数十年，这些知识虽然可以浏览，但是不容易获取，也不能够按照需要给予相应的建议。我们知道，最近 10 年数字化的知识可以提供风险预测和临床指南的相关数据。对于临床医生来说，获得这些知识的能力是越来越重要的一项胜任力。

在恰当的时机获得相应患者的正确信息，以提供优质有效的医疗服务的能力，是电子健康档案（electronic health records，EHRs）给全世界医疗人员带来的巨大益处。除了医疗系统自己生成的数据外，患者提供的数据和呈爆炸性指数级增长的医学知识数据共同创造了一个动态的、波动的医疗信息环境。作为临床医生，识别选择所需要的医学知识是个人必备的能力，知道在有需要时从哪里获取哪些知识已经成为医生胜任力的一个重要标准。人和技术之间的相互协作正在持续发展，并可以满足这一需求。作为教育工作者，我们必须确保我们的学生能够最大程度地使自己和数字信息资源之间形成这种协作关系。

数字时代的医疗（与云端生物医学知识）

在数字化世界，信息可以轻易地从它所在的地点到达需要它的地方。当前医疗环境正向从 EHRs 中提供数据和信息，从学习型健康系统中不断更新知识，以及云端存储生物学知识转变。这些技术的发展对医学教育产生了巨大影响，我们将依次解释这些影响。在数字化时代，随着生物医学知识的爆炸性产生，在临床实践中，除了临床决策，信息技术将越来越多地被需要。这就需要转变职业观念，认识到最佳实践将开始越来越依赖于临床推理和决策辅助，例如临床决策支持系统。

电子健康档案

全球大多数资源表明，医疗文件的数字化将快速持续发展。从 20 世纪 90 年代开始，英国的电子信息档案就已经很普遍了，并且急症诊疗越来越多地采用数字化文档的方式。像丹麦和荷兰等北欧国家已经几乎全部转换为数字系统。2009 年约旦启用了全国范围内开放的 VistA EHR 系统。在像马拉维这样的仍在建设关键的基础设施的发展中国家，也在医疗中努力实现 EHRs，建立了健康信息网络以提升患者医疗质量。从纸质档案到数字化档案的持续演变有很多好处，包括被授权用户可以更便捷地获得数据，分析数据也变得更轻松。

除了可以更加便捷地获取患者电子信息的医护人员，还有另外两类受益群体：国内其他医院或其他国家的医疗卫生提供者，以及医疗卫生系统本身。随着医疗信息在不同地点间的交换变得更加便捷，国内或者世界另一端的医生对患者可以有更加全面的认知，并提供更加精准的医疗。

学习型健康系统

同样的信息最大程度地被卫生系统获得，从而使系统可以学习和提升自身。学习型健康系统的概念在美国和欧洲持续发展。这个基础设施针对不同的具体健康问题承担了同步的良性学习循环。一个学习周期包括三个主要阶段：①数据的汇总和分析；②知识的创造和在改变临床实践上的应用；③记录应用的结果以及接下来的持续改进。学习型健康系统有很多用途，如公共卫生追踪、流行病的管理、发布新药物后的市场监管和发现一些常见疾病（如哮喘等）的最佳治疗方法。

"一个更高效、有效、安全的医疗卫生系统需要知识从实验室到临床应用上更加快速的转换。"

Friedman 等（2010）

云端的生物医学知识

最新知识在其出版之前通常可以从数字化平台上获取。生物医学信息（关于人体和健康的总体信息）和相关知识（以清单、最佳实践指南、模型和算法的形式）都可以在网络上获得，因此以上信息可以人类可读或机器可计算的模式呈现。两种模式都成就了"知识云",只要联网就可以随时随地获取知识。在未来 10 年,在知识云上提出生物医学问题,或基于现有最佳证据在云端提供临床决策支持,将成为最佳临床实践。

临床诊断推理和临床决策辅助

即使在今天,医生都需要从本地医疗系统中获得支持来辅助做出临床决策。然而这并不是一个新概念,在全世界医生的外套里都有一个小手册。长期以来,对于哪些信息医生必须记在脑子里以提供即时的医疗服务,哪些信息不需要记忆、只需要参考,是有区分的。我们目前乃至未来将继续面对的困境是,大量持续增加的信息无法全部储存在大脑内。医疗工作者需要更适应借助外部资源来获取需要的信息,以提供给患者更有效安全的医疗服务。同样重要的是,作为教育者我们也应更加适应这种医疗服务模式,我们必须认识到自己认知和实践的不足。这将有助于我们去帮助学生根据自己的能力特点进行实践——去理解哪些是他们应该知道的知识,以及知道怎么通过检索获得这些知识。这将会改变我们对学生表现的考核标准、我们对学生表现的期望和学生对自己的期望。

> "首先必须承认,医学信息技术的发展,要求以知识为重的医生将许多他们之前密切跟进的任务分配出去。"
>
> **Blumenthal(2010)**

数字原住民学习者

许多教育工作者认为由于我们年轻的学生在谷歌和智能手机的陪伴下成长,他们可以熟练地使用我们提供给他们的数字工具,但这个观点和现实相差甚远。我们很多同事了解后发现,那些被称为数字原住民的学习者并非如此。

尚无研究表明由信息化工具伴随成长的一代人十分擅长这些工具并且擅于将其应用于学术领域(Gallardo-Echenique et al.,2015)。由于这些学习者可能不像预想的那样善于使用数字化工具,因此首先要确保其拥有适应数字化医疗环境需要的电子

工具基本使用能力,这是很重要的。

一开始可能最好先了解学生对技术的适应程度。本章作者 Patton 在一次给同一年龄段的年轻学生的授课经历中发现,学员对设备的使用情况存在极大的差异性。尽管部分学生可以轻松联上私人网络并登录模拟电子医疗档案,其他一些学生却连登录自己的电脑都有困难。这是 Patton 第一次认为有必要就这个主题进行介绍。在此之前,他一直对学生熟练操作常见科技工具的能力没有任何顾虑。

我们建议,作为最基本的要求,学员必须具备使用电脑和手机设备的能力,拥有联网设备和其他电子资源的能力,并且拥有基本检索能力。培养我们学员的基本信息检索能力可能不是简单的事情。Thompson(2013)发现,尽管学生习惯于即时通讯科技,例如短信,他们检索深度、有意义的信息的能力依然欠缺。接下来需要做的第一步是培养学生生成关键词的能力,而利用这个关键词可以检索到有价值的信息。这将在本章的后半部分进行介绍。

我们假设在信息时代原住民学习者和后期接触电子信息的学习者之间存在代际差异,这些代际差异是由我们的假设环境所人为创造出来的分界,而我们假设的环境是,1980 年之后出生的学生在大众传媒中诞生并深受其影响(Gallardo-Echenique et al.,2015)。作为教育者,我们应该关注所有的信息学习者,而不去考虑他们属于哪一代。这就需要我们穿过整个职业生涯去了解医学生,并关注为了获取相应的胜任力,数字化学习者应该具备何种基本能力,这些我们将在本章后半部分进行阐述。

信息时代的 3 个关键胜任力和支持数字学习者的教育策略

信息时代的医学教育课程需要改变或增加现有的教育目标和教育策略。我们将介绍医学生的 3 个关键胜任力,以及进行相应的课程设计、授课和评价的策略。这些是我们为 2020 年及之后在信息时代有效培养医生进行医疗实践的建议。

个人知识中的元认知和意识的差距

在信息无处不在的时代,医生了解在临床情

境中他们的知识和方法是否正确，比其本身是否正确更加重要。如果他们对临床情境的评价是有缺陷的，而他们能够认识到他们的缺陷，通过外界资源获取和理解知识，他们可以进行改正，这是极其重要的。而如果他们认为他们是对的而不进行常规的对资源的查询，他们一些不正确的行为可能会对患者的健康带来风险。我们建议的第一个技能是一名合格的医生必须意识到他们知道和不知道的事情，而且知道如何处理信息。在临床决策时，当有些情况已经到达他们知识极限时，他们必须知道什么时候应该寻求帮助。总的来说，这些技能和态度属于元认知。

元认知

　　元认知是能够终身学习的学习者的特点。Mark Quirk（2006）描述了医学生的 5 个关键的元认知技能：①对目标的定义和优先排序；②对与目标相关的需求进行预设和评估；③运用相关经验满足个人需求；④自我认知以及能够换位思考，并认识到与他人的认知差异；⑤持续地关注相关知识和问题的解决方法。第 5 点在日常的临床实践中起至关重要的作用。这并不是说其他职业技能不重要，它们对终身职业发展是必要的，只是帮助医学生建立自我知识评价的能力可能可以拯救许多生命。通过提供一个可以让医学生们获得和利用这些能力的环境，我们让这些准医生们培养起了未来在困难情况下做出临床决策所需的信心。

可信度校准（confidence calibration）

　　Friedman 等（2016）描述的可信度校准矩阵（图 32.1）显示当医生对自己的知识评价和自我认知对与错时会发生的情况。当医生通过适当访问相关信息进行正确校准后，他们通常是安全的。然而，还有一种可能就是对于信息资源的利用欠佳，有可能会导致临床评价从对到错。我们可以使用下面的策略来防范。

　　第一种错误发生在医生是正确的但却不能肯定或以为是错误的情况下，这样通常安全，但是这样的决策会导致较慢的临床决策，在某些临床情况下可能会有危险。第二种错误发生在医生实际是错误的但是却坚信自己是正确的情况下，这是最危险的情况，因为医生不会去从其他的资源寻找帮助，

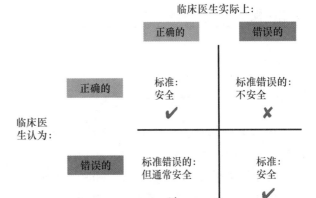

图 32.1　可信度校准矩阵
来自于 Friedman et al.，2016

即使决策支持工具感应到了问题，医生也可能会忽略这个建议。

　　第二种错误很难防范。人们在这种情况下一般不会寻求帮助，有的人只有当发生医疗事故之后才认识到自己的错误。通过下面的几点可以最大限度地防止学生和医生发生这类错误。

　　对医学教师来说，最突出的是那些认为自己是错误的实际上也是错误的学生。这需要文化上的改变，即使不知道答案，但认识到一个人的知识缺陷，且知道怎样去建立连接填补缺陷，这和得到正确的答案同等甚至更加重要。具有这种能力的学生可以理解自己的思维过程和知识，访问并获得现有资源，并且利用这些资源去校准他们的想法与行动。

元认知的展示与评价

　　有一种策略可以让学习者展示这种行为，这种策略可以在查房中当学习者陈述某一病例时使用，也可以在小组讨论科学原则时使用。教师应该定期询问学生认为自己的临床评价可信度如何，以及是什么证据让他们得出了相关结论。这样可以促进形成有意识地考虑个人可信度水平的习惯，久而久之这会成为学生的日常自我对话——来评估他们对于自己在临床情境中所做出的评价的可信度。

　　为了加强这种方法，执业医生们应该针对同样的行为建立模式。作为医学教育工作者，我们需要更加内省，也要意识到并愿意去讨论我们自己的可信度校准水平。

反思的价值仍然被医学生们所怀疑。立场坚定地帮助他们去了解这些活动的价值，可以使他们认可这一做法，并成就更多有意义的工作。

这种类型的反思是评价元认知的好方法。通过精心设计的引导性反思，医学生可以进行自我监督并接受别人的反馈（Sandars，2009）。评价反思应该包括对于反思深度的看法、对自我观点的审视和对他人观点的包容。

信息检索以及提出恰当问题的能力

首先我们需要意识到个人知识上的缺陷，其次要保证有适当的技巧使学生能够构建一个好的问题，并通过现有的资源渠道去弥补他们的知识缺陷。然而，要知道从哪里开始，必须对目前的主题有一定的了解。

为了说明这一点，在检索数字资源之前，学习者和医生需要了解三种可能的状态（图32.2）。第一种状态：个人缺乏充足的知识来构建合适的问题。这个阶段的学生不能通过任何资源获取帮助，也不能应对他们目前面对的情况。第二种状态：学生对感兴趣的问题有部分的了解，可以构建一个好问题。第三种状态：学生的知识储备已经很完善了。在最后一种状态，人们已经不再需要检索资源，然而生物医学的知识量在爆炸性增长，学生直到职业生涯的结束都不可能达到这一状态。

基础、高级与专业的医学知识

教会学生这个能力需要将重点从给学生们课堂教授所有相关知识，转移到只教他们学习需要的知识，这样可以让他们提出适当的问题。这种教学方法强调在课程中整理知识，以充分描述对学生而言什么是真正的基础知识，并区别于高级知识甚至专业知识。这种从大量灌输知识到讲授基础知识的转变可以为学生提供一个平台，为学生学习高级知识，并在后期进一步学习专业知识做好准备。

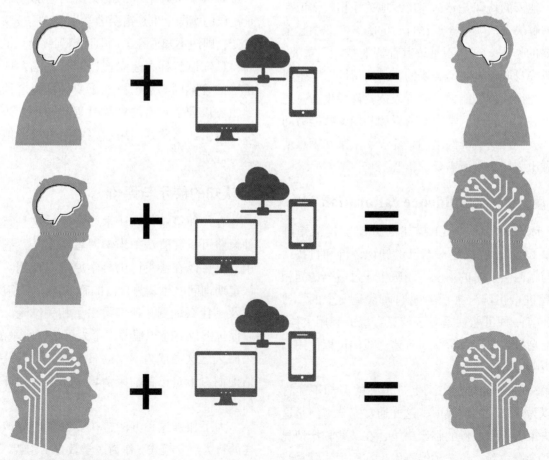

图32.2　信息时代不同的知识状态

最上面的是知识不足，人们无法构建问题，也不能扩大知识面。中间是有部分知识储备，人们可以提出问题，从可用资源中获得更多的知识。最底下是基本掌握全部知识，不再需要额外的信息

大脑肖像图片修改自 Wes Breazell，云端服务器和电脑图标来自 Creative Stall，手机图标来自于 Cengiz SARI，以上均来自 Noun Project

　　课程库存软件包括几个免费使用的应用包，简化了编辑课程数据的任务，也使数据共享、浏览和从数据中提取信息更容易。

　　将现有的课程分类编码是重组课程的第一步，这可以在正确的时间向学生有效传递正确的知识。很多学校开始将授课内容和地点罗列出来，记录每个阶段要教授给学生的内容和相应的学习目标（Dexter et al., 2012）。为了充分利用所收集的内容，根据从基础知识到高阶原理将学习内容标签化，有利于区分出哪些内容是必须讲授的，哪些内容是学生可以自行获取的。罗列完成后，课程重组就变得相对容易，为低年级学生设置基础课程，向更高年级的医学生教授高级知识，并传授给学生在未来临床工作中将会需要的专业知识。

构建一个恰当的临床问题

　　信息专家和图书管理者在教育医学生构建适当临床问题中起到重要作用。当进行适当的检索时，图书管理者就可以指导评估哪一个信息源可最好地回答这个问题。图书管理者运用启发法，比如使用信息源的声誉（可靠性）、方法论、出版日期等做出推荐。学生和医学教师还可通过这些指标来评价信息源。

　　医学生需要练习构建好的问题来为未来学习数字信息检索做准备。为了做到这一点，信息检索课程应使用目前可用的云资源版本，只要信息足够完善，就可以提供有效建议，即使这些工具还不能在临床实践中应用。这让我们从中受益，因为课堂上提出的临床问题也是未来实践中会遇到的。尽管这项技术仍在发展中，教师依然可以在适当情境下帮助学生发展使用这项技术的技能，而这些技能会在日后这项技术日渐成熟并被广泛应用时派上用场。总而言之，这个课程中学生所面临的挑战是需要使用数据信息资源来解决问题，不论在这个时间点这些资源处于什么状态。

对信息检索和分析的评价

　　为了评价提出合适问题和检索恰当信息的能力，考试中可以通过开卷形式让学生展现这方面的能力。从闭卷中学习大量的知识转变到开卷中学习需要了解的内容，是为了学习得更多。考虑到医疗卫生数字化时代信息无处不在的特点，我们没有理由继续采用现有的传统闭卷考试形式。

　　制订这种评价策略可以通过使用加拿大麦克马斯特大学提出的"三级跳"测试来完成（Smith, 1993）（图 32.3）。第一关是基于学生所掌握知识

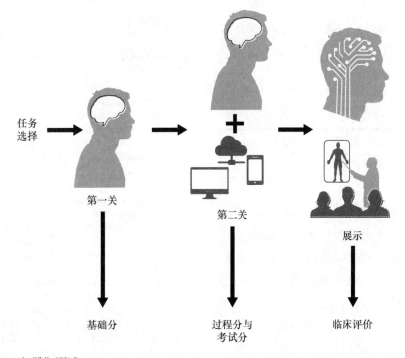

任务选择　第一关　第二关　展示

基础分　过程分与考试分　临床评价

图 32.3　信息时代的"三级跳"测试

大脑肖像图片修改自 Wes Breazell，云端服务器和电脑图标来自 Creative Stall，手机图标来自于 Cengiz SARI，以上均来自于 Noun Project

的闭卷考试。这一关用基础分（scaffold score）来评价学生的基础知识。第二关中学生能够通过获取信息资源，对信息进行提炼，从而得到问题的答案。第二关有两个成绩，一个是过程分，根据学生利用现有资源的程度打分，另一个是考试分，评价学生在资源的辅助下表现如何。在第三关中，学生把他们在第二关中的发现展示出来，评价者对他们的知识和分析过程提出质疑。评价的最后一关考验即时获取知识的能力以及他们的思维过程。

> **小提示**
> 为了追踪学生的数据浏览记录，数据可以通过 xAPI 以及学生记录商店获取。http：//experienceapi.com/overview

评估证据和权衡证据以做出判断；将患者与跨专科同事作为额外信息来源

在数字化医疗环境下，一个能够鉴别地使用所有信息来源和知识库存的用户必须能够处理和掌握不确定性。第三种能力保证学生将有足够的知识和技巧来评估、纳入/剔除和权衡所有现有的证据。部分参考信息来自临床指南和电子讲义。实时信息来自学习型健康系统，并有系统反馈和对结果的可信度分析。在很多情境之下，临床医生将会面对不完整的或矛盾的信息。因此，在数字化时代，医生的基础知识必须有部分是关于如何在不确定情况下做出决策的。

> **小提示**
> 与其在某个阶段讲授循证医学课程，不如考虑在每一年穿插讲授这门课程。

为了让学生拥有这项胜任力，课程的重点必须更多地集中在一些主题上，比如正式决策建模与分析、循证决策、文献的批判性评价、荟萃（meta）分析以及数据挖掘和信号探测等。近些年来，医学院开始向学生引入循证医学内容，并且循证医学在临床实践中更加流行。让循证医学和学生的相关度与其和一线医生的相关度一样高是需要一番努力的。随着我们在信息时代中前行，一代代学

生们对这项能力的需求将日益显著。

不确定性评价与决策共享

客观结构化临床考试（OSCEs）可用来评价这种能力。一个复杂的临床病例是个很好的例子：在临床决策时，需要同时考虑患者的若干社会或文化背景等决策的决定因素。学生需要展现他们收集必要信息的能力，并在他们解释做出决策的依据时，陈述他们所掌握或获得的知识的可信度。

> **小提示**
> 学生如何权衡证据以及处理不确定情况可以整合在小型临床评估演练（mini-CEX）中。

小结

在医疗卫生领域，越来越多的患者信息和医学知识变得数字化和可获取，这让人振奋。为了在这个信息化新纪元更好地实践，需要掌握一些基本技能。我们强调的3个关键胜任力是未来10年医生在临床实践中取得成功的关键。意识到个人知识缺陷的能力可以提高医生对自身医学知识的可信度，从而减少医疗差错。迅速提出合理的临床问题并且获得相关可靠的信息源的能力，有助于防止医生被大量信息所淹没。最后，评估、权衡现有信息的能力将帮助医生处理可能遇到的不确定情况。

参考文献

Blumenthal, D. (2010). *Expecting the unexpected: health information technology and medical professionalism. Medical Professionalism in the New Information Age* (pp. 8–22). New Brunswick, NJ: Rutgers University Press.

Dexter, J., Koshland, G., Waer, A., Anderson, D. (2012). Mapping a curriculum database to the USMLE Step 1 content outline. *Medical Teacher, 34*(10), e666–e675.

Friedman, C. P., Donaldson, K. M., Vantsevich, A. V. (2016). Educating medical students in the era of ubiquitous information. *Medical Teacher, 38*(5), 504–509.

Friedman, C. P., Wong, A. K., Blumenthal, D. (2010). Achieving a nationwide learning health system. *Science Translational Medicine, 2*(57), 57–29.

Gallardo-Echenique, E. E., Marques-Molias, L., Bullen, M., Strijbos, J. W. (2015). Let's talk about digital learners in the digital era. *International Review of Research in Open and Distributive Learning, 16*(3), 156–187.

Quirk, M. E. (2006). *An emerging paradigm for medical education. Intuition and metacognition in medical education: keys to developing expertise* (pp. 1–10). New York, NY: Springer Pub. Co.

Sandars, J. (2009). The use of reflection in medical educa-tion: AMEE Guide No. 44. *Medical Teacher*, *31*(8), 685—695.

Smith, R. M. (1993). The triple-jump examination as an assessment tool in the problem-based medical curriculum at the University of Hawaii. *Academic Medicine*, *68*(3), 366—372.

Thompson, P. (2013). The digital natives as learners: technology use patterns and approaches to learning. *Computers and Education*, *65*, 12—33.

Triola, M. M., Friedman, E., Cimino, C., et al. (2010). Health information technology and the medical school curriculum. *The American Journal of Managed Care*, *16*(12 Suppl. HIT), SP54—SP56.

评　价

第33章

评价的概念和标准设定
Concepts in Assessment Including Standard Setting

John Norcini, Danette W. McKinley

（译者、审校：汪 青）

趋势

- 虽然并未获得或达到有效性（即效度），但收集到的证据支持对评价结果的解读。随着时间的推移，越来越多的信息支持这种解读或有效性论据。本章提供了通过这种有效性来透视评价的框架。

- 随着注意力转向胜任力导向的、以学生为中心的学习，形成性评价受到更多关注，更强调支持性和创造性学习。形成性评价强调反馈，尤其是在工作环境中，研究已开始论证其有效性。

- 从历史上来看，聚焦点多放在单一评价方法的质量上，而较少关注将多种测试手段结合以实现多重目的。如今对"系统性思考"的兴趣在增强，这种思考更强调不同评价方法之间的相互联系、它们如何随时间的推移发挥作用、如何在更宽广的教育背景下运作、如何与不同的利益相关方相关联。

关键概念

- 考试大纲（blueprint）：通过在测试内容和分数之间建立明确的关联来提供有效性证据的具体说明。

- 形成性评价（formative assessment）：培训过程中进行的测试，重点关注学习情况并给予反馈。

- 心理测量学（psychometrics）：研究一个人在进行测试时会发生些什么的理论模型，可提供有关最佳测试时长、分数推断有效性以及测试结果可信度的相关信息和证据。

- 信度（reliability）：对测试分数误差量的评判。

- 终结性评价（summative assessment）：测试分数用于做某些类型的决定。

- 效度理论（validity theory）：支持测试结果解读的证据收集框架。

引言

对评价相关文献进行粗略回顾，可以发现一系列令人困惑的二分法和概念。这些概念往往有重叠，而作者使用时不像所期望的那么精确，使得第一次尝试进行评价的临床教师尤感困惑。本章的目的是诠释其中一些概念，并提供其含义、产生及应用的背景资料。

测量理论

测试理论或心理测量模型试图解释当一个人接受测试时发生了什么（Crocker & Algina, 1986）。这些理论提供有关如何选择试题、测试时间需要多长、可以从分数中得出怎样的推论以及最终结果可以信赖的程度的信息。每个模型都有不同的假设，基于这些假设，优势各有不同。在众多心理测量模型中，有三个模型常用于医学教育，值得关注。

经典测试理论（classical test theory, CTT）起源于19世纪末、20世纪初，数十年来一直是考试的主导模式（Lord & Novick, 1968）。该模式假设考生在考试中的分数（即观察分数）包含两部分——真分数和误差分数。要在实际的测试中应用CTT，就必须设置一系列非常严格的假设。这些假设在实践中常常被违背，但即使发生这种情况也很少带来实际的差别（即模型在违反假设的情况下也很稳固）。

以CTT为基础开发了许多有用的概念和工具，

包括信度（reliability，代表所观察分数中的误差量）和试题统计（有助于测试开发的过程）。

概化理论（generalizability theory，GT）的声名鹊起源自 Cronbach 等于 1972 年出版的书籍（Cronbach et al.，1972）。与 CTT 一样（CTT 可视为 GT 的特例），GT 假定考生在考试中的分数包含两个部分——真分数和误差分数。但它的假设相对较弱，因此它用于评价的适用范围很广。

GT 有许多超越 CTT 的优势（Brennan，2001）。例如，GT 允许测试中的误差有多个不同来源，并支持区分不同的分数，有些分数是为了给考生排名，有些用来表示考生知道多少。

对项目反应理论（item response theory，IRT）的兴趣始于 20 世纪 70 年代，其使用在国家测试机构中得到了显著的增长（Hambleton et al.，1991）。与 GT 不同，IRT 对试题、测试和个人都做出了很强的假设，这些假设很难满足，因此有许多不同的 IRT 模型，每个模型都有适合于特定评价情况的假设。

一旦假设得到满足，许多优势就显现出来。例如，考生个人的分数与考的是哪套试题无关，而试题统计也与谁参加测试无关。

> **小提示**
>
> 与 CTT 相比，GT 和 IRT 提供了不同且强大的优势。不过，任何测试理论都足以应对大多数实际的日常工作。

评价的类型

可以用各种不同的方式对评价进行分类，其中许多分类方式都是合理的。一种有用的分类是分为形成性评价、终结性评价和诊断性评价（Hanauer et al.，2009）。尽管有些评价可同时服务于多个目的（例如，终结性评价也提供形成性信息），但要做好很难。因此，通常以一个目的为主。最好是建立一个良好的评价体系，包含不同的测试方法，每种方法很好地服务于单一目的。这个评价体系可设计为满足多重目的（包括学习和决策），使用不同的评价形式来达到目的（van der Vleuten et al.，2015）。

形成性评价（formative assessment）：常指在教育干预过程中对学员的评价。此类评价有双重目的，首先，向学生和教师提供反馈以指导学习。其次，最新研究表明，评价行为本身就可创建学习，因此形成性评价是教育不可或缺的一部分。

> "相当多的精力在过去 50 年间都投入到终结性评价的发展中，尽管仍有大量工作要做，但现在许多针对医学知识、临床技能和其他能力的终结性评价方法容易获得。最近的重点转向了形成性评价，聚焦支持性和创造性学习。我们需要更好地理解如何构建和使用这类评价。形成性评价强调反馈，尤其是在工作场所，已开始有研究论证其有效性。"
>
> **Lefroy 等（2015）**

此类评价有很多实例，其中一类是基于工作场所的评价 [如小型临床评估演练（mini-CEX）、操作技能直接观察法（direct observation of procedural skills，DOPS）]。这些方法通常需要某种形式的直接观察，然后进行评价并给予即时反馈。尽管形成性评价对促进学习至关重要，但对此类评价方法的发展和改进却没有得到足够的重视。最近的研究尤其关注反馈的提供（如 Watling & Ginsberg，2019）。

终结性评价（summative assessment）：要对学员做出某些决定时所设计的评价。此类评价的目的是确定学员是否已经掌握了所学的知识。测试通常促成某些决定，表明学员是否已具备继续培训或实践的能力。

终结性评价的实例有：在单元 / 课程 / 学期和学年结束时进行的考试、毕业 / 领取执照 / 获取证书等所要参加的考试。此类测试在医学院极为普遍，所以当大多数学生被问及时，他们会把所有的测试都描述为终结性评价。

诊断性评价（diagnostic assessment）：指进入某一特定教育过程之前对学员所做的测试。此类评价的目的是确定学员的教育需求，以优化学习。评价通常会显示学员的长处和不足的基本状况。

此类测试在继续医学教育中很常见。根据测试表现，学员可自主选择或被分配到特定的教育阶段。一般来说，诊断性评价在正规的培训中没有得到充分利用，因为这些培训主要着眼于教育过程。随着教育观念向胜任力导向教育的转变以及对能力提升的评价要求，此类评价会变得越来越重要。

良好评价的质量

判断评价质量的方法很多。从历史上看，曾把重点仅仅放在考试的测量特性（信度和效度）上，但在 1996 年，van der Vleuten 扩展了质量评价清单，在传统的测量特性之外加入了与测试效果、可接受度和可行性相关的问题（van der Vleuten et al., 1996）。这些标准在 2010 年渥太华会议上得到了重申，并写入会议的共识声明，从而产生了有关良好评价的如下标准：效度或关联性、再现性或一致性、等值、可行性、教育效果、催化效应和可接受性（Norcini et al., 2011）。

> "随着时间的推移，许多作者已经详细介绍过上述标准中的大多数，其重要性显而易见。但最近特别强调催化效应（catalytic effect），这个标准指的是评价如何能很好地提供结果和反馈，从而使学习被创造、促进和支持。它是不断发展的评价理念的核心，既是促进学习的手段，又能决定这种促进作用的程度。"
>
> **Norcini 等（2011）**

2018 年，渥太华会议委员会肯定了这些标准对于单一评价方式的重要性，同时增加了新的关注点，即整合数种测量方式以达到一个或多个目的的评价体系（Norcini et al., 2018）。在卫生行业，需要多种评价方式来判断职业能力所要求的知识、技能和态度，这些评价往往以割裂的方式进行，缺乏相互协调。一个评价体系会关注不同评价方法之间的相互联系、它们如何随时间的推移发挥作用、如何在其所处的更宽广的系统背景下运作、如何与不同的利益相关者相关联。委员会达成了共识，建议评价体系应是相关的、持续的、全面的、灵活的、有目的的、多方认同的、透明的和无偏见的。

效度理论

确定评价目的，确保测试开发、试题构建和评分都支持这一目的，这是医学教育关注的问题。效度理论（validity theory）为这一关注提供了有用的框架，其发展有很长的历史（Cook & Beckman, 2006）。Kane（2013）描述的框架与本章目的契合，提供了有用的介绍。该框架有四个组成部分，效度就是围绕各组成部分积累证据。

> "评价方法具有足够的可靠性固然重要，而效度也不仅仅是测试的一个统计学特性，它代表一个反复收集证据的过程，以支持对将被使用的测试结果的解读。"
>
> **Hawkins 等（2018）**

评分部分关注的是：测试实施是公平的、学生评价是适当的、标准应用是一致的。只有进行测试时所有学生的条件都相同，才能证明不管在哪里考、谁来实施，测试都是公平的、测试条件都是相似的，这也被称为标准化。测试题的难度水平应该与被测试的群体相匹配，评分标准应公平地应用于所有参加考试的学生，没有人可以比他人更占优。支持评分部分的已有证据包括满足可再现性（信度）的标准。

泛化部分需要证据证明测试的内容能充分地代表所测领域，并且取样足够的内容以产生相当精确的分数和决定。经典测试理论的信度系数或概化理论通常可以为泛化提供支持证据。

推断部分需要证据证明分数与感兴趣的构念（construct）有关，不受与此无关事物的影响。该证据表明测试是"一致的"，分数与预期的方式有关。下一节"分数解读"将给出更多相关信息。

结果解释 / 决定部分要求所收集的证据显示测试使用与测试结果之间的关联。例如，如果要做出考试通过或失败的决定，就应当有证据支持对考生划分类别的过程及其有效性。"标准"一节会提供更多相关信息。

分数解读

分数是一个字母或数字，反映考生在测试中的表现。测试开发时首先要做的决定就是如何解读分数：用常模参照还是标准参照（Glaser，1963）。这一决定影响到试题或案例如何选择、学生／教师和机构使用该分数时意味着什么，以及对分数的可靠性或再现性是如何考虑的（Popham & Husek，1969）。

常模参照的分数解读：从常模参照的角度解读，分数往往代表考生个人在受测群体中的表现。例如，若说某个考生的表现高于均值一个标准差，则表明其表现得比 84% 的受试者好，而不能说明该生答对了多少问题。

常模参照的分数解读尤其适用于名额有限并需要选择最优秀（或最合适）的考生的情况。如在招生决策中，往往名额有限，而目标是选出最好的申请者。但如果目的是了解候选者知道多少或能做什么，这种模式就不适用了。

标准参照的分数解读：从标准参照［有时被称为域参照（domain-referenced）］的角度解读，分数可提供考生在所测领域内知道多少或能做什么的信息。例如，若说某个学生在测试中做对了 70% 的题目，就意味着其知道所需知识的 70%，但无法说明该生与他人比较表现如何。

标准参照分数解读在胜任力测试中尤其有用。例如，旨在提供反馈以改进学习的评价，就应使用标准参照模式的分数。同样，结课考试也应采取这种模式，以表明学生掌握了多少内容。在结果导向或胜任力导向的教育课程中，标准参照模式的分数特别有用，但并不适合用来给学生排名。

掌握性测试（mastery test）是标准参照分数解读的一种常见变异形式，该测试以二元分数评分（通常是通过或不及格），以确定就某一特定目的而言考生是否掌握了足够的内容。

分数等值

进行评价时，许多情况下需要参照及格线来比较考生之间的分数或比较不同时间的测试成绩。很明显，如果所有考生测试相同的题目或遇到完全相同的患者，其分数就可以比较，就能做出是否通过考试的等值决定。有些测试方法的产生，如多选题（MCQs）和标准化病人（SPs），在一定程度上就是为了确保所有考生都能面对同样的挑战，因而其得到的分数也完全等值。

在许多重要的测试情况下，当分数不等值时，可以做出调整。如在多选题或标准化病人考试中，试题或案例通常会随着时间的推移而改变，虽然尽力维持测试内容的相似性，但在版本或形式上保持完全相同比较困难。这一问题可以通过测试等值处理（equating）来解决（Kolen & Brennan，1995）。等值处理是用来调整分数的一系列程序、设计和统计数据，完成后就好像每个人都做了同样的测试。调整分数的方法虽然可取，但非常复杂、费时费力，因此，常用于国家级测试中，很少在一般测试中使用。

在另一些重要的测试情况下，分数是不等值的，但进行较好的调整又是不可能的。例如，几乎所有通过观察考生与真实患者接触时的表现来评分的测试方法所产生的分数都不等值，因为患者不同和呈现出来的挑战不同，同时观察者在评分的严格程度上也有差异。为尽量减少这些不期望出现的影响因素，通常的解决办法是：扩大患者样本量（希望平衡难易程度）、增加观察评分的教师数量并加以培训，以及使用一些基于 IRT 的方法，从统计学上最大限度地减少观察者之间评分的差异（Linacre，1989）。然而，这一切并非完全令人满意，尽管此类测试对于医生的培训和获取证书来说很有必要，但用于终结性评价时还是必须谨慎地解读结果。这些用于形成性评价则非常合适。

标准

有很多原因需要做测试，许多次的决策都与这些评价方式的运用相关联，此类决策往往涉及对个体的胜任力或精通程度的考量。在这些情况下，在测试中对考生表现进行分类很重要，通常是通过或不及格（尽管常常有两个以上类别）。把通过者和不及格者区分开来的分数称为标准或及格线。"多少才够？"这就是答案，在这些测试中，标准就是把成功与失败区分开来的分数。标准设定就是将所期望的表现水准的特征描述转换成数值，用于特定测试的过程。标准有两类——相对标准和绝对标准。

> "标准设定就是将所期望的表现水准的特征描述转换成数值，用于特定测试的过程。

标准的可信度在很大程度上取决于标准设定者及其所使用的方法。标准设定者必须了解测试的目的、设立及格线的原因，了解内容并熟悉考生。选择何种方法来设定标准是次要的，关键是这种方法所产生的结果是否符合测试的目的。这种标准设定方法依赖经验丰富的专家做出判断，应是敬业尽职的体现，要有研究证据支持，并且易于解释和实施。"

McKinley & Norcini（2014）

相对标准（relative standards）：对于相对标准而言，及格线是用来根据各人表现好坏而区分考生的。例如，可以选择一个及格线让考分在前 80% 的考生都通过。相对标准与常模参照分数解读的使用场景相同。

相对标准最适用于需要选拔特定群体的情况。例如，在招生录取时，名额有限，而目的是挑选最好的学生，使用相对标准最合理。相对标准不适用于评价学生的胜任力。

绝对标准（absolute standards）：对于绝对标准而言，及格线是用来根据各人知道多少和表现好坏来区分考生的。例如，可以选择一个及格分，使答对 80% 试题的学生通过考试。

绝对标准尤其适用于需要确定胜任力的情况。此类标准适用于标准参照（或域参照）测试模式。例如，年终考试的目的是确定掌握了足够知识的学生可以进入下一学年的学习，此时用绝对标准最佳。绝对标准不适于为特定目的选拔一定数量的学生。

测试及格分的选择过程有赖于其可信度。所选择的方法应该易于向过程参与者解释，并得到研究的支持。这种选择应该与测试的目标相一致，所有参与者也都需全心投入。这个过程应该展示出，在标准的概念形成和相应及格分的确定等方面已做出了相当的努力。

考试大纲

测试中所包含的内容对测试结果的质量至关重要，并为分数的效度和信度以及由此做出的决定提供证据。好的测试从好的考试大纲开始（有时被称为说明书），其中应详细说明涵盖哪些内容（Downing & Haladyna，2006）。考试大纲应在考前让被试者知晓。

例如，美国内科医学会公布了其内科学专业资格考试的大纲（www.abim.org）。它使用了患者的人口统计数据（如妇女健康占 6%）来规定"病患问题"的考试内容（American Board of Internal Medicine，2016）。超过 50% 的考题需要综合分析或判断才能得出正确结论。该大纲详细规定了每一医学学科门类的内容在考题中的占比（如心血管疾病占 14%，感染性疾病占 9%，精神病学占 4%），还有如老年医学（10%）和预防医学（6%）之类跨领域的交叉分类。每一测试都包含基本的内容类别，同时还可能包含交叉类别的内容（例如心血管疾病的预防问题）。因为这是一个国家级考试，牵涉许多利害关系，所以大纲非常详细。对于一般的测试和考题或案例较少的情况（如 OSCE），不必如此详细，但大纲仍然是证明结果有效性以及考试内容与评价目的相一致的必要证据。

"对于诸如获取证书之类的资格考试，内容和大纲应该基于实践的特性，而非基于培训。因此，此类考试的大纲通常在职业分析的基础上制订。在测试内容与实践所为之间建立清晰的联系，可以支持测试分数的效度。"

Calton 等（1991）

测试内容的来源取决于测试目的。例如，如果要确定学生掌握了多少课程内容，那么测试内容应该从教学大纲中提取。而如果要测试学生是否已准备好进入职业实践，那么测试内容就应该针对这种实践中相应的患者相关问题。有多种复杂的设计和统计方法来支持适用于高利害测试的大纲的编制（Downing & Haladyna，2006）。

自我评价

自我评价（self-assessment）在医学教育中占有重要的地位。一般来说，个体选择其认为重要的内容来做评价，决定如何进行评价，然后使用评价的结果来确认自身的优势并找出不足之处。就这个意义而言，几乎所有的评价方法都可用于自我评价。

"在 20 项自我评价与外部评价的比较研究中，13 项显示很少或没有相关性或负相关，而 7 项显示正相关。许多研究发现，最不熟练的医生和最自信的医生自我评价的准确性最差，这些结果与其他职业的结果一致。"

Davis 等（2006）

"有很多研究对检核表（被视为客观评价）与综合评价量表（被视为主观评价）进行了比较。事实上，检核表的分数更可靠一些，而综合评价量表的评分更有效一些，但差异相对较小，因此使用任何一种方法都能产生好的结果。"

Norcini & Boulet（2003）

社会赋予医生和其他专业人员自我调节的能力，要求他们必须能够准确地进行自我评价。这种能力反过来也能推动日常实践和终身学习。同样重要的是，准确的自我评价使医生能够将自身行为限定于能力范围之内。鉴于这一关键作用，期望医学教育能培养学生和医疗从业人员的相关能力也就不足为奇了。

尽管自我评价很重要，但有充分证据表明，医生和其他专业人士并不擅长进行自我评价。Davis 等（2006）撰写的一篇文献综述得出结论，医生进行准确的自我评价的能力有限。Eva 和 Regehr（2005）也认为，自我评价"是一个复杂的、多层面、多用途的现象，涉及许多相互作用的认知过程"。鉴于这种复杂性，目前既没有研究资料也没有可供选择的教育策略可以证明最纯粹的自我评价是可以依赖的。

有三个重要建议可以确保自我评价按正确的导向进行，从而使其更为有效（Galbraith et al., 2008）。第一，最基本的是自我评价的选择应与学生或医生的学习或实践经验相关，而不应完全是自选的。第二，自我评价应与教育经历直接挂钩，这可以降低难度。第三，应定期进行外部评价，以保证自我评价结果的有效性。

客观与主观评价

在文献中，作者常将某些形式的评价称为"客观评价"，而另一些则被称为"主观评价"。一般来说，客观评价有一个或多个明显正确或不正确的应答或行为，较易观察，实例包括多选题和检核表（checklist）。相比之下，主观评价往往需要对应答或系列行为做出判断，实例包括问答题和评分量表。

这种二分法在许多方面并不管用。多选题可以说是最客观的评价方法，但还是要通过测试构建、评分和标准设定等过程来进行判断。撰写大纲需要对内容的重要性和出现频率做出判断。出题者会对患者的年龄、诊疗地点、在可能的应答选项中应包含哪些诊断性检查和治疗等做出判断。对于评分来说，也需要判断每一应答选项的权重、这些权重如何加分、在总分中所涉范围和及格分应该是多少等。

所有评价都需要判断。不同评价方法的唯一不同之处就在于这些判断的收集方式和涉及的专家数量。多选题的优势在于许多专家可以为创建测试出力，这样试题易于排除，不同观点可以被顾及，产品（即最终的测试）容易得到团队的认可。此外，许多不同的临床情境可以被有效地取样。床旁口试也是如此，只不过专家数量和可以包括的临床情境受限。如果专家和患者数量增加到一定程度，口试的"客观性"就与多选题接近。

小结

本章的目的是明确评价的基本概念，并为其含义、发展和使用提供背景。构成评价基础的测试理论已经被概略地描述为所应用的评价类型和判断成功与否的标准。正如"考试大纲"一节中所强调的，测试内容的重要性在评价质量中起着核心作用，而诸如分数解读、分数等值和标准等更多的技术问题必须与评价目的相一致，以便按照预期执行。最后，还有很多关于自我评价和"主观"与"客观"测量的内容。本章对这些热门话题提出了一些潜在的关注和澄清。

参考文献

American Board of Internal Medicine. Internal Medicine Certification Examination Blueprint. Available at: http://www.abim.org/~/media/ABIM%20Public/Files/pdf/examblueprints/certification/internal-medicine.pdf. Accessed 2016.

Brennan, R. L. (2001). *Generalizability theory*. New York: Springer-Verlag.

Colton, A., Kane, M. T., Kingsbury, C., & Estes, C. A. (1991). Strategies for examining the validity of job analysis data. *Journal of Educational Measurement, 28*, 283−294.

Cook, D. A., & Beckman, T. J. (2006). Current concepts in validity and reliability for psychometric instruments: theory and application. *The American Journal of Medicine, 119*(2), 166. e7−166.e16.

Crocker, L., & Algina, J. (1986). *Introduction to classical and modern test theory*. Fort Worth TX: Harcourt, Brace, & Jovanovich.

Cronbach, L. J., Gleser, C. G., Rajaratnam, N., & Nanda, H. (1972). *The dependability of behavioral measurements*. New York: Wiley.

Davis, D. A., Mazmanian, P. E., Fordis, M., Van Harrison, R., Thorpe, K. E., & Perrier, L. (2006). Accuracy of physician self-assessment compared with observed measures of competence: a systematic review. *Journal of the American Medical Association (JAMA), 296*(9), 1094−1102.

Downing, S. M., & Haladyna, T. M. (Eds.), (2006). *Handbook of test development*. Mahwah, NJ: Erlbaum.

Eva, K. W., & Regehr, G. (2005). Self-assessment in the health professions: a reformulation and research agenda. *Academic Medicine, 80*(Suppl 10), s46−s54.

Galbraith, R. M., Hawkins, R. E., & Holmboe, E. S. (2008). Making self-assessment more effective. *Journal of Continuing Education in the Health Professions, 28*, 20−24.

Glaser, R. (1963). Instructional technology and the measurement of learning outcomes: Some questions. *American Psychologist, 18*, 519−521.

Hambleton, R. K., Swaminathan, H., & Rogers, H. J. (1991). *Fundamentals of item response theory*. Newbury Park, CA: Sage Press.

Hanauer, D. I., Hatfull, G. F., & Jacobs-Sera, D. (2009). *Active assessment: assessing scientific inquiry*. Springer.

Hawkins, M., Elsworth, G. R., & Osborne, R. H. (2018). Application of validity theory and methodology to patient-reported outcome measures (PROMs): building an argument for validity. *Quality of Life Research : An International Journal of Quality of Life Aspects of Treatment. Care and Rehabilitation, 27*(7),

1695−1710.

Kane, M. T. (2013). Validating the interpretations and uses of test scores. *Journal of Educational Measurement, 50*(1), 1−73.

Kolen, M. J., & Brennan, R. L. (1995). *Test equating: methods and practices*. New York: Springer-Verlag.

Lefroy, J., Watling, C., Teunissen, P. W., & Brand, P. (2015). Guidelines: the do's, don'ts and don't knows of feedback for clinical education. *Perspectives on Medical Education, 4*(6), 284−299.

Linacre, J. M. (1989). *Many-facet Rasch measurement*. Chicago: MESA Press.

Lord, F. M., & Novick, M. R. (1968). *Statistical theories of mental test scores*. Reading MA: Addison-Wesley Publishing Company.

McKinley, D. W., & Norcini, J. J. (2014). How to set standards on performance-based examinations: AMEE Guide No. 85. *Medical Teacher, 36*, 97−110.

Norcini, J., Anderson, B., Bollela, V., et al. (2011). Criteria for good assessment: consensus statement and recommendations from the Ottawa 2010 Conference. *Medical Teacher, 33*, 206−214.

Norcini, J., Anderson, M. B., Bollela, V., et al. (2018). Consensus framework for good assessment. *Medical Teacher, 40*(11), 1102−1109.

Norcini, J., & Boulet, J. (2003). Methodological issues in the use of standardized patients for assessment. *Teaching and Learning in Medicine, 15*(4), 293−297.

Popham, W. J., & Husek, T. R. (1969). Implications of criterion-references measurement. *Journal of Educational Measurement, 6*, 1−9.

van der Vleuten, C. (1996). The assessment of professional competence: developments, research and practical implications. *Advances in Health Sciences Education, 1*, 41−67.

van der Vleuten, C. P. M., Schuwirth, L. W. T., Driessen, E. W., Govaerts, M. J. B., & Heeneman, S. (2015). Twelve tips for programmatic assessment. *Medical Teacher, 37*(7), 641−646.

Watling, C. J., & Ginsburg, S. (2019). Assessment, feedback and the alchemy of learning. *Medical Education, 53*(1), 76−85.

第34章

笔试评价
Written Assessment
Lambert W. T. Schuwirth, Cees van der Vleuten
（译者、审校：汪　青）

关键概念

- 综合评价（comprehensive assessment）：由于胜任力是多层面的，单一评价方法无法评判，因此需要将不同的评价工具加以组合，形成全面的评价方案。
- 提问−应答模式（stimulus-response format）：每道试题或评价任务都包括考生被要求做什么以及期望考生对这种要求如何应答两方面，前者即提问形式，后者为应答形式。明确区分这两者对考虑评价的有效性极为重要。
- 作为诊断工具的试题（items as diagnostic tools）：试题审核过程中，每道试题都被视为胜任力的评判工具，区分出具备所需知识或胜任力的人为真阳性，不具备的人为真阴性。试题审核的目的就在于排除假阳性和假阴性的可能来源。

引言

　　尽管基于工作场所表现的评价越来越受欢迎，但笔试评价仍可能是最广泛使用的评价方法，管理上的便利和经济适用或许是其受欢迎的原因。与许多其他方法相比，笔试评价更易于组织实施且成本低廉，并能得出可靠的分数。但笔试并非万能灵药，因为任何单一的评价方法都不是万能的（Van der Vleuten，1996）；要进行能力的综合测试，就需要各种笔试和非笔试的方法。目前，程序性评价（programmatic assessment）正迅速流行（Van der Vleuten & Schuwirth，2005），这种方法有目的地将不同评价方法结合使用，实现优势互补。当然，对这些优势和不足必须有清晰的认识，本章将讨论笔试评价方法的主要长处和不足。

问题形式

　　开放式问题和封闭式问题的格式通常有区别，多选题被视为封闭形式。

　　因为仅仅通过识别各选项就可能找到正确答案（即所谓的"暗示效应"），多选题一般被认为不适用于测试高级认知技能（例如医学问题的解决）（Hurlburt，1954；Schuwirth et al.，1996）。从比较应答形式的文献中可以很清楚地看到，应答形式（开放式或封闭式）并不那么重要，而提问形式（你问什么）是关键（Norman, et al.，1996；Ward，1982）。

　　考虑以下关于应答形式的两个问题：

你是一名全科医生并接诊了一位46岁的患者。她出现阑尾穿孔和局限性腹膜炎症状。下一步最佳处理措施是什么？

你是一名全科医生并接诊了一位46岁的患者。她出现阑尾穿孔和局限性腹膜炎症状。下面哪一项是下一步最合适的处理措施？
1. 服止痛药并在24小时内再次检查她的状况
2. 服止痛药并让她自己开车去医院
3. 不服止痛药并让她自己开车去医院
4. 服止痛药并打电话叫救护车
5. 不服止痛药，并叫救护车

以上两个问题在提问内容上差别很小，而应答的方式是不同的。

现在我们考虑以下两个问题的提问形式：

脑膜炎最常见的症状是什么？

用SWOT法（优势、劣势、机会、威胁）分析政府关于缩减卫生服务系统候诊名单的新规则。

这两个问题回答的形式相似，但问题的内容却完全不同。第二个问题期望引发的思考过程完全不同于第一个问题。

💡 **小提示**

提问形式：问题内容将决定回答试题的思考过程。

因此，在本章的其他部分，我们将谈到应答形式和提问形式之间的差别。

试题的质量控制

无论使用哪种评价方式，考试的质量总是与单个试题的质量相关。因此，如果我们不能尽可能地保证试题的质量，那么讨论各种类型试题的优缺点及其应用都将是无意义的。试题质量最重要的一点是它可以清楚地区分哪些考生拥有足够的知识、哪些考生没有，就好像试题是"医学胜任

力"的"诊断"工具。这意味着，当一名未掌握相关知识的学生却正确地回答了问题时，就可被视为假阳性结果（false-positive result），反之则是假阴性结果（false-negative result）。在试题质量控制程序中，测试实施之前进行诊断并排除可能产生假阳性和假阴性结果的试题是必要的（Verhoeven et al., 1999）。其他方面，如确定试题的适宜性、与课程目标的契合度、试题分析以及学生反馈等，也是控制评价质量的重要因素，但本章我们重点关注单个试题的质量。

应答形式

开放式简答题

概述

这种开放式问题要求考生做出通常不超过一个或几个词语的简短回答。例如：

"网球肘"通常影响的是哪块肌肉的肌腱？

应用要求（何时使用和何时不使用）

回答开放式简答题通常需要时间，因此，在固定的考试时间内仅能提问少量试题。由于考试分数的可靠性和试题数量之间呈正相关，所以开放式简答题会导致考试分数的信度不高。而且，这些试题需要手工评分，操作上更低效。如果现实中可能的答案数量比较多，或者依照常识正确答案会自动生成，用开放式简答题更合理。

比如以下的问题：

两肾中哪个位置更高？

其作为开放式简答题不是很合理，因为只有两个可能的答案并且不会依常理自动生成答案。

另外，像这样的问题：

一位65岁的老人来看病，含糊不清地诉说疲劳、口渴、伤口不易愈合。应首先考虑哪个诊断？

这个问题用多选题形式就不适宜。

因此，除非试题内容真正需要应用开放式简答题，否则建议不要轻易使用。

命题技巧

确保试题措辞清晰明确，以免学生误读。您或许希望学生们都是很好的阅读者，但如果阅读能力成为测试内容的一部分，就会成为测试误差的来源（命题无关方差）。应当使用短句，并避免使用双重否定。如果不能确定是为表达清晰而使用较多的词句，还是为简练而使用较少的词句，最好使用较多的词句以保证表达清晰。

确保问题答案要点明确，必须阐明正确和不正确的答案，其他可能的备选答案也需列出。如果阅卷人员超过一人，此点尤其重要。

确保考生清楚哪种答案是考试所预期的。考生应该较为容易地理解哪种特定形式的答案是考试所预期的，或者答案的细节应该细致到何种程度。例如，关于胸部感染问题，预期的答案到底是肺炎、细菌性肺炎，还是细致到肺炎球菌性肺炎？下面这个问题在答案预期方面也不够清晰：

左肺和右肺的主要区别是什么？

这里预期的答案是不是左右对称、肺叶数量、主支气管角度、表面或对气体交换的贡献等等？设置的问题不应该成为"猜猜我想让你了解什么"这样的形式。

规定答案词语数量的最大限额，并在阅卷时坚守这一规则。学生们往往采用"霰弹枪"的方法，尽他们所能写下所有的答案，以希望其中一部分是正确答案。通过限制答案长度可以避免这种情况。

有效地采用多名阅卷者。如果不止一位教师参与阅卷，较好的办法是，一名阅卷者给所有学生的一题或部分题目判分，另一名阅卷者给所有学生的另一题或另一组题判分，而不是一名阅卷者给一组学生的整个试卷判分而另一名阅卷者给另一组学生的整个试卷判分。后一种情况下，考生可能因为阅卷者宽松而得分高或者因为阅卷者严格而得分低；前一种情况下，每个考生的分数来自同一组阅卷者，评分的差异在组内达到平衡，可获得较高的信度。

> 🔆 **小提示**
> 对于开放式简答题，预先要清楚地了解什么是错误答案。

论述题

概述

论述题属于开放式试题，需要的答案较长。理想的论述题要求考生描述一个推理的过程、评价一个给定的情境或者具体地把所学的概念应用于解决新问题。例题：

> 同为 15 岁的约翰和吉姆早春时节去游泳。水仍然很凉。约翰提议比赛一下看谁在水下待的时间长，他俩决定比一比。入水前约翰深吸了一口气，而吉姆则深呼吸了 10 次才潜入冰冷的水中。当约翰憋不住浮上水面时，令他震惊的是看到吉姆沉在水底。他设法将吉姆拉出水面，一位旁观者开始给吉姆做心肺复苏。

> 从病理生理学角度解释吉姆发生了什么、为什么丧失了意识，并解释为什么同样的情况没有发生在约翰身上。

当然，发生在约翰和吉姆身上的情况对学生来说是新的，并且在理论教学或实习期间都没有解释过这种现象，这一点很重要。

另一个例题：

> 解释波尔效应以及它如何影响血氧饱和度。

这个问题不太适合作为论述题。尽管问到了相关知识，但这个问题要求事实性知识的再现，用其他试题形式会更有效。

应用要求

论述题仅用于某些特殊目的，主要原因是信度较低，并且需要专家的手工评分。因此，最好在要求由考生自主做出回答，并且回答篇幅较长时应用论述题。实例有：

- 评价某一特定行为或情况，例如：

> 用 SWOT 法分析政府关于缩减卫生服务系统候诊名单的新规则

- 应用学过的概念解决新的问题，例如：

> 在课上你已经学过 ACTH（促肾上腺皮质激素）生理反馈机制的要点，应用这一原理解释利尿的调节机制

- 生成解决方案、假设、研究问题
- 预测或估计
- 比较、寻找相似之处或讨论不同之处

对论述题的评分很难不受考生写作风格的影响，对是否应该把这一因素考虑在内还有争议。对此并无通用的规则，但最好要清楚考试的目的是什么。如果考试目的仅仅是衡量学生的知识掌握和理解程度，那么写作风格不重要，但当目的是考查学生能否解释某一现象或概念的时候，写作风格就很重要。

> ☀ **小提示**
>
> 论述题的评分很难不受考生写作风格的影响。

命题技巧

对论述题的命题建议基本上与开放式简答题相似：

- 试题用词必须尽可能清晰准确，考生应该清楚试题所预期的答案。
- 必须写清楚答案要点，并事先确定。

必须规定答案的最大长度，以确保回答简练，避免散弹枪式的答案。

论述题的一个特殊类型是改良型论述题，它由一个病例和一系列问题组成。这些问题通常按照病例进展而依序呈现，这可能会导致问题的相互依赖，即如果考生答错了第一个问题，他就很可能答错后续所有的问题。这是一个严重的心理

测量学问题，可以通过测试管理程序来避免，这就需要在允许考生回答下一个问题之前，要求其确认答案。

是非题

概述

是非题要求考生判断所给陈述内容的对错。例如：

> 题干：对于军团菌肺炎的治疗，最有效的抗菌药物是：
>
> 试题：红霉素　对 / 错

第一部分题干给考生提供了信息，这一部分总是正确的。试题部分是考生必须指出对或错的部分。

应用要求

是非题可以在相对短的时间内覆盖广泛的学习内容，从而保证了较大的考查容量。是非题通常主要用于测试事实性知识的掌握程度，或许这也是它最适合的测试内容。然而，是非题有些固有的缺点。第一，要做到在命题上没有缺点是非常困难的。试题构建必须非常小心，以保证正确或错误无懈可击，因此是非题经常出现人为的措辞，例如：

> 题干：一些疾病合并发生的可能性大于这两种疾病因为纯粹的巧合而同时存在的可能性。例如：
>
> 试题：糖尿病和动脉粥样硬化　对 / 错

第二个缺点是，当考生正确判断出一个错误的陈述时，人们只能了解他们知道陈述是不正确的，而不了解他们是否知道正确的陈述。例如：

> 题干：对老年患者急性痛风发作的治疗，可以应用某些药物，其中一种药物是：
>
> 试题：别嘌醇　对 / 错

如果考生回答"错",人们并不清楚他们是否知道应该用的正确药物。

命题技巧

题干总是必要的或至少是有帮助的。题干中包含所有信息,与问题无关,这样考生对答题时什么应该考虑、什么不应该考虑非常清楚,同时也可以避免许多常见的命题缺陷。

无论如何要避免半定量的术语。"经常"和"很少"这样的词很难准确定义,因为不同的人有不同的理解。在这种情况下,答案是"对"还是"错"就成了一个看法的问题,而不是实际知识的问题。最典型的解决方法就是用明确的定量来设问。例如:

题干:有一定比例的急性胰腺炎患者是自限性的。

试题:这个比例更接近于80%,而不是50%。

同样要避免用词太开放或太绝对。一些词语诸如"可以""可能",或者"绝不"和"始终"等可引导精于考试的学生做出正确的回答。对于太开放的陈述,最可能的回答是"对",而对于太绝对的陈述,最可能的回答是"错"。应用近义词、同义词也是一样。

建议保证问题的措辞准确,以使答案无懈可击。

题干:动脉粥样硬化的原因是:

试题:高胆固醇血症　对/错

这道试题引发争议的是,有许多原因或者一系列致病因素引起动脉粥样硬化。在这种情况下,询问危险因素要好于询问原因。

最后一点,应避免双重否定,这一点在是非题中尤其重要,因为答案是"错"时也可能被看作一种否定。不幸的是,并不是所有试题都能避开这种情况。

题干:某些类型的药物对于高血压患者

是禁忌的,此类药物有:

试题:皮质类固醇激素　对/错

这里有双重否定"禁忌"和"错"(答案),不可能通过结合使用"适应证"和"对"就简单地加以解决,因为那样试题是不正确的。

多项选择题

概述

这是最为熟知的试题形式,也常被称为单选最佳选择题。它由题干、问题(称为引导句)和多个备选项组成。考生要指出哪一个是最正确的选项。

题干:在成人的心肺复苏过程中,必须进行胸腔按压来维持循环。双手叠压放在胸骨上,并给予适当的压力。

引导句:下面哪一项是双手放置的最正确的位置?

备选项:
1. 胸骨柄与胸骨接合点
2. 胸骨上半部
3. 胸骨中部
4. 胸骨下半部
5. 胸骨剑突

应用要求

多选题或许是最灵活的试题类型。尽管它并不总是完美无缺,但命题简单、易于管理,回答和评分不占用太多时间,实施效率高。当要求大范围抽样和测试大量考生时,最好应用单选题。单位考试时间内,单选题能够得出可靠的考试分数。不应使用单选题的两种情况是:
- 当答案需要考生自己撰写时(参见开放式简答题的解释)
- 当实际命题中正确选项数目过多时

在其余的情况下,单选题是开放式问答题的一个很好的替代。

命题技巧

前面已经提到的一般技巧（句子清楚、正确答案没有漏洞等）同样也适用于单选题，但有一些技巧仅适用于单选题。首先是使用同质的选项。

悉尼是：
a. 澳大利亚的首都
b. 一个肮脏的城市
c. 位于太平洋沿岸
d. 澳大利亚的第一座城市

在这个例子中，所有选项涉及不同的方面。为了得出正确答案，考生不得不将苹果与橘子相比较。更好、更有针对性的选项是：

以下哪一个是澳大利亚的首都？
a. 悉尼
b. 墨尔本
c. 阿德莱德
d. 珀斯
e. 堪培拉

使用等长的备选项。通常最长的备选项就是正确答案，仅仅因为编制正确选项所需的词语一般总比不正确的备选项多。学生了解这一点，会以这个提示来指导答题。

避免无意义的备选项。通常备选项数目是确定的（4～5 个），但有时却发现实际的备选项少于这个数，这就会导致无意义选项或称添补项的产生。有很多原因反对使用规定数目的备选项：

- 考生将认出这些无意义备选项，并立即弃之不理
- 更难以评估以随机猜测方式答对此题的可能性
- 在无意义选项最终确定之前，会耗费大量试题编制时间以期找到另外的选项，而这些时间用在其他试题上会更好
- 命题者可能代之以使用组合选项（"以上都是"或"以上都不是"），这是不适宜的

仅使用简单的多项选择的形式。

与心血管疾病相关的主要症状：

1. 胸痛、呼吸困难、心悸
2. 运动时症状加重
3. 疲劳、眩晕、晕厥
4. 休息时出现

a. 1、2 和 3 是正确的
b. 1 和 3 是正确的
c. 2 和 4 是正确的
d. 只有 4 是正确的
e. 以上都正确

在这个例子中，问题没必要如此复杂化。这样不仅导致考生在选择组合选项时出现错误，而且这种错误与考查医学胜任力无关，并且复合选项也可能会给出重要线索，以至于仅凭逻辑关系就可以做出正确回答。对这类形式的原则很直白：不要使用。

最后的忠告是，坚持尝试编制从理论上讲不看备选项也能给出答案的试题。这保证了有清晰明确的引导句，并且所有备选项都是针对同一方面。例如，在题干或病例陈述后，引导句"下面哪一项是正确的？"太含糊，而引导句"下面哪一项是最可能的诊断？"更明确，而且理论上即使是开放式问题也能回答。

多项是非题

概述

在这类试题中，考生可以选择多个选项。多项是非题有两种样式，一种是告诉考生应该选择多少选项，另一种则没有说明。当正误之间没有清楚的区别时，使用前者，例如：

选择两个最可能的诊断。

如果有清楚的区别，则使用后者，例如：

选择在本病例中采用的药物。

这种试题的评分可以采取不同的方式。标准方法是把所有选项都看作正误判断题，然后把所选择的选项视作"对"，其他选项视作"错"。试题

的分数就是正确的选择项和未选择项的和除以选项的总数。另一种计分系统是将正确回答计为 1 分，其他所有回答得分为 0。

应用要求

此种形式最好在确实需要从有限的选项中选出正确答案，并且无法使用开放式简答题的情况下使用。

命题技巧

不同于多选题和开放式简答题，这种题型没有特别的技巧。

提问形式

扩展型配伍题

概述

扩展型配伍题由一个主题描述、一系列选项（≤ 26 个）、一个引导句以及一系列病例片段组成（Case & Swanson，1993）。例如：

主题：诊断

选项：
a. 甲状腺功能亢进
b. 甲状腺功能减退
c. 催乳素瘤
d. 甲状旁腺功能亢进
e. 嗜铬细胞瘤
f. 艾迪生病
g. 其他

引导句：哪一项是下列病例最可能的诊断

片段：一名 45 岁男子因为周期性多汗来就诊。每天有一两次，他会在短时间内大量出汗。他妻子告诉他在这期间他的脸色通红，他自己感觉很热。这种情况已经持续了 3 周多。刚开始他以为症状会自然减轻，但现在他不再这么认为。心肺检查没有发现异常，血压 130/80 mmHg，脉搏 76 次 / 分，律齐。

应用要求

因为这类试题寻求做出决定，而且提问内容是病例或问题描述，所以扩展型配伍题更侧重于测试做出决策或解决问题的能力。选项数量多削弱了暗示的影响。因为试题相对较短，可以很快回答，扩展型配伍题可以在单位考试时间内覆盖广泛的知识。这种题型适用于要用可行的方式测试大量考生的所有情况。

命题技巧

首先确定主题。这很重要，因为这有助于将所有选项集中到同一个方向。为了使暗示的影响最小化，最好理论上全部选项都能用于所有片段。选项应该简短，越简短、越清晰，提供正确答案线索的可能性就越小。最好避免在选项中使用动词。

引导句应该清晰明确。引导句如"对于下面每个片段最合适的选项是"太宽泛，经常预示着选项不同质，或者片段与选项的关联不密切。

编制扩展型配伍题需要：
- 首先确定主题
- 使用简短的备选项
- 确保引导句清晰明确

关键特征步骤题

概述

另一种试题形式是关键特征步骤题（key-feature approach questions）。它由一个简短清楚叙述的案例或问题和一定数量（最好是 2～3 个）的询问基本决策或关键特征的问题组成（Page et al.，1995）。这种测试通常由许多不同的简短病例组成，从而可以覆盖该领域的多种情况，并且在单位时间内得到相当可靠的测试结果（Schuwirth，1998）。这类测试已被证明在评价医疗决策或解决问题方面是有效的。虽然对应答形式有一些规定，但可以根据问题的内容选择使用不同的应答形式。

关于关键特征步骤题：
- 确保所有重要的信息都出现在病例中
- 确保问题直接与病例相关
- 问题必须询问关键性的决策

命题技巧

除了对所有其他题型都适用的命题技巧之

外，有些命题技巧对关键特征步骤题尤其有针对性（Farmer & Page，2005；Schuwirth et al.，1999）。

确定所有重要的信息都出现在病例中。这不仅意味着医学的相关信息，也包括情境任务的信息（你在什么地点接诊患者，你的职责是什么，等等）。在编制完试题后，最好再次阅读病例以检查是否提供了所有必要的信息。

确保问题与病例直接相关，不充分阅读病例就不可能正确回答问题。最理想的是必须用病例中所有的信息来得出答案，正确的答案依赖于对所有信息的仔细分析和权衡。

问题必须询问关键性的决策。一个不正确的决策必然会导致对病例的错误处理。在某些情况下，诊断可能不是关键特征，这样即使诊断不同，仍然可能导致相同的处理。检查这方面内容的另一种方法是看如果病例的某些因素（诸如症状的部位或患者的年龄）被改变，答案的要点是否也会改变。

> 💡 **小提示**
>
> 编制病例不经过共同讨论是不合适的。

一致性脚本测试

概述

在有关临床专业知识形成的认知理论基础上，提出了一致性脚本测试（script concordance test questions，SCT）（Charlin et al.，2000）。这种测试使用了所谓的定义不明确的问题来提问。先给一个临床情境脚本，其中并未提供能解决问题的全部资料，随后提供一系列选项目录，考生可在一个 $+2 \sim -2$ 的区间量表上标记出每个与解决问题有关的选项发生的可能性。例如：

一名 25 岁的男性，因从摩托车上摔落直接损伤耻骨而被送入急诊室。重要生命体征正常。X 线片显示骨盆骨折合并耻骨联合断裂。

如果你考虑诊断：尿道破裂

接着你会发现：尿道出血

这种假设出现的可能性：-2 -1 0 $+1$ $+2$

在评分上，SCT 使用了一种将专家评分变异考虑在内的聚合评分方法。SCT 测试可在单位时间内进行信度良好的测试，并且有大量的出版资料支持其有效性。然而这种方法也并非无可争议，有争议认为一项临床发现不能同时使诊断的可能性增加或减少。由于 SCT 是专门设计用来测试临床推理的（并非临床决策），也有观点认为临床推理是一个极为个性化的过程，完全相反的选择可以同时存在。正因为如此，这种进退两难的困境就不仅仅是提问有效性（对个性化、创造性的临床推理而言）与评分方法（最佳答案还是多数表决）之间的争议，更是体现了当今对高阶认知能力评价的发展进步，以及对医学胜任力、临床推理和最佳病患管理真正需要什么的不断深入的理解。

命题技巧

之前提到的许多技巧都适用于构建 SCT 试题。片段的清晰措辞是必要的，同时要慎重选择考虑的诊断和相关问题。此形式考试的开发者推荐使用专家团队来构建试题及评分。

> 💡 **小提示**
>
> 由于编制高质量的试卷工作任务重且费用高，应寻求与其他学系或其他学校教师合作的可能性。

小结

必须再次强调，不存在单一的最佳题型，进行一次好的、全面的医学胜任力评价，各种测量工具都需要。本章对各种笔试题型作了简要概述，指出了其优缺点，并给出了一些使用提示。然而，最终选择何种形式进行评价还取决于更多考量：学校的政策或许有规定，法律文化方面需要高度的可靠性，涉及的资源会发挥作用，以及相关利益方的预期也会有影响。在参考本章所述优缺点的同时，这些因素都必须考虑在内。

参考文献

Case, S. M., Swanson, D. B. (1993). Extended-matching items: a practical alternative to free response questions. *Teaching and Learning in Medicine*, 5(2), 107—115.

Charlin, B., Roy, L., Brailovsky, C., Goulet, F., Van der Vleuten, C. (2000). The script concordance test: a tool to assess the reflective clinician. *Teaching and Learning in Medicine*, 12(4), 185—191.

Farmer, E. A., Gordon Page, G. (2005). A practical guide to assessing clinical decision-making skills using the key features approach. *Medical Education*, 39, 1188—1194.

Hurlburt, D. (1954). The relative value of recall and recognition techniques for measuring p knowledge of word meaning, nouns, verbs, adjectives. *Journal of Educational Research*, 47(8), 561—576.

Norman, G., Swanson, D., Case, S. (1996). Conceptual and methodology issues in studies comparing assessment formats, issues in comparing item formats. *Teaching and Learning in Medicine*, 8(4), 208—216.

Page, G., Bordage, G., Allen, T. (1995). Developing key-feature problems and examinations to assess clinical decision-making skills. *Academic Medicine*, 70(3), 194—201.

Schuwirth, L. W. T. (1998). *An approach to the assessment of medical problem solving: Computerised Case-based Testing*. University of Maastricht, Maastricht: Datawyse University press.

Schuwirth, L. W. T., Blackmore, D. B., Mom, E., Van den Wildenberg, F., Stoffers, H., Van der Vleuten, C. P. M. (1999). How to write short cases for assessing problem-solving skills. *Medical Teacher*, 21(2), 144—150.

Schuwirth, L. W. T., Van der Vleuten, C. P. M., Donkers, H. H. L. M. (1996). A closer look at cueing effects in multiple-choice questions. *Medical Education*, 30, 44—49.

Van der Vleuten, C. P. M. (1996). The assessment of professional competence: developments, research and practical implications. *Advances in Health Science Education*, 1(1), 41—67.

Van der Vleuten, C. P. M., Schuwirth, L. W. T. (2005). Assessing professional competence: from methods to programmes. *Medical Education*, 39(3), 309—317.

Verhoeven, B. H., Verwijnen, G. M., Scherpbier, A. J. J. A., Schuwirth, L. W. T., Van der Vleuten, C. P. M. (1999). Quality assurance in test construction: the approach of a multidisciplinary central test committee. *Education for Health*, 12(1), 49—60.

Ward, W. C. (1982). A comparison of free-response and multiple-choice forms of verbal aptitude tests. *Applied Psychological Measurement*, 6(1), 1—11.

第 35 章

行为表现和工作场所评价

Performance and Workplace Assessment

Katharine Boursicot

（译者：吴 凡 吴艾琪 审校：陈海滨 谭学瑞）

趋势

- 聚焦反馈是一个关键要素。
- 通过"督导式学习活动"学习，而不只是"基于工作场所的评价"：以评促学。
- 越来越重视定性的书面反馈，而不是定量的评分情况。
- 开发各种工具，探究不同环境中的工作表现，如临床交班、领导力。

关键概念

- 行为表现的观察很关键。
- 多次抽样强化决策的效度。
- OSCE：客观结构化临床考试。
- WPBA：基于工作场所的评价。
- 效度：收集证据来源以解释基于测试结果所做决定的合理性。

引言

学徒们通过观察导师的工作来学习，而导师则通过观察学徒的表现来帮助他们进步——这种学徒制模式的医学教育已有上千年历史。由此可见，行为表现评价并不是一个新概念，只是随着当今医疗环境中"问责论调"（discourse of accountability）的出现，其在确保医务人员具备实践所需专业知识和技能中所发挥的作用越来越大。许多国际学术和专业机构都已将工作表现评价纳入其行业准入、培训和专业持续发展的综合评价框架中。美国医师执照考试（USMLE）第二阶段中便使用了临床技能结构化测试。英国和澳大利亚的皇家学院为受训者提供的评价框架则包括了多种基于工作场所的评价（workplace-based assessment，WPBA）工具。

> "胜任力描述一个人能做什么……而工作表现则反映了一个人在临床实践中的实际行动。"
>
> **Boursicot 等（2011）**

"表现"和"胜任力"这两个术语通常是可以互换的。"临床胜任力"这个词在专业管理机构和教育文献中用得最多。胜任力包括几个方面，大量有效的评价方法已被用于考查这些方面。传统方法侧重于临床模拟环境中的胜任力评价，而比较新的方法则强调系统地展示医疗从业者个体在日常工作中、在与患者以及其他从业人员互动过程中的表现，展示他们如何运用技术、专业技能和人际交往技能。米勒模型（Miller，1990）（图35.1）提供了一个评价方法的框架，帮助了解临床胜任力的不同维度以及针对这些维度的不同评价方法。

在此章中，我们将研究不同的临床表现评价方法——在学术环境和实际工作环境中对临床技能及行为的评价。这些方法对应米勒金字塔最顶端的两层。我们将讨论使用这些评价方法的目的和要点，同时指出教育者在运用这些评价方法的时候需要考虑的一些实际问题。我们也将探讨各种工具的优缺点，以及这些工具应用过程中一些尚未解决的问题。

选择正确的评价方式

进行评价计划时，很重要的一点是考虑评价

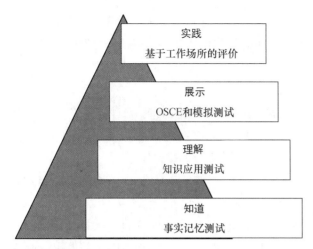

图 35.1 米勒胜任力模型
OSCE，客观结构化临床考试（改编自 Miller，1990）

的目的以及它在整体教学计划中的定位：工具只有"在其位，才能谋其政"。需要考虑的内容包括：如何乃至是否判定及格或不及格，评价是否属于"高利害"（high-stakes）评价，如何给受评者反馈，对受评者的学习将产生何种影响。例如，资格审核的评价标准可能与某些医学院校的评价标准不同，因为后者的主要目的在于鼓励和引导学生学习（Downing，2003）。教育者在给特定评价系统挑选最佳工具时，应该从多个来源收集信息，以确保强有力的评价，如框 35.1 所示。

框 35.1 对评价工具的评估

效度——评价工具是否的确能够衡量既定内容？
- 评价内容与学习结果存在有意义的联系：制订评价计划
- 评价指标的质量经过严格把控
- 评价结果（分数）准确反映考生的表现
- 评价的统计（心理测量学）特性是可接受的；可重复性和试题分析
- "及格" / "不及格"的判定是公正合理的
- 各种不同的测试结果都经过了公正的考量

信度——分数具有再现性，其后的重复测试会得到相同的结果
- 通过数学模型计算信度系数，最常见的是克伦巴赫（Cronbach）α 系数

概化——衡量信度的一种方式，考虑了不同环境（比如不同的 OSCE 场次）对同一测试形式的影响，对差异来源进行更严格的审查

可接受性——所有的利益相关者都相信评价结果吗？
- 内部的利益相关者，如教育者和学习者
- 外部的利益相关者，如监督部门、雇主、公众

成本效益——评价的性价比如何？
- 评价成本与评价质量（即强有力且公平）相平衡

对教学的影响是需要考虑的关键因素，因为评价不可避免地会对学生的学习策略造成影响。诸如评价时间、评价结果（比如及格与否）和评价形式等因素都会对学生的行为产生影响。许多以前用于终结性评价的工具现在转为用于组织安排督导式学习（supervised learning events，SLEs）；通过学习者和指导者之间的互动实现即时反馈和反思性学习。督导式学习的目的是促进参与、反馈和技能培养，不再强调"及格"或"不及格"的结论。

> 💡 **小提示**
>
> 确保评价内容与预期学习目标一致，是激励学生关注最重要的学习结果的有效途径。

临床胜任力评价

对学生或医生的胜任力评价可以在模拟环境下进行，其优势在于可以同时评价多个个体。这类评价方法中最知名的是客观结构化临床考试（OSCE）。

客观结构化临床考试（OSCE）

OSCE 是什么？ OSCE 由一系列结构化的测试站点组成，考生依次参加这些站点的考试。在每个站点，考生都要完成特定的任务，通常包括临床技能，如病史采集、体格检查或实践操作技能。通过模拟病人、部分任务训练器、辅助检查结果、复苏模拟人或计算机模拟技术，可以在不同程度上模拟临床场景，广泛测试考生的精神运动技能（psychomotor skills）和沟通技能。每个站点都有时间限制，评分标准也是事先设计和决定好的。

> 💡 **小提示**
>
> 设计 OSCE 的基本原则：每个考生在相同时间内完成相同的任务，并由考官根据统一的评分细则进行评分。

OSCE 如何使用？ OSCE 通常用于本科和毕业后教育阶段的"高利害"终结性评价，其主要优势在于可以用同样的方法评价大量考生，且不同的临床技能均被覆盖。OSCE 的高信度和高效度主要来

源于以下四个方面（Newble，2004）：

- 设计结构化的评分细则，保证考官给分的一致性。
- 在不同站点从不同考官收集多个独立的观察结果，减少了考官的个体评价偏差。
- 从各种病例和临床技能中进行更广泛的抽样，因此对考生整体胜任力的评价更为可靠。
- 考生需要完成多个站点的评价测试，因此评价结果更全面。

总的来说，和传统的长病例考试和口试相比，考官及考试所选患者这两个因素对考生分数的影响明显减少。

💡 小提示

　　决定 OSCE 信度的关键是站点数量：由不同考官打分的站点越多，OSCE 的结果越可靠。然而也必须考虑可行性，因为 OSCE 的时间越长，给各方带来的负担显然越大。

组织：OSCE 的组织工作可能会很复杂。因此应该在考试开始前及早着手制订计划。同时，必须确保考试当天为所有考生准备了足够的患者、模拟病人、考官、工作人员、零食茶点和设备，使他们可以完成整个考试流程。考生的数量、每一轮完整考试的时长以及需要进行的考试轮次总数都要仔细计算。考试站点的组合取决于课程和考核目的，必须提前选定。

💡 小提示

　　计划一场成功的 OSCE 有两种最简单的方法：一种是事先早早起草一份考试蓝图，概述考试将如何达成目标；另一种是遵循标准操作流程（standard operating procedure，SOP），描述实现这些目标的必要步骤。

OSCE 考试蓝图的制订可确保足够的内容效度，即 OSCE 考试中选取考核的技能与整个课程学习目标相匹配的程度。图 35.2 是一个简单的蓝图，该示例详细描述了课程的不同方面以及选择的考站如何覆盖这些内容。此外，也必须考虑到各个考站的时间安排，每个站点的时长设置应尽可能地顺应所考核的任务。在理想情况下，考站应预先演练，以明确所需时间、及时发现考站设置或评分表可能存在的问题。此外，还应该考虑对考官和标准化病人（模拟病人）进行培训。

📌 "如果准备 OSCE 的时间不充足，后果将不堪设想。要举办一场成功的 OSCE，预先计划是必不可少的。"

Harden & Gleeson（1979）

尚未解决的问题：OSCE 自首次提出以来，已经过提升和改进。过去的 10 年里，随着用于医学教育的高仿真模拟技术研发力度加大，各种复杂的临床情景得以随时再现，个人和团队可以借此训练自身的临床技能和管理能力，并获得形成性反馈。OSCE 最初提出时，提倡使用清单式评分表作为评分标准，考官只需即时勾选考生完成任务过程中做到的各个任务要点。这种方法的优点是降低了考官评分的个体偏差，提高了评分者间信度（inter-rater reliability）。然而，近来有声音质疑采用这种方法评价专家的适用性，因为他们往往会偏离严格规定的操作规程（Hodges et al.，1999）。为解决这一问题，总体评分量表（global rating scale）正在不断完善，这种评分方式就考虑到了操作和风格上的差异，更加侧重整体评分。

💡 小提示

　　目前达成的共识是，清单式评分表更适用于早期的初级实践阶段，而总体评分量表能更准确反映临床专业水平逐渐提高的情况。

同时，我们还需考虑谁是担任考官的最佳人选。在世界上大部分地区，OSCE 都是由临床医师担任考官来评分的。但在部分国家，比如美国，普遍的做法是由标准化病人来评分。正如所有评价要素的选定过程，我们需要考虑测试的目的和评价的内容。如果考站的主要目标是考查考生与患者沟通的技能，那么患者本身可能就是最合适的考官人选。然而，如果评价的是一项复杂的临床操作，那么安排一位拥有此项操作背景知识的临床医生会更好。有些机构在评分时会将临床医师评价和患者评价结合起来。

	病史	体格检查	健康促进	实践技能
心血管系统	心悸史			心电图解读
呼吸系统	呼吸困难史		戒烟的建议	
消化系统		腹部体格检查	解释高纤维饮食	
神经系统		步态检查		腰椎穿刺术

图 35.2　OSCE 考试蓝图示例

临床胜任力的其他评价方式

OSCE 有一个缺点，即考生在每个考站所花的时间都很短，只能完成部分临床操作，而不是临床接诊的全过程。客观结构化长病例考试记录（objective structured long case examination record, OSLER）试图通过整体评价考生与真实患者互动以及评估和管理真实患者的能力来克服这一缺点，并避免传统长病例考试常伴有的偏差和可变性（Gleeson，1997）。OSLER 会评价考生对标准化病人进行病史采集、体格检查和沟通交流的过程。2 名考官预先审核这个案例，再使用结构化的评分表来评分。与传统的长病例考试相比，OSLER 更可靠，但需要大量不同的病例，以达到高利害终结性评价所需的信度水平。

工作场所表现评价

评价医生在实践中的表现需要在工作场所中进行。这导致了一系列问题，因为将传统的胜任力测试"嫁接"到繁忙的临床环境中显然并非易事，所以这种评价必须具有可行性，不会对临床工作或患者照护造成太大干扰，这点很重要。

> 💡 **小提示**
>
> 利用种类繁多的 WPBA 工具，有助于甄别不同实践领域中的强项和弱项，比如技术技能、职业行为和团队合作精神。

虽然各个机构已经开发出各种其他的工具以便满足自身具体需求，但下文的概述只囊括相关文献中提及，并在医学教育领域中得到实际应用的主要工具。

> 📌 "人们担心，在工作场所开展的教学当中，受训者很少接受观察、评价和反馈。因此人们对要求观察并提供反馈机会的各种形成性评价方法越来越感兴趣。"
>
> **Norcini & Burch**（2007）

小型临床评估演练（mini-CEX）

mini-CEX 是什么？小型临床评估演练（mini-CEX）由美国内科医学会开发，用于评价住院医师的临床技能，偏重病史采集和体格检查。考官直接观察医生在工作场所与患者发生"实际"临床接触时的表现，然后与医生讨论针对该患者的诊断和管理问题，并对接诊过程的表现给予反馈。在 mini-CEX 中，医生在临床工作中的整体表现以及各个领域的具体表现都会得到评价。一场 mini-CEX 平均用时 15 ～ 25 分钟。考官给予即时反馈，帮助医生认清自己的优势和弱势，并提升技能（Norcini，2003）。

mini-CEX 如何使用？ mini-CEX 是 WPBA 方案的一部分，应该在多种场合中进行，配备不同的患者和考官。有几项不同临床专业的研究探究了开展 mini-CEX 的最佳次数，以确保临床实践表现评价的可靠性。虽然已有充分证据证明 mini-CEX 的信度较高，但大多数研究都只在实验条件下，而非现实环境中探讨 mini-CEX 的应用。在实验中，某一胜任力表现可以由多个考官同时打分，但在实际临床环境中这并不可行。通常来讲，假如是由不同的考官打分，并且操作涉及多位患者的情况，则需要先后进行 10 ～ 14 次评估演练才能确保良好的信度（Boursicot et al.，2011）。然而，在真实的临床实践环境中，临床评估演练数量的决策除了考虑信度要求，还需要权衡其可行性。

优缺点：考官和考生对 mini-CEX 的满意度都很高。mini-CEX 能够让人感知到显著的教育影响，原因在于它能够提供结构化的反馈，使医生有机会改进不足之处，实现专业成长（Weller et al.，2009）。同时，这种评价方式增加了低年资医生和高年资医生之间的互动，因此也可能发挥监督教学进度、发现教学需求的作用。

> "若反馈来源权威可靠，并且能够多年持续系统地提供反馈，这种反馈可以真正改变医生的临床工作表现。"
>
> **Veloski 等（2006）**

mini-CEX 似乎能够有效区分初级学员和高级学员，年资越高的医生（学员）在临床胜任力和综合胜任力评估中获得的分数越高（Norcini et al.，1995）。此外，它紧紧围绕真实患者和临床工作，在工作场所中相对可行。然而，安排一场 mini-CEX 确实需要学员和高年资医生双方共同的付出。在繁忙的临床环境中，时间限制和动力不足可能会给评价活动带来重重困难和压力。数据表明，即便在相同的考官群体（assessor groups）当中，mini-CEX 的评分者间信度也不同。此外，不同等级的考官评分也存在差异。研究显示，实习医生比顾问医生打分更宽松（Kogan et al.，2003）。增加考官数量并减少每位考官需要评价的临床演练次数，而不是让少数考官多次执考，可以降低评分者间的差异。开展正式的考官培训也可能有所帮助，但相关研究结果不一，有些研究表明，培训对实现评分一致性的作用微乎其微，而另一些研究则表明，考官在培训后评分更严格，信心也更强（Boursicot et al.，2011）。最后，还需要阐明在 WPBA 方案中开展 mini-CEX 的目的：如果目标只是展现学员取得的令人满意的进步，那便可以减少临床演练的次数；如果目标在于充分区分学员的水平高低以便排名，则需要增加临床演练的次数，但这也会削弱这种评价方法的可行性。

基于案例的讨论（case-based discussion，CBD）或病历刺激回顾（chart-stimulated recall，CSR）

CBD 或 CSR 是什么？ CBD 或 CSR 是一种结构化面试，在英国和澳大利亚称为 CBD，在北美地区称为 CSR。结构化面试过程中，从业医生就他们曾参与过的某个病例展开讨论，以展示他们的推理能力、决策能力以及对医学伦理的理解。讨论可以在各种环境中进行，比如诊所、病房或考核机构，并且可以涉及各种临床问题。从业医生选择几个合适的病例（应当选择不同复杂程度的病例），并把他们书写的病历记录提前交给考官。从业医生向考官汇报病例后，考官将通过提问来检测他们的临床推理能力以及专业判断能力。考官从不同方面对考生进行评分，对照培训计划预期培养的各项胜任力评估考生的水平。一场 CBD 通常包括 15 ～ 20 分钟的病例汇报和讨论环节，以及 5 ～ 10 分钟的反馈环节（Davies et al.，2009）。

CBD 或 CSR 如何使用？ 与其他 WPBA 工具一样，CBD 或 CSR 需要经过多次临床演练才能形成对从业医生临床水平发展的有效评价。不过同样地，这也需要考虑繁忙临床环境中的可行性来做出权衡。英国皇家全科医师学院要求受训者在前 2 年的训练中每年最少完成 6 次 CBD，最后 1 年最少完成 12 次 CBD；而其他皇家学院要求的数量不同。有证据表明，CSR 信度良好。与其他评价方法相比，使用 CSR 进行评价能够区分合格的医生和表现不佳的医生（Boursicot et al.，2011）。

优缺点：与所有的 WPBA 工具一样，揭示 CBD 真实成本的证据很少。CBD 的直接费用包括考官培训费和 WPBA 记录的行政管理支出，还有与考官和从业医生在手术室、诊所和病房中耗费的时间有关的费用。此外，鲜有研究关注 CBD 对教育的影响。不过，与其他 WPBA 工具一样，CBD 能够提供及时的具体反馈，有利于促进学习者进步。

操作技能直接观察法（direct observation of procedural skills，DOPS）

DOPS 是什么？ DOPS 是英国皇家医师学院专门为评价操作技能而开发的一种评价方法。考官直接观察从业医生对真实患者进行的临床操作，对操作流程中的特定内容做出评价，然后再给予反馈。DOPS 平均观察时间因接受评估的操作而异；平均而言，大概需要额外 1/3 的操作观察时间用于反馈（Wilkinson et al.，1998）。

　　DOPS 如何使用？许多英国皇家学院将 DOPS 纳入他们的 WPBA 框架中。有些学院使用通用的评分表，整体评估操作技能的各个方面；有些学院则专门为待评价的操作开发了特定的评分表。从静脉穿刺等简单操作，到内镜检查等比较复杂的操作，都可以用 DOPS 进行评价。由于各组织机构对受训者的期望不同，应当评价的操作类别以及评价频率也各不相同。

　　优缺点：研究发现，从业医生在接受训练的一年当中，后半年的分数相对前半年有所提高，这表明 DOPS 这种评价方法具有足够的效度（Davies et al.，2009）。据调查，大多数从业医生认为 DOPS 是一种公平且切实可行的操作技能评价方式（Wilkinson et al.，1998）。目前鲜有研究揭示 DOPS 对考生的教育影响，但由于能够为考生提供反馈，DOPS 同样也具备成为教育工具的重要潜质。

> 小提示
> 　　与 mini-CEX 和 CBD/CSR 一样，DOPS 也需要在不同场合多次开展，才能成为可靠的工作表现评价方式。

全方位反馈（multisource feedback，MSF）

　　MSF 是什么？MSF（也称 360°评价）的目标是收集那些与受评者共事或曾经共事过的人员的结构化评价，通过系统化反馈形成个体工作表现的概貌。MSF 的评价者可以是高级医生和初级医生、护士、行政人员、医学生和患者，具体根据使用的工具而定。所有评价者保持匿名，他们的评分和评论都会反馈给受评者。与此类似的评价工具已经在工业领域使用了将近 50 年。

　　MSF 如何使用？英国医学领域有两种类似的工具，用以评价正在接受培训的医生。其中，谢菲尔德同行评审评估工具（Sheffield peer review assessment tool，SPRAT）的效度在儿科学员中获得了验证（Archer et al.，2005）。迷你同行评价工具（mini peer assessment tool，mini-PAT）则以

SPRAT 为基础，主要针对低年资医生群体，现已被英国的临床基础学院采用。mini-PAT 的目的是评价行为和态度，例如沟通能力、领导力、团队精神和可靠性（Archer et al.，2008），这类特质通常使用全方位反馈工具进行评价效果最佳。mini-PAT 主要作为一种形成性评价，使医生能够对收到的反馈进行反思，以改善其临床工作表现。

　　优缺点：MSF 的一个主要优点是匿名性，这可以鼓励人们给出真实的意见。但主要的批评意见认为匿名性也导致反馈延迟，或者不够具体。已经有报道称评分者之间存在差异，顾问医生倾向于给出较低的分数。然而，顾问医生认识考生的时间越长，他们就越有可能给出更高的分数。高年资医生的总体平均分数与低年资医生差异不太大，但前者分数显著更高，这体现了 MSF 的结构效度（Lockeyer，2003）。MSF 工具也有潜在的缺陷，包括歧视和可能有害的反馈等风险，这些都需要注意规避。不过，MSF 可以作为 WPBA 项目的一部分，用以展示个人进步，特别是关于专业和人际关系技能的方面。

> 小提示
> 　　应充分利用丰富多样的临床实践，逐渐形成从业医生真实表现的完整图景，才能最大程度地发挥基于工作场所的评价的价值。

工作表现评价中尚未解决的问题

> "基于工作场所的评价为医学教育带来了一系列独特的挑战，要求我们更新关于如何看待和构建评价体系的想法。"
> **Swanwick & Chana（2009）**

　　如今，WPBA 工具在许多不同的医疗领域均有充分的体现，很多机构在他们的评价项目中应用这些工具。然而许多问题尚未得到充分解决，这些评价工具的应用在临床医生中仍存在一些阻力。虽然 WPBA 的目标是评价临床医生在实践中的表现，但以结构化的方式固定实施对医生的观察，确实会将实践拉低到米勒金字塔模型中的"展示"层级，可能无法反映真实情况。在某种程度上，这似乎是

不可避免的，但随着 WPBA 融入临床实践的程度提高，这种不利影响可能会减弱。然而，如何将 WPBA 操作融进繁忙的临床环境中，以最小干扰获得最大效果，并且确保评价方式能被所有利益相关者所接受，这些问题还有待研究。虽然大多数关于 WPBA 信度和效度的研究已经在实验环境中完成，但现在仍难以确定如何在真实的工作环境、不同等级、不同临床专业中发挥其最大作用。

> 💡 **小提示**
>
> 各医学教育机构必须清楚自身使用 WPBA 方案的目的：是纯粹以形成性评价为目的，还是其结果将用于指导发展？评价的目标是确保表现达到最低限度水平，还是会用于受训者的排名？如果机构没有阐明评价目的，受训者和培训者都会感到困惑。

WPBA 在实践中是作为形成性评价还是终结性评价的工具，这一点有时并不明确。但到目前为止，相关研究更关注其作为形成性评价而非终结性评价工具的应用情况。有证据表明，受训者觉得难以适应对这种评价的认识转变。有些人认为学员在所有的 WPBA 评价中应当一开始就达到及格水平，而不是用评价来展现学员胜任力的阶段性提升。这可能会导致学员把所有评价活动都推到实习期末尾才参加，而不是把评价活动和相应的反馈当作实习期间的自我提升工具。可以明确知道的一点是，各个机构已经对文献中描述的基本评价框架做出了大幅改动，并将其运用于终结性评价而非形成性评价，而形成性评价才是 WPBA 最初设计的用途。医学教育领域越来越倾向于使用没有数值或分级量表的 WPBA 工具，这样关注重点就会放在工作表现和反馈上，而不是放在终结性目的或其他目的上（Ginsburg et al.，2015；Govaerts & van der Vleuten，2013；Kirby et al.，2016）。

尽管上述所有工具广泛应用于世界各地的毕业后教育评价，但它们在本科阶段的应用也越来越普遍。不同阶段遇到的问题大致是一样的：我们需要有明确的目标，并使用一系列工具逐步建立一个关于学生的优势、劣势和进步情况的整体图景。

小结

每种评价方法都有其优缺点，对临床实践表现进行有效、可信的评估需要使用多种不同的评价方法，这样才能够形成对从业者各方面表现的完整反映。当前业界要求专业人士展示岗位胜任力，因此这一点变得愈发重要。在本科和毕业后教育阶段的教学环境中，OSCE 是一种高效度的评价方式，广泛应用于执照和晋升考试这类高利害的终结性评价。在工作场所表现评价方面也开发了许多工具，可以从不同角度展示临床岗位胜任力。为了最大限度地发挥这些工具对学习者的促学作用，并指导专业发展，应该仍将重点放在督导式学习和即时、具体、建设性的形成性反馈上，而不是放在终结性评分上。相关机构需要考虑他们的评价策略和评价目标，充分利用各种可选方法，使教育者能够在使用这些评价工具的过程中得到培训和指导。

参考文献

Archer, J., Norcini, J., Davies, H. (2005). Use of SPRAT for peer review of paediatricians in training. *British Medical Journal*, *330*(7502), 1251−1253.

Archer, J., Norcini, J., Southgate, L., et al. (2008). Mini PAT: A valid component of a national assessment programme in the UK? *Advances in Health Sciences Education*, *13*(2), 181−192.

Boursicot, K., Etheridge, L., Setna, Z., et al. (2011). Performance in assessment: consensus statement and recommendations from the Ottawa conference. *Medical Teacher*, *33*, 370−383.

Davies, H., Archer, J., Southgate, L., Norcini, J. (2009). Initial evaluation of the first year of the Foundation Assessment Programme. *Medical Education*, *43*, 74−81.

Downing, S. (2003). Validity: on the meaningful interpretation of assessment data. *Medical Education*, *37*(9), 830−837.

Ginsburg, S., Regehr, G., Lingard, L., Eva, K. W. (2015). Reading between the lines: faculty interpretations of narrative evaluation comments. *Medical Education*, *49*, 3.

Gleeson, F. (1997). Assessment of clinical competence using the objective structured long examination record (OSLER). *Medical Teacher*, *19*, 7−14.

Govaerts, M., van der Vleuten, C. (2013). Validity in work-based assessment: expanding our horizons. *Medical Education*, *47*, 1164−1174.

Harden, R., Gleeson, F. (1979). Assessment of clinical competence using an objective structured clinical examination (OSCE). *Medical Education*, *13*(1), 39−54.

Hodges, B., Regehr, G., McNaughton, N., et al. (1999). OSCE checklists do not capture increasing levels of expertise. *Academic Medicine*, *74*(10), 1129−1134.

Kirby, J., Archibeque, L., Confer, L., Baird, D. (2016). Workplace formative assessment: faculty members' beliefs. *The Clinical Teacher*, *13*, 1.

Kogan, J., Bellini, L., Shea, J. (2003). Feasibility, reliability, and validity of the mini-clinical evaluation exercise (mCEX) in a medicine core clerkship. *Academic Medicine*, *78*(10), 33−35.

Lockeyer, J. (2003). Multisource feedback in the assessment of physician competencies. *Continuing Education in the Health Professions*, *23*(1), 4−12.

Miller, G. E. (1990). The assessment of clinical skills/competence/performance. *Academic Medicine*, *65*(suppl 9), S63−S67.

Newble, D. (2004). Techniques for measuring clinical competence: objective structured clinical examinations. *Medical Education*, *38*(2), 199−203.

Norcini, J. (2003). Work based assessment. *British Medical Journal*, *326*(5), 753−755.

Norcini, J., Blank, L., Arnold, G., Kimball, H. (1995). The mini-CEX (clinical evaluation exercise): a preliminary investigation. *Annals of Internal Medicine*, *123*(10), 795−799.

Norcini, J., Burch, V. (2007). Workplace-based assessment as an educational tool: AMEE Guide No. 31. *Medical Teacher*, *29*, 855−871.

Swanwick, T., Chana, N. (2009). Workplace based assessment. *British journal of Hospital Medicine*, *70*(5), 290−293.

Veloski, J., Boex, J., Grasberger, M., et al. (2006). Systematic review of the literature on assessment, feedback and physicians clinical performance: BEME Guide No. 7. *Medical Teacher*, *28*(2), 117−128.

Weller, J., Jolly, B., Misur, M., et al. (2009). Mini-clinical evaluation exercise in anaesthesia training. *British Journal of Anaesthesia*, *102*(5), 633−641.

Wilkinson, J., Crossley, J., Wragg, A., et al. (1998). Implementing workplace-based assessment across the medical specialties in the United Kingdom. *Medical Education*, *42*(4), 364−373.

第36章

档案袋、项目和论文

Portfolios，Projects and Theses

Erik W. Driessen，Sylvia Heeneman，Cees van der Vleuten

（译者：林常敏　温丹萍　审校：陈海滨　谭学瑞）

趋势

- 使用电子档案袋收集评价信息。
- 档案袋在程序性评价中至关重要。
- 采用定性方法能够有效评价档案袋、论文、项目等复杂任务。

关键概念

- 档案袋：用于促进学习或学习评价的工具。学习者自主收集要放入档案袋的材料，其中包含（学习）目标达成情况与胜任力提升的证据。档案袋往往包含学生的自我评价和胜任力提升计划（Driessen et al.，2008）。

- 定性评价方法：基于定性研究方法的一种整体评价方法。收集各种评价、反馈及其他信息，并由一名或多名评价者进行评价。

- 辅导：由一位导师为一位学习者的学习和成长提供支持性的一对一教学形式。

- 论文组：一个论文组由多位学生和1～2位指导老师组成。在一段时间内，师生共同探讨论文，并给予论文反馈。整个论文组共同负责指导和评价该组中学生的论文。

引言

本章介绍的评价原则和策略不仅可以用于档案袋，还可以用于其他领域，包括某些复杂评价，比如项目、学术论文、硕士论文的评审。

档案袋的目的与内容

档案袋在医学教育领域得到了高度认可。档案袋之所以大受欢迎，是因为它实现了其他教育方法难以达到的目标：监督和评价岗位胜任力的发展以及非技术性技能（如反思）。因此，档案袋与最新的教育理念（比如胜任力导向的学习）相匹配。学生、住院医师、医生和教师被要求定期建立档案袋。档案袋的目的各不相同，所以格式和内容也多种多样。我们将档案袋的主要目的分类如下：

- 指导胜任力的发展：此类档案袋要求学习者在档案袋中纳入关于自己学习和表现方面的批判性反思（critical reflection）。这类档案袋至少应包含反思性文本和自我分析的内容。

- 监督学习进展：这类档案袋的最低要求必须包含对学习者已完成或已学习内容的概述。比如见习期间看过的不同类型患者的数量，或者在一个特定的时期内获得的胜任力。

- 评价胜任力的发展：档案袋为某些特定胜任力的发展情况及发展水平提供证据。学习者通常还需要对自身胜任力发展的重要方面进行分析，并指出哪些方面需要更加努力提升。这类档案袋包含证实学习者水平的证据材料。

大多数档案袋都整合了多个目标，因此会包含各种各样的证据、概述和反思（图36.1）。不同的档案袋有不同的目标，目标决定了档案中哪一部分内容更为重要。档案袋在覆盖范围和结构上也有不同。覆盖范围可大可小：小范围的档案袋适用于展现学习者在单一技能或某个能力领域或某个课程中的发展情况，比如展现本科生的沟通技能发展情况；而大范围的档案袋旨在展示学习者在长期受教育过程中所有技能和胜任力的发展进程。另外，在档案袋建立方面，不同类型的档案袋给学习者提供的指导及结构化的程度也有差别。开放性档案袋和封闭性档案袋之间的差异就体现在这个维度上。封闭性档案袋必须遵守详细的指引和规则，在档案袋格式和内容方面给予学习者的自由度相对较小。因此，不同学习者的档案袋可比性很强，也方便查阅。

开放式结构档案袋则给学习者提供展示他们个性化的学习轨迹和胜任力的机会。这种开放性档案袋只提供大致方向，在档案袋的实际内容和形式方面给予学习者更多的自由。其结构允许学习者自主选择如何展示自己的个性化学习过程和学习结果。但因为教师和其他学习者需要浏览多个档案袋，他们必须能够很容易地看出材料的大致结构，所以，统一的基本结构还是很重要的。开放性档案袋的优点之一，就是给学习者提供展示他们个性化的学习轨迹和胜任力发展情况的机会。

> **小提示**
>
> 　封闭式结构档案袋具有比较高的可比性，而开放式结构档案袋则给学习者提供展示他们个性化的学习轨迹和胜任力的机会。

如上所述，档案袋包含概述、证据材料和反思。我们把这三类元素摆在三角形的三个角上（图 36.1）。

档案袋可以包含各种各样的材料：

● 作品：如报告、论文、患者管理计划、出院小

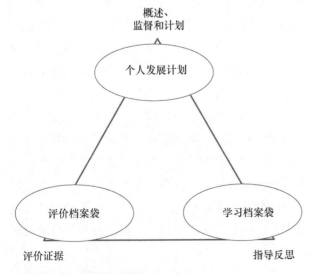

图 36.1　档案袋的目的和内容

结、对某些主题的批判性评价

● 客观印象：如照片、视频、观察报告

● 评价结果：比如考试分数、反馈表格［例如小型临床评估演练（mini-CEX）的反馈表格］、来自同伴和导师的反馈、证书、患者的感谢信等

档案袋中材料的性质和多样性决定了学习者展示他们学习过程和进步情况的丰富程度。学习者很容易会在档案袋中放入大量材料，等评价者去判断这些材料的价值。这样一来，既增加了导师和评价者的工作量，还可能导致他们"只见树木不见森林"。因此，学习者必须学会选择材料。档案袋材料选择的理想标准是，材料可以让评价者掌握学生的学习和进步情况。我们将在本章后面的部分讨论档案袋的规模和具体实施策略的可行性。

> **小提示**
>
> 　学习者可以使用标题来说明材料收集或形成的背景、相关性以及纳入原因。

反思

许多档案袋都包含反思。反思通常是围绕胜任力的框架来组织的。学习者可以将反思作为一项长期进行的日常工作。学习者引用档案袋中的材料和概述来支持反思报告，这样做不仅使反思报告更有说服力，还能使反思报告更加聚焦，因为学习者很可能会努力使反思内容和证据材料保持一致。同时，这也可以让反思内容更加具体。例如，学习者不能只是简单地说自己已经学会了如何进行临床汇报，还必须通过证据材料和概述来说明自己为什么要进行临床汇报以及自己是如何进行临床汇报的。

电子档案袋

大多数学校使用电子档案袋。电子档案袋有三种功能：①为所有材料（档案资料）提供存储空间；②为教务管理和评价提供便利（即可以通过多个平台直接在线加载评价和反馈表，可以设置哪些人有访问哪些信息的权限，可以将信息碎片整合到整体框架中）；③方便快速浏览汇总信息（如全面的反馈报告）。电子档案袋的用户友好性是至关重要的，必须保证各类利益相关者都能方便地使用电

子档案袋。

档案袋的成功因素

> 💡 **小提示**
>
> （导师的）辅导是档案袋有效使用的关键。

尽管档案袋这个概念很简单——就是学习者记录学习活动的过程和结果的文件档案——但事实证明，档案袋并不总是能够达成理想的效果。有关档案袋的研究文献显示出喜忧参半的结果。这里的关键问题在于：是什么因素导致档案袋在一种情况下能成功，而在另一种情况下却不那么成功？这些关键因素在许多文献综述中均有阐述（Buckley et al., 2009；Driessen et al., 2007；Tochel et al., 2009）。

辅导

在使用档案袋时，导师的辅导至关重要。导师针对档案袋给予反馈，确保学习的深度，还帮助学习者明确学习需求并制订学习目标。如果学习者没有收到任何反馈，或者他们的分析没有人质疑，他们往往就会停止档案袋的建设工作。在大多数情况下，导师就是教师，但导师也可以由同伴担任。辅导的形式可以是一对一的面谈，也可以是导师小组的辅导。导师的充分准备是很重要的。同时，辅导也需要采取相应的指导方法，不同于教师日常教学或临床带教惯用的方法。

可行性

我们还应考虑使用档案袋的可行性。学习者和教师很可能会将档案袋建设工作视为繁重的文书工作。档案袋可能内容繁多，而学习者和教师手头往往还有其他许多任务要完成。为避免过度的工作量，可以采用一些简单的预防措施。首先，要鼓励学习者有目的地挑选他们要纳入档案袋中的材料，只纳入与学习和胜任力发展相关的内容。这就要求向学习者清楚地解释需要他们做什么。相关人员要清楚地告知学习者和教师，要使学习者具备哪些胜任力、标准是什么以及档案袋的内容和目的。现代的电子档案袋有时能将档案袋中不同的信息归类到不同的胜任力，让使用者快速了解每项胜任力的发展概况。点击一下鼠标，即可查看原始资料。

感知有用性

必须让学习者在完成档案袋建设工作的过程中直接受益。当一个项目需要自我指导时，档案袋对学习者的帮助是不言而喻的。例如，住院医师对自己在临床工作中的学习负有主要责任。以档案袋为依据，与导师讨论自己的工作情况和个人成长情况，可以促进住院医师的学习。住院医师可以借此请求导师提供反馈，并申请安排更多时间用于自身学习相关的事宜。这就会成为学习者打造自身档案袋的动力。如果一个项目无需自我指导，例如大班授课或涉及团队的项目，那么学习者很可能会觉得档案袋对他们没有什么实际用处。

感知有用性也取决于档案袋与整个项目的结合程度。如果档案袋是课程的组成部分，并被设计成用于学习的工具，而不仅仅是一项孤立的教育活动，那么它在学习者眼中的价值就会大得多。最后一个影响档案袋教育价值的因素在于，它能在多大程度上反映学习者之间的个性化差异。如果学习者可以在档案袋中展示个性化的资料，他们将会更重视档案袋的价值。

> 💡 **小提示**
>
> 必须让学习者在完成档案袋建设工作的过程中直接受益。

档案袋评价

如果说近几年档案袋领域有什么突出进展的话，那就是它的评价方式了。传统的心理测量评价法的特征是采用标准化、分析性评价的评价标准，以实现客观判断。而事实证明，这种评价模式与档案袋的非标准化特点格格不入，因为档案袋的内容和格式因人而异，与标准化的要求完全相反。

除了数值信息（如分数）之外，档案袋还包含多种定性信息。档案袋也用于评价一些技术性技能以外的"软性技能"。通过权衡档案袋中的信息来评价某项胜任力，如职业素养，需要评价者运用自己的判断力来解读这些信息。这种类型的评价任务很难使用那种按严格的评分标准分项计分的流程进行。

为了使评价与档案袋的特性相匹配，我们提

倡使用一种基于定性研究的评价方法（Driessen et al.，2005）。定性研究也需要对不同类型的定性资料进行分析，从而针对定义模糊的问题得出有意义的结论。

可信度的概念是定性研究的核心，各种程序性措施可以确保研究的严谨性，足以让人相信结论是有数据支持的。定性研究质量评估的原则和方法可以转化成档案袋评价的原则和程序（Driessen et al.，2005）。以下评价策略可用于档案袋评价。

在档案袋中纳入反馈循环

在档案袋建设过程中纳入若干非连续的反馈循环，以避免最终的评判让学习者觉得出乎意料。由于收集档案袋的内容通常需要较长一段时间，所以最好不要等到最后再对档案袋的质量发表意见。中期的形成性评价，如导师的反馈，可以给学习者调整并改进档案袋的机会。不管是从评价的角度还是从辅导的角度来看，在档案袋形成的不同阶段给予反馈都是明智的。正如前文所述，如果学习者没有收到反馈，他们可能会停止档案袋的建设工作。

> **💡 小提示**
>
> 在档案袋建设过程中纳入若干非连续的反馈循环，以避免最终的评价让学习者觉得出乎意料。

获取全方位的反馈

评价信息的获取渠道应该包括以各种方式参与档案袋建设过程的不同人员。除了最终评价档案袋的评价者之外，其他人也应该参加评价，这样才能确保评价结果是从不同角度进行多方验证的。我们已经提到过，档案袋的材料通常是在较长一段时间内完成收集的。事实上，档案袋不仅仅是一个完工的作品集，如一个包含材料的文件或网页，它更是学习者记录自己在一段时间内成长的过程。

参加档案袋建设过程的人员都可以参与到评价中。导师是最先对档案袋质量提出建议的人。他们通常最了解学习者，能够确定材料的真实性，同时也熟悉学习者的工作习惯。同伴是另一个可以参与评价的群体。同伴评价的优势在于，他们有打造档案袋的经验，知道这项任务对学习者意味着什么，另外，他们也能通过参与同伴评价进一步熟悉

档案袋评价标准。

也可以要求学习者评价他们自己的档案袋质量。例如，可以要求他们针对导师的建议做出相应改进和（或）对不同的胜任力做出自我评价。基于导师建议的自我评价可以引导学习者进行更有效的自我评价。研究自我评价的文献显示自我评价往往带有偏见，因此，Eva 和 Regehr（2008）建议，应该鼓励学习者积极寻找关于自己行为表现的信息，以完成客观有效的自我评价。

分离导师和评价者的角色

将做出终结性决定的责任与指导任务分开，以分离评价者的多重角色。在前文中，我们阐述了让导师参与档案袋评价工作的优点，即他们掌握了相关信息。然而，学习者也需要一个安全的学习环境，使他们可以自在地与导师讨论自己档案袋的不足之处。因此，我们不建议要求导师做出最后的终结性决定。这样的评价应该由独立的评审委员会负责。我们在以前的一篇文章中针对导师在评价中所扮演的角色描述了以下四个场景（van Tartwijk & Driessen，2009）。在这些场景中，导师的角色大至全权评价，小至仅限于教练式的指导。

- 教师：这是教育中最常见的评价场景。就像大中小学的大多数教师一样，导师和学生一起讨论学生的表现和进步，同时在课程结束时对他们的胜任力水平进行评价。
- 博士生导师：在某些情况下，导师在档案袋评价过程中的作用与博士生导师的作用相当。在许多国家，学位论文／档案袋的正式评价是由评审委员会负责的。导师会邀请同行担任评审委员会成员，而导师本人则不加入评审委员会。一旦学位论文／档案袋得到负面评价，将会损害他们在同行中的声誉。因此，除非他们确信该档案袋符合标准，否则不太可能邀请同行参加评审委员会。所以，导师和学生有着共同的目标：完成能够获得正面评价的学位论文或档案袋。
- "驾驶"教练：在这种模式中，导师和评价者的角色是严格分开的。导师／"驾驶"教练指导学习者达到预期要求的胜任力，这些胜任力在档案袋中得以体现。如果导师认为学习者胜任力已达标，就会邀请来自专业机构的一名评审专家（就像驾照发证机构的考官）来评价学习者

的胜任力。学习者也可以自己联系有授权资质的机构。

- 教练：在这种模式中，学习者掌握主动权。例如，他们可以请高年资的同事指导他们，直至达到预期胜任力水平。又例如，当专业人员想要获得其他资格的时候，这种模式就适用。这种模式中，评审专家来自外部机构。

> **💡 小提示**
>
> 将做出终结性决定的责任与指导任务分开，以分离评价者的多重角色。

培训评价者

（在评价前和档案袋建设中期）组织一个评价者的会议，以便他们统一评价标准、讨论评价流程及结果。评价档案袋中海量、繁杂的信息需要专业的判断，而评价者对评价标准的解读往往存在个体差异。例如，评价者的判断可能取决于之前的评价经验、个人观念、教育理念以及对所评判胜任力的看法。因此，组织评价者共同讨论，可以减少其评价的差异性。通过共同讨论对档案袋样本的评价，评价者对评价标准的理解会趋向一致，对应当采用的评价程序也会达成共识。评价者讨论会不仅需要在评价之前组织，也需要在档案袋建设中期阶段组织，这样评价者可以将自己对档案袋的评价结果与其他评价者的结果进行比较，讨论各自在解读上的差异。在完成最终评价之后，可以让评价者获得所有评价信息，以便他们更好地把握整个评价过程。

建立有序的评价流程

组织一个有序的评价流程，一旦有相互矛盾的信息出现，就要求收集更多评价信息。马斯特里赫特医学院已经开发了一种提高评价效率的流程（Driessen et al., 2005）。首先，导师对学生的档案袋提出评价意见，学习者和一位评价者共同决定他们是否接受这个评价意见。如果他们同意，评价程序就到此结束；如果他们不同意，档案袋就会提交给由更多成员组成的评价小组。这样，对档案袋的评价存在疑问时，评价工作就会更加严谨细致；没有疑问时，评价过程就会相对简便。这为可靠的评价提供了更有力的保证，因为在有疑问的情况下，

会询问更多评价者的意见。评价者之间的讨论也将有助于进一步明确如何应用评价标准（详见"培训评价者"部分）。

采用陈述性信息

与数值性的定量反馈相比，陈述性的评论能为学习者和评价者提供更丰富的信息。因此，需要在档案袋中加入定性的、陈述性的反馈，并在评价过程中赋予其较大的权重。例如，在 10 分制的评分中打 7 分，难以反映学习者哪方面做得好、哪方面做得不好。只有加入陈述性反馈来评价行为表现的优缺点时，这种评价才真正有意义。基于工作场所的评价存在的另一个问题是评价者打分较为宽松。由于多种原因，在实践操作中很少给低分，因此分数的区分度通常不高。而陈述性反馈往往能更好地提供与学习者胜任力发展相关的信息。在评价表格的顶部可以预留空间，以便加入对优缺点的描述，这样可以促进陈述性反馈的使用。

提供质量保障

必须在评价流程中建立质量保障体系：

- 为学习者提供对评价决定提出申诉的机会。
- 仔细记录评价流程的各个阶段（一份由考试委员会批准的正式评价方案，以及对结果的概述）。
- 与第三方评审者一起进行质量评价。

使用里程碑

教育机构通常会投入大量的精力用于制订胜任力标准。在这方面有两种相反的倾向：一是列出长长的具体标准清单，详细罗列学习者必须有能力完成的所有工作；二是提供胜任力的总体概述，缺少实际指导。在这两者之间找到一个平衡点非常重要。换句话说，关键是在分项标准和总体标准之间找到平衡点。我们可以通过让学习者和评价者了解每项胜任力的预期水平来实现这一点。在这方面，里程碑或评价标准（rubrics）都非常有用（参见表 36.1 的范例）。它们通常包含对每项胜任力各个水平的描述，例如新手、合格专业人员和专家分别应具备的胜任力水平的描述。

接下来，我们还会介绍评价学位论文和项目的一种组织形式，名为"论文组"。

表 36.1　毕业班医学生使用的"里程碑"

	低于预期	符合预期	高于预期
临床实践表现［例如，使用 mini-CEX（小型临床评估演练）］进行评价	病史采集和体格检查的速度很慢；考虑了无关紧要的方面 诊断速度很慢；遗漏重要结论 经常无法制订处理计划，需要详细指导	病史采集和体格检查速度满足要求 能考虑到相关方面 诊断速度满足要求；诊断中包含重要结论 能为简单的临床表现制订合理的诊疗计划 需要一些指导 在实习期后半段达到这些目标	高效完成病史采集和体格检查，工作质量满足要求 做出准确诊断，诊断速度满足要求 能为简单的临床表现制订合理的诊疗计划 基本无需指导 在实习期开始时就达到这些目标
职业素养（例如，可使用 360°反馈法进行评价）	不守约 某些必要时刻没有寻求上级医师帮助；对反馈持抵制态度 无法应对压力 不注意个人形象 经常行为失当或不尊重他人	守约 在必要时能及时请求上级医师帮助 在反思和考虑替代方案时需要帮助；能恰当应对反馈 在应对压力时偶尔需要帮助 形象得体，举止有礼	守约 在必要时能及时请求上级医师帮助 能够批判性地反思，能恰当应对反馈，能主动承认错误 能恰当应对压力 仪容仪表好，举止有礼

来源：马斯特里赫特大学

论文和项目组

学位论文或项目报告通常都是由学生独立完成，并由 1～2 名教师指导和评价。在大多数情况下，学生的学习只局限于自己完成的工作和教师的反馈。对于学生人数众多的专业，教师每年都要花费很多时间指导学位论文。此外，毕业论文的评审结果通常与毕业资格挂钩，也是学生在未来就业或今后求学中展示的资本。评审必须做到标准明晰、结论确凿。因此，越来越多的学校在评审流程中引入了独立的第二评审人。为了解决指导教师时间不够、精力有限的问题，同时使学生能够互相学习，"论文组"应运而生。一个论文组由若干学生和 1～2 指导教师组成。教师和学生共同负责指导和评审该组中学生的论文（Romme，2003；Van der Vleuten & Driessen，2000）。论文组定期开会。会议有固定的模式：开场、确定议程、讨论论文内容、总结。论文组会议由选举产生的主席主持，由秘书负责撰写会议纪要。

对于教师而言，论文组的优势在于通过规模效应提高了效率，因为在构思阶段，阅读任务被分配到多位参与者身上；同时，由于教师在同一时间与多位学生会面，所以指导时间也缩短了。此外，论文组的目的是通过激发学生的反思以及学生与学生之间、学生与教师之间的共同合作、责任分担来促进合作学习，强化评价的反馈功能。在内容上，关于论文的开题和进展的讨论最为重要。组员的反馈可以为论文作者提供支持。论文组的决定需要达成共识：在主席提出的评分表决中，如果没有组员（学生或教师）提出合理的反对意见，就会做出相应的评审决定。这种达成决定的方式既用于选举主席，也用于最终的论文评审。因此，毕业论文组使用的评价方式是教师评价、同伴评价以及自我评价三者的结合。在正式规则的基础上，采用严格的程序才能确保公正。因此，每个毕业论文组都要有一套规章管理制度。

指导者和评价者的角色定位势必要求学生独立学习。其他合作学习形式的经验表明，那些习惯了事事由教师指导的学生很难进行自主学习。他们可能很快就会觉得自己是被一下子扔进了"深水区"。所以，训练学生掌握论文组学习中所需的技能是非常必要的。那些已经有了自主学习经验的学生，例如那些在基于问题的学习或其他以学生为中心的教育形式中锻炼了自主学习能力的学生，会比较容易适应论文组的教育形式。

论文组或项目组发挥预期作用的另一个条件是教师有效地与学生分担监督和评审的责任。

小结

　　在医学教育中，档案袋可用于实现各种目的。这些目的可以概括为引导、监督和评价学生胜任力的发展情况。一个档案袋往往整合了多个目的。除了目的不同，档案袋在覆盖范围上也有不同，包括教育周期的长短、胜任力范围的大小以及结构的开放程度等。档案袋评价法并非必然奏效。要想确保档案袋真正有益于学生的学习，必须满足若干个条件。辅导、确保可行性以及让学习者立刻受益是档案袋成功的关键因素。档案袋的评价需要采用异于传统的评价方法，基于定性研究原则的评价方法比传统的心理测量评价法更为合适。为确保评价的严谨性，可以采用多种策略：在流程中纳入反馈循环；让导师和学生参与评价；分离导师和评价者的角色；培训评价者；应用有序的评价流程；采用陈述性信息；提供质量保障；使用里程碑或评价标准。这些策略也适用于其他复杂评价场景，例如项目和学位论文的评审。

参考文献

Buckley, S., Coleman, J., Davison, I., et al. (2009). The educational effects of portfolios on undergraduate student learning: a Best Evidence Medical Education (BEME) systematic review. BEME Guide No. 11. *Medical Teacher*, 31, 282−298.

Driessen, E., van der Vleuten, C., Schuwirth, L., et al. (2005). The use of qualitative research criteria for portfolio assessment as an alternative to reliability evaluation: a case study. *Medical Education*, 39, 214−220.

Driessen, E. W., van Tartwijk, J., Dornan, T. (2008). The self-critical doctor: helping students become more reflective. *British Medical Journal*, 336(7648), 827−830.

Driessen, E., van Tartwijk, J., van der Vleuten, C., Wass, V. (2007). Portfolios in medical education: why do they meet with mixed success? A systematic review. *Medical Education*, 41, 1224−1233.

Eva, K. W., Regehr, G. (2008). "I'll never play professional football" and other fallacies of self-assessment. *Journal of Continuing Education for Health Professionals*, 28, 14−19.

Romme, S. (2003). Organizing education by drawing on organization studies. *Organization Studies*, 24, 697−720.

Tochel, C., Haig, A., Hesketh, A., et al. (2009). The effectiveness of portfolios for post-graduate assessment and education: BEME Guide No 12. *Medical Teacher*, 31, 299−318.

Van der Vleuten, C. P. M., Driessen, E. W. (2000). *Assessment in problem-based learning (Toetsing in probleemgestuurd onderwijs)*. Groningen: Wolters-Noordhoff.

van Tatwijk, J., Driessen, E. W. (2009). Portfolios for assessment and learning: AMEE Guide no. 45. *Medical Teacher*, 31, 790−801.

第37章

反馈、反思和指导：终身学习的工具
Feedback，Reflection and Coaching：Tools for Continuous Learning

Sharon K. Krackov，Antoinette S. Peters，Henry S. Pohl，Joan M. Sargeant

（译者：刘淑慧　杨姣姣　审校：陈海滨　谭学瑞）

趋势

- 反馈（feedback）、反思（reflection）和指导（coaching）在学习过程中是相互关联的，并存在于复杂的文化和环境中。
- 四个层面的反馈内容：任务层面的反馈、过程层面的反馈、自我调节层面的反馈及自我层面的反馈。对每种反馈均需妥善应用。
- 反思可以加深对反馈的理解。
- 指导可以促使学习者通过制订目标和行动计划，从而有效地运用反馈。

关键概念

- **文化**：文化由一个群体或一个社会全部成员所共有的行为、信仰、特征、价值观和共同的实践所组成。
- **反馈**：反馈是发生在一种安全环境背景下持续进行的双向讨论的过程，其目的在于考量和理解过往的行为表现，规划成长的方法。
- **反思**：反思是通过分析、提问、重述一项经历，对该经历做出评估，从而达到学习和（或）改善实践的目的（Aronson，2011）。
- **指导**：指导是指通过提高自我意识和个人责任感来强化学习和发展的一对一交谈。在支持和鼓励的氛围中，指导者通过提问、主动倾听、适时质疑，促进学习者的自主学习（self-directed learning，SDL）（van Niewerburgh，2012）。
- **思维模式**：思维模式是学习者对自身学习的看法，即学习者将成功或失败归因于自身能力（固定型思维）或是努力程度（成长型思维）（Dweck，2006）。

引言

本章描述了医学教育中反馈、反思和指导在促进学习过程中的相互关联及重要作用。这三种活动相结合，可构成强大、有效的工具，能够系统地促进学习者持续增长知识、技能，养成正确行为，以期成为合格的医疗保健人员。本章梳理的反馈、反思、指导步骤对于形成简短的形成性教师-学习者互动十分有用，也有助于基于不同来源的数据累积，如档案袋或其他终结性评价，对学习者的总体行为表现加以审视。

同医学教育中的学习一样，反馈、反思、指导也受多种因素的影响，这些影响因素可分为三大类：①总体文化和环境；②教育项目和课程；③学习者/教师的特征及经历（图37.1）。十分重要的一点是，组织文化是影响所有学习阶段的关键情境因素。一个组织的文化由其规范、共享价值观、共同实践所构成（Tierney，2008）。医学院校和医院的独特文化源于其各个组成部分（医院与学术医疗中心、部门与专业科室、特定课程模块）之间的相互影响、关系和实践，以及教师、学习者、患者的价值观和经历。

目前，在大多数临床医疗机构以及附属院校中，注重卓越表现的文化带来的潜在危害是让学习者对失败或不完美感到羞耻。因此，这种文化可能仍然阻碍着学习。良性的学习环境的特点是：沟通、开放、询问、反馈，花费足够多的时间以实现特定结果，以及教师与学习者之间的互相尊重与支持（Senge，1999）。当前研究者强调需要创造重视学习目标而非行为表现的学习环境，且这种学习环境应提供关于反馈、反思、指导的培训，包括

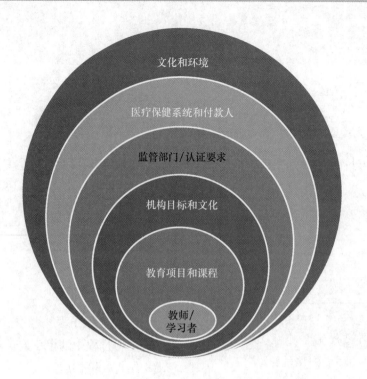

图 37.1　学习情境

提供反馈、寻求反馈、接受反馈、吸收反馈的策略（Ramani et al.，2019；Telio et al.，2016）。这种文化实践和价值观可以培养学习者确定自身学习目标和利用反馈、反思、指导进行终身学习的能力。

不断变化的医疗系统对学习环境也会产生影响。医疗机构为提升医疗水平、降低成本、减少失误，正在进行体系和结构改革（如基于团队的医疗、注重质量改进等）。与此同时，将这些元素纳入体验式学习情境时，使得许多医学教育者开始构建胜任力导向的教育课程，以此帮助学习者熟练掌握能力。在这种框架下，学习者可提升其运用反馈、反思、指导的技能，以此作为其专业发展的基础，同时实现特定的课程结果（Krackov et al.，2017）。

学习者的发展依赖于持续的形成性评价。形成性评价包括对学习者知识、技能或行为表现的观察，以及基于这些观察所开展的为了指导学习者进步的反馈谈话。反馈谈话的内容是基于教师收集的数据（如档案袋评价、病历刺激回顾、考试成绩、对学习者的临床操作或与患者互动的观察），因此这些数据也是学习者发展的内容。在这个意义上，教师的观察和评价可以促使学习者更具目的性地利用反馈提升学习。通过营造安全的环境，失误得到了公开的讨论，且每个人（即教师、学习者或工作人员）都能够积极寻求反馈、乐于接受反馈，学习变成一种主动的、反思的、终生的活动，这得益

于重视师生关系作用和影响力的谈话（Telio et al.，2016；Watling et al.，2013）。

使用诸如与质量改进有关的反馈回路（计划-执行／检查-研究-行动方法）可以强化学习者的持续发展，同时也在潜移默化地改变机构环境。Ericsson（2015）将"刻意练习"描述为"由指导者或教师专门设计、通过精益求精的重复练习达到改善个人特定行为表现的个性化训练"。要培养精湛的专业技能，学习者必须在教师的反馈、反思和指导下进行持续的刻意练习。

本章将依次介绍学习过程中实施反馈、反思和指导的系统化方法。

反馈

> "……在某种有意义的关系中，合作建构这种关系的原则可称为'反馈'。"
>
> **Ajjawi & Regehr（2018）**

反馈的传统定义是向个人提供有关其行为表现的信息，其目的是强化动机，改进未来的行为表现。一直以来，人们习惯将反馈视为机械的、地位不对等的单向活动。即教师使用规定的沟通方式向学习者提供信息；或者学习者在教师帮助下或甚至没有教师帮助的情况下从各个渠道（如档案袋、考试成绩等）慢慢搜集信息。研究者最新提出的"反

馈"的定义（Ajjawi & Regehr，2018；Krackov et al.，2017；Ramani et al.，2019）是"发生在一种安全环境背景下持续进行的双向讨论的过程，其目的在于考量和理解过往的行为表现，规划成长的方法"。正如下文解释的那样，这一最新定义有助于理解反馈如何促进学习——这一由环境、教育经历、个人特征共同作用的过程。

研究者和医学从业人员都认识到，反馈往往无法达到人们预期的结果（Watling et al.，2013）。为确保反馈谈话的有效性，必须关注以下几个因素：①反馈方法；②反馈内容；③环境情境（组织文化中的学习环境）；④个人特征：学习者和教师与反馈有关的教育经历，以及他们的个人风格和特征。

反馈方法

首先，教师和学习者应该一起回顾课程要求，确定每位学习者的发展水平、先前经历、学习动机和个人目标，并讨论学习目标和结果措施（例如，他们的期望是什么？处于当前水平的目标是什么？）（框 37.1）。以该谈话为基础，将推动形成良性的教师-学习者关系，回答如何提供反馈、寻求反馈、接受反馈和运用反馈，并确定反馈对学习者发展的价值。

已有的很多提供反馈的方法中，最新的一种方法强调教师-学习者关系的重要性（Sargeant et al.，2018）。大多数的方法认为，有效反馈应该是值得信任的、不含偏见的、第一手的、信息明确的、及时的，且应提供改进计划。目前还有一种趋势是鼓励学习者寻求反馈（Crommelinck & Anseel，2013），为此教师可以向学习者指出他们之间的互动对学习者的个人发展和职业发展十分有用。教师也可能进一步解释：提出笼统的问题（如"我做得如何？"）得到的回答也会很笼统，但如果是对具体行为请求反馈，则获得的回答可能会更具针对性且更有用（框 37.1）。事实上，这种具体的请求也便于工作繁忙的教师关注特定学习活动。随着时间的推移，这种反馈谈话便能完美融入学习过程，而学习者对教师和反馈的信心也会随之增加。这种反馈不再令人畏惧，学习者也能够认识到自己的成长是反馈带来的结果。随着反馈的作用不断增强，诚实的自我评价的作用也随之增强。

内容

在此之前，医学教育者一直关注的是反馈的方法。本节将讨论不同层面的反馈内容对学习产生的影响。Hattie 和 Timperley（2007）提出了四个层面的反馈内容。除了第四层，前三层均对学习产生积极影响。

1. 任务层面的反馈：这种以任务为中心的反馈指出回答或行为表现的正误。它能够强化预期的行为并减少错误，这种强化或对信息的纠正通常能够带来改进。但是这种信息无法促进学习的迁移，即无法将以前学到的知识或技能应用于新的情境，从而促进学习或解决问题。

2. 过程层面的反馈：与简单的以任务为基础的正误反馈相比，这种反馈出现在更丰富、更易记忆的背景中，它是指导学习者如何为任务做准备、如何得到正确答案或掌握一门技能的反馈。当这种反馈与任务层面的反馈相结合时，则更有可能产生更深入的学习和学习迁移。

3. 自我调节层面的反馈：自我调节是指为实现个人目标所做出的行为（Brydges & Butler，2012），例如，反思、评价自身缺陷、寻求帮助的意愿；请求反馈或指导，并基于反馈或指导实施行动；设置个人目标；表现出对学习的投入。通过这些活动，学习者可以获得自我效能、自我监督技能以及对自身学习的掌控感。由于自我调节对成为独立可靠的医师十分关键，因此教师对学习者培养自我调节能力提供指导至关重要。

4. 自我层面的反馈：这种层面的反馈是指对个人

特征总体的批评、赞扬和评论。这种层面的反馈无法促进学习，反而往往会危害学习。例如，学习者认为是智力等固有特征导致他们的成功或失败，他们就会感到沮丧，并失去对自己学习的控制。也就是说，当他们无法快速掌握一项困难的任务时，他们可能会认为自己天生不具备完成这项任务所必需的技能，而且注定会失败（Dweck，2006）。

但需注意一种例外情况，尽管较为笼统的反馈（如"做得好！"）不够明确，也没有告诉学习者接下来要做什么，但这种反馈或许有助于建立教师和学习者之间良好的关系，并为提供更为明确、更有建设性的反馈奠定基础（Ajjawi & Regehr，2018）。

尽管针对观察到的行为表现提供事实反馈通常比较直截了当，但是要讨论学习者的学习过程和自我调节能力则比较困难，因为这类行为表现通常很难被观察到。在这种情况下，相比于学习目标，教师可能会更加注重学习结果（框 37.1）。如果调整反馈的内容，使之符合双方清晰、共识的目标，则可以减少学习者的防御行为，培养他们接受反馈、从反馈中学习的能力。培养对反馈进行反思的能力还能显露学习者的学习过程和自我调节能力（见下一节"反思"）。

反馈的环境情境

在典型的等级分明、重视成就的医学教育和临床体系中，学习者可能会规避公开承认失误或缺点，并且尽量不去寻求反馈。此外，关注学习文化（Senge，1999）和强调"为促进学习而评价"而非"对学习做评价"（Ramani et al.，2019）的医学院校构建了安全的学习环境。在这种环境中，学习者可以从错中学，他们期待甚至渴望得到反馈。像诸如纵向见习的课程结构（Hauer et al.，2012）和诸如基于循证的 R2C2 模式的反馈方法（Sargeant et al.，2018）可以促进学习者和教师之间的关系，从而提高反馈的数量和质量。

教育经历

无论对于学习者还是教师而言，他们的晋升都有赖于特定的教育环境和主流文化，这些文化环境对他们的聪明才智加以认可，培养他们的竞争力和追求晋升的行为。在他们的教育经历中，获得肯定、嘉奖，取得通往名校或入职理想单位的推荐信的人就是最优秀、最耀眼的人。因此学习者和教师都认为，反馈是由观察到的技能和考试分数等结果所构成的。若所处的体系不允许充分的反馈时间，这种基于结果的反馈往往附上几句总体褒义的评语，对个人成长几乎没有什么指导作用（Bing-You et al.，2018）。除此之外，讲求礼貌和注重卓越表现的环境也限制了教师提供有建设性的反馈的意愿（Dudek et al.，2005；Ramani et al.，2019），这进一步限制了学习者接受反馈并从正确反馈中学习的教育经历。

个人特征

学习者多种多样的特征和视角会伴随他们直至参加医学训练，这些特征和视角既有可能阻碍也有可能促进他们的学习。首先，有些学习者往往将成功归功于天赋，害怕早晚有一天被发现缺乏天赋。Dweck（2006）将此定义为"固定型思维"，有此种思维的学习者往往视反馈为批评，因此害怕得到反馈并且抵触反馈。他们想要的是表扬，而不是反馈（Watling et al.，2013）。与之相反的是"成长型思维"，通过这种思维，学习者感知到努力与结果的关系，相信他们能通过努力实现目标。他们更愿意接收反馈，并认为反馈对实现自己的目标有用。

但即使提供得当的反馈也可能失效，因为反馈还与学习者的适应能力、动机、对反思和反馈的接受程度等因素相互作用。适应能力作为成长型思维的特征之一，促使学习者从失误或失败的挫败感中恢复过来，并从中汲取经验。除此之外，学习者对学习主题的兴趣、获取成功的动力，以及目标实现时的自我成就感也决定了他们对反馈效用的感知（Pekrun，2006）。如果学习者认为某一单元的课程目标与他们自己的学习目标相吻合，或者甚至认为对他们的职业目标有用（Harackiewicz & Hulleman，2010），他们可能会有努力学习的动力，并相信自己有能力完成任务，从而发现反馈是有用的。让学习者反思反馈中得到的信息，并让教师帮助他们集中于对旨在改进他们行为表现的反馈做出回应，可以让他们习惯于终身学习和改进。

反馈对于学习者发展的作用不仅取决于提供的信息内容和提供信息的方式，还取决于个人、社会、经历和文化因素的互相影响。因此，促进教师和学习者关系发展的项目或许也能够促进任务层面以外的其他层面的反馈实践，并通过后文将介绍的反思和指导两个环节，来加强不同层面反馈的连贯统一的使用。

反思

📌 "反思似乎是衡量接受反馈与否的过程，是决定是否接受和使用反馈不可或缺的一部分。"

Sargeant 等（2008）

尽管反思是一个通用术语，但"批判性"反思这一术语在教育上使用更为广泛。批判性反思是"通过分析、提问、重述一项经历，对该经历做出评估，从而达到学习和改善实践的目的"（Aronson，2011）。反思是对要从中学习的个人经历进行分析、提出疑问，因此反思是从教育活动（包括反馈）中学习的核心过程。本章为简明起见，将统一使用"反思"来涵盖批判性反思。

反思是反馈和学习不可或缺的一部分，原因如下。首先，过程层面的反馈（Hattie & Timperley，2007）可以指导学习者反思如何得到结论或为何如此实施一项操作。其次，对反馈本身进行反思鼓励学习者思考反馈与自身的联系，以及如何使用反馈改进学习。再次，对反馈的反思可以激发理性的自我评价，换言之，可以促进他们对自身的行为表现以及相关反馈进行批判性思考（Sargeant et al.，2010）。最后，培养对反馈的反思可以促进学生自我评估或自我监督能力的发展。尤其是后两种原因，即反馈可以促进自我评价和自我监督，与 Hattie 和 Timperley 提出的自我调节能力层面的反馈，以及对自我调节能力反馈的反思可以培养终身学习所需的自我分析能力和思维模式观点相关（见框 37.2：促进对 Hattie 等提出的自我调节能力反馈的反思问题示例）。

如前文所述，学习者接受和使用反馈受多种因素的影响。促进学习者使用反馈的一种办法是鼓励学习者进行自我评价，即鼓励学习者基于自己对所要求的行为表现标准或胜任力水平的理解，反思和评判自己的行为表现，然后对收到的反馈进行反

框 37.2　用于反思的关键问题

鼓励学习者反思以下方面：

任务 / 知识 / 行为表现（做得对还是错？）

1. 做 X 时，你今天的目标是什么？
2. 你认为你哪些方面做得好？哪些方面需要改进？

学习过程（学习和行为表现如何？）

3. 你如何准备今天的工作？
4. 你能告诉我你在做 X 时的想法吗？
5. 你做这个的策略是什么？
6. 我很好奇，你决定做 Y 时，你的目的是什么？

鼓励**自我调节**（目标设定 / 自我评价 / 自我监督）

7. 比较一下我的观察和你的自我评价，哪些我们达成了共识？哪些存在分歧？
8. 是什么原因导致了我们的分歧？
9. 反馈的目的是指出改进的方法。你现在想要改进什么？
10. 从对反馈的反思过程中，你学到了哪些可以运用到未来情况的东西？

思，并比较该反馈与自我评价之间的异同。这种反思激发学习者对自身行为表现的理解，促使他们参与反馈，也为教师提供机会讨论反馈并分享他们的理由。后者尤为重要，因为如果教师的反馈与学习者对行为的自我评价不一致，将会引起前文所说的自身心理防御反应（Sargeant et al.，2010）。

在一段时间内，全方位的反馈和信息以及与教师对此的讨论可以使学习者参照标准，提高对自身优缺点的认识。积累的证据和这种讨论可以加强学习者对数据可信性的认识，使他们无法以"教师的偏见"为由无视反馈。这些积累的证据也有助于学习者校正自己的行为表现，更为准确地进行自我监督。反之，学习者愿意反思和评价自己行为，会让他不仅更愿意接受反馈，而且获得对学习的掌控感，从而使反馈看起来合乎需要并且有用。

一般来说，反思作为可以被促进、被指导的活动时，比作为单独的活动更为有效（Sargeant et al.，2008）。教师通过指导性、开放式问题促进学习者的反思过程，进而引导学习者对自身行为表现及收到的反馈进行客观、具体的思辨。鼓励学习者反思不仅关乎学习者认知能力的提高，还涉及其情感能力的发展。反思自身对具体情境或反馈信息的情绪反应，同反思数据或事实一样重要。对学习者而言，鼓励他们对自身行为和得到的反馈进行反思可以促使他们理解、吸纳反馈、取得进步，并取得进步的获得感。框 37.2 中提供了促进学习者对自身行为表现和反馈进行反思的问题示例。

同其他技能一样，进行批判性反思、理性的自我评价和自我监督所需的技能，同样可以通过教授和培养获得。平日可以利用开放式问题促进学习者即时反思自己正在进行的学习活动、自己做得如何以及如何改进。反思的问题也可以引导学习者注意如何使学习适应整体课程结果和个人发展目标。

教师也应该创造安全包容的学习环境，赞赏诚实反思和自我评价。以真诚的、无偏见的、尊重的方式提出开放式问题可以促进这种环境的形成。通过这些方法，以开放式的谈话，与学习者真诚地讨论他们对自己学习的看法以及他们的反馈是否与他们的自我评价契合。这种真诚的谈话会让学习者对自身的进步和学习需求有更好的理解，尤其是对那些做得不如预期好或学习有困难的学习者来说，真诚的谈话可以帮助他们消除对反馈的担忧。尽管这种学习者可能对含有消极信息的反馈做出防御反应，但是开展一场反思性的、以学习者为中心的谈话讨论他们的看法、情绪反应、担忧或质疑确实可以减少防御反应（Ramani et al., 2019；Sargeant et al., 2018）。

教师也可以亲自做出明确的示范来促进学习环境的形成。即教师向学习者示范如何有目的地反思、如何监督自身行为和学习、如何对反馈进行回应。教师也可以"默念"自己做得如何、对此的感受，以及很重要的一个方式：揭露自己获得的反馈（比如学生评价、患者的结果数据等）以及管理自己对反馈的情绪反应。通过这样，教师可以示范自己如何使用这种个人反思来改进实践或指导学习。

尽管反思可以提升学习者从反馈中学习的能力，对指导学习者进行终身学习和获得进步来说，鼓励学习者获得反馈后对自身目标和行动计划进行反思同样很重要。

指导

> "对指导的观念需要转变。指导并非是通过有限的练习教会某人做某事，而是通过无尽的练习带来持续的改进。"
>
> **Watling（2017）**

指导强调一个人如何使用反馈进行改进、取得进步，来实现目标，并达到最好的水平。反馈指出了哪些方面有待改正和提升，而指导则能够促进形成积极的成长型思维，并通过反馈将注意力转移至如何让学习者持续改进和进步，实现从新手水平变为胜任水平，再到专家水平（van Niewerburgh, 2012）。因此，运动或音乐指导的形象可以借鉴，因为其本质也是帮助个人达到更高水平。

在教育方面，"指导"一词的定义是"通过提高自我意识和个人责任感来强化学习和发展的一对一交谈。在支持和鼓励的氛围中，指导者通过提问、主动倾听、适时质疑，促进学习者的自主学习"（van Niewerburgh, 2012）。指导是一种同学习者建立的以尊重为基础的伙伴关系。在这种关系中，既没有偏见，也没有臆断。它像运动指导一样，也需要通过观察学习者来收集学习者的行为表现数据。教师会同学习者围绕特定观察结果和反馈开展反思性谈话，借此对问题有更加深入的洞察，之后再制订行动计划，帮助学习者达到更高水平。

在医学教育中，基于循证的R2C2模型（Sargeant et al., 2018）广泛应用于反馈和指导谈话。这种模型包括四个迭代阶段——关系（relationship）、反应（reaction）、内容（content）、指导（coaching），且为每个阶段都提出促进学习者反思的开放式问题。各个阶段的目标分别是：①建立彼此尊重、互相信任的关系；②了解并尊重学习者对反馈产生的情绪反应；③确认彼此对反馈的内容和优先事项的理解一致；④指导——共同设立目标、制订解决优先事项的行动计划。

对于教师而言，成为一名指导者意味着从提供说教式、指令式的反馈，转而围绕行为数据展开谈话，以此鼓励学习者进行改进、反思，并做出改进计划。指导过程中，需要某些特定的沟通技巧才能促进学习者进行自我反思和自我批评，探究学习者对自身行为表现和反馈的反应，规范他们的反应，厘清并对数据和反馈中最关键的信息达成一致，共同设立目标，并制订切实的行动计划来实现这些目标（Armson et al., 2019）（见框37.3关于指导问题的示例）。

教师充当的一个重要角色是确保行动计划的合理性和可行性（见框37.4行动计划的示例）。这些计划通常很有用，因为它们可以帮助学习者确定要实现自己的目标所需的资源（例如，观摩同领域

框 37.3　指导学习者取得进步的关键问题

- 既然我们已经讨论了 X，你有什么改进目标？
- 你需要做什么来实现你的目标？
- 我作为你的导师，可以如何帮助你？
- 你还需要其他什么资源或学习？
- 你希望什么时候能实现这个目标？

框 37.4　对行动计划的指导

　　请描述你计划做出的具体且可观察的改变。

　　请回答以下问题：

1. 你计划怎么做？
2. 你会何时开始你的行动？
3. 你认为何时能看见结果？
4. 你需要什么资源？哪些人可以帮到你？你需要怎样学习？
5. 要做出这些改变可能会遇到什么困难？
6. 你会如何克服困难？
7. 你如何判断已经实现了目标？

专家的公开操作，或与之讨论，观看视频资料，接触模拟病人）。教师充当的另一个主要角色是帮助学习者界定成功的标准和后续进程，这一点常被忽略。指导的意图有两个方面，一方面要帮助学习者在即时获取特定反馈后，实现自己的目标，另一方面要教授和塑造学习者终身学习所必需的自我调节技能。

和反馈、反思一样，同样可以在与学习者的进度讨论会上开展指导，比如在临床实习一个轮转结束时的讨论会或全年的定期讨论会，或者在观察一项临床活动之后或一天的临床实习结束时展开"即时"谈话。前一种情况下，讨论会理想时长大约为 30 分钟，主要任务是回顾学习者的档案袋、实习轮转结束的评价报告和（或）其他评价报告。教师和学习者可以提前查阅这些报告，以便提前为讨论会做准备。在学习者临床任务紧张或时间有限的情况下，则利用几分钟的"即时"指导谈话进行指导。但是，不论时间长短，其目标是一致的，都是为了让学习者树立一个明确的努力目标及为实现目标的行动计划。R2C2 网站提供了一些通过反馈、反思进行指导的不同格式的示例，网址如下（https：//medicine.dal.ca/departments/core-units/cpd/faculty-development/R2C2.html）。

小结

反馈、反思和指导三者构成一种可持续性、互相依存、彼此协同的策略，可使学习者弥补学习差距，持续增长知识、技能，养成态度和正确行为。这些方法加强了学习者开展理性的自我评价、审视自我行为表现的能力，能够更好地对自己的学习负责，并随着时间推移强化自己的核心能力（图 37.2）。

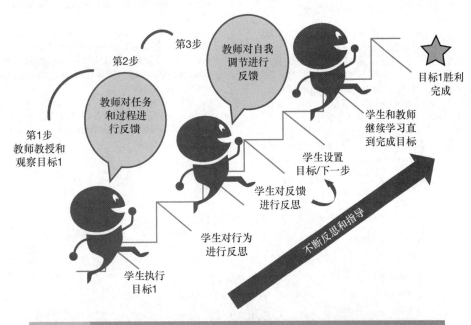

图 37.2　终身学习

通过使用本章介绍的反馈方法，指导者可以帮助学习者找准自己的定位，同时使用反馈信息提升自己并达到更高水平。反思使学习者培养对自身行为表现的洞察力，提升他们纠正解决问题的方法和技能操作方式的能力。指导以反馈和反思为基础，帮助学习者制订行动计划，从而实现持续改进和终身学习。

参考文献

Ajjawi, R., Regehr, G. (2018). When I say...feedback. *Medical Education, 53*, 652−654.

Armson, H., Lockyer, J. M., Zetkulic, M., Könings, K. D., Sargeant, J. (2019). Identifying coaching skills to improve feedback use in postgraduate medical education. *Medical Education, 53*, 477−493.

Aronson, L. (2011). Twelve tips for teaching reflection at all levels of medical education. *Medical Teacher, 33*, 200−205.

Bing-You, R., Varaklis, K., Hayes, V., Trowbridge, R., Kemp, H., McKelvy, D. (2018). The feedback tango: an integrative review and analysis of the content of the teacher-learner feedback exchange. *Medical Education, 93*, 657−663.

Brydges, R., Butler, D. (2012). A reflective analysis of medical education research on self-regulation in learning and practice. *Medical Education, 46*, 71−79.

Crommelinck, M., Anseel, F. (2013). Understanding and encouraging feedback-seeking behaviour: a literature review. *Medical Education, 47*, 232−241.

Dudek, N. L., Marks, M. B., Regehr, G. (2005). Failure to fail: the perspectives of clinical supervisors. *Academic Medicine, 80*, S84−S87.

Dweck, C. S. (2006). *Mindset: the new psychology of success.* New York: Ballantine Books.

Ericsson, K. A. (2015). Acquisition and maintenance of medical expertise: a perspective from the expert-performance approach with deliberate practice. *Academic Medicine, 90*, 1471−1486.

Harackiewicz, J. M., Hulleman, C. S. (2010). The importance of interest: the role of achievement goals and task values in promoting the development of motivation. *Social and Personality Psychology Compass, 4*, 42−52.

Hattie, J., Timperley, H. (2007). The power of feedback. *Review of Educational Research, 77*, 81−112.

Hauer, K. E., O'Brien, B. C., Hansen, L. A., et al. (2012). More is better: students describe successful and unsuccessful experiences with teachers differently in brief and longitudinal relationships. *Academic Medicine, 87*, 1389−1396.

Krackov, S. K., Pohl, H., Peters, A. S., Sargeant, J. (2017). Feedback, reflection and coaching: a new model. In J. A. Dent, R. M. Harden, & D. Hunt (Eds.), *A practical guide for medical teachers* (Fifth edition). Edinburgh: Churchill Livingstone Elsevier.

Pekrun, R. (2006). The control-value theory of achievement emotions: assumptions, corollaries, and implications for educational research and practice. *Educational Psychology Review, 18*, 315−341.

Ramani, S., Konings, K. D., Ginsburg, S., van der Vleuten, C. P. M. (2019). Meaningful feedback through a sociocultural lens. *Medical Teacher, 41*, 1342−1352.

Sargeant, J., Armson, H., Chesluk, B., et al. (2010). Processes and dimensions of informed self-assessment: A conceptual model. *Academic Medicine, 85*, 1212−1220.

Sargeant, J., Lockyer, J. M., Mann, K., et al. (2018). The R2C2 model in residency education: how does it foster coaching and promote feedback use? *Academic Medicine, 93*, 1055−1063.

Sargeant, J., Mann, K., van der Vleuten, C., Metsemakers, J. (2008). Reflection: a link between receiving and using assessment feedback. *Advances in Health Science Education Theory Practice, 3*, 399−410.

Senge, P. (1999). It's the learning: the real lesson of the quality movement. *The Journal for Quality and Participation, 22*, 34−40.

Telio, S., Regehr, G., Ajjawi, R. (2016). Feedback and the educational alliance: examining credibility judgments and their consequences. *Medical Education, 50*, 933−942.

Tierney, W. G. (2008). Trust and organizational culture in higher education. In J. Välimaa, & O. H. Ylijoki (Eds.), *Cultural perspectives on higher education*. Dordrecht: Springer.

van Niewerburgh, C. (2012). *Coaching in education: getting better results for students, educators and parents.* London: Karnac Books.

Watling, C. (2017). Coaching for CBME: Lessons from sports and music. p.2. http://www.schulich.uwo.ca/about/competencybased_medical_education/school_news_information_and_leadership_messages/coaching_for_cbme_lessons_from_sport_and_music.html.

Watling, C., Driessen, E., van der Vleuten, C. P. M., Vanstone, M., Lingard, L. (2013). Beyond individualism: professional culture and its influence on feedback. *Medical Education, 47*, 585−594.

第38章

态度与职业素养评价

The Assessment of Attitudes and Professionalism

Val J. Wass, Amanda Barnard

（译者：范冠华　马思瑶　审校：陈海滨　谭学瑞）

趋势

- 更加人性化的评价维度：价值导向的医学实践评价。
- 培养职业认同。
- 促进反思性学习。
- 积极、持续的形成性评价。
- 建立基于学习环境和工作场所的个人、团队和机构三个层面的评价体系。

关键概念

- 价值导向的实践：强调以价值为中心进行持续的职业发展；关注价值多样性，之前这些多样性因被割裂而不受关注；重视培养医疗卫生人员识别和探讨价值的技能。
- 职业认同：个体基于职业属性、信念、价值观、动机和经历的职业自我认识。
- 情境特异性：职业发展因文化和实践环境而异。
- 反思性实践：个体反思自己行为，从而促进持续学习的能力。
- 形成性提升：运用评价给予学习者形成性反馈，学习者可以根据这些反馈进行反思和行动，确立自己的职业认同。

为什么要评价职业素养？——厘清内涵和外延

医学教育界对职业素养的评价日益重视，这在一定程度上是因医疗服务失效之后，临床医生必须更强地体现个人价值观，比如同情心、同理心和正直等。这些价值观需要通过职业行为来实现，并

反映到临床工作的文化氛围之中。有证据表明，学生在医学院校接受医学教育期间出现的不良职业行为可能会导致其后续不佳的工作表现（Papadakis et al.，2005）。因此很多国家正在制订临床执业医生监管措施，以及临床医生在培训和执业过程中应遵守的业务守则。越来越多的人认为必须将职业素养明确列为课程内容，并且在评价职业行为时，最大限度地提高教育效果、促进自主反思性学习。我们必须遵循从评价中学习的原则，坚持对行为进行形成性反馈，因为这是个体职业素养得以不断发展的重要保证。同样非常重要的是，我们要确保从医学院校到专业培训再到持续职业发展的连续教育过程中，学生参与到评价的过程中并重视评价。

💡 小提示

评价不是一个关乎测量的问题，而是一个关乎教学设计的问题：学生必须从评价中学习。

原先医学界重视评价学生的行为"是否符合行医规范"，并以此为据惩罚不良的行为，但此种做法正遭受质疑。我们越来越担心此举反而会削弱对职业素养的培养力度，虽然这样做依然重要，但人们普遍赞成将识别和记录职业行为失误置于独立的系统中，不与职业素养评价混为一谈。

在整个临床实践过程中加强职业认同和职业行为的良性及形成性发展，是现今医学教育界的重要趋势。而职业素养正是评价课程设计的关键。医学界越来越多运用评价进行形成性和反思性实践，以培养高水准的职业实践，同时识别和支持在接受教育初期学习有困难的学生。如果认为不良的职业

行为是一个值得关注的问题，那么可以将这类学生转介到专门训练行医规范行为的程序之中，但这一过程应该与职业素养评价区分开来。

医学界对于如何评价个人态度已有明确认识。内在价值属个体特征，深植于内心深处而不易被发现。毫无疑问，医疗卫生人员应当了解自己内心的态度和偏见，以及这些态度和偏见会如何对他们与患者和同事之间的互动产生积极或消极的影响。但个体的自我意识和批判性反思是医学教育中相对易被忽视的领域。

个体的外在行为的确比较容易评价，虽然这可能仅是个人价值观"冰山"中浮出水面的"可被观察部分"，但确实是最切合实际的。本章主要通过可观察行为来评价外在行为，目的在于最大限度地提高评价的形成性教育效果，并且将重点放在"促进"学习的评价，而不是"对"学习的评价。

职业素养的内涵——达成共识

任何评价的第一基本原则都是厘清评价内容，这也是评价的最困难之处。在日新月异、全球化快速发展的医疗环境中，职业素养深受社会和文化价值观的影响，形成了一个复杂、多因素和多维度的概念。如此看来，人们不理解职业素养的普遍定义（Birden et al.，2014）也就不足为奇了。尽管我们在职业素养的价值内涵上容易达成共识，但也要尊重它在不同文化中的差异表现（如家庭内部的私密性和未成年人的知情权等）。虽然此前已发表的大部分相关的研究文献都是围绕西方医学教育模式展开的，但是各种文化背景下关于职业素养的论述正在兴起（Hodges et al.，2019）。

从反映其本土的职业价值观的角度而言，不同国家、地区的医学教育机构都必须定义职业素养的内涵，并制订相应的预期学习成果目标。培训机构的环境和氛围也应该与这些价值观吻合，以期为学习者树立正面的榜样。医学教育中一直存在的一个难题：隐性课程可能会因为课程目标过于隐秘而影响设置课程的良好用意。有证据表明，当学生和教师都能够意识到这一点时，将有利于我们解决这个难题（Neve & Collett，2018）。所有教师的职业道德取向必须一致，才能使职业素养评价发挥积极的影响。

> 💡 **小提示**
>
> 每个机构都必须制订自己的职业素养定义并达成共识，学习者则必须了解评价的内容和目的。

职业素养是一个统称，用以界定促进信任关系的行为（Shapiro，2018），以下的职业素养定义将用于本章的论述。

> 📌 "这个概念与从业群体的教育背景、培训背景、态度和道德实践相关。它是一个受准则制约的教育和培训体系，有其监督和维护的具体标准。它有一个道德框架，体现了从业者和他们的业务对象之间良好的工作实践模式。职业素养的特点是通过对实践的反思，使得从业者能够维持其技能水准。"
>
> **Birden 等（2014）**

此定义突出了职业素养的复杂性，以及选择相应评价工具以促进学习的必要性。职业素养涵盖了与监管流程、法律和道德准则相关的基础知识。我们不仅要关注学习者体现态度的行为，而且要确保他们了解、应用这些道德框架，并将职业价值观融入实际的临床技能实践中。同时，必须培养学习者卓越的反思性实践能力，即培养他们对自身态度和行为的洞察力，以满足患者及其家属、医疗团队中成员的需求。做到这些谈何容易！一个从事职业素养评价的国际工作组曾经强调，在评价职业素养时需要运用多维度、多范式的方法。职业素养在三个层面影响着医疗卫生人员：①个体层面；②与医疗团队的人际关系层面；③机构和社会层面（Hodges et al.，2011）。这就要求医学教育界应该运用多层次的框架来培养学生的职业素养和职业认同（Barnhoorn et al.，2019）。

> 💡 **小提示**
>
> 职业素养是多维度、多范式的，从个人、人际关系和机构-社会不同层面影响着学生。

何时评价职业素养？

我们愈加意识到的是，职业素养的内在本质

决定了职业素养培养必须是持续进行的，因此在医学培训之初就应该开始职业素养培养和评价。我们呼吁医学院校在选拔学生时更多考量学生个人的价值观，并且定期进行把行为评价作为职业发展的常规做法。有一些国家甚至要求医生直至退休前都必须进行基于职业经验总结的反思性档案袋评价，以方便进行常规的执业资格审核。从医生受训之初到成为专家的过程中，持续性、形成性评价变得越来越重要。这意味着我们对医生职业行为规范要求已提高，明显不同于传统的、仅对个别工作过失进行甄别和处理的做法。

> **💡 小提示**
>
> 职业素养评价是一个连续统一体，涵括了从入行到退休的整个过程。

如何评价职业素养?

第 1 步：制订基本原则

职业素养的属性因特定情景或案例而异，所以它并不具有通用属性。故职业行为衍生于其所在的工作环境也就不足为奇了。与患者互动时，临床医生的反应必然受其学识、技能、个人感受、人际交往以及所处医疗系统的交织影响。上午门诊时和熟悉的同事一同处理疑难病例，半夜时分和科室的临时护工一起应对危重患者，在这两种情景中，医生的表现很可能截然不同。虽然大部分的职业素养评价符合一般的评价模式，但是职业素养的复杂性要求我们对于职业行为的评价必须覆盖较长时间段中不同工作场景的工作表现，并采用多样化的评价方式，同时还要适当地探讨不同的范式和认识论。

> **💡 小提示**
>
> 职业行为不具有通用属性，也并非特定时间内的表现。其评价必须基于较长时间段中的不同工作场景和不同视角。

第 2 步：设计课程

要评价职业素养，须有清晰、明确和可被评价的预期学习成果。课程伊始就需要根据从新手到专家的成长规律，遵循复杂性递增的原则，确定预期学习成果。应该在医学教育专家带领下进行跨越整个学习过程的纵向职业素养课程开发，以实现不同临床内容的横向整合，并形成螺旋渐进式的学习规划。最后，相应的评价方案需要与之吻合并支持上述课程开发（O'Sullivan et al., 2012）。

第 3 步：根据已达成共识的行为准则设计评价框架

现有规范的行为准则目前用于评价执业医生的职业素养，国际医学教育界正尽量与学生合作，制订符合早期职业素养和职业认同发展规律的医学生行为准则（如 http://micn.otago.ac.nz/wp-content/uploads/micn/2008/03/20151217-medical-student-code-of-conduct-2015.pdf）。尽管目前这些规范主要来源于西方的医疗保健体系，但是经改编之后仍可用于良好职业行为发展的校准和监管，因而没有必要另起炉灶设计一个新的框架。我们可以采纳或修改既有的行为准则，为医学生提供规划和收集证据的理论框架，以便建立形成性职业行为档案袋。具体示例见框 38.1。

第 4 步：设计评价方案

与其他评价一样，评价方案的设计尤其重要。我们应该根据纵向的职业素养主题，在课程的适当阶段制订相应的预期学习目标。评价方案必须反映教育意图，并且能清晰明了地传达给学生。因为职业素养的内容/案例具有特异性（第 1 步），只有通过设计评价方案才能够依据不断递增的复杂性，使不同评价者在不同时期纵向地评价学生在各个工作环境中的职业素养。评价方案应该综合衡量所有已经明确的评价内容。职业素养在课程中的横向/纵向整合（第 2 步）使得职业行为既可以独立评价，也可以置于临床情景和工作场合中综合评价。为了确保评价的信度，我们必须采用多种评价模式，聘请不同学科背景的评价者（Wilkinson et al., 2009）。

> **框 38.1 已发布的行为准则的示例**
>
> CanMEDS：http://www.royalcollege.ca/canmeds/framework
>
> 良好医疗实践：http://www.gmc-uk.org/
>
> 澳大利亚医学会：http://www.medicalboard.gov.au/Codes-Guidelines

第5步：厘清每个评价的目的

在设计评价方案的内容时，厘清评价目的至关重要，评价职业素养时也不例外。所选择的评价方法必须具有效度，即能够测量它所要测量的内容，并恰当地评价预期的学习和行为。我们必须明确评价的主要目的是提供形成性反馈，以便学习者采取改进的行动，还是为了提供终结性反馈，以测试学习者是否达到预期学习成果。

第6步：选择有效的评价工具

评价职业素养的工具多种多样，有一系列可供选择，米勒金字塔模型（图38.1）为此提供了一个有意义的框架，本文将在后文一一列举。这套工具可以用于测试专业化程度越来越高的技能。正如三维的米勒金字塔模型所示，职业素养本质上与这些评价工具一致。模型的修订版（Cruess et al.，2016）介绍了职业认同的培养和评价方式，并指出应以此作为学习评价的终点。

第7步：培训评价者

校方必须确保评价者具备与该机构要求一致

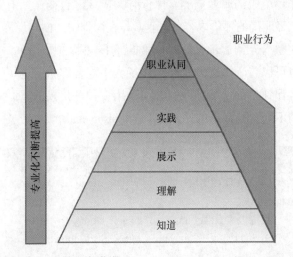

图38.1 米勒金字塔模型

的职业价值观，并能知行合一。树立正面角色榜样很重要，但实现起来并不容易。对评价者的培训可以确保其在职业素养评价过程中保持言行和评判标准的一致，更重要的是确保评价者能提供有效的反馈。评价者做出可靠判断的前提是认同并内化所评价的内容。医学教育界已有的职业素养评价方式是将需要评价的内容罗列出来，再对职业行为的基本元素逐个分析。但如今有证据表明，我们应给予评价者更多的信任和评价权力来做出更综合全面的判断。这是由职业行为的复杂性及其与临床环境紧密整合的特点所决定的。这种置信的理念也许可以帮助我们构建评判的框架。我们必须意识到，在有形和无形的社会资本的影响下，职业素养评价不可避免地受主观因素影响。因此，评价者需要清楚地意识到自己在评价中的主观偏倚。另外，随着个体专业技能的不断增长，这些评价要素在临床实践中逐渐由显而易见（有意识的能力）变得含蓄而不明确（无意识的能力），因此评价者很难将职业素养概念中的重要元素从学习者的专业实践中剥离分析出来。也正因如此，我们需要帮助评价者分析并了解职业素养评价的不同领域。

第8步：让学生参与其中

让学生参与到评价的不同阶段中至关重要。我们必须创造性地运用评价，以确保学生参加职业素养的学习，同时培养必要的反思性学习技能。每个阶段的评价都要清晰明确，以便鼓励形成性反馈和个人持续发展。当前，我们逐渐意识到人性化地进行临床实践培养与掌握专业知识同样必要，而职业素养评价对医学生来说是一种重要的学习工具。学生需要理解校方对数据的重视，这些数据包括学生在工作环境中展示的职业价值行为（例如同情心和同理心）、与患者和同事建立的诚信关系、与患者充满关爱的互动。职业素养评价项目提供了建立于社会行为学之上的学习模式，并且让学生参与，一起实现这一目标（Carney et al.，2016）。

📌"成功地变得更人性化，是我们需要完成的伟大工作。"

Jose Saramago，1998 年度诺贝尔文学奖获得者

工具

米勒金字塔模型为我们提供了一个实用的框架，对目前常用的职业素养评价工具进行分类。Stern（2006）和 Wilkinson 等（2009）都曾概述或评论过职业素养评价。虽然有一系列的工具来评价行为能力，但只有一小部分被证明有较高的信效度。在选择适当的工具之前，重要的是设计方案（第 4 步）并考虑评价目的（第 5 步）。为便于实际运用，本章仅选用能解释以下四个方面的工具：①信度、效度和可接受度方面的证据；②新的方法论；③形成性评价（提供反馈）与终结性评价（测试学习成果）之间的平衡；④在操作层面评价基于价值的实践的动力。表 38.1 总结了这些将要讨论的工具。我们正在努力发展更强大的基于价值观的职业认同工具（Cruess et al.，2016），因此鼓励不断发展新的评价方法。

认知：知道

职业素养的知识基础可以通过传统的书面评价来实现，如选择题（MCQ）、简答题（SAQ）和论文。尽管按理说这些形式的评价比较容易操作，但这些基于知识的评价形式并不符合复杂的职业实践。只有在早期学习阶段我们才会去问诸如此类的

问题：未成年人签署阑尾切除术知情同意书的法定年龄是几岁？

认知：理解

我们强烈建议评价学生对知识的应用能力。即使在培训之初，临床情景也可以嵌入选择题（MCQ）和简答题（SAQ）中，或者用于分组讨论。分组讨论可能涉及反思成分，也可以用于跨专业学习。在整个培训过程中，可以引入越来越复杂的书面和反思任务。这些任务可以基于假设的情景［如短文修改题（MEQ）、模拟情景或真实病例研究，后者须包含符合培训层次的角色，如医生、患者及患者家属等］。例如：

一名有学习障碍的 16 岁男孩被带到急诊室，他需要实施急诊阑尾切除手术，但是联系不到他的父母。请运用你所学到的法律知识和相关道德规范，分析你应该怎么做。

"情景判断测验"（situational judgement tests，SJTs）（Patterson et al.，2016）被越来越多地用于入职培训测试。在评价日益复杂的临床工作时，SJT 情景设计可以通过书面或视频的方式进行，强调个人内部或人际交往的困境。这种方法在教授和评价职业素养方面很有发展潜力。另外，个人反思活动法也非常重要，可以敦促学生将知识应用于个人、人际和机构三个职业素养层面的临床经验。这些活动可以针对个人反思，也可融入更广泛的群体

表 38.1 米勒金字塔评价层次的评价工具	
米勒金字塔评价层次	**评价工具**
知道：法律定义 / 监管框架	选择题（MCQ）/ 简答题（SAQ）/ 论述题 / 小组作业
理解：将知识应用于日益复杂的环境	基于场景的选择题 / 个案研究 / 短文修改题（MSQs）/ 情景判断测试 / 反思性活动（例如关键事件）
展示：用相关的知识来示范技能和行为方式	OSPE/OSCE/ 临床模拟 / 标准化病人
实践：观察实践活动	全方位反馈（MSF）/ 同行评审（例如小型 PAT）/ 小型临床评估演练（mini-CEX）/ 职业小型评价测试（P-MEX）/ 置信职业行为（EPAs）/ 案例库讨论
职业认同：拥有医生应有的思考、行动和感觉模式，并展示出相应的态度、价值观和行为	运用多层次职业素养框架进行反思性训练 对持续职业发展和质量改进活动进行跟踪测评

OSPE/OSCE，客观结构化操作考试（objective structured practical examination）/ 客观结构化临床考试（objective structured clinical exams）

活动，例如主持讨论会。在反思活动中，回应性、支持性的反馈是必不可少的。

> 💡 **小提示**
>
> （这些评价工具）旨在通过具体情景、在应用层面评价认知性知识。

行为：展示

主动观察学生在不同阶段的临床相关模拟情景中的表现，能够看到他们如何以专业方式处理问题。在这个层面上，情景可能有明确单一的职业素养主题，也可能是越来越复杂的情景，将态度/职业行为整合进医患互动中。客观结构化操作考试/客观结构化临床考试（OSPEs/OSCEs）与标准化模拟病人结合而形成的多种形式的评价手段，因具备可以模拟日益复杂的社交模式这一优势，被大范围推广。例如：

> 你是一名住院医师，刚为一个有学习障碍的 16 岁男孩施行急诊阑尾切除术，他的母亲对他所接受的治疗很生气，不顾医嘱想要他出院。你需要和这位母亲面谈。

围绕人际职业行为，设计由医疗卫生人员模拟进行的标准化职业接诊（standard professional encounters，SPEs）情景，在进行医疗卫生团队或机构层面的评价时，是有一定作用的。随着对这些层面的职业行为的关注日益增加，我们越来越倾向运用复杂的模拟情景来反映实际医疗实践。对那些达不到整合的结构化临床考试或临床模拟情景中的"职业"标准的行为表现，我们需要仔细描述，以期改进。

行为：实践

现在，我们更倾向于通过直接观察工作场所中特定情景或一定时间跨度中的人际交往，对学生在工作场景中的实践进行更真实的评价。这方面有多种评价工具可供选择（Norcini & Burch, 2007），既可用于专门评价职业素养，也可以将其整合到其他评价内容中。十分重要的是，评价者自身必须了解并展示本机构的职业素养要求，接受这方面的培训，并为学习者做出有效的判断和反馈（第 3 和 7 步）。

在临床工作中，来自同事（包括专业同行、导师、相关医疗保健人员和患者）的全方位反馈（也称 360° 评价）正在取代传统的、单一教师的评价。如果此方法运用得当，将成为工作场所就个人和团队层面收集职业素养信息的有效手段。我们可以采用类似问卷调查的评分等级来评价特定的职业素养行为，此问卷评分方法被广泛用于工业界，现在更常用于医疗环境（Donnon et al., 2014）。有一些问卷的效度已经得到验证，走向商业化模式并不断推陈出新。同伴评议也可用于评价学生进入临床前的表现，侧重于评价与培训相关的职业行为，例如团队精神、心智稳定性和对不同意见的尊重程度。需要强调的是，在运用任何终结性评价之前，这些模式应该先用于形成性的、提供反馈（特别是否定性反馈）的评价，使之有利于学生改进行为。

诸如小型临床评估演练（mini-CEX）之类的工具为职业行为提供了具体的情景化观察，并且可以评价现实环境中的临床表现，并提供反馈，更重要的是可以改进学生的行为。职业小型评价测试（P-MEX）专门用于评价职业素养的 24 个属性。这些属性可分为四大类：医患关系技能、跨专业技能、反思技能和时间管理技能（Cruess et al., 2006）。

置信职业行为（EPAs）是一种新兴的工具，被越来越多地用于本科生和毕业后教育。EPAs 将与职业素养框架——对应的职业能力（第 3 步）转换为独立的工作内容，指引受训者去完成。像所有的评价一样，我们也需要审慎选择 EPAs 以涵盖职业素养的各个要素（Ten Cate et al., 2015）。

跨越整个医疗实践过程的职业素养评价工具——职业发展档案袋

职业发展档案袋是一个极具价值的工具，它贯穿于整个临床实践过程，从医学生入学就开始整理、监控和强化积极性、形成性的职业素养发展（Buckley, Coleman, & Davison et al., 2009）。档案袋结构的设计需要一个有力的框架（第 3 步）。它可以长期性、有目的地收集材料，有效地反映学生对学习进程和成果的反思，并解决本科学习和毕业后培训之间经常出现的脱节问题。

职业发展档案袋可能包含以下内容：

- 个人和职业发展计划
- 具体评价结果：全方位反馈、同行评审、小型

临床演练评估、职业小型评价测试

- 反思性评价任务
- 反思关键事件
- 适当自我照护的证据
- 与导师的会面记录
- 特定技能或胜任力的证书

小结

21 世纪的医疗行业要求从业者践行更具人性化的职业价值观。我们应该将对职业行为的培训纳入课程内容中并进行形成性评价。在从新手到专家的培训过程中积极持续地培养自我意识、反思性实践和持续发展的职业认同。职业素养在社会和文化层面非常复杂，这给职业素养培养带来很大的挑战。地方机构必须明确定义职业素养的内涵，得到全体员工的认可和身体力行，并清晰无误地传达给学生。职业素养是情境化的，并不具有通用属性，因此必须长时间依靠各种工具、案例和不同评价者进行评价，以监督其在个人、团队和机构层面的执行情况。促进学习的评价应该贯穿整个过程，以达到最佳的教育效果并鼓励学生参与。随着全球化的迅速发展和对医疗保健需求的不断变化，持续发展对职业素养的评价工作至关重要。我们在努力使医生这个职业"变得更加人性化"的同时，应当大力开发和验证新的评价工具。

参考文献

Barnhoorn, P. C., Houtlosser, M., Ottenhoff-de Jonge, M. W., et al. (2019). A practical framework for remediating unprofessional behavior and for developing professionalism competencies and a professional identity. *Medical Teacher*, *41*(3), 303−308.

Birden, H., Glass, N., Wilson, I., Harrison, M., Usherwood, T., Nass, D. (2014). Defining professionalism in medical education: a systematic review. *Medical Teacher*, *36*(1), 47−61.

Buckley, S., Coleman, J., Davison, I., et al. (2009). BEME Guide: No. 11 The educational effects of portfolios on undergraduate student learning: A Best Evidence Medical Education (BEME) systematic review. *Medical Teacher*, *31*(4), 282−298.

Carney, P. A., Palmer, R. T., Fuqua Miller, M., et al. (2016). Tools to assess behavioural and social science competencies in medical education: a systematic review. *Academic Medicine*, *91*(5), 730−742.

Cruess, R., Cruess, S., Steinert, Y. (2016). Amending Miller's pyramid to include professional identity formation. *Academic Medicine*, *91*(2), 180−185.

Cruess, R., McIlroy, J. H., Cruess, S., Ginsburg, S., Steinert, Y. (2006). The Professionalism Mini-evaluation Exercise: a preliminary investigation. *Academic Medicine*, *81*(10 Suppl), S74−78.

Donnon, T., Al Ansari, A., Al Alawi, S., Violato, C. (2014). The reliability, validity, and feasibility of multisource feedback physician assessment: a systematic review. *Academic Medicine*, *89*(3), 511−516.

Hodges, B. D., Ginsburg, S., Cruess, R., et al. (2011). Assessment of professionalism: Recommendations from the Ottawa 2010 Conference. *Medical Teacher*, *33*(5), 354−363.

Hodges, B., Paul, R., Ginsburg, S. (2019). The Ottawa Consensus Group Members Assessment of professionalism: From where have we come - to where are we going? An update from the Ottawa Consensus Group on the assessment of professionalism. *Medical Teacher*, *41*, 249−255.

Neve, H., Collett, T. (2018). Empowering students within the hidden curriculum. *Clinical Teacher*, *15*, 494−499.

Norcini, J., Burch, V. (2007). AMEE guide: no 31 Workplace-based assessment as an educational tool. *Medical Teacher*, *29*, 9−10.

O'Sullivan, H., Mook., van der, W., Fewtrell, W., Wass, V. (2012). AMEE Guide: no 61 Integrating professionalism into the curriculum. *Medical Teacher*, *34*, E64−E77.

Papadakis, M. A., Therani, A., Banach, M. A. (2005). Disciplinary action by medical boards and prior behavior in medical school. *New England Journal of Medicine*, *353*, 2673−2682.

Patterson, F., Zibarras, L., Ashworth, V. (2016). AMEE Guide: No. 100 Situational judgement tests in medical education and training: Research, theory and practice. *Medical Teacher*, *38*(1), 3−17.

Shapiro, J. (2018). Confronting unprofessional behaviour in medicine. *British Medical Journal*, *360*, 1025.

Stern, D. T. (2006). *Measuring professionalism*. Oxford University Press.

Ten Cate, O., Chen, H. C., Hoff, R. G., Peters, H., Bok, H. (2015). AMEE Guide: No 99 Curriculum development for the workplace using Entrustable Professional Activities (EPAs). *Medical Teacher*, *37*(11), 983−1002.

Wilkinson, T. J., Wade, W. B., Knock, L. D. (2009). A blueprint to assess professionalism: results of a systematic review. *Academic Medicine*, *84*(5), 551−558.

第 39 章

程序性评价
Programmatic Assessment

Cees van der Vleuten, Sylvia Heeneman, Lambert W. T. Schuwirth

（译者：杨　苗　麦加昕　审校：陈海滨　谭学瑞）

趋势

- 形成性评价和终结性评价相结合的综合评价正逐渐兴起。
- 在本科生和毕业后培训中推广胜任力导向的教育，但因为评价方法不恰当，胜任力导向教育未能得到长足的发展。
- 提倡程序性评价，使评价方法与建构主义的教学理念一致。

关键概念

- 程序性评价是一种目的明确、结合定量和定性方法对学习者胜任力进行评价的调查。
- 对评价利害的定位取代了对形成性和终结性评价的区分。
- 高利害决策需要大量数据的支撑。
- 在评价时间、评价方法和评价专家中进行抽样，所得评价数据经三角互证，能够充分诠释学习者的能力表现且令人信服。
- 通过与学习者建立信任、开展对话，来推动他们运用反馈和开展自主学习。

引言

程序性评价是可供培训项目选择的一种评价方法，它提出了不同于传统的"以评促学"的观点。任何一种单一的评价都不得不在质量标准方面有所妥协（van der Vleuten，1996），因为它不可能兼具完美的信度、效度、教育影响力、可接受性和低成本。至于在哪方面做出妥协，则取决于评价的背景和目的。

采用何种评价方法的关键在于什么时候该强调什么。程序性评价的核心概念是衡量的重心不再是优化评价不同素质的单种方法，而是优化整个评价方案，也就是对不同评价方法的优劣进行有效整合互补，使整个方案达致最佳评价效果。借此，我们做出多种选择，而在做选择过程中所进行的教育论证，则更关注帮助学习者实现最佳学习效果。本章我们将首先阐述传统评价方法有哪些地方可以通过程序性评价得到优化。接着我们会解释何为程序性评价，并援引已有的评价项目为例。最后，我们会讨论最近在实施程序性评价时出现的一些反思和问题。

传统的评价方法

结课评价是最主要的评价方法，这个方法是将学习者的表现与最低标准进行比较。学习者如果没有通过考试，通常需要补考。如果多次考试不及格，学习者通常需要重修课程，然后再次参加考试。学习者通过这样的方式完成整个培训计划。许多培训计划还包括最后的全面评价，即期末考试。学习者在通过所有考试之后，将具备进一步学习另一门课程或进入专业实践的资格。虽然这种经典的学习方法历史悠久，并且较好地满足了教育要求，但是我们认为尚有改进的空间。

传统的评价方法是模块化的。它假设学习者在通过考试时已经掌握了所学的全部知识。虽然学习仅仅为考试而产生，但我们仍假设学习者会一直"掌握"这些知识。但这往往是不可能的，因为遗忘很正常。心理学研究显示：学习者在学了学科知识几周之后，就会遗忘50%的内容。

知识迁移是教育要解决的最根本的问题之一。学习者学到了知识，但是不能保证他们一定能够在专业任务需要时恰当地运用这些知识。因而，在某一时刻掌握知识与以后能否使用这些知识之间几乎没有任何联系。所以，在许多领域中，纯粹的掌握性学习是一种过时的学习模式。现代课程是建立在"建构主义"理念基础上的：如果学习者主动"建构"信息或知识，学习会更加有效且高效。学习意味着处理信息，而不是"消费"信息。只有当学习者对信息进行意义构建、理解和使用，才能使学习富有成效。因此，教学不仅要传递信息，还要让学习者在完成真实专业任务时不断地练习知识迁移，使他们能够最大限度地构建信息。鉴于此，有学者（Vandewaetere et al.，2015）提出通过运用"整体任务"，将知识、技能和态度三方面加以整合。基于问题的学习、基于团队的学习、胜任力导向学习和基于结果的学习是建立在建构主义理念基础上的现代教育在实践中的具体运用，目前这些方法广泛应用于医学本科生和毕业后教育中。

传统评价可能诱发不良学习行为。学习者以通过考试为目的进行学习（Cilliers et al.，2012），因为这样做成功率最高。对学习者而言，评价内容就是课程内容。因此，评价的要求就是学习所能达到的水平。然而，许多教育实践助长了这种不良的学习方式，其中包括死记硬背策略、因最低标准或竞争性考试形成的保底策略，或者因有大量的补考机会而造成的拖延学习的行为。

现代教育的典型特征是制订超越知识领域的教育目标。在利益相关者的投入之下，许多国家已制订了胜任力框架。值得注意的是这些胜任力框架之间存在共性。虽然描述不尽相同，但都强调沟通、合作、职业素养、反思能力和领导力等技能。这些重合的技能要求显示，关于医疗专业人员应该具备哪些胜任力和技能以便改善医疗服务质量，国际上已经达成共识。这些技能很重要，因为它们决定了一个人在职场的成败。也正因如此，这些技能被称为 21 世纪的技能或者软技能。我们还称之为"独立于领域的技能"，因为它们不单与医学相关，和其他领域都相关。在教育中培养这些技能将带来重大的影响。首先，一个单独的课程无法讲授或测试这些技能。也就是说，不能通过一个为期 4 周的"沟通"课程、安排一次考试（如 OSCE），就

得出学习者已成为出色的沟通者的结论。这些技能需要长期学习，在日常或习惯性的行为中展现，并通过持续的反馈塑造而成。因此，独立于领域的技能必须高度依赖米勒金字塔顶部的非标准化评价（Miller，1990）。包含这些胜任力框架的现代培训方案通常将培养这些胜任力的课程作为连续的"学习线"，贯穿整个方案。但是其纵向性质很难与传统的以"掌握"为导向的评价方法相协调。

传统的评价体系往往缺乏反馈。基于经济原因，许多评价实践并没有将评价内容（例如评价题目）透露给学习者。传统评价也往往以分数的形式呈现，而分数是一种差劲的反馈形式（Shute，2008）。当评价独立于领域的技能时，分数基本上起不了作用，因为它们没有为学习者提供如何改善的信息。如果学习者只通过量表或所谓的行为目标列表来学习复杂的技能，便往往会不重视评价的内容，从而采取不良的学习策略。高质量的反馈更能激发学习的积极性，而我们的教育实践却恰恰经常缺乏反馈的环节。

最后，尽管自主学习对终身学习尤为重要，传统的评价方法并不鼓励这种学习。在传统的"掌握性学习"评价方法中，并没有太多自主的内容，因为在固定的评价设置中，一切都是固定的、标准化的。

总之，传统的评价方法相当简化。评价系统提供的信息很匮乏，而它对学习行为的提升则完全基于离散和累积的行为决策（基于最低行为表现），这通常会对教育产生不良的副作用。令人堪忧的是，每当教育目标和评价目标发生冲突时，后者往往占上风。所以，现代教育需要一种与此不同的评价方法。

程序性评价

程序性评价基于一整套评价原则，这些评价原则源自有关评价的研究（van der Vleuten et al.，2010），表 39.1 总结了这些评价原则。

我们可以借助课程隐喻的概念来解释何为程序性评价。过去，课程是由教师的个人贡献组成的，但在现代教育中，情况已然不同。现代课程有课程管辖体系，由制订计划、执行、评估和修订等环节构成。我们所制订的计划需经过深思熟虑，以

便适用于各个内容。整体效应大于局部之和。同理，程序性评价基于一个整合的评价计划。我们对采用何种方法以及何时使用这些方法都进行仔细考量，并且根据特定时期以及和整体评价项目的联系，有目的地使用各种评价方法。有的评价方法要求学习者用语言表述，有的则要求学习者整合信息、撰写报告、进行操作等。因为这些评价方法都是根据它们在整个计划中所起的作用而制订的，所以需要经过慎重考虑。与课程一样，评价方案也需要进行持续评估，并在必要时做出相应改变。程序性评价的基本原则是：仅凭单次评价不影响学习者及格与否，只有收集到足够的信息时才会做出是否及格的决策。

根据评价原则（表 39.1）和早期有关优质评价因素的研究（Dijkstra et al.，2012），我们制订了程序性评价的七大核心内涵（van der Vleuten et al.，2012）：

1. 每项评价只代表一个信息点。任何一个单项评价在质量方面均有所妥协，而且没有任何一项评价能够优化所有评价质量要素，因此我们仅将每项评价视为一个单一的评价信息点。
2. 每个评价信息点都为优化学习而生。单项评价不会因为在某些方面做出妥协而影响教育效果。

💡 小提示

> 每个单一的评价信息都尽量为学习者提供最有意义的反馈。

优化每个单一信息点，以达到最佳学习效果。无论是以评分还是以文字表述，该信息点都应具有丰富的内涵，为学习者提供有意义的信息，并真实反映出学习任务的完成度。有时一个信息点就能提供足够的反馈信息，有时我们需要将之与其他评价信息进行三角互证，有时我们还会直接评价学习任务。这些都是为了支持和促进学习者形成良好的学习行为和学习策略。

采用何种特定的评价方法取决于该方法在特定时刻服务特定目的的教育合理性。事实上，并没有所谓的"坏"方法。以前，我们认为某些方法（例如口试或长案例）过于主观而将其弃用。事实上，在评价中主观性并不是缺点，因为评价是一个过程，我们通过观察来判断学习者的能力或者学习进度。但是，允许主观性的存在并不意味着评价决策不够稳健，相反，结合多种主观性评价可以很容易使决策变得稳健（见表 39.1 的原则 2）。评价更复杂的技能时，专业评判是必不可少的，这种评判可能来自同事或患者。任何一种方法，无论新旧，只要能促进能动性和真实性，并在特定的教育环境中起到有意义的教育作用，就是恰当的方法。

我们提倡课程相关评价和纵向或连续评价。一直以来，与课程相关的评价占据主导地位，但当培训方案基于胜任力框架、侧重独立于领域的技能和个人发展的培养时，则需要更多的纵向评价。复杂技能，如沟通技能和职业素养，需要长时间的培养，因而需要相应的纵向评价，我们借此持续关注个人发展。知识也可以采用纵向评价，比如学习进度测试（Wrigley et al.，2012）。

3. 评价结果代表了评价中的利害连续体。在程序性评价中，利害连续体取代了"形成性"和"终结性"评价，涵盖了从低利害到高利害的变化范围。

💡 小提示

> 单一的评价信息不再涉及及格与否的决策。

单一评价不能决定学习者及格与否，属低利害决策。不过低利害不等于"无利害"。低利害的评价信息点所提供的信息也可能用于以后的高利害决策。

4. 评价的利害程度和评价信息点的数量是相关的。决策的利害程度越高，形成决策的信息就必须越稳健有力。我们需要对中期决策和最终决策做出区分。例如，在培训方案执行期间，一年做 1～2 次中期决策。中期决策一般基于多个评价信息点，评价结果可用"及格 / 不及格"或其他资格术语表述。和资格相比，中期决策更为重要，它不仅可以是诊断性（学习者进展如何？）、治疗性（需要采用什么补救办法？）的，还可以是预后性的（学习者会发生什么变化？）。学习者在中期决策结束之后可能会采取补救措施，这与重修课程或重新评价有着本质区别。补救措施是个人行为，学习者必须确保采取了补救措施并取得了效果。当需要做出进展性的

表 39.1　来自前人研究的评价原则，分为标准化评价和非标准化评价		
标准化评价		
评价米勒金字塔中的"知道""理解""展示"	**具体描述**	**对实践的启示**
1. 不同情境要求的胜任力不同，并非通用	无论使用何种方法，学生在一种测试方式（项目、案例、口语、考试站点、患者）中的行为表现无法很好地预测其在另一种测试方式中的行为表现。这被称为"内容特定性问题"，与知识迁移问题相关	• 在每个评价项目内对学习者的行为表现进行广泛采样 • 跨评价方法或跨评价时间合并信息 • 避免只根据单项评价做出高利害决策
2. 客观性有别于可靠性	即使评价内容具有特定性，问题抽样仍是获取可重复测试信息的主要策略。主观措施可能可靠，客观措施也可能不可靠，一切取决于如何抽样	• 必要时使用综合的专业评判 • 结合使用多种主观评价方法
3. 被测定的内容更多取决于提问形式，而不是回答形式	在测试中给学习者设计的任务（即提问的形式）比获取回答的形式更能决定所测试的内容。不同的形式可能衡量相似或不同的方面，这都取决于提问形式	• 任何方法都可能用于评价高阶技能 • 针对学习任务的提问形式尽可能真实，如运用场景和案例等 • 学习任务同时也作为评价任务使用
4. 有效性"内置"	在设计测试材料时，需做好质量保障，可以在测试前期（如撰写测试项目）、测试过程中（如良好的测试指引）或测试后期（如进行项目分析和测试分析）等不同时期进行	• 在项目和测试开发时周期性地采用质量保障措施 • 使用同行评审 • 使用心理测量信息 • 使用学生信息
非标准化评价		
评价"实践"	**具体描述**	**对实践的启示**
5. 偏见是专业评判的固有特征	任何评判都可能有偏见，但不能因为有偏见而弃用综合专业评判。评估复杂技能时，专业评判必不可少，所以正确的做法是采用减少偏见的策略	• 通过抽样减少系统误差 • 使用程序性措施保证评价者恪尽职守以减少非系统性误差、增加评判的可信度（比如委员会决策、多次循环反馈、决策过程中的学习者能动性等）
6. 评价的有效性取决于工具的使用者，而非工具本身	评价实施的严谨性决定了评价的价值；给予反馈和接受反馈是一种技能。因此，在评价过程中，人这一因素至关重要	• 根据评价者和学习者在评价中的角色为其准备和培训 • 创造可以进行评价的工作环境
7. 定性、叙事性的信息具有重要作用	在许多评价情境中，"文字"比"分数"信息量更大。评价复杂技能，如独立于领域的技能时尤其如此	• 使用文字来评估复杂的技能 • 注意量化信息带来的副作用
8. 需要协助学习者有效使用反馈	反馈通常被忽略，特别是在终结性评价中。反馈的质量、反馈来源的可信度、反思和追踪都可以促进反馈的使用	• 创建反馈对话 • 创建反馈追踪 • 创建有意义的师生关系
总结	**具体描述**	**对实践的启示**
9. 没有完美的评价方法	没有哪种评价方法能够涵盖米勒金字塔的所有元素。任何一个方法都是折中方案	• 使用不同的方法进行评价 • 综合多个来源的评价信息
10. 评价可驱动学习	评价决定了学习者学习的内容和方式。学习者都会优化策略，以争取在评价中获得最大成功	• 验证评价对学习的影响 • 策略性地运用评价对学习的影响以达到预期的学习效果

来源：van der Vleuten et al.，2010

决策（有关选拔或结业的决策）时，我们则要做最终决策。

> **💡 小提示**
>
> 高利害决策必须基于许多评价信息点，正如像素越高，图像越清晰。

最终决策是高利害的，所以必须基于许多评价信息点。

> **💡 小提示**
>
> 任何一个单一评价都只是一个评价信息点，效用有限；一个评价信息点就如同图像的一个像素。

评价信息点就像照片中的像素，单个像素看不出什么，但将像素组合起来则会显示出图像。有时几个像素就足以清晰地呈现图像，有时则需要更多像素才行。信息收集和决策是具有目的性的。我们需要对所得信息进行三角互证，从中找出潜在的模式。模式越明显，评价的结论就越清晰。信息不同，所需时间和数量也可能不同，但最终都会达到信息饱和状态。

5. 我们需要引导学习者使用反馈。

> **💡 小提示**
>
> 通过在学习者和委任的老师（或导师）之间创建对话，为反馈的使用和自主学习提供教学支持。

我们需要在社交互动中创造对话，用于促进反馈的使用和自主学习。实现这一目标的有力途径之一就是指导。与德高望重的教师建立信任关系，将所有评价和反馈信息都与他们分享和讨论，这是一个非常有效的反馈使用策略。学习者自己准备讨论内容，通过分析评价和反馈的数据进行自我指导，可能还需要根据随后的评价或反馈确定下一步的学习目标。如果这一点做得好的话，学习者能够从像素中描述图像，即能够从评价反馈中获知自己的学习状况。导师提出问题、追问、鼓励学习者进行深层次的反思、讨论补救措施，尽一切可能支持学习者。然而，导师毕竟不是心理治疗师，让他们

同时做到关注学习者的学习情况和健康的学习心态绝非易事。因为指导是一种资源密集性活动，所以对每个学习者的支持是有限的。这点不足可能可以通过其他的社交活动来补充，比如建立同伴团队和伙伴团队。人际关系持续的时间越长，指导的效果就越好。

6. 我们可以通过有意义的实体来整合评价信息。做出中期和最终决策意味着我们必须对信息进行三角互证。传统的做法是在一种评价方法内进行互证或互补。例如，在 OSCE 考试中，我们互补各个站点间的信息。然而，有时候两个站点之间可能不存在有意义的联系（例如病史采集和复苏），将之合并犹如简单地把苹果和橘子放在一起，并没有实际效果。相比之下，程序性评价的目的是将多种方法聚合到有意义的实体中。例如，与沟通能力有关的信息不仅收集自 OSCE，而且还来自全方位反馈（MSF）和小型临床评估演练（mini-CEX）。要建构有意义的实体，需要设立总体框架。这些框架常见于成果系统和胜任力框架。这些既为课程组织提供框架，也为评价方案提供思路。评价工具应依据总体框架来构建，否则有意义的聚合将会变得复杂。

7. 落实尽职调查的程序性措施可以增加决策的可信度。我们在做高利害决策时必须信心十足。汇总信息并做出决策不可能是一个简单的自动化过程。评价信息往往既有定量的，也有定性的，不可能简单计算出平均值。根据"图片"得出推论需要另一项专业评判。为了使这一评判变得稳健或"值得信赖"，可以采取多项措施。首先是设立一个评价决策委员会（Tweed & Wilkinson, 2019）。其成员应不受学习者和导师的影响。委员会对这些信息进行权衡和审议，以便做出有依据的决策。我们需要有效组织评价过程，以便节约资源。对大部分学习者的评价可能不需要太多的时间或过多的深思熟虑，但有些则不同。若遇到这种情况，委员会成员可各自分担部分任务。同样，我们会根据现有的信息量来调整所需专家的专业水平和评价者的数量。如果进展顺利，就不需要投入太多时间，反之，则需要投入更多的时间。一方面，确保学习者的导师独立于决策可以增加决策的可信度，但由于导师是最了解学习者的人，这样做也会带来一个类似防火墙的两

难问题。但另一方面，学习者知晓导师也参与决策可能会破坏两者之间的关系。一个折中的办法是仅让导师向决策委员会提交一份推荐信。推荐信由学习者加以注释，从而增强学习者的能动性，也为决策的制订提供更多信息。另一种做法是导师不做任何评判，仅为学习者证实所提供的证据真实可靠。

我们还可以采取许多其他的程序性措施来提高决策的可信度。与决策的合理程度一样重要的是委员会的规模及对评价过程和评价信息的跟踪审核。中期决策也至关重要，因为它降低了最终决策的不可预知性。我们也可以运用外部因素来提高决策的可信度，比如使用申诉程序、制订标准或目标等。最后，通过培训或事后讨论特例的方法帮助委员会的评价者统一标准也很重要。诚然，这些仅仅是保证评价者做决策时能恪尽职守的一小部分可行措施。然而，当我们联合使用这些措施时，就具备了进行人为评判所必需的可信度。

上述 7 个核心内涵帮助程序性评价实现其优化学习和评价决策的目的。通过关注反馈、注重引导学习者、强调发展和自主学习，学习者的学习行为会得到提升。这些基于大量评价信息点、数据三角验证、决策者的主要专长和丰富的数据而做出的决策也稳健有力。这样的信息比单一的考试（不管是多大型的考试）更有效。最后，程序性评价优化了课程评估，包括学习评价体系。导师将对课程进展有一个全面的认识。就此而言，他们本身就是改善课程的最佳信息来源。我们特意使用了"优化"这一术语，程序性评价意味着对整个评价过程的优化，因为仅凭单项评价很难做到这一点。

一个实例

一个现实存在的使用程序性评价的案例会帮助我们更好地理解程序性评价。克利夫兰诊所勒纳医学院项目（Dannefer Henson，2007）已经实施了很长一段时间，而且在此之后在本科生和毕业后教育阶段，在医学领域内外都出现了许多其他的实践。但在这里，我们将介绍一个亲身经历的项目：马斯特里赫特大学医学研究生项目。

该研究生项目是一个为期 4 年的医学博士培养项目。除此之外，这个项目尤受关注之处是学习者在接受研究技能的培训之后，还可获得临床研究科学硕士学位。所以，事实上这是一个为期 4 年的双学位项目。课程根据加拿大医学专家教育定位（CanMEDS）来设计。教学安排上，第一年进行经典的基于问题的学习（PBL），第二年提供基于真实患者的问题导向学习，第三年进行临床轮转，最后一年是在临床情景下进行长期研究。项目要求学生至少要有一个生物医学科学的学士学位，并通过多个微型访谈（MMIs）程序的选拔。该项目对学生寄予很高的期望，学生同样清楚必须努力才能成功完成学业。

我们的评价方案包括基于模块的评价和贯穿各模块的纵向评价。前者采用了多种评价方法，如第一年和第二年有多项选择题、开放性问题、作业、项目、（小型）客观结构化临床考试（OSCE）等。某些模块还有一系列的小测试。二年级的学习者需要撰写患者病例报告，大多情况下还需要参加根据他们的个人经历设计的口试。最后两年的评价由一个精心设计的工作评价系统构成，包括小型临床评估演练（mini-CEX）、技术技能的客观结构化评估、现场记录和全方位反馈（MSF）工具。纵向评价包括进度测试系统（Schuwirth & van der Vleuten，2012）。这是一项涉及认知领域的期末考试，是笔试，共 200 道选择题，涵盖了所有学科和器官系统。所有学生在完成课程期间每年要接受 4 次测试。当然，低年级学生无法像高年级学生那样回答那么多问题，这是我们原来就预料到的。每 3 个月会有一个新测试，题目也相应更新。学生几乎没办法复习，不过我们也不希望他们这样做，因为任何内容都可能被考到。相反，我们鼓励学生定期学习，这样他们能得更高的分数，学习压力也较小。在评价加拿大医学专家教育定位（CanMEDS）中独立于领域的能力时，我们主要依靠定期的同伴评价和导师评价。第三年和第四年的工作评价既基于模块，又呈现模块之间的纵向联系。与连续照护的方法一样，学生的评价信息会从一个轮转科室转到另一个科室。最终，我们会根据学生毕业前的工作表现评价他们的职业行为。所有评价都是低利害的。单项评价是没有学分的［即欧洲学分转换系统（European credit transfer accumulation system，ECTS）中的学分］。然而，这些评价是有信息量的，相当注重以"评分/文字"形式给予的反馈。

例如，学习者可以在网上回顾自己在单个进度测试中的表现或者在一系列连续测试中的成绩。他们可以选择回顾任何类型的评价结果，如按学科或器官系统分类。在完成整个课程学习的过程中，学生还可以获知自己的年度成绩，全面分析自己的知识基础。系统为学生提供蜘蛛图表，概述他们的整体学业表现。除此之外，系统还能生成其他各种类型的总结性图表供学生参考。学生可以轻松获取这些图表中的单项评价信息点，并追溯到包含所有定量和定性信息的原始评价表。另外，评价系统还可以生成陈述性信息来总结学生的学业情况。所有的评价信息和相关材料都可以由学习者存储在电子档案袋中，或者由电子档案袋评价服务自动生成，比如进行全方位反馈评价时就是这样。

在 4 年学习期间，我们为每位学生指派一位导师。导师日常负责监督 5 ～ 10 位学生，通常包含两个年级的学生。他们有完整的权限访问电子档案袋，也会定期与学生见面开会。为了准备这些会议，学生根据档案袋里的证据撰写报告汇报学习进展，也会制订跟进的学习计划或学习目标。

每年年底，导师会写下学生晋级下一学年的推荐信，同一年级组的所有导师会审核所有档案，提供第二封晋级推荐信给档案袋独立评审委员会，该委员会由所有导师组成。然而，学生自己的导师对学生能否晋级没有投票权。如果档案袋独立评审委员会给出通过的评价，学生将获得该年度的学分。在我们的案例中是每年 60 个 ECTS（欧洲学分转换系统）学分。

在本项目中，程序性评价的效果很好。学习者已养成主动寻求反馈的习惯，并懂得自我调节学习。与其他医学培训项目相比，进展测试的结果令人欣喜（Heeneman et al.，2017）。教师们喜欢和这些学生一起工作，认为担任导师得到很多的回报。许多学生发表了研究，而且约 50% 的毕业生继续攻读博士学位。这个研究生项目每年招收 50 名学生。我们最近将相似的程序性评价方法运用到一项规模更大的本科生医学培训项目中，该项目每年招收 340 名学生。

结论

虽然程序性评价是以研究为基础的，但研究尚未证明该方法是否成功，以及为何能成功。这项研究仍在进行中，但目前我们已经可以从该研究和积累的经验中得到初步发现。

> 💡 **小提示**
>
> 程序性评价是一个重大的创新，要求制订变革的管理政策。

从传统的评价方法向程序性评价转变，其跨度之大不亚于从传统课程向基于问题学习（PBL）课程的转变。它要求教师和学习者具有不同的思维模式。在根深蒂固的传统评价方法中，个体教师在课程中拥有绝对的特权，可以直接让学生不及格。许多大学制订了校内通用的评价条例和评分系统，但这往往会阻碍评价方法的转变。与其他任何重大教育改革一样，好的变革管理是成功的基础。具体而言，有效的变革需要适当的自上而下和自下而上的策略，在变革管理中有效的领导力至关重要。师资培训同样重要，及时进行在职培训，可以帮助教师做出改变。让教师接触此类改革成功的项目，或者学习程序性评价课程，会帮助推动变革。在学习方式方面，师生并无二致，所以我们用于促进学生学习的方法同样适用于教师。只将信息传递给学生或者传递给教师，都是没用的。正如基于问题的学习（PBL）方法有多种实现途径，程序性评价同样如此。有些评价方式更容易实现，有些在某些特定机构中能满足某种特定需求，运用这些方式可能会产生有效的混合动力。

获取高质量的评价反馈是执行程序性评价的一个挑战。提供反馈需要时间，但时间往往不足。此外，提供反馈是一种需要通过长期学习才能获得的复杂技能。因而，对师生都进行长期的培训至关重要。在培训过程中，为所提供的反馈进行再次反馈会有助于师生掌握这门技能。

我们在实践过程中反复发现，我们定位为低利害的评价，在学习者看来并非真的"低利害"，因此，程序性评价也涉及文化变革。我们应该采取一切措施以降低评价中的"粘贴效应"。首先，所有利益相关者需要就低利害评价的目的进行良好沟通。有些学校在采用程序性评价之外，还会安排再次评价（我们的项目中也有一些类似做法）。这种做法本身就提高了评价的利害程度。分数的运用也是如此。只有当学习者觉得自己对评价拥有更多决定权，评价的利害程度才能真正降低（Schut et al.，2018）。

　　程序性评价可以用于医学培训的任何阶段，尤其适用于强调体验式学习的教育。在体验式学习中，非认知性技术和复杂技能尤为重要，这也许解释了为什么程序性评价适合用于体验式学习。

小结

　　读者可能已经注意到，本章我们并没有使用评价话语中常用的标准语言。程序性评价引入了与传统的心理测量学不同的评价观点，但这并不意味着我们反对用心理测量学来分析评价。正如表 39.1 中的原则 4 所示，质量保障是良好评价的重要组成部分。有时，心理测量学在质量保障方面起着重要作用，但心理测量学只提供了一个评价视角，而程序性评价还要考虑至少两个视角。一个是基于教育学的学习理论视角（Torre et al.，2020），其目的是以教育学的最佳方式培养合格的专业人员。因此，使学习者了解和参与评价尤为重要。我们可以通过给他们挑战性的任务、赋予其自主权、创建和谐的社会关系和提供个人指导来实现该目的。因此，准确地说，是学习驱动评价，而非评价驱动学习。另一个视角是定性研究的视角。定性研究运用其常规的方法论来处理复杂问题，我们从其方法论借鉴了很多表述。事实上，程序性评价可以说是一种混合方法研究，使用了大量定量和定性信息对培训项目中学习者的成绩进行研究，帮助学习者对个人的学术生涯发展进行有意义的诠释和理解。

　　当我们能有效地运用程序性评价时，它的优势不胜枚举。在胜任力导向的教育中，教学与评价必须一脉相承，因此，我们认为程序性评价在建构主义的理念上更契合胜任力导向的教育。

参考文献

Heeneman, S., Schut, S., Donkers, J., Van der Vleuten, C., Muijtjens, A. (2017). Embedding of the progress test in an assessment program designed according to the principles of programmatic assessment. *Medical Teacher*, 39, 44–52.

Miller, G. E. (1990). The assessment of clinical skills/competence/performance. *Academic Medicine*, 65, S63–67.

Schut, S., Driessen, E., Van Tartwijk, J., Van der Vleuten, C. P. M., Heeneman, S. (2018). Stakes in the eye of the beholder: an international study of learners' perceptions within programmatic assessment. *Medical Education*, 52, 654–663.

Schuwirth, L. W., van der Vleuten, C. P. (2012). The use of progress testing. *Perspectives on Medical Education*, 1, 24–30.

Shute, V. J. (2008). Focus on formative feedback. *Review of Educational Research*, 78, 153–189.

Torre, D. M., Schuwirth, L. W. T., van der Vleuten, C. P. M. (2020). Theoretical considerations on programmatic assessment. *Medical Teacher*, 42, 213–220.

Tweed, M., Wilkinson, T. (2019). Student progress decision-making in programmatic assessment: can we extrapolate from clinical decision-making and jury decision-making? *BMC Medical Education*, 19, 176.

Van der Vleuten, C. P. M. (1996). The assessment of professional competence: developments, research and practical implications. *Advances in Health Science Education*, 1, 41–67.

Van der Vleuten, C. P., Schuwirth, L. W., Driessen, E. W., et al. (2012). A model for programmatic assessment fit for purpose. *Medical Teacher*, 34, 205–214.

Van der Vleuten, C. P., Schuwirth, L. W., Scheele, F., Driessen, E. W., Hodges, B. (2010). The assessment of professional competence: building blocks for theory development. *Best Practice and Research Clinical Obstetrics and Gynaecology*, 24, 703–719.

Vandewaetere, M., Manhaeve, D., Aertgeerts, B., Clarebout, G., Van Merrienboer, J. J., Roex, A. (2015). 4C/ID in medical education: how to design an educational program based on whole-task learning: AMEE Guide No. 93. *Medical Teacher*, 37, 4–20.

Wrigley, W., Van der Vleuten, C. P., Freeman, A., Muijtjens, A. (2012). A systemic framework for the progress test: strengths, constraints and issues: AMEE Guide No. 71. *Medical Teacher*, 34, 683–697.

Cilliers, F. J., Schuwirth, L. W., Herman, N., Adendorff, H. J., van der Vleuten, C. P. (2012). A model of the pre-assessment learning effects of summative assessment in medical education. *Advances in Health Sciences Education Theory Practice*, 17, 39–53.

Dannefer, E. F., Henson, L. C. (2007). The portfolio approach to competency-based assessment at the Cleveland Clinic Lerner College of Medicine. *Academic Medicine*, 82, 493–502.

Dijkstra, J., Galbraith, R., Hodges, B. D., et al. (2012). Expert validation of fit-for-purpose guidelines for designing programmes of assessment. *BMC Medical Education*, 12, 20.

教 师

第40章

医学教师的角色
The Roles of the Medical Teacher

Ronald M. Harden, Pat Lilley

（译者：李晓丹　审校：黎孟枫）

趋势

医学教育中教师的角色定位已随下列情况发生改变：

- 认同学生作为教学伙伴的身份，其自主学习责任越来越大。
- 教师由信息的传递者转变为信息寻求者——学生的管理者或教练。
- 医学教师应满足集专业人士与学者于一身的期望。

关键概念

- 公民职业素养：职业素养与社会责任息息相关，例如应对气候变化、种族歧视和枪支暴力。
- 行动研究：是指教师为解决教学中遇到的问题、改进教学实践所进行的研究。
- 以测试强化学习：测试的目的绝非简单重复，而是旨在提高学科知识的长久记忆与理解。

转变中的医学教师角色

正如本教材所描述的那样，在过去的二十年里，医学教育在课程体系规划、教与学的方法、评价策略及教育管理等方面都发生了重大变革。医学教育将在未来几年继续发展变化。

然而，教师角色定位，以及医学教育的变革对教师及其角色所带来的影响，却没有引起足够的关注。翻转课堂、跨专业学习和程序性评价成功与否，在很大程度上取决于教师如何应用这些方法。教师是决定教育方法成败的关键。

小提示

教师是学生学习的决定性因素。

对教师职责和角色的期望在很大程度上反映了医学教育中已经发生和将继续发生的许多改变。在本章中，我们将在医学教育教师角色框架下讨论教师的作用（图 40.1 和表 40.1）。

教师作为信息提供者和指导者

在传统教学中，教师或讲课者所扮演的角色是"专家"和知识信息传递者。教师通过讲课、辅导或临床教学指导传授知识，讲义材料或笔记可作为课程的补充材料。尽管过多大班授课和缺乏学生参与的课堂广受批评，但如果运用得当，大班授课仍然是教师工具箱中的一个有价值的工具，正如本书（参看第 9 章）及 Harden 和 Laidlaw（2020）的

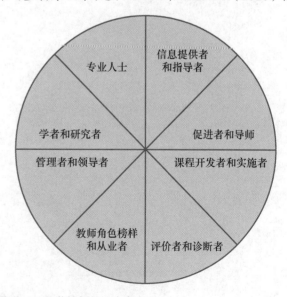

图 40.1 医学教师的八大角色

来源：Harden & Lilley，2018

表 40.1　医学教师的八大角色

1. 信息提供者	● 传递信息 ● 管理信息 ● 指导搜集资料
2. 促进者	● 廓清学习成果 ● 找出学习机会 ● 提高学习效率 ● 吸引和激励学生
3. 课程开发者	● 参与学校课程体系建设 ● 规划和实施个人教学计划 ● 评估和规划课程体系变更
4. 评价者	● 参与学校评估策略的构建 ● 评价学生的学习进展 ● 支持促进学习的评价 ● 为学生提供反馈
5. 角色榜样	● 塑造学生的价值观、态度和行为 ● 发展学生的个人认同 ● 影响学生的职业选择
6. 管理者和领导者	● 参与决策过程 ● 管理课程体系要素 ● 引领教学变革和克服障碍
7. 学者	● 辨别可行性 ● 基于证据进行教学实践 ● 创新和承担教育研究 ● 分享教学经验
8. 专业人士	● 个人行为符合教师身份 ● 清楚教师应有的个人能力 ● 紧跟教育新发展 ● 为个人福祉负责 ● 展示教师的公民职业素养

论文所示。优秀的讲课者可以让学生投入课堂教学，并用自己对医学的热忱和愿与学生分享的热情感染学生。

然而，现在各类学科知识已可以在线检索，学生通过他们的电脑、智能手机或其他移动设备就能轻易获取。为了管理现有信息，教师需要找到必要的资源，加以合理存储后分享给学生。作为信息管理者，教师需要识别、评估、整合和推荐合适的资源，并对这些资源进行注释，突出指明这些信息与学生的相关性。

小提示

要将教师不止视为知识信息的传递者，更是信息管理者和把学生训练为信息搜寻者的指导者。

教师应该意识到信息过载这个问题。教师面临的挑战是辨别哪些信息应该纳入课程体系（Harden，2020 年 6 月，博客）。在 60 000 多个可能的诊断、6000 多种药物、4000 多项治疗和手术方式中，我们应期待学生们掌握哪些内容呢？有时，我们常常天真地认为那些教给学生的知识他们都学会并掌握了，但事实可能并非如此。思考哪些是学生的必备知识与概念可能会有所帮助，这也为学生毕业后继续深造奠定了必要的基础（Neve et al., 2016）。

教师已不再可能教会学生在医学实践中终生所需的知识。在临床实践中，新知识的重大应用层出不穷。医疗科技的进步、新药和治疗方案的研发、各类可行性的临床试验都将影响医生的患者接诊、了解病情、做出诊断和提供适宜的治疗方案。

要解决这个问题，教师必须让学生掌握作为信息搜索者所必需的技能和读写能力。学生应掌握所学的知识，碰到不懂的问题时学会提问，搜索资源，寻找答案，并评估获取的答案（Friedman et al., 2016）。

老师必须具备必要的能力和理解，以指导学生掌握这些技能。

> 📌 "对于医学院校来说，预期的变化也对教师全面发展提出了挑战，要求当代教育者在瞬息万变的环境下，成为能使用工具并掌握所需技能的高效教师。"
>
> **Friedment 等（2016）**

教师作为学生学习的促进者和导师

好教师是学生学习的促进者。这一点也体现在本章所描述的教师若干角色中——教师作为课程开发者、评价者、角色榜样、管理者、学者和专业人士。课程体系规划图与完成课程后学生能达到的预期效果清单，能帮助学生了解课程体系概况，明确预期的学习结果，从而促进学生的学习。

> 💡 **小提示**
>
> 作为一名教师，最重要的是促进学生的学习。教师必须仔细思考如何才能最有效地做到这一点。

教师应该给学生提供一份指南，引导与帮助他们把握并利用学习机会。学习指南通常是电子形式的，是支持学生学习的有力工具，明确告知学生在各个时间节点的学习内容，以及可促进学习的各种机会。自我评价练习可以为学生提供适当的反馈（Harden & Laidlaw, 2020）。

> 💡 **小提示**
>
> 教师有必要花时间准备一份学习指南，以助力学科教学与推动学生学习。

如前所述，教师应采取有效的教学策略。例如，采取 FAIR 原则（可查找、可访问、可交互、可再用）向学生提供学习进展的反馈，采用主动而不是被动的学习方法，针对学生自身需求，有针对性地因材施教，并确保学生所学到的知识与今后的医学实践相关。

作为学习的促进者，教师应当鼓励学生采用适当的学习策略。出乎意料的是，反复阅读同一段文本或关注关键词的方法并不是最有效。

每个学生都有自己的抱负与期望，因此教师应该予以学生建议，帮助他们制订符合个人愿景的学习规划，同时把重心放在课程特定的学习目标上。

教师作为课程体系的开发者和实施者

关于课程体系的各种决定通常是大学课程委员会的职责。然而，教师也负有一定的决策责任，比如教师要制订学习目标，明确学生学完课程后应具备的能力，以及应采用的教学策略等。在 SPICES 模型中（表40.2），学校将会做出以下选择：以学生还是教师为中心？以问题还是信息为基础？以学科整合还是单一学科为中心？以社区还是医院为基础？以选修课还是统一课程为体系？以系统的具有特定能力或结果还是随机指标为考核目标？营造良好的学习环境、合理评价学生学习成就，以确认学生达到既定目标，这也是教师应负的责任。

> 📌 "教师应当被告知，且能便捷获取学生课程学习的书面成果，以便他们能够及时规划教学策略和方法。"
>
> **Ramani（2006）**

教师的教学应体现学校的课程体系理念与方法。教师有责任向学生提供学习机会、学习内容以及展示学习成果。课程以促进学生整体发展为目标，如掌握沟通、团队协作的技能，培养共情能力，教授学生在医学实践中健康促进及疾病预防的方法。

教师作为评价者和诊断专家

学生进入到下一阶段课程之前，教师必须评定学生是否达到了既定学习目标；在课程结束之时，教师需要认定学生是否已具备在临床实践中服务患者、对患者负责的必要能力。对医学生的认证

以学生为中心	以教师为中心
以问题/表现为基础	以信息为基础
学科整合	以单一学科为基础
以社区为基础	以医院为基础
选修课程	统一课程体系
系统考核	基于学徒制/随机考核

图 40.2　SPICES 模型
来源：Harden & Laidlaw，2020

制度可由国家认证机构制定，例如在英国，则由英国医学总会制定评价标准。

教师也肩负着通过教育项目督促学生进步的重要责任。他们须向学生反馈其学习结果，并明确下一阶段的学习内容。向学生提供反馈是一个师生共同参与的双向过程，是教师推动学生学习最有力的手段之一。

教学评估的重大变化之一就是从"对学习的评价"向"促进学习的评价"和"作为学习的评价"转变。评价可以促进学习。学生花时间反复温习已知知识，不如把同等时间花在评价其对某一学科的掌握程度更有价值。

💡 **小提示**

> 应确保评价不仅要测评学生的进步与学习成果，更要具备促学成效。

🏃 "在这个相当不起眼的术语（促进学习的评价）背后，不折不扣地隐藏着评价理念的革命。"

Schuwirth & van der Vleuten（2011）

正确使用教学评价，能激励学生在学习中朝着正确的方向前进，并帮助他们专注于重要的事情。评价必须与预期的学习成果和教学计划一致。以多项选择题（MCQs）为主的评价方法侧重于评价学生在信息提取方面付出的努力，但可能无法考查学生的临床技能与态度。

教学评价手段多样，包括书面测试，如MCQs、简答题、情景判断测试等；实操表现评价包括客观结构化临床考试（OSCE）、小型临床评估演练（mini-CEX）、学生学习档案袋评价，以及使用全方位反馈信息。教师对学生的学习评价负有特殊责任，他们要决定评价内容、评价方式、评价时间节点以及向学习者提供反馈意见。全面评价学生的能力不应该取决于某个时间点的某次考试分数，而是应该基于对学生整个课程的表现进行评估。程序性评价意味着从过度依赖一个单项评价向对学生在整个课程学习表现进行系统、全面评价的转变。

对学生进行评价可能是教师最具挑战性的工作，因为甚至在专家之间对不同评价方法的优点和实施都存有分歧。《渥太华共识声明》从不同方面描述了教学评价的最佳实践形式，包括好的评价标准、实操表现评价、技术赋能型评价、职业素养评价、跨专业评价、程序性评价，以及遴选医学生的选拔性评价（https：//www.ottawaconference.org/）。

教师作为师者和实践者成为角色榜样

教学可以被视为一种伦理或道德行为。教师应在课堂和专业实践中给学生树立良好的行为榜样。在教学过程中，经常迟到或缺席的教师没资格责怪学生迟到。

教师的榜样作用不明显，甚至经常被忽视。教师培养方案中也常常忽略教师的模范作用。然而，这是教师最重要的角色之一，教师的模范作用对学生的影响不应该被低估。学生会在实践中模仿所学所看，而并非按照课堂要求去规范约束自己。

💡 **小提示**

> 应从教师、医生或科学家以及人的角度将教师视作榜样。

教师应以榜样的力量，帮助学生形成职业认同和理解医生应具备的能力，包括所需的职业素养和职业行为。

📌 "作为榜样的教师并不只是蛋糕上的糖霜，仅起到锦上添花的作用，他应该就是蛋糕本身。"

Harden & Laidlaw（2020）

大量文献表明，教师对学生职业生涯规划有巨大影响。医学生在特定的临床领域中接触教师，视其为榜样，这常常影响学生的职业选择。学习环境的重要性不言而喻，教师的榜样作用是良好学习环境的重要因素。例如，如果教师勇于承认自己在某一领域的无知并且需要学习，那么他们的这一举动则营造了一种鼓励自我评价的氛围。

良好榜样的特点如下（框 40.1）。

教师作为管理者与领导者

早期对教师的角色定位（Harden & Crosby，2000）并不包括管理者的身份。然而，在过去 20 年里，教师角色已经发生了变化。医学教育发生了根本性转变，教师作为管理者的角色愈加突显。医学教育的变化包括广泛采用整合教学、基于社区的教育、自我导向学习、跨专业教育和混合式学习等，这些都是当下教学改革的课题，给教学管理带来了重大挑战。

💡 **小提示**

把教师同时视为管理者与领导者。

如今，教师在学校教育中扮演着越来越重要的管理角色与领导角色。如果教学要变革，实现高效化，那么就必须发挥教师的管理作用。

框 40.1　良好临床榜样的特征
● 具有良好的临床推理能力
● 注重生物-心理-社会医学范式
● 对患者具有同理心和奉献精神
● 对实践充满热情与执着，具备承认个人局限性的勇气

来源：Harden & Lilley，2018

📌 "教育教学计划的实施关键在于团队合作以及教师作为教育团队的一员，遇到困难或出现意见分歧的时候，能进行协商并解决问题。"

Harden & Laidlaw（2020）

每一位教师都应该认真思考，如何在承担教学职责与实现教学高效化的实践中，更好地扮演管理者与领导者的角色。

教师作为学者和研究者

过去，医学教育中的学术研究被认为属于少数精英教师的领地。这些学者积极从事研究，并在受人推崇的期刊上发表研究成果。然而，今天的情况发生了变化。每一位教师都是学者，他们可以用不同的方式展示自己的教学学术。

作为一名学者，教师需要反思的是：自己的教学实践如何与当代医学教育思想联系起来？为帮助学生更有效地学习，哪些教学实践是有效的？哪些方面尚需改变或升级？

作为一名学者，教师要深谙 FAIR 模型中所阐释的基本教学原理，从而提高教学成效。

作为一名学者，教师也需在教学实践中采用循证方法，根据现有的最佳证据做出决策。《医学教育最佳证据》（Best Evidence Medical Education，BEME）指南从 50 余个医学教育实践领域中总结了获取的最佳证据（https：//www.bemecollaboration.org/）。例如关于模拟的指南，BEME 描述了在医学教育中有效使用模拟教学工具的 10 个要素。

学者型教师设计各种新方法，并应用到工作的方方面面。这可能会促使学生在课堂学习中更加投入，也可能成为客观结构化临床考试（OSCE）中的一个新考站。

学者型教师可以从事教育研究，以自己教学的各个方面为目标开展行动研究。行动研究是对某一特定领域的问题进行诊断，实施某种方法，从而改进教学实践。教师的行动研究是从学生和教师两个不同视角来理解课程体系，这很有可能对教学实践产生积极影响。参与行动研究可增强教师的教学能力，激发教师的兴趣和洞察力。教师也可以团队协作，参与更大规模的教育研究项目。

📌 "当从事健康教育的科学家和学者或单独、或与他人协作，致力于超越当下，放眼于更广阔的视野时，健康专业教育就会更加丰富多彩。"

McGaghie（2009）

学者型教师与同事、其他利益相关者共同承担着分享医学教育的观点、智慧、专长和经验的责任。教师可在医学教育期刊上发表成果、分享经验教训，或是在医学教育大会和论坛上展示教学成果，组织工作坊，和其他参会同行分享经验。

💡 **小提示**

> 所有的教师都能成为学者。如果教师能反思自己的教学，基于证据做出决定，创新和开展医学教育研究，并和其他教师交流意见、分享经验，那么，在职位晋升和终身教职评估中，可认定他们已具备教学学术研究能力。

教师作为专业人士

身为教师，他们可以有多种方式展现其专业性（表 40.1）。除了作为专业知识领域的专家外，对于教师的另一个期待是，教师的教学角色应当与时俱进。尽管医学教育的发展速度赶不上医学，但也有了长足进步，学生或教师应当对此有所了解。通过阅读书籍（例如本书）、在线学习或接受面对面的知识传授，学生或教师便会对医学教育中值得肯定的发展有更深的理解。欧洲医学教育联盟医学教育基本技能在线课程与面对面课程便是一个很好的例子。教师持续性专业发展的重要性毋庸置疑，师资队伍发展更是医学教育的重要议题。教师应该根据当前以及未来潜在的角色规划自己的继续教育。

在这个崇尚标准和责任的时代，作为一个专业人士，教师应当评估自己作为教师的表现，其方法是多样的。普遍的做法是，要求学生评价教师的教学质量，同时教师和教学管理人员均可以看到评价结果。这些信息可能会成为教师晋升、业绩考核、加薪和教学奖励的依据。教师亦可使用这些信息作为形成性评价的工具，评估自身的教学表现。

来自其他渠道的信息，如同行评议和学生的表现评价，也能向教师提供教学反馈。

专业化的另一方面包括教师应提升自身的幸福感。教师工作压力过大、出现职业倦怠和精神健康问题并不少见，通过正念训练等干预方法能有所缓解。

📌 "在教育伦理标准和专业问责日益提升的当下，教学的职业伦理愈发重要。"

Campbell（2003）

专业化的另一个或许更具有争议的方面是公民职业素养。教师应意识到他们作为教师应承担的社会责任。例如气候变化、可持续发展、枪支暴力和种族歧视都可以在课程体系中解决。

小结

为了提高教学有效性，教师应该清楚地认识自己作为教师的角色。本章描述了八个角色模型，旨在鼓励教师对自己所扮演的角色进行反思，思考哪些角色对于他们自己的教学职责来说是最重要的。教师的多种不同角色要求他们具备丰富的专业技能，角色的性质视情况而定。教师的角色很可能随着时间的推移发生改变，以响应教育的变化和学校的要求，并与教师自身的兴趣和抱负相呼应。

教师的某些角色可直观描述，然而更多的角色则需要深刻反思。尤为重要的是要增强教师的角色意识，认识到教师的角色必将对学生学习产生影响（Trigwell et al.，2005）。在一项调查中，医学教育者将自己的角色定义为医学专家、学习促进者、信息提供者、热心者、师资培训师、导师、本科生及毕业后学员指导者、课程开发者、评价者和评价体系构建者以及研究者（Nikendei et al.，2016）。

对教师角色的思考将有助于教师更好地为学校愿景和教育计划以及学生学习做出贡献。

📌 "就高效大学教师的意义达成的广泛共识是确保教学质量的基础。"

Devlin & Samarawickrema（2010）

参考文献

Campbell, E. (2003). Moral lessons: The ethical role of teachers. *Educational Research and Evaluation, 9*(1), 25−50.

Devlin, M., Samarawickrema, G. (2010). The criteria of effective teaching in a changing higher education context. *Higher Education Research and Development, 29*(2), 111−124.

Friedman, C. P., Donaldson, K. M., Vantsevich, A. V. (2016). Educating medical students in the era of ubiquitous information. *Medical Teacher, 38*(5), 504−509.

Harden, R.M. (2020). Investing in our students, what should students learn, as teachers we are not meaningless, and motivation. MedEdWorld. Accessed on 16/6/2020 at: https://www.mededworld.org/hardens-blog/reflection-items/June-2020/HARDEN-S-BLOG-Investing-in-our-students--What-shou.aspx

Harden, R. M., Crosby, J. (2000). The good teacher is more than a lecturer − the twelve roles of the teacher. *Medical Teacher, 22*(4), 334−347.

Harden, R. M., Laidlaw, J. M. (2020). *Essential skills for a medical teacher* (3rd Ed.). London: Elsevier.

Harden, R. M., Lilley, P. M. (2018). *The eight roles of the medical teacher*. London: Elsevier.

McGaghie, W. C. (2009). Scholarship, publication, and career advancement in health professions education. AMEE Guide No. 43. *Medical Teacher, 31*(7), 574−590.

Neve, H., Wearn, A., Collett, T. (2016). What are threshold concepts and how can they inform medical education. *Medical Teacher, 38*(8), 850−853.

Nikendei, C., Ben-David, M. F., Mennin, S., et al. (2016). Medical educators: how they define themselves − results of an international web survey. *Medical Teacher, 38*(7), 715−723.

Ramani, S. (2006). Twelve tips to promote excellence in medical teaching. *Medical Teacher, 28*(1), 19−23.

Schuwirth, L. W. T., van der Vleuten, C. P. M. (2011). Programmatic assessment: From assessment of learning to assessment for learning. *Medical Teacher, 33*(6), 478−485.

Trigwell, K., Prosser, M., Ginns, P. (2005). Phenomenographic pedagogy and a revised approach to teaching inventory. *Higher Education Research and Development, 24*(4), 349−360.

第41章

学者型教师
The Teacher as a Scholar

Shoaleh Bigdeli, Fakhrosadat Mirhoseini

（译者：张　冰　审校：厉　岩）

趋势

- 学者型教师成长的前提条件是：具有责任感、洞察力以及能为教育学术过程的开启做好准备。
- 教师成为学者的必备特征是：拥有批判性探究者、行动者、学习关注者、批判型学者、持续深度反思者、公开分享者、动态者、专业人士和情境导向者的相互关联且综合的九个行为特征。
- 在行动中学习的学者型教师，通过实践的智慧，成为教育过程变革的推动者。

关键概念

- 学科：在对比 subject 和 discipline 这两个中文都称为"学科"的术语含义时，Parker 捕捉到了学科的精髓。她认为一门 subject 具有可以被清晰表达、教授、学习和评价的完善的知识基础，"而 discipline 是一个更加复杂的体系：教师从事一门学科 discipline 是去塑造 subject，同时也被 subject 塑造，教师成为学术界的一部分，与学生建立密切关系，成为'学科化的'"（Taylor，2010）。
- 教学情境："我们所实践的学科、学校、社区、国家和社会"（Cranton，2011）。它包括我们在课堂、学校、实践共同体等所涉及的政策、信仰、规范、价值观、文化与亚文化、标准、伦理、领导力观念、合作领域、学校优先事项、人力资本、社会、金融、智力与学术资源。
- 反思："深思熟虑"（剑桥词典，在线），是指"教师通过个人经验和（或）通过正式的调查获得的知识来指导自己的行为或阅读"（Kreber，2006）。
- 教学学术（scholarship of teaching and learning，SoTL）："SoTL 可以定义为在教学过程中全面综

合地形成的典型特征之和，它将促进那些直接参与教学过程的人，也将引导教学过程走向学术层面"；换言之，它是"教学过程中的一系列学术行为，这些行为是动态的、学科化的、专注于学习的、基于批判的、情境导向的、批判性探究过程、公开分享的、持续深度反思的和致力于行动的"（Mirhosseini et al.，2018a，2018b）。

引言

> "生活的讽刺之处在于人们迈步向前生活，但回首往事才懂得生活的意义。"
>
> **Søren Kierkegaard 引自 Loughran（2002）**

本章提出了学者型教师的定义，阐述了教师成长为教师学者所需具备的特征和采取的策略。

如果有教师问"我怎样才能成为一名教师学者？"或者"有什么专业发展机遇能够引导我成为教师学者？"诸如这样的重要问题，该如何回答？我们将先从回顾"学者"这个词的起源和定义开始。然后，提出五个有趣的"WH"问题（who，when，what，how，where；何人、何时、是什么、如何、何地），对这些问题的回答将为教师转变为学者型教师指明道路。

> "真正的学者型教师学识渊博、坚守学术职业的价值观、勇敢执着、谨慎谦逊、坦率真诚、致力于持续的专业成长且富有创新精神。"
>
> **Rudd（2007）**
>
> "……并且从事学术研究和发表研究成果。"
>
> **Bitzer（2006）**

"……而且，不仅是导师，也是激励者。"

> 💡 **小提示**
> 学者型教师学识渊博，不仅熟悉本学科的理论知识，也关注教育过程中所涉及学科的理论和知识，并进行相应的实践。

本章基于文献《探索教学学术的概念：概念分析》[*Exploring the concept of scholarship of teaching and learning（SoTL）：concept analysis*]（Mirhosseini et al.，2018a，2018b）中作者对教学学术（SoTL）的研究，其中学者型教师被认为是教学学术过程的结果。该研究基于 Walker 和 Avant 的研究方法（Walker & Avant，2011），即一种定性-定量的方法，检索并分析了 145 篇与 SoTL 相关的文章。最终，基于 SoTL 的先决条件、典型特征和学者型教师的结果之一，对 SoTL 的概念进行了适用性的界定。此外，上述研究强调 SoTL 是一个连续统一体的过程，"它被定义为在动态的、学科化的、关注学习的、基于批判的、情境导向的、批判性探究过程、公开分享、持续的深度反思和致力于行动的一系列教学过程中的学术行为"。这些典型特征有三个关键的先决条件，即"回应性教学、情境准备和洞察力发展"，缺少这些，SoTL 就不会发生。另外，"SoTL 概念的五个结果是促进教学、全纳教育变革、教育文化融合、改善教学和实践的智慧"，通过它们来界定"学者型教师"（Mirhosseini et al.，2018a，2018b）。

> 📌 "学者型教师对学生及学生的学习充满好奇，研究和探索学生学习中具有挑战性的问题。"
> **Gayle（2006）**
> "……为所有想要学习的人传递最真实易懂的新知识。"
> **Oppenheimer 引自 Bitzer（2006）**
> "……并且查阅教育文献。"
> **Allen & Field（2005），Fincher & Work（2006），Bitzer（2006），Dewar（2008），Wilson-Doenges & Gurung（2013）**

此外，教学学术是引导教师成为学者型教师的路径之一，前提是教师对学生的学习和工作中的挑战充满热情和关心，对教学好奇并深切关注，能够与本专业的同事交流，可塑性强，乐于为拓展知识做好准备。换句话说，他是一位有责任感且积极投入到教学学术过程中的教师。在这方面，我们提出以下"WH"问题，以便进一步理解学者型教师这一概念。

- **谁**是学者型教师？
- 学者型教师成长过程**何时**开始和**何时**结束？
- 学者型教师的特征**是什么**？
- 教学学术过程是**如何**塑造学者型教师形象的？真实的情境、活动、进程等是**如何**影响和促进此过程的？
- 教师在**何处**（如教室、医院、社区）成为学者型教师？

回答上述问题以明晰学者型教师的概念，并明确了教师从普通教师身份转变为学者型教师身份的实践方法。最后，在结论部分，我们将给出学者型教师的定义，并对这一章进行总结。

值得注意的是，本章中"教师学者""学者教师"和"学者型教师"这三个术语是可以互换使用的。

扩展学者型教师的定义和标准

术语的历史和词源

从词源上看，"学者"一词起源于古英语 scol（i）ere（学龄儿童、学生），以及之后的拉丁语 scholaris、拉丁语 schola 和希腊语 skhole（休闲、哲学和演讲场所）（牛津词典）。从字面上看，"学者"一词被定义为"在某一特定领域做过深入研究的人"和"博学的人"（韦氏词典），或者"知识分子或学者"（柯林斯词典）。

教学学术/学者型教师成长的路径

引言中提出学者型教师的定义表明，SoTL 是成为学者型教师的一条路径。根据 Walker 和 Avant（2011）的研究方法，概念的初始定义始于先决条件，然后是典型特征，接着是特征出现后产生概念的结果，在这种情况下，SoTL 是逐渐形成结果的一个连续统一过程（Mirhosseini et al., 2018a, 2018b）。换言之，教师作为学者以及作为 SoTL 的成果，沿着这一连续统一体被塑造和提升，并受其所有特征的影响。

> 💡 **小提示**
>
> 从事 SoTL 的过程是负责任的教师转变为学者型教师的路径之一。

在这一思想的影响下，作者受到教学学术定义的启发（Mirhosseini et al., 2018a, 2018b），并对以下五个 WH 问题做出了回答（图 41.1 将帮助你遵循这些问题的指引）。

谁是学者型教师？

为了回答这个问题，我们希望教师在成为一名学者型教师时能够给出自己的定义。教师学者是富有洞察力的教师，对教学或教育过程负责，做好自身及环境的准备，创设教育情境，为教师、学生和其他受益者提供最佳的教学体验。

> 💡 **小提示**
>
> 每位负责任的教师都具有成为学者的潜力。

教师进入学术领域而获得教师学者的具体特征。最终，获得了实践的智慧，成为一名不断提升自己、提升学校、提升所有受益者，甚至提升学科知识的学者／教师学者。

学者型教师成长过程何时开始？何时结束？

这一过程始于教师对教育过程变得有洞察力和责任感，并为发展成为学者型教师做好教育情境的准备。在这个阶段，教师由于教学、临床实践和行政服务的日常职责，以探究的方式理解教育问题，并将其转化为适当的主要问题和一系列次要问题来给予回答。

> 💡 **小提示**
>
> 学者型教师的成长始于教师自身对教育过程的洞察力和责任感。

在这个过程中，每当学术行为被付诸实施的时候，换句话说，当学者型教师的特征（对"是什么"问题的回答）在其行动中显现时，教师就成为了学者。这段时间对每位教师来讲都是个性化的，也是成长为学者型教师过程的结束。自此，如果教师有意愿（愿意且渴望），他作为学者型教师有能力促进其行为特征的质量。

这些特征将通过学术教育实践过程来获得（对"如何"解决这个问题的回答）。

此外，还有一些因素会影响到这一过程的结束，值得进一步研究，例如教师的个性特征、经历、工作环境等。

学者型教师的特征是什么？（图 41.1）

在这一部分中，受 SoTL 典型特点的启发（Mirhosseini et al., 2018a, 2018b），将探讨学者

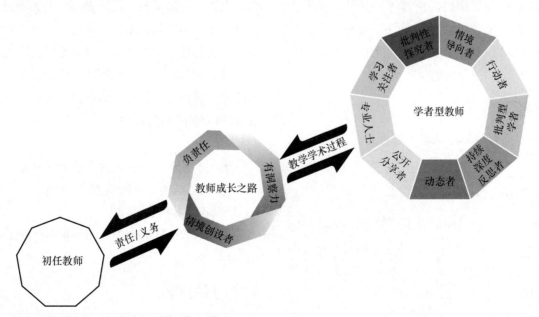

图 41.1　负责任的教师转变为学者型教师的 SoTL 路径

型教师综合且密不可分的九个特征。

1. 批判性探究者

学者型教师会批判性地思考教育过程的各个方面，也是一位好奇的探究者，他会反复使用最好的证据和基于伦理的策略来促进教育过程。

2. 行动者

学者型教师创新而深入地致力于教育学术的各种活动之中，并愿意投身于这一职业。

3. 学习关注者

在整个教育学术过程中，从最开始到结束，学者型教师都专注于自己、学生和其他受益者的学习。

4. 批判型学者

在教育学术过程中，每到关键节点，教师都会设计和重新设计这一过程，并理解他人的批判性评论及自己的经验和成就。

5. 持续深度反思者

在教育学术过程结束之前、期间和之后，教师都能够娴熟地通过自己、同行或在群体中不断进行深刻的反思。

6. 公开分享者

有目的而准确地记录和传播自己的信念、价值观、学术行为、措施、信仰等，并鼓励所有受益者给出批评并接受他们的批评；此外，在其他受益者的评论和批评的基础上建立自己未来的行动计划。

7. 动态者

持续而卓有成效地认识到教育过程是动态的、发展的和系统的。

8. 专业人士

学者型教师学识渊博，不仅熟悉本学科的理论知识（Chick，2019），而且还考虑到教育过程中涉及的其他学科的理论和知识。他的方法源自并基于学科的需要、重点、标准、知识和认可。

9. 情境导向者

学者型教师是面向学校的、基于情境和社区的、面向受益者的。

教学学术过程是如何塑造学者型教师形象的？

根据学者型教师的特征，这部分介绍了在迭代学术教育过程中所发生的行为、行动和活动方式。

1. 批判性探究者

想要成为学者的教师，在遇到教育问题后，要有意识地考虑到最佳证据、学校、同行（Felten & Chick，2018）、其他受益者等，以直接、系统、批判性、可研究和反思的方式定义研究框架；在学术活动的所有步骤中遵循系统而深入、持续的探究过程；明确教育的重点问题；把问题相互联系起来；依靠简明准确的信息来获得最佳证据；迭代地应用最佳证据和基于伦理的策略；在教育探究中，至少要考虑到教师、学习者和学科这几个要素（Hutchings & Huber，2008）。

2. 行动者

充满热情且有效地经历教育过程的不同阶段；为自己和他人创造新的合适的学习环境和体验，并充分地享受这种创造；在与其他受益人灵活合作的同时，考虑个人信念；以目标为导向；选择和应用适当的工具和方法来回应教育问题；认真观察相关活动和行为；提供创新的措施；符合伦理；致力于自我完善、环境成长、反馈循环以及教育过程中的所有要素；实现教育结果；从教学活动中产生新的知识；动态且迭代地行动；具备必要的能力；致力于环境的成长；致力于熟练地实现教师行动中的所有特征，例如，从过程开始前到结束后，通过自己或在群体中不断地深刻反思等。

> 🏃 "学者型教师知道运用有效的教学方法，学习新技术，并随着时间的推移增加他的知识储备和学识。"
>
> **Wilson-Doenges & Gurung（2013）**

3. 学习关注者

学者型教师是终身学习者；为自己、学生及其他受益人提供终身学习的机会；认识到学校、受益者和社会的利益，并采取相应的行动；通过做中学来增长知识；将自己置身于一个变革性的学习过程中；通过整合和关联教与学来运用教学设计；动态地、持续地让所有受益者在整个过程中保持活跃。

4. 批判型学者

每当需要做出重要决定时，设计一个可评价的流程；通过发展的迭代循环来提供评论和评价；从同事 / 同行和学生那里寻求反馈和评论等；确保采取的行动是准确的和循序渐进的。

5. 持续深度反思者

在自己或集体的教育过程中不断地进行深度思考和反思；自我反思是教育过程的一部分；根据自己的个性特点，反思自己的教学行为和教育过程中的要素，如伦理考量、教学经验、有效的知识构建过程等；在教学档案袋中撰写、分享和发布自己的反思内容（Kreber，2006）。

6. 公开分享者

准确记录自己的教学行动和发现，以传递知识和接受评价；在大量资源和协议基础之上分享自己以目标为导向的发现，以吸引与学习者、所有利益相关者等的合作；鼓励他人提出批评并积累知识；提供方便检索其发现的方式并分享信息；分享新知识（Felten & Chick，2018）以促进所有受益者的知识更新及学习改进；创建一个含有 SoTL 进程证据和记录的精确的教学档案袋。

7. 动态者

考虑持续的教育过程；考虑教育过程要素的优先次序和相互支持性；考虑教育过程中的有意变化；对教育过程进行持续发展的评估；在以前的行为基础之上开展新的活动；致力于发展性成长；运用有效而可靠的方法激励他人的同时，保持持续性的对话；注重能促进教师积极参与的团队活力和领导力（Happel et al.，2020）；考虑综合性能力，"将已知知识带入教学情境中，并开启已知者和已知知识之间的连接方式"（Rice Typology 引自 Badley，2003）；持续提升。

8. 专业人士

能够掌握相关学科的知识，并知道如何推广它（Bitzer，2006）；在教育过程中促进不同学科的交流；实施学科性过程；对学科产生积极的影响，并利用他的行动和行为的结果来提高教学水平。

9. 情境导向者

教学学术过程开始时，需要考虑并尊重学校的政策、规章制度、社会责任、信念、价值观（Felten & Chick，2018）、规范和政治社会进程、程序和伦理考量；认识到利益相关者和实践共同体的需求和愿望，并与之进行适当的沟通；在其所工作的学院中，发展和促进一个在教育文化建设方面合作的学者共同体，并促进教育过程产生全面的变革；根据教学学术过程特征的性质，确认采取合适行动需要的情境，并做出相应的准备。

教学学术过程在何地发生？

关于上述所有的行动和行为在哪里发生，从而能使一位教师转变为学者型教师，这是一个至关重要的问题。显然，教育过程的情境远不止于课堂，也存在于实践共同体和社会中。基于社会的需求和愿望，教师需要有责任感。

另一方面，学者型教师特征的性质确定了这些特征可能发生的环境。例如，如果需要进行小组评论和反思，以及在课堂之外传播学术过程的要素，学者型教师应制订计划，实施必要的行动，以满足教育部门、学校、专业团体和专业之外社区不同层次受益者的需要。

根据前面提及的观点，学者型教师定义为（图 41.1）

"一位富有洞察力的教师，对教学或教育过程具有责任感。做好自身及环境的准备，创设教育情境，为教师、学生和其他受益者提供最佳教学体验。进入学术过程的领域，在这一过程中，拥有了学者型教师相互关联而综合的九个特征（批判性探究者、行动者、学习关注者、批判型学者、持续深度反思者、公开分享者、动态者、专业人士、情境导向者）。最终，教师获得了实践的智慧，成为一名不断提升自己、学校和所有受益者，甚至学科知识的学者 / 教师学者。"

小结

近年来，医学院校开始考虑医学教师的不同角色，将教师转变为学者型教师的重要性成为人们关注的焦点。本章聚焦教师学者的特征，提出了生动的 WH 问题（who，when，what，how，where；何人、何时、是什么、如何、何地），并且通过对这些问题的回答，解释了从富有洞察力和责任感的教师成长为学者型教师的进步指标。

我们建议的核心原则是通过教育学术过程来塑造"教师-教师学者连续统一体"（图 41.1）。值得指出的是，基于社会需要，教育过程以一种负责任的方式发生在学校的教室、专业团体、跨专业和专业之外的团体。此外，采取措施和行动所需团体的评价和反思表明，根据 SoTL 特征的性质，它与社会需求、价值观以及所有受益者密切相关。重要的是，个人和学校政策应能促进教师的责任感，并能为教师成为学者和变革的推动者提供保证。

参考文献

Allen, M. N., Field, P. A. (2005). Scholarly teaching and scholarship of teaching: noting the difference. *International Journal of Nursing Education Scholarship*, 2(1), 14.

Badley, G. (2003). Improving the Scholarship of Teaching and Learning. *Innovations in Education and Teaching International*, 40(3), 303–309.

Bitzer, M. E. (2006). Restoring the status of teaching scholarship at a research orientated university. *South African Journal of Higher Education*, 20(4), 372–390.

Chick, N. (2019). Theory and the scholarship of teaching and learning: inquiry and practice with intention. In M. Mallon, L. Hays, C. Bradley, R. Huisman, & J. Belanger (Eds.), *The grounded instruction librarian: participating in the scholarship of teaching and learning* (pp. 55–64). Atlanta, GA: ALA.

Cranton, P. (2011). A transformative perspective on the scholarship of teaching and learning. *Higher Education Research and Development*, 30(1), 75–86.

Dewar, J. M. (2008). An apology for the scholarship of teaching and learning. *InSight: A Journal of Scholarly Teaching*, 3, 17–22.

Felten, P., Chick, N. (2018). Is SoTL a signature pedagogy of educational development? *To Improve the Academy*, 37.

Fincher, R. M. E., Work, J. A. (2006). Perspectives on the scholarship of teaching. *Medical Education*, 40(4), 293–295.

Gayle, B. M. (2006). The contributions of the scholarship of teaching and learning. *Classroom Communication and Instructional Processes: Advances through Meta-Analysis*, 361–377.

Happel, C., Claudia, A., Song, X. (2020). Facilitators and barriers to engagement and effective SoTL research collaborations in faculty learning communities. *Teaching & Learning Inquiry*, 8(2), 53–72. Available from http://dx.doi.org/10.20343/teachlearninqu.8.2.5.

Hutchings, P., Huber, M. T. (2008). Placing theory in the scholarship of teaching and learning. *Arts and Humanities in Higher Education: An International Journal of Theory. Research and Practice*, 7(3), 229–244.

Kreber, C. (2006). Developing the scholarship of teaching through transformative learning. *Journal of Scholarship of Teaching and Learning*, 6(1), 88–109.

Loughran, J. (2002). Effective reflective practice: in search of meaning in learning about teaching. *Journal of Teacher Education*, 53, 33.

Mirhosseini, F., Mehrdad, N., Bigdeli, Sh, Peyravi, H., Khoddam, H. (2018a). *To develop an applied model of scholarship of teaching and learning for Iranian Universities of Medical Sciences, thesis submitted for partial fulfilment of the requirements of the PhD degree*. Tehran, Iran: Tehran University of Medical Sciences.

Mirhosseini, F., Mehrdad, N., Bigdeli, Sh, Peyravi, H., Khoddam, H. (2018b). Exploring the concept of scholarship of teaching and learning (SoTL): concept analysis. *Medical Journal of the Islamic Republic of Iran*, 32, 96.

Rudd, R. D. (2007). What is the scholarship of teaching and learning? *NACTA Journal*, 49(4), 2–4.

Rust, C. (2007). Towards a scholarship of assessment. *Assessment & Evaluation in Higher Education*, 32(2), 229–237.

Taylor, L. K. (2010). Understanding the disciplines within the context of educational development. *New Directions for Teaching and Learning*, 122, 59–67.

Walker, L. O., Avant, K. C. (2011). *Strategies for theory construction in nursing* (5th Edition). Boston: Pearson.

Wilson-Doenges, G., Gurung, R. A. (2013). Benchmarks for scholarly investigations of teaching and learning. *Australian Journal of Psychology*, 65(1), 63–70.

网络资源

https://dictionary.cambridge.org/dictionary/english/reflection
https://www.merriam-webster.com/dictionary/scholar
https://www.oxfordlearnersdictionaries.com/definition/English/schola
https://www.collinsdictionary.com

第42章

教师发展
Staff Development
Yvonne Steinert

（译者：王 舟 审校：厉 岩）

趋势

- 教师发展是推动医学教育卓越和创新的重要组成部分。
- 教师发展的长期项目能产生更广泛、更持续的结果，其重要性在最近十年开始逐渐突显。
- 工作场所学习——并归属于一个实践共同体——应该被视为一种重要的教师发展形式。
- 导师制对医学教师的成功发展起到关键作用。
- 为了最大限度地发挥效益，教师发展应该聚焦组织变革与发展。

关键概念

- 教师发展：指医疗卫生人员为提升自身作为教师和教育者、引领者和管理者以及研究者和学者的知识、技能和行为而进行的一切个人或集体活动（Steinert，2014）。
- 实践共同体：由一群有着相同的知识背景、理念、价值观、过往经历及经验的人形成的一个相对稳定且致力于共同的实践和（或）共同事业的社交网络（Barab et al.，2002）。

引言

　　教师发展也称教职员工发展，已经成为医学教育越来越重要的组成部分。在医学教育连续统一体的各个阶段（本科医学教育、毕业后医学教育和继续医学教育），目前都已经有一些旨在促进教学效果的教师发展活动。同时，在许多情境下，也为医疗卫生人员提供了各种各样的培训与发展项目。

　　教师发展指医疗卫生人员为提升自身作为教

师和教育者、引领者和管理者、研究者和学者的知识、技能和行为而进行的一切个人或集体活动（Steinert，2014）。此外，教师发展形式包含正式的如工作坊或研讨会等形式，以及非正式的工作场所的学习形式。教师发展可以对促进组织（或文化）变革起到重要作用。通过多样的方式，教师发展的目的是更新或帮助各岗位上的教职员工适应其角色，履行其职责，向教职员工讲授与其所在机构及教育职位相关的技能，并使其在当下和未来都能保持医学教师的活力。

　　虽然一个全面的教师发展项目应当包括对教师所有角色的关注，但是，正如前面强调的，本章重点讨论的是旨在提升教师教学能力的教师发展活动。

> "教师有别于其他职业的职责就是教学；其他所有职责都可能在其他职业中出现；然而，自相矛盾的是，教师的这项主要职责正是他们最薄弱的环节。"
>
> **Jason & Westberg**（1982）

常规实践及挑战

　　了解教师发展所涉及的主要内容领域、常规教育方式、常见挑战以及项目效果，将有助于指导设计并提供具有创新性的教师发展项目。

主要内容领域

　　大多数教师发展项目着眼于提高教师在教室和临床环境中的教学水平、习得某种教学技能、提升教学设计、教育领导力及教育学术等能力（Steinert et al., 2016）。同时这些发展项目的目标还指向教学理念和学习方法，以及具体的核心能力（如职业素养的培育和评价）、新兴的教育重点（如社会责任）、课程设计与开发（如胜任力导向的教育），以及技术在教学和学习中的使用。事实上，本书中许多章节的内容都可以作为教师发展项目的主题。

相对而言，教师发展对于以下方面的关注相对较少：对学生的评价和对培养方案的评估、医疗卫生人员的个人发展、教育领导力和学术能力培养以及组织发展。尽管教师个人层面教学效果的提升十分重要，但是教师发展应该进行更综合更全面的考虑：教师发展项目需要培养出能在教育教学中发挥领导力、担任教育导师并设计和实施创新性教育课程的教师。

教师发展项目还应关注教师和医学教师的身份问题，因为加强临床医生作为教师的身份可以帮助他们感到受重视、促进他们开展教育活动及参与教师发展课程（Steinert et al., 2019）。此外，教师发展在促进教学的学术地位，营造鼓励和奖励教育领导力、创新力和卓越教学的教育氛围方面发挥着重要作用。

> 📌 "教师发展不是可有可无的奢侈品，而是每个医学院校的必需品。"
>
> **McLean 等（2008）**

最后，教师发展项目需要针对教师工作的组织文化，以便使他们取得成功。例如，教师发展可以帮助制订支持和奖励卓越教学的制度政策、促进学术晋升标准的重新审定、增强对教育创新和教育学术的认同，以及为教师创造交流机会。对教师发展项目进行创新性规划还可以支持和促进教师和教育工作者清晰可见的职业发展路径的形成，从而有助于实现文化变革。

教育方式

最常见的教师发展方式包括工作坊和短期课程、教育研究项目和其他长期项目（Steinert et al., 2016）。工作坊由于其内在的灵活性和能促进学习者主动学习，而成为最受欢迎的形式之一。实际

上，教师喜爱这种形式下的各种各样的教学方法，包括互动式讲座、小组讨论、个体练习、角色扮演和模拟以及体验式学习。长期项目通常由多个部分组成，包括大学课程、每月研讨会、独立研究项目以及参与多种多样的教师发展活动。这种形式使得教师能在不脱产的情况下提高自身教育教学方面的知识水平和技能，因此对教师很具吸引力。长期项目在使活动参与者获得团队归属感的同时，还能提升其教师领导力和教育学术能力。

与此同时，鉴于医学院校和医务人员的需求和发展重点不断发生变化，考虑到医务人员的学习方式，教师发展应该考虑更多的形式（例如分散式活动和工作场所学习等）。重要的是，如图42.1所示，教师发展会沿着两个维度发生：从个体（独立）经验到团体（集体）学习，从非正式途径到正式途径（Steinert, 2010）。许多医疗卫生人员是通过"做"，然后反思该经验，进而从经验中学习；另外一些人是通过从同伴或学生反馈中学习的，基于工作的学习和归属于一个实践共同体，对于这些人至关重要。虽然医学院（作为一个组织机构）应该主要负责组织更加正式（有组织）的活动，但是我们一定要意识到在非正式场合，尤其是在工作中，可以进行强有力的学习。

> 📌 "人生最大的困难在于有效地运用知识，并将其转化成实践的智慧。"
>
> **William Osler 爵士**

分散式活动

教师发展活动通常以部门为单位进行或者集中组织（即全院范围内开展）。鉴于人们越来越依赖实践共同体的指导教师和流动性教学场所，教师发展活动应该走出大学的校门。分散式、特定场所的培训活动有一个额外的优势，即可以帮助那些原本可能不会参加教师发展活动的个人，并且有助于发展一种自我完善的部门文化。

自主学习

自主学习虽然在教师发展文献中少有描述，但是其作用非常明显，它能促进"在行动中反思"和"对行动进行反思"，这两种技能对于有效的教

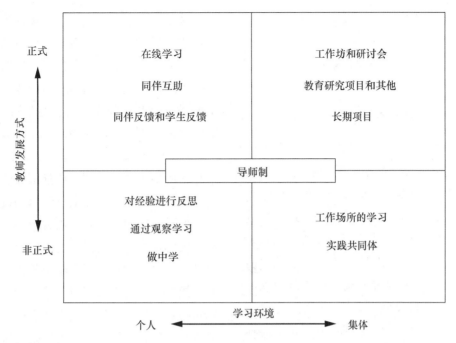

图 42.1　教师发展方式

原本是为 Becoming a better teacher：from intuition to intent（Steinert，2010）中的一章准备的。该图的使用得到了美国医师学会（American College of Physicians，ACP）©2020 的授权

学和学习都至关重要（Schön，1983）。只要有可能，应该鼓励教师通过自我反思、学生评估及同事反馈来判定自身需求，教师应该积极参与到自身发展活动的设计中。自主学习在继续医学教育中已经得到广泛的应用，教师发展活动应该基于这些经验。

同伴互助

同伴互助在教育研究文献中有着广泛的论述，将其作为一种教师发展的方法。其关键要素包括认定个人学习目标（如提高某项学习技能）、由同事就该技能进行重点教学观察、提供反馈、分析及支持等（Flynn et al.，1994）。这种未被充分利用的方法有时候被称为"合作教学"或"同伴观察"，因为它是在教师自己的教学实践环境中进行的，能够促进个性化学习并且增强合作，因而有着特殊的吸引力。这种方法还能让医务人员在合作教学的同时相互了解，有助于促进跨专业教育和实践。

在线学习

在线学习及计算机辅助教学与自主学习有着紧密的联系。由于专业发展的时间有限，而创建网上互动教学课程的技术又已具备，应该进一步探索利用在线的方式开展教师发展活动。很多时候，在线资源（例如 Chan et al.，2015）能够针对个人的

特定需求，实现个性化学习，因此可以作为集中组织活动的补充（Cook & Steinert，2013）。在线学习还可以作为医学教师发展后期的"阶段性方法"，不过我们也绝不能忽视与同事在同一环境下工作的价值和重要性。

导师制

导师制是推进医学教师社会化、发展和成熟的常用策略（Bland et al.，1990），也是一个极具价值却未被充分利用的教师发展策略。导师可以在多种场合就许多主题为教师提供指导、指引方向、给予支持或提供专业帮助。还可以帮助教师理解他们身处的组织文化，给他们引荐珍贵的职业人脉（Schor et al.，2011）。事实上，据医学教师称，导师对于个人成功及学术成就都非常关键，有研究证明，有效的导师制能提升职业满意度、减少教师倦怠感（Boillat & Elizov，2014）。Daloz（1986）描述了一个能平衡三大要素（支持、挑战及对于个人职业未来的展望）的导师制模型。该模型可以作为一个非常有用的框架。从 Osler 时代开始，人们就强调榜样和导师的价值。尽管新的技术和方法不断出现，我们不应该忘记这种专业发展方法的益处。

> "导师制作为一种教师发展的策略，意味着教师在更广泛的意义上的发展，将教师视

为一个整体，他们的个人生活和职业生活相互交织、密不可分……"

Boillat & Elizov（2014）

工作场所学习

工作场所的非正式学习是教师发展不可或缺的一部分。事实上，恰恰是教师进行临床、教学、科研等活动的日常工作场所，才是学习发生最频繁的地方（Swanwick，2008）。教师正是通过在医院或社区环境中教学，才得以获取新的知识并改进教学和学习方法，因此，基于工作的学习居然没有被看作教师发展的一种常见形式，是非常令人吃惊的。一直以来，教师发展活动都是在教师工作场合以外的地点展开，然后要求教师参加活动后将他们"学到的知识"带回到工作中去。现在该是改变这种趋势的时候了，我们应该考虑如何促进在工作场所发生的学习，应该尽可能地让这种学习显现出来，从而可以作为教师发展的重要组成部分，并得到认可，这样做是很有意义的。工作场所的教学法包括个人参与、按学习逻辑将教学活动排序以创建学习路径、提供指导以促进个人学习、提供能获得学习机会的环境，以及反思和榜样示范（Billett，2002）。以上这些特点也是教师发展的关键特征。

实践共同体是一个与基于工作的学习紧密相关的概念。Barab 等（2002）将实践共同体定义为："由一群有着相同的知识背景、理念、价值观、过往经历及经验的人形成的一个持续、持久、致力于共同的实践和（或）共同事业的社交网络。"很多时候，加入一个教学共同体可以视为教师发展的一种途径，我们应该想尽办法使医学教师参与这种共同体的过程变得更加轻松方便。

> "教师发展实践共同体为知识管理和实施最佳实践提供了有效而可持续的途径。"
>
> **de Carvalho-Filho 等，2020**

常见的挑战

设计和实施教师发展方案必须考虑学校支持、组织目标及发展重点、计划所需资源以及教师个人需求和期望等因素。教师发展经常面临的挑战包括：确定目标和发展重点、平衡教师个人需求和组织需求、激励教师参加教师发展活动、争取学校支持和认同教师发展方案、推进反映新的教学理念的"文化变革"、克服有限的人力及财力资源困难等。激励教师参与教师发展活动是最重要的一个挑战，我们将进行更详细的讨论。

教师在许多方面不同于学生和住院医师。他们生活阅历更丰富，行为更加根深蒂固，更加害怕改变。此外，他们可能缺乏学习动机，也没有固定规律的学习时间。教师发展方案必须要解决这些挑战。教师不参加发展活动的原因很多。有些人认为教学或者提升教学水平并不重要；另一些人没有感到有提升的必要，或者感觉他们所在学校不支持或不重视这些活动。许多人不知道教师发展的益处在哪里。在教师发展方案的策划阶段认识到这些问题对于问题的解决会有所帮助。

为了激励教师参加活动，应该创造一种促进和鼓励教师职业发展的文化，考虑采用多种方法以达到同一目标，调整教师发展方案以满足教师个人需求和组织需求，确保活动成为与教师密切相关的"高质量"活动。此外，还应该建立一个由感兴趣的教师们组成的网络，鼓励传播活动信息，利用学生反馈来显示对教师发展活动的需要，认可和表彰教师的参与，并在可能的条件下，提供"脱产"的机会。只要有可能，就可以将教师发展活动和正在实施的培养方案（如医院轮转和继续医学教育项目等）联系起来，提供一系列多种多样又免费的活动和学习方法。组织机构对教师发展的支持十分关键，同样，教师发展针对学校的组织规范和价值观采取策略，也非常重要。

> "教师发展的目标是提升教师能力，使他们作为教育者在工作中出类拔萃，并在此过程中为组织营造出鼓励和奖励持续学习的氛围。"
>
> **Wilkerson & Irby（1998）**

项目效果

虽然对教师发展项目已经有了许多的描述，但是大多数教师发展活动的有效性缺乏研究证明（Steinert et al.，2016）。很少有方案采用综合性评估，而且许多活动的有效性缺乏数据支持。这个领域中，大多数研究都评估了参与者满意度，有些探讨了认知学习或表现发生的变化，还有几个研究考察了这些干预措施产生的长期影响。

尽管存在这些研究方法局限，但我们确实了解到，参与者对教师发展活动评价极高，认为非常有益，并且推荐同事参与。大量研究已经证明了教师发展对于教师的知识、技能和态度产生了影响，一些研究还显示因为教师参与教师发展活动，导致学生的行为因此发生变化（Steinert et al.，2016）。教师发展的其他益处还体现在教师个人兴趣和热情增加、自信心增强、团体归属感提高、教师领导力和创新能力提升等（Steinert et al.，2003）。

> "我对自己作为一名教师的看法已经从一名信息提供者转变为学习的'指引者'。"
>
> **McGill 教学学者**

这个领域所面临的挑战是从开始阶段就应该对教师发展方案进行严格的评价，考虑采用多样不同的项目评估模型，利用定性研究方法并扩大评价的重点。在这个领域，学科合作或跨学科的需要比其他任何领域都大。

设计教师发展项目

下述指南旨在帮助个人设计和实施有效的教师发展项目。指南还基于这样一个前提，即医学院在机构影响力、适当的资源分配和对卓越教学的认定方面都发挥着关键作用（McLean et al.，2008）。

了解机构／组织文化

教师发展项目是在特定的机构或组织内部开展的。了解该机构的文化，对其需求做出反应是非常必要的。教师发展人员应该利用组织的优势，与领导层共同协作以确保成功。文化环境在很多方面可促进或增进教师发展工作。例如，在教育改革或课程改革的时期开展的教师发展活动，其重要性更加突出（Rubeck & Witzke，1998）。同样重要的是，需要对机构就教师发展的支持情况进行评价，并进行有效游说。教师发展不可能在真空中进行。

小提示

> 充分利用机构的优势，促进组织变革与发展。

确定合适的目标和发展重点

与设计其他任何方案一样，必须事先明确目标和发展重点。方案想要达到的目的是什么？为什么这么做很重要？认真确定总目标和具体目标是非常必要的，因为这会影响到活动的选择、方案内容和方法。此外，虽然确定发展重点有时候不是那么简单，但是平衡教师个人和组织的需要却是必不可少的。

小提示

> 考虑医学教师的多重角色，包括教练和导师的角色。

开展需求评估以确保项目的相关性

如前所述，教师发展应该基于组织和教师个人的需求。考虑学生需求、患者需求和社会需求都有助于确定有意义的活动。为了完善目标、确定内容、确定首选的学习形式和确保活动的相关性，有必要进行需求评估。需求评估也是促进教师尽早认可教师发展项目的一种方法。需求评估常用的方法有：书面问卷或调查、与关键信息提供者（如参与者、学生、教育领导者等）进行访谈或焦点小组访谈、观察"行动中的"教师、文献综述以及对现有的方案和资源进行环境审视。只要有可能，我们就应该想方设法从多种渠道获得信息，区分"需要"和"想要"。很明显，教师个人自身感受到的需求可能不同于通过其学生或同事的描述而总结出来的需求。需求评估也有助于进一步将教师发展项目总目标分解成若干具体目标，从而成为方案规划和结果评价的基础。

小提示

> 开展需求评估，以便完善目标、确定内容、确定首选的学习形式、促进教师尽早认可。

开发不同的项目以适应不同的需求

在前面的一节中已经描述了不同的教育方式。显然，医学院校设计的教师发展方案应该实现不同的总目标和具体目标、调整合适的内容范围、满足个人和组织需求。例如，如果培训目标是提高教师的授课技能，那么半天的互动式授课工作坊可能是最佳选择；如果培训目标是提高教师教育领导力以及促进教师同伴间教学学术交流，就需要组织一个教学学术项目（如 Steinert et al.，2003）或者教育研究项目。这种情况下需要记住，教师发展包括生涯规划、岗前培训、表彰和支持等多种活动，不同的活动实现不同的目标。教师发展的内容和方法还需要随时间推移而改变，以适应不断变化的需求。

成人学习理论和教学设计原则相结合

成人参加学习时，常常带有各种各样的动机，对教学方法和目标的期望也各不相同。成人学习的关键原则（如 Knowles，1980）包括：

- 成人是独立的。
- 成人参加学习时，常常带有各种各样的动机，对教学方法和学习目标的期望也各不相同。
- 成人表现出不同的学习风格。
- 成人学习多属于"再学习"，并非新的学习。
- 成人学习通常涉及态度和技能的改变。
- 大多数成人更喜欢通过经验学习。
- 成人学习的内驱力常常来源于自己。
- 反馈往往比测试和评价更重要。

将这些原则融入教师发展项目的设计中，能够提高教师对活动的接受度、相关性和参与度。事实上，医生和其他医疗卫生人员都具备高度的自我指导能力，这些原则应该用于指导所有不同主题及形式的发展项目。他们还拥有许多经验可以作为学习的基础。

> 💡 **小提示**
>
> 融入成人学习原理，以提高教师对活动的接受度、相关性和参与度。

也应该遵循教学设计原则。例如，一定要树立明确的学习总目标和具体目标、确定关键的内容范围、设计恰当的教学和学习策略、创建（对学生和课程）合适的评价方法，这些都非常重要（图42.2）。同样重要的是，要将理论与实践相结合，确保学习内容与工作环境和专业的相关性。学习应该以参与者先前的学习和经验为起点，注重互动性、参与性和体验式教学，应营造并保持积极主动的学习环境。

提供多样化的教育方法

根据成人学习的原则，教师发展项目应该努力提供各种各样的教育方法，促进体验式学习、反思、反馈以及学习内容的快速应用。常用的学习方法包括互动式授课、案例演示、小组练习和讨论、角色扮演和模拟、录像评论和现场展示等（本书其他章节介绍了其中的许多方法）。反馈练习也是必不可少的，因为它为反思个人价值观和态度提供了机会。在线教学模块、小组辩论和反馈、文献研讨会和独立的教育研究项目可以作为补充方法予以考虑。比如先前讨论到的例子，关于互动式授课的工作坊可以包括全体学员交互式讨论、小组讨论和练习以及为实践和反馈提供机会等。教育研究项目可以包括小组研讨会、独立研究项目及结构化阅读等。无论采用哪种方法，都应该尊重参与者的需求和学习偏好，且方法应与目标相匹配。

> 💡 **小提示**
>
> 促进体验式学习、反思、反馈和学习内容的快速应用。

促进教师认同并有效推广

参与教师发展项目或活动的决定并不像乍看上去那么简单。教师要对某项推出的特定活动做

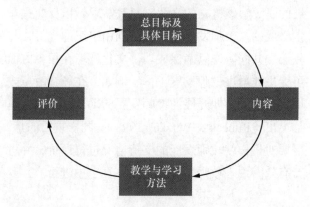

图42.2 教育环

出反应，并有发展或者提高某项具体技能的想法，在活动期间还能安排出时间，并且能够克服心理障碍承认自己有发展的需求（Rubeck & Witzke，1998）。教师发展师面临的挑战是克服教师不情愿的情绪，想方设法将教师的抵制情绪转化为其学习的出发点，推广教师发展活动或项目。持续的教学信誉以及自由而灵活的设计，也能提高教师学习动机和参与度。"认同"包括认可其重要性、广泛支持、愿意投入时间和资源，涉及组织和个人两个层面的推广。所有教师发展项目设计最初都应该考虑"认同"的问题。

> ☀ **小提示**
> 既要关注学校这个组织，也要关注教师个体。

努力克服常见问题

诸如缺乏机构支持、资源有限和教师时间受限等经常遇到的问题，已经在前面的章节中进行了讨论。教师发展师必须通过创造性的设计、熟练的推广、有针对性的筹措经费和提供高质量的教师发展活动来克服这些问题。拥有灵活的时间安排和协作计划，同时针对特定需求的培训项目，可以从根本上保证成功。

> ☀ **小提示**
> 与关键的利益相关方合作以实现变革。

培养教师发展师

教师发展师的聘任和培养鲜有报道。然而，对教师发展师谨慎地招聘、有效地培训、创造性合作以及考虑其先前经验都是非常重要的。教师可以以各种身份参与到发展项目中，如合作促进者、项目设计者或咨询师等。若想要每次的教师发展活动都有新教师参与，可以召开预备会议进行排练，审查活动内容和过程，征求反馈意见，促进形成"主人翁"意识。每次活动结束后，可以安排一次培训项目的复盘会，讨论经验教训并规划未来。只要有可能，应该尽量保证教师发展师是受到同行尊重的人，并拥有一定的教育学专业知识和促进团队合作的经验。有一种说法"教就是再次学"，这显然是

影响教师发展师的激励因素之一。

> 📌 "我被赋予了新的教学方式。这不再是书本描述给我的，而是走到我面前，由我来使用和呈现给大家的。"
>
> **McGill 教学学者**

评估并证明有效性

评估教师发展项目和活动的必要性是不言而喻的。事实上，对教师发展的评估不仅仅是一项学术活动，其评估结果必须应用于未来项目的设计、实施和推广。如果教师发展的目标是确立和提升教学的学术地位，那么行动上就应该做出这种示范。

在准备评估教师发展项目或活动时，应考虑以下因素：评估目标（如项目规划还是学术咨询）、现有的数据来源（如参与者、同伴等）、常用的评价方法（如问卷调查、焦点小组访谈等）、支持评价的各种资源以及项目评价模式。Kirkpatrick 和 Kirkpatrick（2006）的等级评价模型也有助于对结果进行概念化和框架化评价。这个模型包括：

- 反应：参与者对学习体验的看法
- 学习：参与者态度、知识或技能的变化
- 行为：参与者行为的变化
- 结果：组织系统、患者或学习者发生的变化

切实可行的评估至少应该包括对实用性、相关性、内容、教学与学习方法以及观念改变的评估。此外，由于评估是教师发展项目计划不可或缺的一部分，因此从项目开始时就应该设计好评估方案。它还应包括使用各种方法和数据来源对学习和行为变化进行定性和定量评价。

> ☀ **小提示**
> 做到有效评估，并确保评估结果能指导实践。

小结

学术活力取决于教师的兴趣和专业知识。教师发展在促进学术卓越和创新方面发挥着关键作用。展望未来，教师发展的重点应该超越某项具体教学技能提升的内容领域，还应包括教育领导

力、教育教学学术和教师职业发展。采用诸如工作坊、持续项目、分散式活动、自主学习及同伴互助等多样教育形式也非常重要。教育者也应考虑到基于工作场所的学习和实践共同体对促进教师发展的益处，以及教师发展对于培养教师团队归属感的价值。教师发展项目和活动可以促进组织变革和发展，也应该致力于此。同时，教师发展方案的设计者应该评估所有发展活动的有效性，以便使实践指导研究，研究促进实践。这样做有助于我们保持创新性和灵活性，以满足教师、学校和医疗卫生系统不断变化的需求。

参考文献

Barab, S. A., Barnett, M., Squire, K. (2002). Developing an empirical account of a community of practice: characterizing the essential tensions. *The Journal of the Learning Sciences*, 11(4), 489−542.

Billett, S. (2002). Toward a workplace pedagogy: guidance, participation, and engagement. *Adult Education Quarterly*, 53(1), 27−43.

Bland, C. J., Schmitz, C. C., Stritter, F. T., et al. (Eds.), (1990). *Successful faculty in academic medicine: essential skills and how to acquire them.* New York: Springer Publishing Company.

Boillat, M., Elizov, M. (2014). Peer coaching and mentorship. In Y. Steinert (Ed.), *Faculty development in the health professions: a focus on research and practice.* Dordrecht, the Netherlands: Springer.

Chan, T. M., Thoma, B., Lin, M. (2015). Creating, curating, and sharing online faculty development resources: The Medical Education in Cases Series experience. *Academic Medicine*, 90(6), 785−789.

Cook, D. A., Steinert, Y. (2013). Online learning for faculty development: a review of the literature. *Medical Teacher*, 35(11), 930−937.

Daloz, L. A. (1986). *Effective teaching and mentoring.* San Francisco: Jossey-Bass.

de Carvalho-Filho, M. A., Tio, R. A., Steinert, Y. (2020). Twelve tips for implementing a community of practice for faculty development. *Medical Teacher*, 42(2), 143−149.

Flynn, S. P., Bedinghaus, J., Snyder, C., Hekelman, F. (1994). Peer coaching in clinical teaching: a case report. *Family Medicine*, 26(9), 569−570.

Jason, H., Westberg, J. (1982). *Teachers and teaching in US medical schools.* Norwalk, CT: Appleton-Century-Crofts.

Kirkpatrick, D. L., Kirkpatrick, J. D. (2006). *Evaluating training programs: the four levels.* San Francisco: Berrett-Koehler Publishers.

Knowles, M. S. (1980). *The modern practice of adult education: from pedagogy to andragogy.* Englewood Cliffs, NJ: Cambridge Adult Education.

McLean, M., Cilliers, F., Van Wyk, J. M. (2008). Faculty development: yesterday, today and tomorrow. *Medical Teacher*, 30(6), 555−584.

Rubeck, R. F., Witzke, D. B. (1998). Faculty development: a field of dreams. *Academic Medicine*, 73(9 Suppl), S32−S37.

Schön, D. A. (1983). *The reflective practitioner: how professionals think in action.* New York: Basic Books.

Schor, N. F., Guillet, R., McAnarney, E. R. (2011). Anticipatory guidance as a principle of faculty development: managing transition and change. *Academic Medicine*, 86(10), 1235−1240.

Steinert, Y. (2010). Becoming a better teacher: from intuition to intent. In J. Ende (Ed.), *Theory and practice of teaching medicine.* Philadelphia: American College of Physicians.

Steinert, Y. (Ed.), (2014). *Faculty Development in the health professions: a focus on research and practice.* Dordrecht, the Netherlands: Springer.

Steinert, Y., Mann, K., Anderson, B., et al. (2016). A systematic review of faculty development initiatives designed to enhance teaching effectiveness: a 10-year update: BEME Guide No. 40. *Medical Teacher*, 38(8), 769−786.

Steinert, Y., Nasmith, L., McLeod, P. J., et al. (2003). A teaching scholars program to develop leaders in medical education. *Academic Medicine*, 78(2), 142−149.

Steinert, Y., O'Sullivan, P. S., Irby, D. M. (2019). Strengthening teachers' professional identities through faculty development. *Academic Medicine*, 94(7), 963−968.

Swanwick, T. (2008). See one, do one, then what? Faculty development in postgraduate medical education. *Postgraduate Medical Journal*, 84(993), 339−343.

Wilkerson, L., Irby, D. M. (1998). Strategies for improving teaching practices: a comprehensive approach to faculty development. *Academic Medicine*, 73(4), 387−396.

第43章

辅 导

Mentoring

Subha Ramani，Larry Gruppen

（译者：李 漓 审校：黎孟枫）

趋势

- 辅导不再是传统意义上"资深导师-初级学员"之间的关系。
- 同伴辅导，即由相近同伴组成的群组共同反思他们所面临的专业挑战并制订合作策略及学术提升策略，正日益被视为一种更具心理安全感的辅导空间。
- 医学教育通常有多种学术提升途径，因此学员应寻求来自不同领域的多位专长型导师，他们可以提供关于专业发展方面的多种视角。
- 辅导技能不是与生俱来的，也不会随着资历的增长而自动长进，它们需要进行开发、不断强化并得到回报。
- 虚拟辅导已经突破了地域界限，从而使得来自全球不同地区的导师和学员能够形成良好的辅导关系。

关键概念

- **辅导网络**：由多位来自机构内部和外部且跨专业学科背景、处于不同职业生涯阶段（资深、同级或初级）的导师组成，他们具有不同领域的专业知识。
- **快速辅导**：基于快速约见的概念，此类简短会议为学员提供在短时间内与多位意向导师见面的机会，以获得对具体职业相关问题的回答。可能会建立持续的导师-学员关系，但不是必需的。
- **保荐制**：保荐者是指担任高层领导角色的人，利用其影响力和关系，为初级同事或员工打开大门并创造职业机会。他们应该了解年轻同事

的成就，但不一定要求具有纵向领导关系。

- **虚拟辅导**：这种辅导关系可能是部分或完全通过电子通信的方式启动和维持，如电子邮件、电话或视频会议。电子通信促进了良好的纵向辅导关系。

引言

从传统意义上讲，辅导关系被定义为资深专业"导师"与其年轻同事"学员"或"徒弟"之间形成的一种关系。在荷马史诗《奥德赛》中，门托耳（Mentor）是尤利西斯（Ulysses，罗马神话中的英雄）所信任的朋友，尤利西斯在出征特洛伊战争之际，委托门托耳教育自己的儿子忒勒马科斯（Telemachus）。"导师"（mentor）一词即出自这部史诗，意指"明智和忠诚的顾问"。如今，医学教育者可以追求各种专业兴趣和职业轨迹。鉴于医学教育者学术发展路径不尽相同，对于单一的传统型导师来说，要促进学员的全面发展，如课程体系开发、评价、模拟、教育研究等方面，这将是一个挑战。因此，更新的辅导模式备受关注，下文将详细描述这些模式。

> "导师最大的价值之一是能够看到别人看不到的前方，并引导他们找到通往目的地的路线。"
>
> **John C. Maxwell**

有效的辅导关系通常被视为任何职业获得成功的重要一环。辅导对个人发展、职业指导和整体产出具有积极影响。有效的辅导还可能提高职业满

意度，减少教师的职业倦怠感，并提升留职率。据报道，正式辅导项目还具有诸如促进专业交流、加入实践共同体等其他积极成果。然而，研究表明，初级教师感到在寻找导师、开启辅导关系等方面面临挑战。

尽管辅导很重要，但导师群体却很少接受关于辅导过程的培训，没有机会与同行讨论行之有效的辅导做法，而且在承担主要辅导责任时，往往无力应对各种挑战。由于对教师的临床、研究、行政管理等方面的要求与日俱增，"导师－学员"关系也备受挑战。甚至有观点认为学术机构低估了导师制的价值，并认为导师制对导师的职业发展未做出应有的贡献。因此，对于相关机构而言，有必要实施正式的辅导项目，为导师提供教师发展和相关支持，公开承认并奖励那些承担起主要辅导责任的教师。

> "辅导关系应基于成人与成人之间的对话，这种对话是保密的、非评判性的并以学员为中心的。辅导关系需要有高度的同理心和信任。"
>
> **Lakhani（2015）**

定义

职业关系存在多种类型，有些职业关系与辅导存在不少交叠之处。下列定义或许有助于区分不同类型的职业责任，其中就包括导师、顾问、角色榜样、合作者、指导者、保荐者等。应当强调的是，导师能够履行上述所有角色，但担任其他角色的人并不会自动成为导师。辅导与合作是双向的伙伴关系，而其他大多数角色则可能是单向的。

- 辅导意味着导师与学员之间存在一种双向关系。导师真正关心学员的个人成长及专业发展，而且学员的职业成功往往成为评判这种关系的依据。导师不仅提供信息、给予建议并促进交流，而且在学员面临挑战的关键时期提供重要支持。
- 建议以公允的方式提供信息。尽管建议或信息是以友好的方式提供的，但顾问与咨询者之间无需形成某种联系。咨询关系可以在一次或几次会面后终止，通常聚焦于某一特定的职业目标，例如进一步专业化、研究合作、临床安置等。

- 指导是指一种正式或非正式的关系，由有经验者向学习者或初级同事提供培训和指导。其目的是成功实现特定的个人或职业目标，这是指导不同于辅导的地方。
- 合作通常更多的是指任何专业级别的同行或相近同行之间形成的伙伴关系，其共同目标是提高产出、获取更多资源或发展特定技能。这种关系可以是长期的，但更多的是短期的，并在目标实现后结束。
- 角色榜样是指职业行为和学术价值为初级教师或受训者所效仿的人。接纳这些特征的人与角色榜样之间或许没有形成实际的个人关系。导师同样可能是角色榜样，但角色榜样不一定就是导师。角色榜样可以是某一历史人物，如威廉·奥斯勒爵士[①]。
- 保荐是指处于领导角色的人利用其影响力，为某人（通常是初级同事或员工）做出推荐。通常情况下，这要求保荐者对被保荐者的专业能力有足够的了解，因为这也关系到保荐者的声誉和威望。保荐不需要具有纵向领导关系。

辅导的益处

辅导关系的益处表现在多个方面。成功的合作关系可以促进双方的职业发展。导师在培养初级受训者或同事、助其专业成长的过程中获得满足感。机构可以对成功的导师进行表彰和奖励。美国医学院校协会教育学术共识小组曾强烈建议：相关机构应在其教育活动清单中增加辅导一项，以促进教育学术水平和学术进步（框 43.1）。

辅导的方式：支持—挑战—愿景的平衡

洛朗·达洛（Laurent A. Daloz，作家、资深导师）于 1986 年描述了一种导师-学员模式，该模式平衡了三个要素：支持、挑战和愿景（图 43.1）。支持指提高学员自我效能的活动，如表示尊重、提供机会和资源、给予积极反馈等。

挑战迫使学员朝着其职业目标积极努力，并反思他们的技能和价值观；行动包括列出实现目标的任务、设定时间表、提供建设性或负面反馈。最

---

① Sir William Osler，加拿大医学家、教育家，被誉为"现代医学之父"。——译者注

框 43.1　对导师的益处

- 专业激励 / 恢复活力
- 培养年轻同事的内部回报
- 职业回馈感

  对学员的益处

- 获得职业发展方面的支持
- 通过头脑风暴应对专业上的挑战
- 有时间反思、明确并推进目标
- 适应组织文化和行为
- 在职业生涯的困难时期得到建议

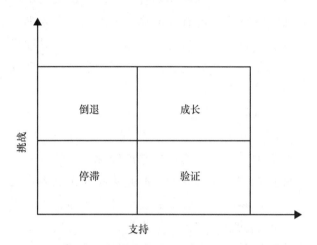

图 43.1　达洛的支持与挑战模型及其对职业发展的影响
修订自：Daloz，1986

后，导师通过激励学员讨论他们的长期目标，帮助他们发展专业愿景。没有挑战，就没有专业的成长，职业生涯停滞，不可能有成果。然而，一旦学员勇于走出自己的舒适区，挑战自我，就需要支持。支持将使学员在其组织内获得一种归属感，即使最初的尝试不成功，也会继续设定崇高的职业目标。最后，专业人员应该具有定期设定长期职业目标的能力，包括如何处理职业转型。在所有这些价值观的基础上，应该认识到，学员在他们的学术生涯中，有完全变更其职业道路的自由，在这些变化中需要相应的支持。

> "有效的师徒关系应该平衡三个要素：支持、挑战、对学员发展的未来愿景。"
>
> **Daloz（1986）**

导师的角色和任务

此处描述了导师的几种角色，这些角色与大多数职业角色相关，包括在医学教育中承担辅导责任的临床医生、研究人员、教育工作者、管理者、领导者等（框 43.2）。

在辅导关系中，多重导师角色对应多项任务，下文分别介绍一些重要的任务：

- 职业社会化：导师可以帮助新进学员了解机构的愿景和目标，帮助他们在大型组织中找到自己的方向，并把他们介绍给同行或资深同事，以获得进一步指导或合作。

- 职业发展：导师可以帮助学员在其职业生涯的早期确立职业目标，并引导他们去获取为实现这些目标所需的资源。这些目标可能与医学教育工作者自身职业关联的研究、管理或教育诸方面有关，但也可能与个人成长有关。在从学员到教师的职业过渡及教师职业转型期间，指导尤为重要。

- 人际关系网：导师可以帮助学员在其机构内外建立人际关系网，以获得进一步辅导、在研究或教育活动中进行合作，以及发展技能。

- 提供反馈：导师会定期审查学员是否朝着学术目标的正确方向前进，并在必要时帮助他们重新定位。此外，他们还可能审查资深、同级或初级人员对学员的评价，并就评价的优劣之处提供反馈。

- 指导者：当学员需要学习新技能时，如研究方法或教学，导师会提供指导。如果导师自身不具备这些技能，他们须主动将学员介绍给其他专业人士，以帮助学员获得所需技能。导师应具有发现学员潜力的能力，并积极培养学员以担当未来可能的领导职务。

- 支持：学员在探索职业道路、施展才能以做出创新贡献、面对失败或与其他同事发生冲突时，需要导师的支持。学员或许在面临个人挑战时，也可能会寻求导师的帮助，在这种情况下，导

框 43.2　导师的七个可能角色

1. 教师
2. 保荐者
3. 顾问
4. 代理人
5. 角色榜样
6. 指导者
7. 知己

师需要格外注意专业界限所在（框43.3）。

> 🗡 "优秀的导师通过树立角色榜样留下良好的辅导'遗产'，并制订政策，为辅导制设定通用的期望和标准。"

辅导关系的类型

辅导关系不必是面对面或一对一的，甚至不一定是资深对初级。在现代教育环境中，受训者和教师可以享有远程辅导关系和小组同伴辅导，而且据教育工作者报告，此类新型辅导关系有效地促进了学员的学术成就。

- 双向辅导：这是资深导师和初级学员之间所形成的一种最为传统的辅导形式。在医学教育实践中，高资深专业人员促进初级学员职业发展的辅导概念业已确立，人们所预期的是，资深医生应该为初级学员树立理想的行为和态度。

- 多重辅导（辅导网络）：学员往往选择一位资深人士作为第一导师，但也有其他在某些特定领域有所助益的辅助导师。这样一个辅导网络可由处于不同职业发展阶段的多位导师组成，这些导师虽来自不同领域，但却拥有利于领域协同的专业知识。

- 小组辅导：辅导小组或团队由多名导师和学员组成。导师让小组中的每个学员都能反思各自的目标和挑战。这不是"一对一"，而是"多对多"型辅导模式。

- 正式辅导：许多机构都有正式的辅导项目，为受训者或初级教师分配导师，类似于"相亲"模式。据报道，这种正式的辅导关系可能会受到权力和地位问题的困扰，而从长远来看不太成功。然而，也有报道称，大多数医学受训者和教师都表示没有导师；因此，正式辅导项目可能是一个很好的起点，能够为学员提供发现其他导师的机会。

- 非正式辅导：当两个人相遇并发现具有共同的兴趣和目标时，就会发生偶然的非正式辅导。此类辅导被描述为最成功的辅导，其特点是一种长期的、支持性的、彼此兼容和相互满意的关系。然而，只有少数受训者或教师有幸获得非正式的辅导关系。据报道，妇女和属于少数族裔的人发现靠自己尤其难以找到导师。

- 同行辅导：有教育工作者表示，同行辅导关系可能会非常奏效。随着资深教师责任的增加，与其接触的机会也随之减少，所有初级教师和受训者都难以接受来自资深教师的有效辅导。同行小组辅导可以支持辅导关系的发展，由此也可避免与资深导师交往过程中潜在的权力问题，并可弥补训练有素且有辅导意愿的资深导师不足的问题。此类辅导由一种层级式辅导关系转变为一种协作和相互满足的关系。

- 远程辅导：一些专业组织提倡一对一式远程辅导关系。这种辅导通常侧重于研究合作，但随着电子通信的兴起，所有医学教育工作者都很容易通过电话或电子邮件保持远程关系。这些远程辅导关系有时始于导师和学员共处于同一机构，此后即使双方分处不同机构仍可维继。

框43.3　学员所看重的导师价值

学术方面
- 引导职业发展
- 协助晋升准备
- 通过具体策略帮助实现职业目标
- 促进多种学术身份的发展
- 协助建立学术关系网
- 设定高标准和期望
- 帮助调和机构内权力矛盾
- 帮助学术社会化
- 利用其影响力支持学员取得学术进步
- 引导学员完成为谋求更高职位而执行的任务

社会心理方面
- 允许学员提出想法和目标
- 为辅导关系投入时间
- 充当倡导者的角色
- 表现出尊重和同理心
- 值得信赖，尊重保密性
- 给予非评判性的反馈
- 了解学员的为人和专业情况
- 支持学员在专业学习与个人生活之间取得平衡

辅导关系的不同阶段

1. 启动阶段：辅导关系可能因双方发现共同的兴趣和爱好而自发启动，也可能因正式的辅导项目而开启。在此阶段，导师和学员应经常见面，讨论

共同的目标、价值观和兴趣。这构成了辅导关系
的适应期。此阶段也是评估双方性格是否契合的
时候，到这一阶段结束时，理想的辅导关系会变
得坦诚和轻松。

2. 培养阶段：此阶段真正开启了工作层面的辅导关
系。既然导师和学员之间建立起了一种轻松的关
系，此时便到了为这种关系设定基本原则的时候
了。导师应鼓励学员确立职业目标，并列出实现
这些目标的具体任务。接着，导师应定期审查这
些目标和活动，给予反馈，提供资源，并鼓励建
立学缘联系。目标是督促学员完成其学术目标，
并支持他们为此付出努力。

3. 分离阶段：分离可能是有计划的，如训练结束、
导师退休，但也可能是计划之外的，如导师突然
离职或因病退出。计划内的分离略带悲伤的色
彩，但却有时间来适应分离，同时也有对未来的
兴奋感。然而，计划外的分离可能引发某种抛弃
感、愤怒抑或抑郁。

4. 再定义阶段：辅导关系可能持续到培训期之后，
甚或是学员和导师转到不同组织之后。在这一阶
段，学员变得更像是导师的一个同伴，成功的辅
导关系可以发展成终生的友谊。导师一旦体察到
这一阶段的价值，便会拥有极大的获得感。

辅导中的挑战

虽然文献多强调辅导的好处和优势，但导师
也应注意与辅导关系相关的各种风险和问题。导师
和学员在建立辅导关系之初，可能没有共同的目标
和期望，抑或缺少对等的投入度。学员可能会对导
师提出不合理的要求，甚至期望导师能解决他们所
有的情感和学业问题。被指派的导师可能对学员兴
趣不足，也没有什么帮助，这样的关系可能受到等
级、代际关系紧张或个性冲突等方面的威胁。导师
可能试图向学员灌输自己的职业兴趣，而没有认识
到学员自己可能具有截然不同的职业抱负和身份。
假如导师同时也是学员的上级和评价者，可能会因
让学员参与自己的研究或教学活动而威胁到他们自
身的成长，此外，在合作发表和汇报中可能存在署
名权冲突。最后，师徒双方都应注意避免情感上的
过度依赖或不恰当的个人感情，所有这些都可能给
双方的事业造成不可挽回的损害。

"导师培训应包括对专业界限的了解，以及
识别需要转介给专业人士（如心理学家或
咨询师）的社会心理问题。"

Ramani 等（2006）

设计有效的辅导项目

辅导具有无可否认的好处，这自然会促使许
多机构着力对其进行推广和管理。惯常策略是制订
辅导计划，将教职员工指派为学习者的导师。类
似"包办婚姻式"辅导计划也是必要的，因为仅靠
"自然"发展形成的辅导关系具有某种偶然性和不
可预测性，这有可能会让很多学习者找不到导师。
随着不断加快的临床和学术工作节奏，以及日益攀
升的产出要求，自然发展型辅导关系更是困难重
重。抽出时间辅导学习者的教职员工少之又少，或
者视之为一种奢侈，因为这样做几乎得不到多少机
构认可。

机构可能会将正式或规划中的辅导项目设定
为实现特定目标的短期手段，而导师的作用则由项
目的目标来界定。不过，遗憾的是，指定的辅导关
系可能往往导致的结果是学习者和导师之间的强行
匹配，而事实证明，这种匹配不如预期的那样有
效。事实上，许多类似关系由于缺乏共同的经验或
兴趣作为基础而疏于培育。为此，我们建议采取如
下策略，以最大限度地发挥辅导项目的影响。

1. 允许学习者对导师的分配有一定影响

虽然指派导师是辅导项目最简单的做法，但
让学习者有机会从候选导师库中遴选导师，可以让
他们对这种关系有更多的投入，并可能提高关系成
功的概率。放弃对导师分配的控制权，首先需要项
目在招募充足候选导师方面拥有更大的灵活性，其
次给予学习者一些了解导师的机会，最后还要处理
好一些导师被多名学习者选中，而另一些导师却无
人选择的复杂情况。

2. 阐明对辅导关系的期望

辅导项目可能针对不同的结果，如研究产出、
职业发展、特定领域的学习或特定角色（如教学）
的提升。上述不同目标将对项目的目的和结构产生

影响，因此需要向导师和学习者予以阐明。

3. 允许辅导任务分配的变化

由于分配给导师的一些辅导任务可能没有完成，此时重要的一点是，处于这种关系中的学习者不会因此而受到牵连。项目应提供替代方案，抑或是增加导师以弥补之前指定导师的应有贡献。

4. 监测辅导关系的健康状况

辅导项目的管理者不能假定，一旦辅导任务分配完成，一切都能顺利展开。定期询问导师和学习者，对于发现辅导关系中的问题至关重要。这些询问应充分注意到早期辅导关系的不稳定性、项目的目标、导师和学习者的目标等方面的问题。

5. 促进有效沟通

项目应支持各种活动和机制，以提升导师和学习者之间沟通的数量及质量。具体内容可包括：社交活动、科研会议、定期提醒导师和学习者沟通的重要性。

6. 认可并支持导师

导师往往是无名英雄，他们的努力很少得到认可。部分原因是，除了学习者之外，其他任何人都看不到导师的大部分努力。辅导项目的管理者必须努力工作，确保导师得到应有的认可和奖励：要么公开表示感谢和认可，要么提供报酬，抑或是以晋升或升职的形式获得机构的认可。这种认可很可能需要改变机构的文化，而这也需要辅导项目的管理者获得授权。

7. 为导师提供员工发展

虽然有些导师自带天赋，而其他导师多是后天养成的，然而所有导师都能从辅导关系技能提升的机会中受益。就像许多学术活动一样，辅导工作也需要付出大量的努力，而也有一些人可以毫不费力地履行好这一职责。文献中有不少关于提升导师技能的教师发展策略方面的案例，有关这些努力的主题可描述为以下 12 条导师发展建议（框 43.4）。

评价辅导和辅导项目

需要经常对辅导项目进行评价，以确保达到

框 43.4　导师需要什么

- 明确自身的角色期望
- 强化倾听和反馈技能
- 认识到文化和性别问题
- 支持学员，同时也要质疑他们
- 有表达他们的不确定性和问题的讲坛
- 意识到专业界限
- 需要辅导
- 得到认可
- 得到奖励
- 有受保护的时间
- 获得支持
- 拥有同行辅导的机会

既定目标，并确保辅导工作取得成效。评价其他教育项目的基本原则同样也适用于评价辅导项目，其中一些具体问题有必要加以强调。

1. 评价辅导过程

相对于辅导成果，大部分评价工作侧重于辅导过程，这仅仅是因为成果（职业成功、出版物等）往往需要很长时间才能体现出来。衡量过程的一些相对简单的指标包括：会面频率、辅导关系的延续时长、退出项目的导师或学员人数等变量。然而，大多数过程变量通常会反映导师和学员的看法、经验和态度。问卷调查、访谈和焦点小组都是收集此类数据的适当方法。

可以从参与者那里得出的重要参数包括：对辅导关系的总体满意度、对项目目标的理解、导师或学习者对对方的期望、识别关系中的具体优势和劣势、对项目改进的建议、学习者在挑战导师或在分享敏感问题时的舒适度，不一而足。评价中包含的具体项目务必反映出项目的目标，以及本章前文所概述的有关辅导关系的基本特征。

2. 评价辅导成果

要评价的相关成果反映了项目的目的，但一个总的原则是，这些成果需要清晰地、以可测量的方式予以识别。"在其选择的领域获得成功"可能是辅导项目一个引人关注的目标，但是除非该项目可以确定"成功"是什么样子以及如何进行评价，否则作为评价指南就没有用。

即便如此，有关辅导项目的许多共同成果可作提及。职业发展可以通过晋升或其他标志性事件之间的年限做出衡量，然后可以将其与项目之外的其他学习者进行比较。作为标准衡量指标的科研产出（如出版物、报告、基金项目等）也可以量化，并与未经辅导的类似学习者群体进行比较。专业或同事网络的扩展通常是一个项目目标；有几项创新方法已被用以量化这种网络，不仅与未接受辅导的学习者网络进行比较，而且还比较其在时间维度上的发展和变化。

小结

处于有效辅导关系中的教师或学员表示，与没有导师的人相比，他们能更快地获得职业认同并能更快地实现既定目标。在支持、挑战和愿景中取得平衡是成功辅导最重要的基础之一，这一点应在导师发展中加以强调。各机构应努力摆脱僵化的指派型辅导模式，努力创造一个能够形成和发展自发型辅导关系的宽松环境。在现代医学教育领域，传统的导师-学员双向关系仅是众多有效辅导关系中的一种。导师通常都不是天生的，因此理应接受培训、支持和奖励。无论重点是研究或教育领域，抑或是行政管理领域，对导师和学员之间辅导关系的期待都应明确地予以说明。最后，应该对辅导项目的过程和成果进行评价，但也需要认识到，对可测量的成果做出评价可能需要持续数年的时间。

参考文献

Daloz, L. A. (1986). *Effective teaching and mentorship: realizing the transformational power of adult learning experiences* (pp. 209−235). San Francisco: Jossey-Bass.

Lakhani, M. (2015). When I say . . . mentoring. *Medical Education*, 49(8), 757−758.

Ramani, S., Gruppen, L., Kachur, E. K. (2006). Twelve tips for developing effective mentors. *Medical Teacher*, 28(5), 404−408.

扩展阅读

Balmer, D., D'Alessandro, D., Risko, W., Gusic, M. E. (2011). How mentoring relationships evolve: A longitudinal study of academic pediatricians in a physician educator faculty development program. *Journal of Continuing Education in Health Professions*, 31(2), 81−86.

Berk, R. A., Berg, J., Mortimer, R., et al. (2005). Measuring the effectiveness of faculty mentoring relationships. *Academic Medicine*, 80(1), 66−71.

Bower, D. J., Diehr, S. (1998). Support-challenge-vision: a model for faculty mentoring. *Medical Teacher*, 20, 595−597.

Cho, C. S., Ramanan, R. A., Feldman, M. D. (2011). Defining the ideal qualities of mentorship: a qualitative analysis of the characteristics of outstanding mentors. *American Journal of Medicine*, 124(5), 453−458.

Choi, A. M. K., Moon, J. E., Steinecke, A., Prescott, J. E. (2019). Developing a culture of mentorship to strengthen academic medical centers. *Academic Medicine*, 94(5), 630−633.

Cook, D. A., Bahn, R. S., Menaker, R. (2010). Speed mentoring: an innovative method to facilitate mentoring relationships. *Medical Teacher*, 32(8), 692−694.

DeCastro, R., Sambuco, D., Ubel, P. A., Stewart, A., Jagsi, R. (2013). Mentor networks in academic medicine: moving beyond a dyadic conception of mentoring for junior faculty researchers. *Academic Medicine*, 88(4), 488−496.

Feldman, M. D., Arean, P. A., Marshall, S. J., Lovett, M., O'Sullivan, P. O. (2010). Does mentoring matter? results from a survey of faculty mentees at a large health sciences university. *Medical Education Online*, 15. Available from 10.3402/meo.v15i0.5063.

Kashiwagi, D. T., Varkey, P., Cook, D. A. (2013). Mentoring programs for physicians in academic medicine: a systematic review. *Academic Medicine*, 88(7), 1029−1037.

Omary, M. B. (2008). Mentoring the mentor: another tool to enhance mentorship. *Gastroenterology*, 135, 13−16.

Pololi, L. H., Evans, A. T. (2015). Group peer mentoring: an answer to the faculty mentoring problem? A successful program at a large academic department of medicine. *Journal of Continuing Education Health Professional*, 35(3), 192−200.

Sambunjak, D., Straus, S. E., Marusic, A. (2006). Mentoring in academic medicine: a systematic review. *Journal of American Medical Association*, 296(9), 1103−1115.

Sambunjak, D., Straus, S. E., Marusic, A. (2009). A systematic review of qualitative research on the meaning and characteristics of mentoring in academic medicine. *Journal of General Internal Medicine*, 25, 72−78.

Shea, G. (1997). *Mentoring: a practical guide*. Normal, Ill: Crisp Publications.

Tobin, M. J. (2004). Mentoring: seven roles and some specifics. *American Journal of Respiratory and Critical Care Medicine*, 170(2), 114−117.

Waljee, J. F., Chopra, V., Saint, S. (2018). Mentoring millennials. *Journal of American Medical Association*, 319(15), 1547−1548.

第44章

职业倦怠、职场不公和压力
Burnout，Mistreatment and Stress

Marti Catheryn Balaam，Harriet Harris
（译者：谢小燕　审校：黎孟枫）

趋势

- 在医疗卫生人员和医学教育者中，压力和职业倦怠呈上升趋势。
- 同情心有治愈和预防压力及职业倦怠的潜力，并可改变导致职场不公和欺凌的工作环境。
- 区分同情心和同理心方可见成效。
- "适应力"这一概念会让人产生被评判之感，同时也暗示着产生职业倦怠的原因和责任在于个人适应力不良，而非源于制度性的职场行为。

关键概念

- 职业倦怠：最常用来测量医生心理健康且急需干预的指标。
- 课程整合：将当前对学生、医生和患者安全、身心健康的专业指南整合到课程体系当中。
- 区分同理心和同情心：为防止过度移情的压力和职业倦怠反应提供保护至关重要。
- 心理安全：提高工作环境的品质，可以对抗职场不公。
- 同情心课程和自我同情教育：为我们给学生灌输幸福感、变革性地改变医生的执业和生活方式提供了途径。

引言

与任何其他职业群体相比，在医疗卫生和社会保健领域工作的人员有更高程度的职业倦怠和心理健康问题。因此，医学教育中越来越多的人意识到在课程和生活中对幸福感的需求（General Medical Council，2019；Society of Occupational Medicine and The Louise Tebboth Foundation，2018）。英国医学会（British Medical Association，BMA）2018年对英国医生和医学生的心理健康和幸福感进行了调查，发现参与者们感受到越来越大的压力，这些压力来自于患者需求的增加、人手不足、缺乏支持和弹性的工作安排、欺凌以及与心理健康相关的羞耻感（British Medical Association，2019）。对医疗保健系统及其员工不断增加的需求包括：人口结构的变化——特别是人口老龄化，寿命延长后伴随长期患病和残疾；劳动力老龄化需要换血；健康和疾病模式的变化；诊疗和护理方面的进步以及社区医疗服务需求的转变（Buchan et al.，2017）。这些压力与快速的组织变革、健康和社会保健的整合以及持续的社会不平等同时存在，由此引起员工留用困难，导致人力进一步短缺，并进一步加大了医务人员产生压力和职业倦怠的可能性。

有证据表明，医务人员的身心健康状况不佳也使患者医疗质量受到影响。最近的研究表明，职业倦怠程度高的医生比职业倦怠程度低的医生更容易犯重大医疗过失（West & Markiewicz，2016）。

对我们所教授的学生而言，从大学收集的数据显示，学生的痛苦、焦虑、抑郁和孤独程度越来越高，信任、归属感和人际间联系程度越来越低（British Broadcasting Company，2019；National Students Survey，2018）。

这些趋势强调我们有必要通过识别和减轻压力、职业倦怠和职场不公，解决我们自己和学生的身心健康问题。

在本章中，我们描述了压力和职业倦怠以及对医务人员、学生和医学教育者的影响，为读者提供专业机构的最新指导，并通过对同情心的研究以及对本科生和毕业后学员、临床教育工作者、大学教师的自我教育提供有效应对压力和职业倦怠的范例。接着通过对组织系统的同情心研究，来思考职场不公的问题。例如，2013 年 Francis 发表的报告呼吁形成"一种关爱、奉献和同情心的共同文化"，同时倡导"对不达标医疗服务的零容忍"[Mid Staffordshire NHS Foundation Trust（MSNFT），2013]。"零容忍"的工作环境并不会产生"关爱、奉献和同情心"的文化，反而会导致沉默、不信任、欺凌、害怕失败、担心错误被发现并受到惩罚。研究表明，团队内部必须有心理安全感，从而使同事们愿意承认错误，从这些错误中学习，并认识到一些使我们能怀有并践行同情心的脆弱一面（Worline & Dutton，2017）。

英国国家卫生服务局（NHS）和英国医学总会（GMC）均将同情心视为医疗服务的核心价值，是高质量患者护理的关键（General Medical Council，2019；MSNFT，2013）。我们认为，同情心也是医务人员自我照护的关键且可以推己及人。我们的机构对患者、学生、我们自身和同事的同情心方面的体验和践行仍处于起步阶段。本章鼓励我们在同情心和自我同情研究基础上，践行应对压力和职业倦怠的方法，从而增进我们的理解。

压力

压力是对心理或情绪压力的一种反应，在这种情况下，身体会激活自主神经系统，对多个身体系统产生深远影响。这是一种进化反射，触发战斗、凝滞或逃跑反应，使我们能够在感知到威胁时进行攻击、变得麻木或逃离。当面临危机（工作的最后期限或迎面走来一群饥肠辘辘的熊）时，我们的交感神经系统会首先被激活，为身体采取行动和持续保持警觉做好准备。我们的身体会出现一系列反应：视力变得更敏锐、心搏加速、血压升高、肌肉紧张、出汗和呼吸加快。如果我们正面临迫在眉睫的生命危险，这些反应将为我们的行动做好准备。

交感神经系统也会对非危及生命的压力做出反应，例如各种最后期限、交通拥堵和团队矛盾，其功能类似于汽车的油门，提供爆发式的能量，使我们能够对感知到的危机做出反应。副交感神经系

统的作用类似于刹车，可引起休息和消化反应，使身体在危险过后平静下来。

作为人类，我们需要一些生活中的压力来推动我们采取行动。"好的压力"指的是一种积极应对压力的态度，能给我们带来活力，能使我们完成任务。然而，如果我们长时间处于压力反应状态，没有机会休息，即使是对积极的事物（例如生日）的压力也可能对我们不利，让我们处于过度敏感、高度警觉和极度活跃的状态。

当工作越来越忙，如果我们不会置身事外、全面评估状况、满足自身的需求并补充能量，我们就会变得目光狭隘，更加以任务为导向。我们可能会认为自己是不可或缺的，无法想象其他人如何能完成我们所做的一切。我们可能会产生这样的想法："做一件事，不如自己做""我不相信别人能把事情办好，或及时做好""我不能出错""每个人都依赖我"。医生可能会进入这种"英雄"工作模式（Newton et al.，2008）。

在这种模式下，我们会因为变得难以被他人接近和帮助而被孤立，同时更容易把我们的挫折感发泄到他人身上。我们不太会采取一些能帮助我们走出困境的策略，例如与朋友会面、欣赏音乐、外出散步及健康饮食，反而可能会采取对自身无益的行为，例如酗酒、不健康的饮食和脱离社交。我们也开始害怕"失败"和其他人对我们的评价。我们可能会忽略我们为什么要做这件事情、什么才是最重要的，由此丧失了一切工作中的目标和愉悦感，导致我们不能做到：

1. 自我支持或从他人和外部刺激中得到支持
2. 放眼大局：情境中所涉及的人，包括我们自己、学生和患者

当我们只专注于任务，我们的行为会表现出漠不关心、麻木不仁且缺乏人性关怀。

"我永远不会忘记一名顾问医生把（我们）学生召集到一位枯瘦的老人床边，当面讲述关于他肝大问题的鉴别诊断，**仿佛他这个人并不存在似的**。顾问医生并没有征求老人的同意，当一名同学提出老人肝大可能是癌症征兆时，医生也没有注意到老人的恐惧，没有展现出一丁点儿的人类的敏

感性……这种**以任务为基础而非以人为中心的**医疗态度常常是造成不良医疗的深层因素之一。"

Haslam（2015）

如果压力对生理和心理社会的影响持续存在，就会导致职业倦怠。当倦怠产生时，我们不再是高度活跃和高度警觉的状态，而是力困筋乏。我们变得精疲力竭，死气沉沉，或者变得情绪低落和麻木。

职业倦怠

职业倦怠是医生心理健康状况最常用的衡量指标。它表现为情绪枯竭、能力或个人成就感降低和去人性化（无法建立个人联系）（General Medical Council，2019；NAM，2019）。身体长时间暴露于皮质醇，会损害交感神经系统的应激反应、免疫力、睡眠、记忆、身体健康以及我们与他人的联系，我们失去触发副交感神经系统的能力，从而无法平静下来。我们会对他人产生消极和不信任的感觉，并且更有可能做出危险和不健康的行为。

"我所能做的只有躺在沙发上，看着窗外的喂鸟器。我太累了，我甚至没在正眼看它，它没有给我带来快乐。"

爱丁堡大学讲座者

压力和职业倦怠的预防和恢复

那么，我们到底如何保护自己和所教的学生免受职业压力和职业倦怠呢？

英国医学总会（GMC）在 2019 年发表的《关爱医生，关爱患者》中呼吁采取行动，促进医生和医疗保健工作者的心理健康和幸福感，认识到患者安全、良好的工作关系和留住员工有赖于创造支持性和富有同情心的工作环境。英国医学总会确认了个人的 3 个核心需求：

1. 自主权 / 支配权：对控制工作生活，并始终依照我们工作和生活价值观行事的需求。
2. 归属感：对工作中与他人产生联系、关心与被关心，感受到个人价值、被尊重和支持的需求。
3. 胜任力：体验到成效及提供有价值成果的需求，比如高质量的诊疗（General Medical Council，2019）。

2018 年英国医学总会（GMC）对毕业生的培养结果要求是，新获得资格的医生需"展示富有同情心的专业行为，确保满足患者基本需求方面的专业责任"，包括要求医学毕业生认识到自己行事方式对自己和他人的潜在风险，"表现出对个人身心健康的重要性的认识，并将富有同情心的自我照护融入个人和职业生活"，以及"表现出对自我监督、自我照护必要性的认识，并寻求适当的建议和支持"。

富有同情心的医疗卫生倡议要求教师有责任使医学生和从业人员具备这些知识和技能：帮助他人变得健康并保持健康，同时保护自身免受压力和职业倦怠影响。我们观察到，当医学毕业生和从业者拥有践行自我同情的工具时，他们能理解并能有效采取自我照护和设定边界。

下一节将向读者介绍同情心和自我同情，以及如何将其用于教学和发展。

同情心

同情心指的是能特别注意到自身及他人的痛苦，并用智慧和行动减轻痛苦。

在处理压力、职业倦怠和职场不公时，我们遵循同情心的科学和实践，而非"适应力"的概念。"适应力"通常用来描述能较好地适应压力或受创的经历。然而，适应力给人感觉是带有批判性的，似乎如果我们不能适应，我们就被压力击垮了，也就无法应对工作和自身压力。适应力的概念也受到怀疑，因为雇主可能会对雇员提出适应力要求，期望他们忍受不健康的工作环境。而在教学情境下，有一些对适应力全面解释的资源，例如网站 https://resiliencetoolkit.org.uk/。

现在，大量关于同情心的医学和社会科学研究揭示了其益处。这些益处包括使压力应激反应得到平静；在大脑中做出积极的改变；改善身体健康从而减少医疗保健需求；改善患者预后；积极改善我们对自己和他人的理解；形成更有意义的关系；改善我们工作环境的文化；提高工作效率（Gilbert，2013；Sinclair et al.，2016；Worline &

Dutton，2017）。

　　尽管如此，医学教育者仍会遇到一些学生对同情心这个概念的抵制。虽然有证据表明同情心的益处，但在医疗、组织和执业环境中，仍有人担心同情心会导致职业倦怠、耗费太多时间、在需要意志力和韧劲的时候泄气、纵容不公正或不公平及缺乏可测量的影响。

　　因此，正面解决这些问题很重要。

同情心会导致职业倦怠吗？

　　如果同情心被构建为一种导致疲劳和职业倦怠的行为，医生和其他医务人员可能会对其持谨慎态度。然而，正确理解同情心可以激励我们，但如果不融入同情心的实践，同理心可能会耗尽我们的精力。因此，区分同理心和同情心至关重要（Singer & Bolz，2013）。

　　在医学教学中，同理心通常作为一种临床技能来教授，而同情心要么与同理心混淆，要么完全没有被讲授。同理心包含了理解他人的感受，常常被表达为设身处地为他人着想。同理心产生强大的洞察力，可以用来行善，从而产生善意的行为，也可能被施虐者用来做恶。同理心也可以压垮我们，导致我们无法亲近社会或表现善意。它会导致我们和那些我们感同身受的人一样感到情感困境或枯竭，从而耗尽我们的精力。然而，如果我们将出于同理心的理解与同情心的实践结合起来，那么同理心就会影响我们的洞察力和行动。

　　我们把同情心定义为一个三段式过程：
1. 注意力，使我们关注并敏锐地感知他人身上发生的事情。
2. 洞察力，对当前所需的一种领悟和智慧。
3. 采取预防或减轻痛苦的行动（有时采取的行动仅为了提高注意力）。

同情心会耗费太多时间吗？

　　在一项研究中，56% 的医生说他们没有时间去感同身受（Riess et al.，2012）。具有同理心或者同情心的交流需要耗费精力去注意和回应他人的痛苦。但这其实只需要非常少的时间就能让我们感觉更好，并为我们节省医疗保健费用（Trzeciak & Mazzarelli，2019）。

　　约翰·霍普金斯大学一项针对肿瘤学专家的实验表明，建立富有同情的和谐的关系只需要 40 秒钟。肿瘤专家们需对患者说"我知道这是一段困难的经历，但我希望你知道，我会一直陪着你。我今天对你说的一些话可能不好理解，所以如果你觉得听不明白或者觉得我说的没有意义，你可以随时打断我。我们在一起，并且会一起渡过这个难关"（Fogarty et al.，1999）。数据显示，这种和谐融洽的关系对患者有利，他们可能会减少对医务人员的需求；对医生来说也有好处，他们可以精力充沛地去看下一位患者。

同情心会导致软弱或不公平吗？

　　洞察力是同情心的一个重要方面，因为我们需要敏锐地判断减轻病痛的方法。因为不忍心眼睁睁看着他人受苦，我们可能极易给他们想要的东西而不是他们真正所需的治疗。医务人员需能忍受患者的痛苦，以便进行治疗，使患者病情好转。教师需能承受学生的苦恼，提供必要的支持来帮助他们完成任务。面对苦恼或痛苦时，明智行动的见识和勇气（Gilbert，2013）是同情心既重要又困难的部分。

同情心的影响可以测量吗？

　　人们担心同情心无法衡量，但越来越多的同情心研究证明了同情心行为在医疗保健和工作环境中的影响，其中一些研究在本章中也被引用。此外，将同情心引入医疗卫生保健，让我们重新思考该如何以至少两种重要的方式评估我们的实践。

　　首先，一些目标的设定可能导致扭曲的做法，例如为"减少"急诊等待时长而把患者留在急诊科外。当我们以患者康复次数来衡量成功时，我们发现同情心是一个非常重要的因素。

　　其次，将同情心融入医疗卫生专业人员的教育中，让我们仔细思考我们的价值和衡量标准。19世纪基于性别的劳动分工使"软弱"成为同情心的构念。将同情心的科学引入医学教育，使我们质疑可测量的狭义概念，并认识到同情心干预的设计和实施会对个人幸福感和社会福祉产生深远影响（Balaam，2017）。

自我同情

　　如果我们不把自己纳入需要同情的人（也就

是每个人）之中，这样的同情心就是不完整的。践行自我同情包含意识到并减轻自己的痛苦。得克萨斯大学奥斯汀分校教育心理学家 Kristin Neff 博士围绕自我同情开发了一个学术领域。她强调了 3 个关键要素：①认识到我们都经历过痛苦，并且"我们共同面对"；②善待自己；③正念，她将其定义为"清楚地看到和非评判性地接受当下发生的事情"（Neff，2015）。

自我同情是一种强大的工具，通过重新连接我们的需求和情绪，它满足了我们的需求，并使我们具备支持他人的能力。例如，作为教师，如果我们被紧张的阅卷工作压得喘不过气来，我们可以认识到它带给我们的困难，这样我们就能在面对这些困难时照顾好自己。痛苦若不被转化就会蔓延，因此，如果我们对紧迫的最后期限和过多的工作心怀不满，并怀着愤怒继续前进，我们可能会使自己生病，也会把不开心的情绪发泄在我们周围的人身上。在生活中自我同情可以保护自身和他人免受我们精疲力竭所带来的后果。

职场不公及其涉及的广泛系统

同情心不仅涉及对自己和他人的理解和激励，还涉及我们生活和工作所处的更广泛的系统。

从医环境竞争激烈、节奏快，医学院也不例外，人们非常重视地位和成绩。心理治疗师 Paul Gillbert 开发了以同情心为中心的治疗领域，将竞争性系统与同情心系统区分开来。竞争性系统指我们的成功取决于他人的相对失败，例如考试或高度重视地位的角色（Gilbert，2013；Neff，2015）。当我们陷入高度竞争性的困境时，我们对痛苦变得麻木且不能容忍；我们的弱点可能会被利用，我们害怕成为底层，这是一种与自杀倾向相关的恐惧。而且实现目标和达到显著成效的压力会增加高效工作的动力，即使这可能会降低我们所做工作的效能（例如，匆忙地为患者看诊，导致患者需要再次预约，或导致更多投诉或诉讼）。

当我们承受压力时，我们很容易成为工作中的迫害者或霸凌者，将额外的压力转移给他人。事实上，受到伤害的人也会伤害别人。

在同情心系统中，所有成员共同成长，而非某一方战胜另一方。医患、师生之间富有同情心的

和谐关系使所有人感觉良好。脆弱需要被理解，这对我们的心理幸福感、工作关系以及健康和安全有切实的益处。我们常在学术或临床的环境中发现同情心被认为是"软弱"，这种态度使我们不愿分享忧虑。研究表明，团队合作质量较高的医疗团队医疗失误报告率更高。这不是因为他们犯了更多的失误，而是因为这样的团队有"心理安全感"来报告"接近失误"（near misses）并从中吸取教训（Worlrne & Dutton，2017）。

怀着同情心教授同情心

在我们的大学，我们与多学科团队在医学课程和更广泛的环境中共同进行同情心和幸福感的教学。

同情心的定义包含注意力、辨别力和行动，它为我们的教学提供了模板，指导我们提供富有同情心的教学活动。

注意力集中的练习（由赫尔辛基大学 Anne-Birgitta Pessi 设计）

将人们分成两人一组：A 和 B

给 A 提供 B 看不到的指令：向 B 描述 A 所期待的事情。

给 B 提供 A 看不到的指令：不要微笑、移动、点头、评论等。

A 有 1 分钟的时间进行描述，随后他们反馈各自的感受。

这一有效的练习阐明了一系列由非同情心的经历所带来的情绪，以及我们作为人类所需要的归属感和联系。我们也从这个训练中推断出什么是富有同情心的参与和专注的倾听，从而进入积极倾听的练习，这种训练鼓励无条件的积极关注、适当的反应、和谐关系的发展、开放式和封闭式问题的熟练运用，以及一种让人保持足够平静的沉默，让对方形成自己的想法。

培养洞察力

通过增强关注自己和他人能力，我们培养自身的洞察力。洞察力，或者说是智慧，不是大脑的问题，而是全身的问题：它包括从我们自己的身体

了解情况（例如，到停止推进的时候了），以及从我们集体的身体了解情况（例如，太多人请了病假）。以洞察力和勇气选择明智的行动需要适当的共情距离感。我们已经探讨了从同理心转向同情心行为可以防止职业倦怠。以下是一些可以在课堂环境中使用的练习，帮助我们发展我们的"肌肉"，超越移情并付诸行动。

- 身体姿势：共情时将头偏向一侧，为了获得好的结果，在需要做艰难决定或行动时要"直截了当"。
- 脚踏实地和自我意识：留心我们脚下的地面和座位，这样我们能在（自己或他人的）困境中感到踏实。
- 脚本："你也知道考试/化疗不容易，但我们都会支持你"；"我非常高兴你来找我。我现在没法停下手头工作，但是请给我发邮件，这样我们可以再约时间见面"。
- 有意的不认同：意识到强烈的感觉并不能定义或吞噬我，我和它们是分离的，它们会像天空中的云朵一样消散。
- 分离：依恋是同情心的近敌；它引导我们追求结果，因为这会让我们自己感觉良好（例如，我们喜欢被人评价为善良），而非为了事物本身的是非曲直。依恋产生了相互依赖关系，而分离能带来自由。

行动

同情心的行为来自于注意力和洞察力，这不是预先设定好的。当我们践行同情心时，包括对自己，我们会变得更加富有同情心。相反，如果我们做出批判性或竞争性的行为，我们会变得乐于论长道短或争强好胜。证据表明，当我们对他人或自己富有同情心时，包括副交感神经系统在内的各种生理系统都会参与其中，产生镇静和治愈的反应（Gilbert，2013；Neff，2015）。

有效的同情心行为可以是微不足道、不必费力劳心的小事。

"我参加一个教学环节时，我感到特别焦虑和不知所措，不断地纠结于我的烦恼。老师在这个功能齐全、缺乏人情味的教室里，

把一束花放在了桌子上，给原本心烦意乱的我增加了一丝喜悦。"

帮助学生保持健康

我们对幸福感的培育旅程从一年级本科医学生开始，在欢迎周让他们分组确认哪些是能帮助他们保持健康的事。我们反复强调，压力或倦怠的人们倾向于远离这些使他们保持健康和给他们快乐的事情。我们帮助他们在医学教育早期就意识到什么事情能增强他们的快乐和幸福感，日后善加利用，在有需要时能作为急救工具包。

"帽子里的问题"，黑色医学咖啡馆中的"胡言乱语"，以及"我是唯——个人吗？"

分享我们的恐惧，包括对成为一个冒名顶替者[①]的担忧（尤其是当员工也承认这一点的时候），有助于我们感到正常、安心和与人心灵相通。我们是需要联系的社会性动物（General Medical Council，2019），当我们的学生和员工意识到其他人也能感受到他们的感受，无论是超负荷、焦虑、压力还是感觉不佳时，大家都会松一口气。

我们全年与各类员工和学生团体进行"帽子里的问题"活动。参加者们在纸条上写下他们的担忧，再把纸条放在帽子里。随后我们匿名阅读这些纸条，每个人都能听到并分享这样的情绪，如"我感觉自己像个骗子""考试让我压力很大"。在当地一家叫黑色医学的咖啡馆里举办的"胡言乱语"活动也是类似的程序，由高年资的医生回答学生们放进帽子里的提问和担忧。

此外，鼓励参与者分享他们的发现，这有助于他们应对日常压力，提升归属感和对他人的同情心。

我们还以"我是唯——个……的人吗？"为主题举办特别工作坊，讨论例如"有谁感觉不太好吗？"，或是"有谁感觉不知所措，压力山大吗？""帽子里的问题"活动是开始这类工作坊的

---

① 冒名顶替综合征，指成功成年人中，有33%的人感觉自己的成功不是理所应得的，是一种不自信的心理现象。——译者注

好方法。之后我们继续调查我们的担忧和烦恼对身体和情绪上的影响，并对我们的担忧和经历做出富有同情心的回答。

医学人文

越来越多的证据表明，医学人文可以通过运用艺术、文学、影视和音乐的形式帮助学生培养同情心（详见第 29 章）（Gillies，2017；Wear & Zarconi，2008）。

医学教学中的电影教育将学生与个人和职业发展相关的情感问题联系起来，如死亡和告知患者坏消息等。这种教学方式会使学习变得有趣，可以学习艺术家们传达情感的精妙方式，鼓励创造性思维，并促进共鸣、讨论和反思（Alexander et al.，2012）。

然而，学生可能会被动吸收电影中过于戏剧化的元素或对医疗卫生人员的刻板印象。当代媒体理论主张，观众可以主动地磋商和考察电影的内涵，因此可以提供课堂时间用于反思和批判性思考（Hall，1997）。

近期，医学人文的新动向是一本内含 50 篇诗歌、题为《必备工具：给新晋医生们的诗歌》的口袋诗集，它可以帮助新晋医生思考自我同情及其在面对挑战时的重要性。这本诗集自述可以提供"灵感、安慰和支持"。从 2014 年起，它一直被当作礼物送给所有苏格兰地区的新晋医生，并得到医生和医学教育者们的广泛好评。

角色榜样的树立

如果我们不关心自己的幸福，就不能充分顾及他人的幸福，也不能成为学生的真正角色榜样。我们经常筋疲力尽、不按时吃饭、轻世傲物，这些做法都不能产生榜样应有的作用。我们通过如何对待自己，来教导他人如何对待自己。如果我们都能善待自己，那么所有人都会过得更好！

医生在全球当代和未来几代员工的心理健康中发挥着核心作用。他们自己的心理健康直接影响着他人的福祉。如果医生能在以同情自己、同事和患者为常态的环境中，而不是在视同情心为"软弱"和浪费时间的环境中工作，我们将看到医学世界里压力、职业倦怠和职场不公的案例会大幅减少。

小结

压力、职业倦怠和职场不公对医务人员和他们的患者来说是极度有害的。在课堂中讲述这些现实情况，可以使学生们作为学习者和将来的从业者具备有效应对这些问题的能力。关键点如下：

- 同情心和自我同情可以对充满竞争和压力的环境所引起的压力提供有效的应答，并使我们能够通过激活副交感神经系统来平衡生理应激反应。
- 同情心可以防止职业倦怠；同理心可能会延续职业倦怠。
- 展现同情心只需不到 1 分钟的时间，但却可以为同情心的施予者和接受者带来益处。
- 职场不公出现在压力大、竞争激烈、对失败和惩罚有高度恐惧的环境中。富有同情心的实践可为团队营造一种环境，让他们感受到必要的心理安全，从而可以以最适宜的方式履行对自己、同事和患者健康和安全的职责。

参考文献

Alexander, M., Lenahan, P., Pavlov, A. (2012). *Cinemeducation: using film and other visual media in graduate and medical education*. London: Radcliffe.

Balaam, M. (2017). *Virtuous, invisible, and unconcerned; nurses, nursing and the media. PhD Thesis*. Edinburgh: Queen Margaret University.

BBC (2019). Who feels lonely? The results of the world's largest loneliness study: the anatomy of loneliness. BBC RADIO 4 (online). 9 January 2019. Available from: Pre-submission Page 29 of 29 https://www.bbc.co.uk/programmes/m0000mj9/episodes/player

British Medical Association. Caring for the mental health of the medical workforce [Internet]. 2019. Available from: https://www.bma.org.uk/collective-voice/policy-and-research/education-training-and-workforce/supporting-the-mental-health-of-doctors-in-the-workforce

Buchan, J., Charlesworth, A., Gershlick, B., Seccombe, I. (2017). *Rising pressure: the NHS workforce challenge*. London: Health Foundation.

Fogarty, L. A., Curbow, B. A., Wingard, J. R., McDonnell, K., Somerfield, M. R. (1999). Can 40 seconds of compassion reduce patient anxiety? *Journal of Clinical Oncology*, 17(1), 371−379.

General Medical Council (2018). Outcomes for graduates. Available at: https://www.gmc-uk.org/education/standards-guidance-and-curricula/standards-and-outcomes/outcomes-for-graduates

General Medical Council (2019). Caring for doctors. Caring for patients. Available at https://www.gmc-uk.org/-/media/documents/caring-for-doctors-caring-for-patients_pdf-80706341.pdf

Gilbert, P. (2013). *The compassionate mind*. London: Robinson.

Gillies, J. (2017). Compassion, medical humanities and medical education. *Education for Primary Care*, 29(2), 68−70.

Hall, S. (1997). *Representation: cultural representations and signifying practices*. London: Sage Publications.

Haslam, D. (2015). More than kindness. *Journal of Compassionate Healthcare, 2*, 6.

MSNFT. (2013). *Report of the Mid Staffordshire NHS Foundation Trust Public Inquiry. The Francis Report*. London: HMSO.

NAM. (2019). *Taking action against clinician burnout: a systems approach to professional well-being*. National Academy of Medicine.

Neff, K. (2015). *Self-compassion*. HarperCollins.

Newton, B., Barber, L., Clardy, J., Cleveland, E., O'Sullivan, P. (2008). Is there hardening of the heart during medical school? *Academic Medicine, 83*(3), 244–249.

NSS, 2018. National Student survey results (online) October 2018. Available from: https://www.thestudentsurvey.com/

Riess, H., Kelley, J. M., Bailey, R. W., et al. (2012). Empathy training for resident physicians: a randomized controlled trial of a neuroscience-informed curriculum. *Journal of General Internal Medicine, 27*(10), 1280–1286.

Sinclair, S., Norris, M., McConnell, S. J., et al. (2016). Compassion: a scoping review of the healthcare literature. *BMC Palliative Care, 15*, 6.

Singer, T., & Bolz, M. (2013). Compassion: bridging practice and science ebook http://www.compassion-training.org/

Society of Occupational Medicine and The Louise Tebboth Foundation. *What could make a difference to the mental health of UK doctors? A review of the research evidence* [Internet]. 2018. Available from: https://www.som.org.uk/sites/som.org.uk/files/What_could_make_a_difference_to_the_mental_health_of_UK_doctors_LTF_SOM.pd

Tools of the Trade(Dr Lesley Morrison (GP) Dr John Gilles (GP and Chair RCGP Scotland and Revd Ali Newell and Lilias Fraser)

Trzeciak, S., Mazzarelli, A. (2019). *Compassionomics: the revolutionary scientific evidence that caring makes a difference*. Studer Group.

Wear, D., Zarconi, J. (2008). Can compassion be taught? Let's ask our students. *Journal General Internal Medicine, 23*(7).

West, M., Markiewicz, L. (2016). Effective team work in health care. In E. Ferlie, K. Montgomery, & A. Reff Pedersen (Eds.), *The Oxford handbook of health care management* (pp. 231–252). Oxford University Press.

Worline, D., Dutton, J. (2017). *Awakening compassion at work*. Oakland: Berrett-Koehler Publishers.

第45章

患者作为教育者
The Patient as Educator

Gerard Flaherty, Robina Shah

（译者：李 漓 审校：黎孟枫）

趋势

- 医患关系正从患者单方被动的传统模式转向患者主动参与、与医疗卫生人员形成伙伴关系的模式。
- 学生从了解患者-教育者的亲身经历中受益。
- 医学教育的各个领域邀请患者不同程度地参与教育过程，可持续地以患者为师的培训方法正在兴起。

关键概念

- 患者-教育者是指患有某种疾病、在医学职业者教育过程中被赋予某种积极和主动角色的社会个体，多为非专业普通人。
- 患者参与医学教育的程度各异，患者从作为讨论的案例素材到作为平等伙伴参与课程规划和培养计划管理，参与度逐渐深化。
- 参与教育的患者需得到清晰指引，从而明白他们被预期的角色，接受恰当的培训，但不能影响他们基于亲身经历的叙事真实性。

引言

临床沉浸式教学在本科医学教育中具有根本的重要性是全球公认的。传统上，医学生作为学习个体或跟随带教老师的小组，在患者病床边度过宝贵的时间，来发展和完善他们的问诊和体格检查技能。他们观察临床医生如何与患者沟通和咨询，学会重视患者的具体关注点和个人优先事项。人们提出了各种策略保留学生与患者在床边互动的人文元素（Ramani & Orlander, 2013）。尽管如此，大多数医疗机构中的患者还是可能会不经意地被降为较为被动的教育角色。他们在医院病床或检查床上常采取的仰卧姿势，在某种程度上象征着他们在医学院校层级体系中所承担的从属角色。这种层级体系的典型表现在于，教学日程（至少在临床教育阶段）通常是由具有医疗资格的教师制订的，极少听取患者本人的意见。

> "直至最近，患者在医学教育中的作用一直是被动的，他们仅是有趣的教学'材料'——往往不过是教师教学方式或内容的媒介而已。"
>
> **Ahuja & Williams（2005）**

随着患者维权组织影响力的增强，以及非专业人士对医务人员监管的参与度增加，医学专业和项目认证中患者和公众参与的程度得到提升。驱动患者更积极地参与医疗卫生专业教育的因素包括：政府政策转向慢性病患者的自我管理；医务人员采纳以患者为中心的医疗模式；更加注重患者和医生之间共同决策的价值；社会上有助于患者赋能的消费主义的方法；以及医学院校希望与当地社区有更多的互动（Towle et al., 2010）。例如，英国卫生部（2007）和医学总会（2009）分别就加强患者和公众参与国家医疗卫生服务和本科医学教育提出了建议。

关于这一主题的学术探讨虽然有限，但已兴起。例如，2019 年 AMEE 会议将"患者作为教育者"提升为核心主题之一。受邀在大会报告和专题研讨会讨论该主题的 5 位主旨发言人中，4 位没有医学资质，3 位是患者或其照护者，其个人经历具有相当的说服力。本章将基于这些互动会议所热议的要素展开。通过更多熟悉背景文献和了解现有的最佳实践模式，教育者将更有能力评估其所在医学院校对患者参与的方法，并实施可能对学生学习和最终对患者医疗产生积极影响的变革。

📌 "术语'患者-教育者'是指参与学生教育的有健康问题的人的总称。"

Lauckner 等（2012）

患者和公众的参与

良好的沟通技巧是形成稳固和开放的医患关系的关键；然而，与有合作者身份的患者如何谈话，需要更高的技巧、情境意识和专长。通过患者视角的出色表现与医疗卫生人员良好合作关系，可以将患者的亲身体验从被动的医疗接受者转变为有知情选择、更好的健康结局、倾诉更受重视的主动参与者。

与患者、照护者和公众一起工作、合作、参与或交往常被称为"患者和公众参与"（patient and public involvement，PPI）。医疗保健领域的许多组织，如医疗保健专业委员会（2014）、国家助产与护理委员会（2010）、英国医学总会（2009）、国家健康研究所（2020）和 NHS 信托基金会（国王基金，2005）等，要求将 PPI 作为良好治理、公共责任、职业继续教育和专业实践的内容之一。然而，在医疗保健领域和本科医学教育中，医务人员对 PPI 的界定、对其职责范围、角色描述和特征都不尽相同。

患者和公众参与医学项目认证

在英国，英国医学总会（GMC）要求医学院校让患者和公众参与其本科医学课程的实施。GMC 的补充指南《本科医学教育中的患者和公众参与》（GMC，2009）说明了如何证明这一点。医学院校应确保他们的当地参与有明确的目的，并有组织地招募、支持、培训患者与非专业人士，并给予一定的报酬。医学院校应根据参与的特性与目的差异，确保采用各种创新方法来促进患者和公众的参与和支持。应充分发挥本地全体居民（包括通常

难接触到的群体）的不同经验和专业领域的作用。

患者-教育者的培训和准备

患者或非专业人士在履行其受邀角色前应接受适当的培训。医学院校应确保个人理解并适应他们的角色，了解预期的各种学习场景的结果后同意参与，并知道如果难以继续下去，应该与谁联系。例如，有些参与学生正式评价的人，可能需要更广泛的培训以确保方法的一致性。应有一个全面的支持体系，以满足参与者在参与接触之前、期间和之后的需求。这应该包括个人支持，如确认报酬和交通安排、确定联系人、一般技能培训、针对其角色的培训以及在接触后的双向反馈。

患者-教育者参与的范围

医学院校应考虑是否有机会让患者和公众参与医学生的选拔，例如，通过邀请他们参与审查选拔过程或面试问题，或对个别学生的沟通和人际交往能力提供反馈。应该鼓励和推动患者为医学生的教学、反馈和评价提供独特而宝贵的专业知识。

患者和公众参与课程的开发与评价、治理和质量管理及控制的做法尚未成为常态，但在这些领域有很大的发展潜力。应注意患者个体差异可能导致观点各异。学校应该考虑哪些专业知识能最好地满足参与的目的，并调用一系列方法和资源来利用这些专业知识。

GMC（2009）在其指导性文件中，描述了许多医学院校在让患者参与评价和反馈方面已经取得的进展。此外，对医疗领域的文献（尽管有限）回顾表明，使用良好的 PPI 模式，不仅可提高学生的满意度、技能和自信心，还可改善患者的结局（Towle et al.，2010）。

Jones 和 Moss（2019）对纳入患者参与的医学教育做了系统评价，其结果支持了这一差异的合理性，并指出，尽管在一些学校有咨询或让患者和公众参与课程开发、教学和招生方面的例子，但在治理、领导和管理中使用 PPI 的例子并不多。

Monrouxe 等（2018）的一项研究探讨了多方利益相关者对新晋执业资格的医学毕业生的看法，以及后者对临床实践准备之重要意义的认知过程。这项研究不仅包括政策和政府官员，还包括患者和

公众代表。一个值得注意的发现是，基于模拟的学习被认为"不足以为沟通做好准备，原因在于现实生活中的互动具有不可预测性和复杂性"。为了解决这一局限性，Monrouxe 等（2018）建议，医学教育者应考虑采用 Erauf（2004）在工作场所非结构化非正式的学习方法，为毕业班医学生过渡到面向公众的医疗服务世界做准备。只有公众成员而不仅仅是"专家"或模拟病人也参与到未来医生的培训中时，这一目标才得以实现。

患者作为教育者参与的教育价值

患者因可以积极地运用其自身的疾患体验给医学生授课而获益，其中许多人会因为能够回馈为其提供医疗服务的专业和医疗系统而获得个人成就感。与学生讨论他们的疾病可能让患者产生赋能感，并提供一些建议，帮助他们更好地应对疾病及其管理。

对于学习者来说，让患者作为教师参与教育的价值是很容易理解的。他们可以了解与其身体状况和使用的医疗服务情况相关的、以患者为中心、真切的知识与体验。学生认为基于患者亲历自述的学习比他们在标准化课程中的学习更有效、更吸引人、更有影响力（Rees et al.，2007）。患者-教育者通过讲述其真实生活经历，为医学生的学习提供了宝贵的情境（Jha et al.，2009）。患者-教育者能很好地对学生的沟通技巧和体格检查方法提供建设性的反馈。接受这种及时的反馈并更密切关注患者的观点，将有助于医学生同理心的发展，并有助于其职业身份的形成。

学习者在患者-教育者面前可能会感到不那么焦虑，这可能有助于提升学习信心和热情。因此，患者-教育者在辅导有困难的学生和减少医学院校项目的退学率方面或可发挥重要作用。以患者为师接触患者，可能会对学习者的态度和行为产生积极的影响，使他们更加尊重患者和他们与生俱来的治愈能力。尽早接受医生和患者之间的平等合作模式，患者将更满意，医疗质量会更高。在医学生对医疗层级制度和其中患者作用的看法固化之前，在特定的课程项目中提供早期的患者-教育者接触将是非常重要的。

> "……对于学习者来说，他们对以患者为中心的医疗和疾病对日常生活影响的人文方面的理解得到了加强，他们表示对自己的体格检查知识和病史采集技能更有信心，他们喜欢有患者或服务使用者参与的一节课。"
>
> **Gordon 等（2020）**

患者作为教育者扩展角色的潜力

Towle 等（2010）提出了患者参与医疗卫生专业教育的层级，从仅将患者作为教师讨论的案例或临床情境的重点，到患者-教育者在机构层面参与有关教育政策和战略的决策（框 45.1）。曼彻斯特大学的 Doubleday 患者体验中心（见案例研究）是患者高度参与医学教育的典范；在该中心，"医学教育伙伴"作为合作者参与本科医学项目的设计、实施和管理（Wilkinson，2018）。总部设在美国的"改善医学诊断协会"致力于与患者及其家庭和照护者密切合作，以消除临床实践中因诊断错误造成的伤害。罕见病患者在疾患期间获得了重要的专门知识、对疾患的深刻见解，将使各级医学受训者受益。

Solomon（2011）定性分析了学生在患者主导的跨专业教育活动中的学习感受，并得出结论：训练有素的患者-教育者能够有效促进跨专业教育。实践中跨专业学习阻碍重重，以患者为师弥合了此沟壑，或可为医学教育的有效策略。患者作为教育合作者的其他潜在作用包括参与课程设计、学生选择和导师制、患者安全培训（Jha et al.，2015）、提供反馈、反思性档案袋评价、临床教学空间设计和教学会议的共同设计。到目前为止，医生自身的疾患叙述及其在医疗系统中的亲历体验的潜在影响还未曾得到充分探讨。

框 45.1　患者参与教育的六个渐进层级
1. 书面或电子的案例场景
2. 临床环境中的标准化病人
3. 在教师指导的课程中与学生分享体验
4. 作为教师参与教学、给学生提供反馈或评价学生
5. 作为平等的合作者参与教学指导、评估和课程开发
6. 在管理机构层面参与政策的制订

修订自 Towle et al.，2010

案例研究：Doubleday 患者体验中心

根据 Eraut（2004）的建议，曼彻斯特大学医学院通过 Doubleday 患者体验中心向学生提供非正式学习。Doubleday 体验中心主持该学院的患者和公众参与计划，并得到被称为医学教育合作者（medical education partners，MEPs）的公众成员的支持。MEPs 参与了学校医学教育项目的实施、教学和管理的各个方面，并积极为各种教学和课外医学教育活动做贡献。图 45.1 说明医学教育合作者在加强本科医学项目中的重要性。

PPI 策略从医疗保健和研究及志愿机构中约聘各种高层领导职务者担任国民代表，以此支持学生学习。这些资源投入加深了学生对以人为本的医疗与医护患和家庭照护者三方合作之重要性的理解。这种参与和 PPI 策略的关键是任命学生代表与 MEPs 合作，设计、规划和实施课外项目（包括每年的 Doubleday 讲座）。医学生代表协同 MEPs 彰显和宣传与患者合作的重要性，并通过 Doubleday 患者体验中心医学生协会促进学生更广泛地学习以人为本的医疗。框 45.2 列出了医学教育合作者的不同角色。

> 📌 "让患者参与计划、认可他们的参与并定期向他们通报项目和学生的进展情况，能达到最佳的留用率。"
>
> **Towle 等（2010）**

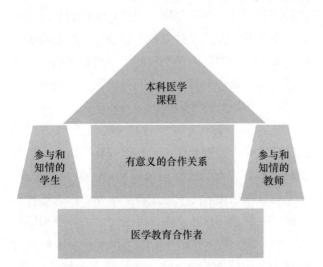

图 45.1　在患者和公众参与（PPI）的课程中医学教育合作者的作用

Doubleday 患者体验中心的宗旨是倡导目标明确、有意义的参与合作模式，有助于践行由学生、工作人员和医学教育合作者共建的以人为本的医疗活动

框 45.2　曼彻斯特大学医学院医学教育合作者的角色
医学生发展委员会
医学生录取
医学生评价委员会
项目管理委员会
教与学委员会
课程委员会
医学生社团资助委员会
医学生健康和行为小组
指导学生的教学和学习
更广泛的公众参与活动
支持教师参与患者和公众参与（PPI）活动
Doubleday 患者体验中心医学生协会

曼彻斯特大学医学院面临的一个关键挑战是需要确保 PPI 策略与工作人员、学生和 MEPs 的合作关系和参与模式是清晰务实、相关且有价值的。以往是通过创建实践共同体达成对 PPI 的作用、功能和目的界定一致，包括：这种合作关系应当如何，将如何贯穿本科医学课程，如何整合和维持等。尽管 Doubleday 中心在这一领域的强大领导力得到国内（Wilkinson，2018）和国际（Institute for Healthcare Improvement，2020）的认可，但重要的是停顿、反思和评估这一历程如何对学生理解 PPI 产生影响，又如何影响他们对 PPI 怎样形成并教会他们与患者合作的方法以助患者获得更好结局（包括对临床实践准备度）的理解。

医学院校仍然需要就 PPI 的共同定义达成一致，以便各医学教育机构评价标准一致。然而，目前缺乏共同定义，PPI 如何评价和证实，各机构自行其是。这种状况可能无法充分反映 PPI 在教育医学生、医生和其他医务人员中的真正贡献，特别是在改善患者结局和患者体验方面的影响。

患者-教育者项目面临的挑战

与患者-公众参与医学教育相关的术语混乱不堪，因作者和机构不同，大量的表述不一的描述性标签开始涌现（Lauckner et al.，2012），这对于希望促进患者多参与医学教育的学者来说，可不是什么鼓励。这种方法的长期优势缺乏高质量的研究证据（Jha et al.，2010），可能会限制教师争取支持将患者作为教育者纳入其课程项目的努力。对患者-教育者的情绪健康和耐力的关注也有可能限制教师的参与热情（Wykurz & Kelly，2002）。当地因素可能会影响患者的招募，而逐年留住患者-教育者也是对课程开发者的挑战。没有标准化的患者-教育者培训方法，教师便缺乏指导，患者便有"过度培训"的风险，疾患叙述的真实性也随之受损。

> "惯常的学术培训可能会将患者培训成'准学者'；他们原本有别于专业教育者的真实声音和独特世界观可能会散失。"
>
> **Towle & Godolphin（2011）**

文献中对患者-教育者培训应该由同伴主导还是由教师主导存在分歧（Cheng & Towle，2017）。现有的项目资金支出类别各不相同，有自愿参与，也有全额工资报酬，但在大多数情况下，很可能要求支付交通和生活费用。与传统的医生-教育者相比，患者-教育者的预期流动率高，导致反复支付培训费用，劳酬也不能定期支付（Walsh，2012）。医患之间专业界限不清，患者-教育者可能期望治疗优待，这种风险或许仅是理论上的担忧，但课程设计者不能不意识到这一点。框45.3总结了患者-教育者参与面临的挑战。

研究前景

患者深层次参与医学教育的长期益处有待严格的国际合作研究确定。未来的质性研究应该涵盖少数族裔和关注度偏低群体的患者和照护者（Ahuja & Williams，2005）。Towle等（2010）提出了患者-教育者研究领域需要优先探究问题的例子（框45.4）。患者参与此类研究项目的设计和评价，对研究成功与否至关重要。在重要的医学教育会议上，将患者-教育者主题列为贯穿大会始终的主题，将推进此领域的学术研究，为全球各区域推广研究结果提供平台。

框45.3　患者-教育者参与所面临的挑战
缺少对教育情境的了解
缺乏正式的培训和教师的支持
过度培训导致自身叙事真实性受损且回应受设计影响
反复叙述创伤经历导致的焦虑和痛苦
重复疾患自叙所致的患者-教育者"专业化"
与教育项目的融入度不够
课程委员会参与的形式化
患者-教育者被排斥在课程规划和评价之外
报酬突破限度，可能会失去福利待遇

框45.4　患者-教育者研究问题择要
前因变量
患者参与医疗专业教育的动因是什么？
不同国家的做法有何不同？
当地因素如何影响那些可行且有效的方法？
结构要素
哪些因素有助于形成舒适的患者-教育者学习环境？
哪些安全问题会影响学生与社区的患者-教育者接触？
教育环境是否会影响学生向患者-教育者学习？
过程
患者-教育者的持续发展的需求是什么？
应如何处理患者、学生和教师之间的冲突？
最有效的教育干预和评价是什么？
患者参与有何伦理与法律意义？
患者参与跨专业教育的价值是什么？
教育成果
对医务人员有何短期和长期影响？
最合适的结果衡量指标是什么？
毕业生行为和态度的长期变化是什么？
患者参与对组织机构文化有何影响？
哪些因素促成可持续的患者-教育者项目？

修订自 Towle et al.，2010

小结

传统中患者被动的受教育角色正在被更深入和更有意义的患者参与医疗专业教育项目所取代。多种因素起到了促进作用，包括认证压力和对以患者为中心的医疗的日益重视。鼓励医学院校根据当地情况和患者参与的预期目的，使用各种创新方法让患者和公众参与其中。人们普遍认为，患者应该为他们的预期角色做适当的准备和培训。

患者的专长在教学、评价和学生反馈方面的独特价值正日益得到认可。在课程体系设计、管理和政策制订方面深度参与值得期待，但并不普遍。学生们重视以患者为主导的教学活动，因为这种教学情境兼具趣味性、真实性及变革潜力。曼彻斯特大学将患者-医学教育者策略运用于整个本科教育活动中。由于对患者-公众参与缺乏一致的定义，研究工作受阻。培养更深层次的患者参与医学教育的纵向效益需要进一步评估，但越来越多的人认识到了患者-教育者对培养同理心、提升沟通技能方面的积极作用。

参考文献

Ahuja, A. S., Williams, R. (2005). Involving patients and their carers in educating and training practitioners. *Current Opinions in Psychology, 18*, 374−380.

Cheng, P. T. M., Towle, A. (2017). How patient educators help students to learn: an exploratory study. *Medical Teacher, 39* (3), 308−314.

Department of Health. (2007). *Patient and public involvement in the NHS.* London (UK): House of Commons, Third report of session 2006-07.

Eraut, M. (2004). Informal learning in the workplace. *Studies in Continuing Education, 26*, 247−273.

General Medical Council. (2009). *Patient and public involvement in undergraduate medical education.* London (UK): GMC.

Gordon, M., Gupta, S., Thornton, D., et al. (2020). Patient/service user involvement in medical education: a best evidence medical education (BEME) systematic review: BEME Guide No. 58. *Medical Teacher, 42*(1), 4−16.

Health and Care Professions Council. (2014). *Role brief and requirements for lay visitors.* London: HCPC.

Institute for Healthcare Improvement (2020). Making medical education more patient-centered. Available at: http://www.ihi.org/education/ihiopenschool/blogs/_layouts/15/ihi/community/blog/itemview.aspx?List = 9f16d15b-5aab-4613-a17a-076c64a9e912&ID = 216 (Accessed 19 January 2020).

Jha, V., Buckley, H., Gabe, R., et al. (2015). Patients as teachers: a randomised controlled trial on the use of personal stories of harm to raise awareness of patient safety for doctors in training. *BMJ Quality and Safety, 24*, 21−30.

Jha, V., Quinton, N. D., Bekker, H. L., Roberts, T. E. (2009). What educators and students really think about using patients as teachers in medical education: a qualitative study. *Medical Education, 43*, 449−456.

Jha, V., Setna, Z., Al-Hity, A., et al. (2010). Patient involvement in teaching and assessing intimate examination skills: a systematic review. *Medical Education, 44*, 347−357.

Jones, L., Moss, F. (2019). What should be in hospital doctors' continuing professional development? *Journal of the Royal Society of Medicine, 112*, 72−77.

Lauckner, H., Doucet, S., Wells, S. (2012). Patients as educators: the challenges and benefits of sharing experiences with students. *Medical Education, 46*, 992−1000.

Monrouxe, L., Bullock, A., Gormley, G., et al. (2018). New graduate doctors' preparedness for practice: a multistakeholder, multicentre narrative study. *BMJ Open, 8*(8), e023146.

National Institute for Health Research, 2020. What is public involvement in research? Available at: https://www.invo.org.uk/find-out-more/what-is-public-involvement-in-research-2/ (Accessed 19 January 2020).

Nursing and Midwifery Council. (2010). *Standards for pre-registration nursing education.* London: NMC.

Ramani, S., Orlander, J. D. (2013). Human dimensions in bedside teaching: focus group discussions of teachers and learners. *Teaching and Learning in Medicine, 25*(4), 312−318.

Rees, C. E., Knight, L. V., Wilkinson, C. E. (2007). "User involvement is a sine qua non, almost, in medical education": learning with rather than just about health and social service users. *Advances in Health Sciences Education, 12*, 359−390.

Solomon, P. (2011). Student perspectives on patient educators as facilitators of interprofessional education. *Medical Teacher, 33*, 851−853.

The Kings Fund. (2005). Governing Foundation Trusts: A new era for public accountability. Available at: https://www.kingsfund.org.uk/publications/governing-foundation-trusts (accessed 28 January 2020).

Towle, A., Bainbridge, L., Godolphin, W., et al. (2010). Active patient involvement in the education of health professionals. *Medical Education, 44*, 64−74.

Towle, A., Godolphin, W. (2011). A meeting of experts: the emerging role of non-professionals in the education of health professionals. *Teaching in Higher Education, 16*, 495−504.

Walsh, K. (2012). The full costs of patient educators. *Medical Teacher, 34*, 509−513.

Wilkinson, E. (2018). The patients who decide what makes a good doctor. *British Medical Journal, 361*, k1829.

Wykurz, G., Kelly, D. (2002). Developing the role of patients as teachers: literature review. *British Medical Journal, 325*, 818−821.

学生和学员

第 46 章

学生和学员选拔
Selection of Students and Trainees

Kevin W. Eva

（译者：上官小芳　审校：厉　岩　陈建国）

趋势

学生选拔被认为是潜在学生亲身了解该专业价值以及需要做什么才能在培训项目中取得成功的最早时刻。

我们不能再忽视招生过程传递的隐含信息以及由此产生的意外后果。

最近研究表明，我们在以下方面可以做得更好：更善于识别出那些最有可能表现出我们努力鼓励、培养和维护的职业理想的学生；更好地认识到弱势群体申请人的优势；通过考虑文化和地域劳动力问题，不断提高社会责任感；而且更善于从系统的角度思考，可以在选拔过程、后期培养和实践阶段之间产生协同效应。

关键概念

- 学术特征与专业特征：是一种过于简单的二分法，用于概括医学专业所重视的各种素质。这种配对通常反映了智力倾向和人际交往能力，避免了普遍存在的认知和非认知特征的错误的二分法，因为通常归类给非认知特征的素质（如沟通技能、同情心）是首先需要认知的。
- 成本与成本效益：这种二分法反映根据所需资源决定将使用何种选拔过程的危险性，而成本收益则是将所需的资源与取得的效益结合起来考虑。
- 招生制度：把招生过程作为一个整体，包括鼓励申请的预选工作（例如通过专项选拔计划），审慎地使用特定的评估工具，以及录取后对报考者的支持。
- 特质与状态：特质是一个人所拥有的（无论背

景如何都会表现出来的）持久特征；状态是一种暂时的行为、思维或感觉方式，它受到特定情境的巨大影响。

- 有效性：反映证据存在程度的构念，有助于解释数据。现代框架表明，有效性是一个论证的问题，识别允许对假设进行实证检验的数据，以确定在用得分来指导决策方面应如何明确其可能的局限性。
- 棘手问题：一种可能无法解决的问题，因为其复杂性导致每个解决方案都试图以某种方式重塑问题，从而产生其他问题或使原始问题更加突出。

引言

让我们先来看看坏消息。如果你正在阅读本章，很可能是因为你需要加入帮助受虐招生人员的国际援助组织（ISGBBAO）。如果你深入参与选拔工作但却不需要这个群体，不要感到不入流，你最终会参与进来的。

我很遗憾以这种悲观的论调开始，但是授权和韧性来自接受三个现实：①选拔注定是有缺陷的；②责任往往会落在招生办公室；③关于什么是"正确"的完美共识是不可能实现的。认识到可能会犯错误是不够的，相反，我们需要知道人们将会犯什么错误。关键的问题是："我们能容忍什么样的错误？""什么样逻辑可以证明这个结论是正确的？"以及"我们如何才能保持持续的质量改进？"

因此，本章旨在探讨管理选拔过程中常见的五种错误类型。有些错误是不可避免的，因为选拔是一个"棘手问题"（Cleland et al.，2018）。另一些错误则是因为人类的行为十分复杂，我们无法进行完美的预测。因此，我们的目的是定义和探索各种错误的含义，以努力做出明智的决策，这些决策涉及哪些是可以控制的、哪些是我们只能尽力而为的，以及哪些工作可能会滥用有限的资源。

虽然我希望理论和实践之间的界限变得模糊，但本章内容大致上是按逻辑思考到组织工作开展的顺序。这不是一本简单的"操作"手册，因为任何此类文章都会过分简化固有的挑战；什么决策是正确的往往取决于所处的环境。而本章旨在提供一个"实践指南"，帮助大家思考如何最好地将不同决策与机构的价值观、资源和其他约束条件相匹配。

无知错误

无知错误源于盲目地走历史道路，而没有充分考虑到知识和社会的变化。这些错误可能并不明显，但它们可能会对该机构的整体文化、声誉和影响力产生很大的影响。他们在实践中通过这样的方式来表达："我们有优秀的生源，为什么还担心选拔流程有问题呢？""如果它没有问题，为什么要修复它？"暗示结论（即不改变）可能是合理的。然而，这些问题往往反映出一种现象，下意识或无意识地采用了一种狭隘、潜在有害的选拔实践观念。

案例思考：

> 一所学校只根据学业成绩选拔学生，学生毕业率很高，通常能通过进入下一阶段培训所需的资格考试，因此认为一切都很好。

为什么这个机构要考虑花费资源去做它认为已经成功完成的事情以外的其他事情呢？答案既在于学校是否有数据记录其他选拔结果，也在于学校是否满足于承受这一政策可能产生的意外后果。

随着对医疗卫生的理解不断发展，教育机构和监管机构已经认识到，要成为一名优秀的从业者，需要的不仅仅是专业知识。诸如沟通技巧、同情心和协作能力等专业素质现在被认为是至关重要的能力。尽管我们知道缺乏专业素质会导致许多医

疗问题，但是我们通常也没有健全的制度来奖励那些表现良好的人（或记录那些表现不佳的人）。

缺乏对专业素质的重视并不仅仅是导致被动接受较差的职业行为；它更加强化了风险。学习者的行为是朝着决定进步的方向发展的，这是可以理解的。我们的招生过程是第一个阶段，在这个阶段，学生会了解到评价标准所传递的关于什么是专业实践的价值和价值的隐含信息。

如果我们认为学术成就足以作为选拔依据，那么当申请人认为拥有丰富的知识储备就足以进行实践时，我们就不会感到惊讶；如果学生最终追求的是表现而不是掌握，我们就不能抱怨；我们应该预料到学员会优先选择学习而不是积累临床经验；此外，我们可以预见到，当学生们对决定其职业目标实现的学业高度感到压力时，可能会出现健康问题。

> **小提示**
>
> 谨记目标。在设计选拔制度时，不仅要考虑短期目标的实现，还要考虑如何使招生标准、教育实践和学校长期目标之间更具协同效应。这样做需要明确考虑在培训的每个阶段所传达的隐含信息以及持续质量改进，包括有意收集相关的结果数据，而不仅仅是现有的结果数据。

考虑到专业素质是可以教授的，因此这不是一个选拔是否比好的课程更重要的问题。相反，这是一个我们如何在选拔、培养、评价和实践要求之间建立完整的连续统一体的问题，从一开始就引导专业人员走向良好的实践。回答这个问题需要思考我们的目标，而不是衡量候选人。

目标错误

目标错误是指由于没有充分考虑到选拔过程可以服务的目标的多样性而产生的错误。最常见的情况是，我们认为选拔是一项任务，可以用来识别最有能力发展医疗卫生专业人员所应具备的能力的候选人。这是值得称赞的，但认为这是唯一的目标则是错误的。鉴于"评价驱动学习"，我们可以在选拔过程中努力引导申请者朝着个人和专业发展的方向前进，并为社会的更大利益服务。然而，这也

要求我们认识到，在我们建立的任何奖励机制中，每个人实现目标的机会可能并不均等。

案例思考：

> Jane 被认为比 Joan 更值得赞扬，因为她的成绩单显示她的分数更高，而且她在世界各地参与人道主义工作。她之所以被录取，是因为她的生活经历令人印象深刻。

在一个偏见、歧视和利益冲突造成的不当优势的世界里，不言而喻的说法是选拔应该基于优点，因此 Jane 应该得到更多的机会。还有什么比依据申请者的优点判断而不是采用优待的形式从许多申请者中选拔出一部分人来填补少数名额更公平的呢？但是，如果我们定义优点的方法本身就是一种优待的来源（例如，如果 Joan 因为已经有了更多的机会而表现得更好），那该怎么办？

并非所有形式的特权都与社会经济优势有着直接的影响，但如果 Jane 的家庭比 Joan 的更富有，那么很容易理解为什么她们的简历看起来会有所不同。经济上的劣势会影响 Joan 的学术成就，影响她以易于识别的方式展现职业特征的能力以及影响她将来立志学医的可能性（Southgate et al., 2015）。然而，假设 Joan 的生活经历没有那么有价值是错误的，因为一个人所做的远远不能保证他所学到的。此外，因为拥有丰富的经验和多样的观点对学生的学习有重要帮助并可以提高社会人口对健康影响的认识，不意味着在医疗保健中不需要没有这些优势的 Joan。

当我们越来越意识到环境所产生的影响，我们必须更批判性地审视选拔过程如何有助于社会优势的传播（Razack et al., 2020）。当我们越来越意识到不同人群的不同健康需求，我们必须更好地理解选拔过程如何影响我们的社会责任。要做到这一点，就需要建立一种旨在实现各种目标的制度，并增加用于判断哪些候选人是"最佳"人选的一系列考虑因素。这可以包括采用专项选拔计划以提高来自代表性不足群体的有竞争力申请者的预选率，在选拔期间对高优先级群体实施差异化政策，或为有需要的社会和学术调整提供选拔后支持（例如，Girotti et al., 2015）。

如果我们认为最好的候选人是那些通过获得较高的考试成绩或拥有他人无法获得的生活经历来展示他们优点的人，我们就不会关心是否有其他完全能胜任的申请者，这些申请者具有不同的背景和其他才能，能丰富学习的大环境。然而他们被排除在外，就因为他们自身缺乏特权而阻碍了他们的有效竞争；我们应该不会对班级绝大多数群体都来自大城市地区、比例不均衡而感到惊讶；此外，我们应该不会就毕业生对去与其毫无关联的社区执业表现出不感兴趣而感到吃惊。

> 💡 **小提示**
>
> 牢记整体大于部分之和。虽然收集数据并以有意义和有效的方式对个人进行排名是毋庸置疑的，但关注录取过程如何选拔一群代表所选服务人群的成功申请者也是同样重要的。尽管问题远未得到解决，但考虑如何扩大与历史上代表性不足群体的接触范围显然是有益的（Mathers et al., 2016）。

无论一所学校的主要宗旨是什么，将其期望的特征转化为可用于实现其目标的个人数据都是一个需要妥协的挑战。资源不是无限的，我们认为可能存在一些无法衡量的东西。在这方面，我们必须注意避免被概念上的错误所误导（即，错误地看待什么是可以实现的，以及实现的代价是什么）。

概念错误

我们必须始终将通过相互妥协确定的实用的选拔方案与其他任何评价方案处于同一比较水平，以权衡收集到的信息和激励行为的稳健性及其成本。然而，当我们纯粹从成本而不是成本效益的角度来思考这个过程时，我们错误地设想了这个过程（即，可以衡量什么？以什么样的代价？如果我们做得不好要付出什么代价？）。

案例思考：

> 为了维持医学院的生存能力，院长决定取消面试以降低费用。这被广泛认为是一种对财务负责的策略，对学校的底线有明显的影响。

在这种情况下，暗藏的是院长避免的成本大小，这些成本可能秘密转移到预算的其他部分。审查教育实践的成本评价相对较少，部分原因是成本与特定环境相关，还有部分原因是很难将许多相关结果转换为通用（通常是财务）指标。然而，最近在荷兰进行的一项自然实验产生了可比较的数据，因为学校不再单纯地基于分数来选拔学生。例如，在马斯特里赫特大学，安装一个更精细的选拔系统需要每人花费大约 500 欧元。与此同时，通过防止辍学和其他与学习困难者相关的费用，它为每位学生节省了大约 750 欧元（Schreurs et al.，2018）。更多关于不良决策的代价的研究表明，学生、政府、教育项目和医疗卫生服务都能感受到经济方面的影响（Foo et al.，2018）。然而，选拔过程中决策失误的成本不太可能完全是金钱造成的。

如果我们在不考虑成本效益比的情况下接受成本壁垒，我们应该能预料到弱者会失败；我们可以预料到提供教育的临床医生变得消极；我们还将患者暴露在不能胜任的学员面前，从而危及患者的安全和满意度。

小提示

不要期待没有投资的回报。如果没有精细的成本管理，任何系统都可能很快失去效用。然而，考虑成本效益的情况，则需要深入探究如果不投入资源来建立一个更好的系统会产生哪些成本。

遗憾的是，我们用不准确的世界直观模型来束缚自己，而产生的与招生成本相关的目光短浅的观点并不是选拔的唯一方面。另外我们发现了更多的概念错误，比如我们通常将候选人视为"拥有"某些人格特质的人。这样做的话，我们并没有考虑到人类行为的复杂性，因此误导了我们的决策。

案例思考：

Justin 是一位有天赋的游泳运动员，他的奉献精神、坚韧和毅力使他得以在奥运会上取得成功。在面试中，他表现为一个非常自信的年轻人，他拥有令人钦佩的品质，这无疑有助于医疗实践。招生委员会完全相信 Justin 拥有使其成功

的职业道德。

招生委员会应该这么认为吗？众所周知，人类的行为基于特定的环境（Eva，2003）。作为一名专业的游泳运动员，Justin 不一定会成为一名专业医生。因此，"坚韧"或"自信"等术语不应被视为他所具有的特质，而应被视为他在特定情况下的行为描述。在这种情况下，这些"特质"标签产生于某个特定环境，因此它们可能不具有普遍性或概括性。我们都知道当这些特征在各种环境下都出现时，表明这些特征更加稳健。根据 Epstein（2019）的观点，这就是为什么早期的成功并不总是能预测长期表现的原因："学习某些东西的情境越多，学习者创建的抽象模型就越多，他们对任何特定示例的依赖就越少。"

此外，我们必须小心不要过度解释任何理想人格特质的价值，因为这些人格特质所提供的帮助和益处将受到特定环境的限制。自信有利于增强行动能力，但过度自信则会变为狂妄傲慢；过于坚韧则变为不愿意接受反馈意见；过于有干劲则变得目光短浅；过于自我奉献则会变得疲惫不堪。

小提示

使用理想特质作为参考来确定候选人的优先顺序，但注意不要将构念具体化。设计一个能够更好地识别更有可能表现出理想品质的候选人的选拔系统，需要考虑我们自然语言（使用技能或特征等词汇）的思维方法可能会误导我们在哪些数据值得信任以及如何使用这些数据方面的决策。

尽管许多关于语言使用的辩论似乎都是语义学问题，没有什么实际意义，但衡量一个人的性格和他们在特定情况下表现出的特征之间的区别，对我们如何优化录取决策具有相当大的影响；如后文所述，它可以帮助我们以最大化收益的方式优先分配支出资源，从而提高成本效益。如果没有明确的区分，很容易在实施过程中出错，很快就会把专注、昂贵、善意的选拔实践变成精心设计的抽奖（Kulatunga-Moruzi & Norman，2002）。

实施错误

如果不能以通用的方法合理地判断候选人具

有的人格特质，那么我们怎么能识别出可能具备临床医生素质的申请者呢？我不打算回顾支持（或反对）任何一种选拔方法的证据，原因有两个：①已经发表的共识声明足以证明这一点（Patterson et al.，2018）；②复杂行为不存在"真正的衡量标准"，并且候选人的内在价值观和基本信念体系难以判断。近几十年来，效度模型不断发展，但每个人都清楚，测量工具不能被认为是普遍有效的。这就是说，虽然不足以相信任何一种选拔模式都能保证为候选人的成功可能性提供有意义的代表，但有一些一般原则可以提供指导。

案例思考：

循证大学（Evidence-Based University，EBU）决定根据学业成绩［以平均绩点（grade point average，GPA）衡量］和专业素质［以多站式小型面试（multiple mini-interviews，MMIs）衡量］的综合评价来选拔学生。并不是所有课程都是同等重要的，所以加权方案会给特定课程更多的学分。这所学校因为历来都采用每位考生由3名考官负责面试30分钟的方式进行考核，现在把3名面试官分成3个10分钟的短站。为了实现理想的均衡，学校将GPA和MMI分数乘以50%，然后将它们相加，最后形成一个候选人排名顺序，而后前往一家不错的餐厅庆祝出色地完成了任务。

这一案例提供了一个机会来同时比较和对比学业成绩和专业素质测量的共同特征，同时思考它们如何被无意中误用。长期以来，先前的学业成绩一直被认为是未来学业成绩的最佳预测指标（Patterson et al.，2018）。尽管不完善，但这些指标是有价值的，因为它们通常代表着从各种背景中积累的证据。因此，虽然有些课程会比较难，但如果收集到足够大的成绩样本，课程或学习年限的不同权重通常没有区别（Trail et al.，2008）。

大多数学校收集到的专业素质衡量指标都是完全不同的。它们一般是在特定时间点、在特定背景下、从特定观察员处收集的，因此并不是以同样的方式来反映观察结果的积累。MMIs在这方面仍

然有限，但相比于基于小组访谈形式，主要是为了能够从更广泛的角度对行为进行更多的抽样（Eva et al.，2004）。一般来说，优先考虑观察的独立性和视角的多样性情况下，抽样次数越多，测量属性越好。因此，与单次30分钟的访谈相比，3次10分钟的访谈可以获得更好的重测信度（Eva et al.，2004）。然而，如果将EBU过去使用的90分钟小组面试时间分开，变为从9次10分钟的面试中收集数据资料，则可以预料到会获得更高的重测信度。这并非在所有情况下都是可行的，但不同的实施形式应提醒我们，不能基于流程的标签来设想流程的结构（或等效的心理测量特性）。

本案例中的最后一个学习点是，如果排名要反映所陈述的理念，则必须考虑数据的统计特性。也就是说，通常收集的GPA和MMI分数具有不同计算标准，不能简单地加权。例如，如果GPA为4分制且3.5分为资格阈值，而MMI分数是通过12个人以10分制评分来确定的，然后将GPA添加到MMI分数中，实际上相当于将常数添加到变量中，并且保证MMI分数成为总体排名的最终决定因素。不管你对理想的平衡采取何种立场，需要z分数转化才能将数据转换为一致的度量标准，以避免错误地使用与学校既定原则不符的流程。换句话说，认为理想的平衡是50:50并不是一个错误，只要是有意设置成符合学校价值观的比例都是合理的。然而，判断可能在许多方法中被错误使用，这是将要考虑的最后一组错误的焦点。

> 💡 **小提示**
>
> 细节决定成败。招生办公室必须准备好在多个层面开展工作，思考打算在招生过程中体现的原则和价值观，同时跟踪数据收集、汇总和使用是否以适当的方式将这些原则付诸实践。数据操作可以自动化，但如果内部没有此类专业知识，则应寻求统计专业知识帮助以确保正确建立算法。

判断错误

长期以来，医学教育在通过客观评价过程提高公平性和识别评判存在的例外情况以发现相关能力的广度和细微差别之间存在矛盾。而这一点在选

拔中最为明显，因为医学专业已经确认了几十种重要品质，其中大多数都不符合客观分类（Albanese et al.，2003）。

这是许多医学院通过面试来选拔候选人的更好原因之一。这也是为什么大多数都在文件审查委员会上大量投入时间、精力和金钱，以最终确定他们的决策；每一条规则都有例外情况需要考虑。面试的目的是了解候选人是怎样的人，而不是他们做了什么。文件审查的目的则是确保那些不符合一般模式的人有足够的机会。然而，认识到判断的重要性并不代表能够很好地进行判断。有很多容易发现的错误判断方式（例如缺乏足够的关注），但不幸的是，也有很多时候我们无法意识到判断的局限性是如何误导我们的决策的。

案例思考：

> Jones 博士是一位训练有素且能力超强的全科医生，在收集患者叙述方面有着丰富的经验，她花了 45 分钟面试了三位候选人。Anna 给她留下了特别积极的印象，因为 Anna 表现出思想成熟且有丰富的生活经历。他们两人很快建立了融洽的关系，Jones 推荐录取 Anna。评审委员会知道 Jones 博士是一位严格的评审者，认为她的建议值得推翻 50：50 的算法，因为 Anna 的 GPA 似乎低估了她的潜力。

同样，这些判断中每一个都有可能是绝对正确的。然而，我们在本章节中想要关注的重点是当我们犯错时，一般应如何避免将问题放大。因此，真正值得讨论的问题不是 Jones 博士对 Anna 的看法，而是她产生的印象的可靠性。正如 Gladwell 在他的《与陌生人交谈》（2019）一书中说的那样："直视一个人的眼睛并不能揭示他们的灵魂。"花时间与某人在一起却很难感觉到我们已经了解他。然而，基于特定环境的稳健性（前文已经讨论过）表明，这种情况下我们了解到的只是在互动的那一刻他们是谁。我们自身的背景和偏见在多大程度上影响了我们的印象，这就产生了一种风险，即面试过程中我们无意地或有问题地了解到更多的面试官的信息，而不是被面试的人（Harasym et al.，1996）。减少面试官的判断错误需要简化要求他们

完成的任务，使他们能够对候选人可能提供的各种回答产生更强烈的印象，并通过抽样调查许多背景不同的人的印象来淡化个人判断的影响（Eva，2018）。通过使评价者更客观、更全面或要求他们在每一位候选人面试中花更多的时间，并不能减少由判断引起的错误。

在评审委员会层面，重要的判断错误并不是看起来最明显的错误。委员会受到 Jones 博士印象的影响，依靠的是可能存在缺陷的数据。然而，这里真正的问题在于考虑委员会是否应该否决由算法生成的排名顺序。不可否认，每一条规则都有例外；然而，这些规则定义了最可能的情况，人们不应该假设所有的变化都是为了更好。如果算法 80% 是正确的，也就是说只有 20% 的决策是错误的，得出的基本比例表明，正确的决策被认为是错误的风险是错误的决策被认为是正确的风险的 4 倍。大量文献将委员会决策与精算（即基于数据的）决策进行比较，结果表明精算决策非常稳健（Dawes et al.，1989）。

这不是不需要判断的争论。更确切地说，这是一个使用判断来设置算法（或者，如果对申请人小组使用微分过程，则使用算法），然后让计算机完成其工作的论点。我们能用于指导算法开发的数据越少，出错的可能性就越大。然而，我们所能尽力做到的事情是收集选拔委员会适用的原则、观点和证据，并确定什么最能反映他们对如何最恰当地做出遴选决定的判断。一旦做到这一点，情况应该相当极端，然后才能推翻解释个人特质的一般规则。如果随着更多的本地数据和更多基于文献的证据可用，委员会每年都会对算法进行审查，则可以进行调整，有望持续改进。然而，正是在政策制订阶段，委员会的大部分判断才应该具有影响力。

💡 **小提示**

承认错误是不可避免的，同时要认识到有些错误比其他错误更糟糕。我能写的最没有争议的事情是，人类的判断是容易出错的。我们总是被自己的背景、观点和盲点所左右。然而，解决这一问题并不是通过调整我们的判断力来实现的。而是通过建立能够减少对个人判断依赖的系统（例如，汇聚来自不同群体的独立判断的智慧）以及不落入盲从委员会产生特殊见解的陷阱，才可以克服这个问题。

小结

在航空领域中，安全系统可以不断得到改善甚至可以争取 100% 的成功率，这是因为在这个领域中环境的变化是有限的，并且可以进行反复的训练。尽管同样存在着戏剧性的或令人悲伤的反例，但基本上还是实现了 100% 的成功率。然而，在学生选拔这个领域中可能会产生许多不同类型的错误，当你努力避免一个错误时，往往会导致其他类型的错误。因此在学生选拔时，错误率是可变的，且肯定不为零。尽管如此，正如本章所强调的那样，考虑可能影响选拔过程的各类错误仍然会为我们的实践提供指导和建议。

综合以上建议，可以使得我们的选拔任务从"我们如何确定最优秀的学生"转变为"我们如何以最符合我们价值观和理想的方式更好地选拔学生"。这样做是一项道德义务，因为使用这些选拔系统做出重要的决策将深刻地影响申请者、他们的老师，以及他们最终将服务的患者（Norman，2004）。不断提高质量是我们对医疗卫生人员的基本期望；因此，在我们如何选拔加入他们行列的新成员方面，他们应该对我们抱有同样的期望。

参考文献

Albanese, M. A., Snow, M. H., Skochelak, S. E., Huggett, K. N., Farrell, P. M. (2003). Assessing personal qualities in medical school admissions. *Academic Medicine*, 78, 313−321.

Cleland, J. A., Patterson, F., Hanson, M. D. (2018). Thinking of selection and widening access as complex and wicked problems. *Medical Education*, 52, 1228−1239.

Dawes, R. M., Faust, D., Meehl, P. E. (1989). Clinical versus actuarial judgment. *Science*, 243, 1668−1674.

Epstein, D. (2019). *Range: why generalists triumph in a specialized world*. New York: Riverhead Books.

Eva, K. W. (2003). On the generality of specificity. *Medical Education*, 37, 587−588.

Eva, K. W. (2018). Cognitive influences on complex performance assessment: Lessons from the interplay between medicine and psychology. *Journal of Applied Research in Memory and Cognition*, 7, 177−188, 2018.

Eva, K. W., Reiter, H. I., Rosenfeld, J., Norman, G. R. (2004). The relationship between interviewers' characteristics and ratings assigned during a multiple mini-interview. *Academic Medicine*, 79, 602−609.

Eva, K. W., Rosenfeld, J., Reiter, H. I., Norman, G. R. (2004). An admissions OSCE: The multiple mini-interview. *Medical Education*, 38, 314−326.

Foo, J., Ilic, D., Rivers, G., et al. (2018). Using cost-analyses to inform health professions education − The economic cost of pre-clinical failure. *Medical Teacher*, 40, 1221−1230.

Girotti, J. A., Park, Y. S., Tekian, A. (2015). Ensuring a fair and equitable selection of students to serve society's health care needs. *Medical Education*, 54, 84−92.

Gladwell, M. (2019). *Talking to strangers: what we should know about the people we don't*. New York: Little, Brown and Company.

Harasym, P. H., Woloschuk, W., Mandin, H., Brundin-Mather, R. (1996). Reliability and validity of interviewers' judgments of medical school candidates. *Academic Medicine*, 71, S40−S42.

Kulatunga-Moruzi, C., Norman, G. R. (2002). Validity of admissions measures in predicting performance outcomes: the contribution of cognitive and non-cognitive dimensions. *Teaching and Learning in Medicine*, 14, 34−42.

Mathers, J., Sitch, A., Parry, J. (2016). Population-based longitudinal analyses of offer likelihood in UK medical schools: 1996-2012. *Medical Education*, 50, 612−623.

Norman, G. (2004). The morality of medical school admissions. *Advances in Health Sciences Education*, 9, 79−82.

Patterson, F., Roberts, C., Hanson, M. D., et al. (2018). Ottawa consensus statement: Selection and recruitment to the healthcare professions. *Medical Teacher*, 40, 1091−1101.

Razack, S., Risør, T., Hodges, B., Steinert, Y. (2020). Beyond the cultural myth of medical meritocracy. *Medical Education*, 54, 46−53.

Schreurs, S., Cleland, J., Muijtjens, A. M. M., Oude Egbrink, M. G. A., Cleutjens, K. (2018). Does selection pay off? A cost-benefit comparison of medical school selection and lottery systems. *Medical Education*, 52, 1240−1248.

Southgate, E., Kelly, B. J., Symonds, I. M. (2015). Disadvantage and the 'capacity to aspire' to medical school. *Medical Education*, 49, 73−83.

Trail, C., Reiter, H. I., Bridge, M., Stefanowska, P., Schmuck, M., Norman, G. (2008) Impact of field of study, college and year on calculation of cumulative grade point average. *Advances in Health Sciences Education*, 13, 253−216.

第47章

学生和学员所需的辅助支持
Students and Trainees in Need of Additional Support

Rille Pihlak, Susannah Brockbank

（译者：曹　燕　审校：厉　岩　陈建国）

趋势

- 日益增长的环境压力以及对知识和技能课程的要求越来越高，使得医学培训比以往任何时候都更具挑战性。
- 支持必须是普遍存在的，因为所有学习者都可能有经历逆境的时期。
- 学习困难者可能会以许多不同的方式呈现自己，其困难可能是多方面的。
- 临床团队缺乏一致性，使得评价学员的健康状况和提供支持变得更加困难。
- 系统支持比个人支持更有益。
- 对学员个人形成全面的理解将有助于提供适当的和非评判性的支持。

关键概念

- 学习"困难"者或"苦苦挣扎"的学习者：指被认定为没有达到预期目标的医学生或毕业后学员。我们有意使用引号，因为个体学习者通常不是问题所在，而是代表在具有挑战性环境中难以应对的个体。
- 职业倦怠：一种情绪和认知超负荷的状态，导致其无法达到满足个人或职业生活要求所需的水平。
- 角色失调：一个人对自己的认知与他人对自己的期望认知之间的不匹配，这通常是基于社会文化的期望。
- 建模方法：一种借用了临床心理学的方法来理解学习者为什么会有困难，可以用来确定支持个人和改进系统的方法。

引言

近几十年来，学生和学员的教育环境已经发生了翻天覆地的变化，不仅医学知识呈指数级增长，而且学习者可以通过无数种方式获取这些信息（Wynter et al.，2019）。因此，医学生面临着大量需要学习的信息，同时还必须就可供他们使用的学习资源的质量做出艰难的选择（Judd & Elliott，2017）。此外，医学课程已经从知识扩展到技能，如有效沟通、情境意识、职业素养、教学和领导力等。虽然增加了很多内容，但几乎没有删除什么内容，这使得满足医学培训要求的前景越来越令人望而生畏。

此外，学生需要在越来越复杂的临床环境中开展培训。所谓的"多种病症"和人口增长增加了需求（WHO，2019），而全球普遍资金缺乏和人员短缺意味着劳动力难以跟上需求（WHO，2018）。从学员的角度来看，这会转化为面对大环境的工作压力和临床轮转实际之间的差距。总的来说，培训成为一名医生比以往任何时候都要困难。

此前的研究报告称，高达28%的学员"面临困难"（Guerrasio et al.，2014），超过一半的美国医生报告了职业倦怠症状（Shanafelt et al.，2015）。这只是冰山一角：它无法捕捉到那些在雷达下默默"挣扎"且从未引起同事或导师注意的人。每一位医学生或学员都可能经历一段逆境时期，因此，支持学习者的机制必须易于获取，并嵌入各种培训中。在本章中，我们将讨论如何识别需要辅助支持的学习者以及评估学习者及其学习环境的方法。我们还将讨论可用于支持"苦苦挣扎"医学学习者的潜在策略。

📌 "医学教育工作者必须警惕'苦苦挣扎'的
学习者，因为学员可能会以许多不同的方
式引起他们的注意。"

识别需要支持的学习者

医学教育工作者必须警惕"苦苦挣扎"的学习
者，因为学员可能会以许多不同的方式引起他们的
注意。尽管一些学习者可能是第一个寻求帮助和支持
的人，但医疗培训的竞争性以及失败或疾病带来的
污名意味着这种情况仍然相对少见（Chew-Graham
et al.，2003；Guerrasio et al.，2014）。危险信号包
括但不限于：同伴或资深同事报告有问题、考试不
及格、职业素养下降、不明原因的缺勤和临床表现
不佳。然而，任何危险信号都不太可能说明整个情
况，需要进行详细的调查来确定问题的根源，这可
能是多方面的（Kalet & Chou，2014）。

一些研究者建议采用"诊断"的方法来探索
问题，创建一个"缺陷"列表（Guerrasio et al.，
2014；Kalet et al.，2016）。不过，在我们看来，这
种方法有很大的弊端：它有可能会过度简化个人的
风险，无法充分解释问题和背景因素的相互关系；
而且学习者可能会被贴上"有病"的标签。在框
47.1 中，我们给出了一个工作示例，以说明"缺陷
诊断"方法的缺点。

这个例子恰如其分地说明了"苦苦挣扎"学
习者的复杂性：Sally 的问题是通过职业素养的缺
失而暴露出来的，但她显然在学术、个人和潜在的
心理健康方面存在问题。重要的是，她并不总是一
个"苦苦挣扎"的学员；各种情况共同作用，使系
统的平衡从"应对"转向"无法应对"。采用"缺
陷诊断"方法，可以很容易地列出问题清单和解决
这些问题的策略，如表 47.1 所示。

虽然表 47.1 中列出的感知到的"缺陷"可能
都是导致 Sally 处境艰难的原因，但这种方法显然
忽略了一些重要的背景因素。这一诊断没有承认临
床环境资源匮乏的影响，反而让 Sally 对她的"缺
陷"承担个人责任。从 Sally 处境的细微差别来
看，很明显，把注意力集中在她个人身上，充其量
只能解决问题的一部分：教育工作者必须警惕"苦
苦挣扎"学习者可能会突显出的系统问题。

作为身份挑战的辅助支持

📌 "为了以一种真正全面的方式理解和支持学
习困难者，至关重要的是要明白他们的困
难不能脱离他们所处的环境。"

教育工作者还必须意识到"缺陷诊断"方法
对学习困难者的影响。他们可能已经感觉到职业身
份正受到威胁：他们觉得自己没有能力成为自己渴
望成为的医生。例如，在 Sally 的案例中，考试失
败显然影响了她对自己作为医生的看法，将自己贴
上了"失败"的标签。此外，对她的决定缺乏反馈
并不能缓解她对自己作为医生自信心的缺乏。添加
"困难"和"缺陷"等标签可能会加剧 Sally 对自
己所处状态和理想状态之间差异的认识，有时被称

框 47.1   学习困难者的复杂性示例

Sally 是一名内科实习生。她毕业于当地一所大学，一直被认为是"好学生"。她在当地一家医院接受了 2 年的培训
并顺利通过。她经常比同事工作的时间更长，称自己是一个"完美主义者"，但没有人担心她的健康状况或工作表现。
她在 6 个月前加入了你们的培训项目，并且从她的带教老师那里得到良好的评价。在一次繁忙的值班期间，她因愤怒的
"爆发"而被转到支持服务部门。

当你访谈 Sally 时，她告诉你那天"发生在她身上的事情"，这种事情不会再发生了。她对这件事感到非常难过，因
为这并不能"代表我想成为的那种医生"。她提到她最近没有通过研究生考试。她告诉你，她以前从未考试不及格，她
感到"心烦意乱"和"像个失败者"。Sally 很难告诉她的主管，因为她担心主管会认为她"愚蠢"。

她知道自己需要重新开始学习以参加考试，但却很难找到时间。她发现工作环境很难应付：她总是觉得工作压力很
大，但没有达到这种程度。随叫随到的轮班是"无情的"，这通常是因为轮班表中存在缺口，导致团队人手不足。她发
现自己对做出的决定感到不自信，因为几乎没有资深医生可以问。她回家后担心自己所做的决定，担心患者会受到伤害。

经常有人要求填补轮班表的空缺，她经常帮助填补空缺，因为她希望患者得到良好的照顾。这意味着她发现自己
"总是在工作"。她担心这会对她的感情关系产生负面影响：当她与伴侣共度时光时，她会感到筋疲力尽，而且"不是一
个好伴侣"。他们正考虑一起买房子，但由于工作的需要，这些计划被搁置了。

表 47.1　Sally 案例 "缺陷诊断" 方法说明	
问题	**下一步措施**
职业素养缺失	— 反思性写作练习以展示与同事关系的重要性 — 参考压力管理培训
考试失败	— 教育心理学评估以排除特定学习困难 — 参考学习技能支持
没有足够的时间学习	— 参考时间管理和组织技能支持 — 建议 Sally 减少额外的值班
潜在的心理健康问题	— 参考心理健康评估 — 建议咨询或其他心理治疗

为角色失调（Costello，2005）。角色失调与情绪和认知负担增加有关，这可能会加剧学习者所承受的压力，如图 47.1 所示。因此，在 Sally 的案例中，通过向多个专业人士推荐来解决她的缺陷的过程，可能会加剧她的失败感和与她渴望成为医生的距离感。此外，这种方法将 Sally 的困难 "归咎" 于她自己的责任，很大程度上忽略了她目前的处境。为了以一种真正全面的方式理解和支持 "苦苦挣扎" 的学习者，他们的困难不能脱离他们所处的环境，这一点至关重要。

系统问题

> "学员往往会不同程度地受到系统压力的影响，因为他们的临床工作不仅越来越具有挑战性，而且培训和指导的时间也在减少。"

在评估学员所面临困难的来源时，我们需要

记住，在大多数情况下，问题出在系统而不是个人。如前所述，医疗卫生在过去几十年里发生了迅速变化。学员往往不同程度地受到系统压力的影响，因为他们的临床工作不仅越来越具有挑战性，而且培训和指导的时间也在减少。因此，在假设学员 "面临困难" 之前，教育工作者必须真正审视导致这一现象的系统问题。

当前这一代正在接受培训的医生感到痛苦的原因可以归结为一些关键的系统因素：用更少的资源做更多事情的需求和期望；行政负担逐渐增加；公众不切实际的期望；改变与传统同行或上级医生支持不一致的随叫随到模式；失去培训的连续性；缺乏与患者相处的时间；失去了随叫随到值班室和医生休息室等公共设施；医疗保健的产业化创造了一种 "交易" 或 "生产线" 文化（Gerada et al.，2018）。此外，这些因素中的一些可能会导致日后识别出 "苦苦挣扎" 的学员。特别是，临床团队的成员缺乏一致性，这既是因为值班表的变化，也是因为学员频繁的临床轮转。由于同行和临床教育工作者之间没有机会建立有意义的关系，这使得不符合性格的异常行为或表现很难被识别出来。

此外，毕业后学员通常是年轻人，社会期望他们建立人际关系、生儿育女、买房子和承担其他象征着向成年人过渡的责任。人们一直默认，学员必须远远超过合同规定的工作时间，而拒绝这样做意味着他们缺乏对该职业的献身精神。这些期望在 20 世纪 50 年代可能是现实的，当时医学界主要由男性主导，他们的妻子承担了家庭环境的责任（Shirley & Padgett，2006）。然而，人们越来越期

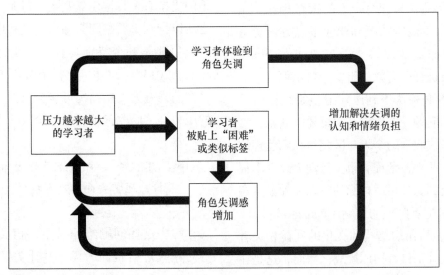

图 47.1　学习困难者角色失调的示意图

望男性和女性都能平衡工作和家庭生活。因此，这些年轻人在工作之外有优先事项是正常的，这些相互竞争的任务可能意味着学员无法满足临床环境日益增长的需求也就不足为奇了。考虑到这些因素，学员的职业倦怠水平极高且似乎还在增加也就不奇怪了（Johnson et al.，2018）。

一项 meta 分析评估了改善医生幸福感和职业倦怠的方法，结果表明，基于组织或系统的干预措施比专注于个体学员的干预措施更有益（Panagioti et al.，2017）。这再次表明，学员幸福感的主要问题在于医疗卫生系统，而不是学员个人。在 Sally 的案例中，我们清楚地看到了这一点，她被认为缺乏组织能力，因此可能会开设时间管理课程，但这并不能解决轮班表的缺口给她时间带来不合理压力的问题。

Sally 的案例突出了系统问题的一个关键点，因为通常更容易找到一个对他们的"困难"负责的人，并针对学习困难者制订干预措施。简单地说，除非有人在压力下崩溃，否则这些问题很容易被忽视，因此当一个人"困难"时，他们被视为例外。如果我们仔细观察与 Sally 处于相同环境中的其他学员，我们可能会看到他们或多或少地也存在困难。只是 Sally 的行为引起了人们的抱怨，她的困难才被发现。因此，所有学员都应该平等地获得支持，并将其纳入培训计划，因为他们很可能在培训的某个阶段需要这些支持。

系统层面的支持

培训计划必须包括评估和处理系统层面问题的方法。如前所述，与针对个人的策略相比，组织策略在改善医生健康状况和职业倦怠方面更有效（Panagioti et al.，2017）。框 47.2（Olson et al.，2019）给出了已被证明有效的组织策略示例。

教育工作者必须认识到医疗卫生系统恰恰是他们所要面对的问题，这一点至关重要。通常，参与课程设计和一线教学的个人与医院组织和管理的决策存在距离。此外，管理者很少有动力改善幸福感，因为他们受到患者预后指标的驱动，并没有意识到职业倦怠对患者照护的影响（Panagioti et al.，2018）。这会让负责组织结构和文化的利益相关者参与的过程对教育工作者构成挑战；然而，这是在临床环境中有意义地支持学生和学员的关键一步。

框 47.2 改善医生健康状况的组织策略示例

健康文化
培养领导力以重视学员的幸福感
为学员提供对自己工作计划的控制权和自主权
培养始终如一的团队和团队精神
建立共治和共同体
正式和非正式的欣赏（给予和接受）
促进公平、多样性和包容性

实践效率
开发有效的电子健康记录（提高适用性；简化；提供充足时间）
提高工作场所效率的系统（让用户参与重新设计；改进结构和服务）

个人适应能力
支持健康的生活方式行为（塑造健康的习惯；减少加班；随时可用的指导和支持）
同伴支持（积极的同伴支持计划、便利的心理健康服务）

资料来源：Olson et al.，2019

了解这些系统在哪些方面难以满足医学生的需求也是同样重要的。早年的医学生通常都有由其大学和医学院提供的学术和生活支持系统，为学生提供各种途径获得支持的选择。这些系统通常包括同伴、准同行、教师和专业支持，具体取决于相关学生的要求。然而，当学生开始临床轮转时，他们倾向于在医疗卫生机构和大学之间工作。这可能会使他们更难找到满足其需要的适当支持，因为他们可能会遇到系统中的缺口：在一个地方出现的问题在另一个地方总是得不到理解。因此，在医院或其他医疗卫生中心进行临床轮转的学生应立即与所在地的支持系统直接建立联系显得尤为重要。这一点之所以特别重要是因为临床环境和培训阶段之间的过渡可能是一个特别具有挑战性的时期（Bullock et al.，2013）。此外，在整个医疗培训过程中持续存在的强有力支持结构可能会减少与职业过渡相关的压力，从而改善培训各个阶段的幸福感。

> "不仅需要向已经面临困难的学员提供支持，还需要向所有人提供支持。"

解决这些问题绝非易事，相反，这些问题需要对系统进行全面考虑，并让关键利益相关者参与进来。显然，不仅需要向已经面临困难的学员提供支持，还需要向所有人提供支持，以防止痛苦和"挣扎"。如前所述，医务人员正面临来自各个方面的问题，学员不断承受着压力。因此，需要在所有培训计划中建立一个多层次的支持系统，该系统不仅能积极提供帮助，还能主动防止学员不堪重负或筋疲力尽。这并不是说当危机到来时不应该提供个人支持。为了做到这一点，我们建议使用临床心理学和心理治疗中常用的处置方法（Johnstone & Dallos，2014）。

使用建模方法来理解学习"困难"者

建模方法的目的是对导致和保持个人困难的因素形成有效理解，包括理解问题之间的联系（Tarrier & Johnson，2016）。与表 47.1 中的"缺陷"列表不同，建模方法使教育者能够将学习者视为一个整体，并将情境因素纳入其中。在采用这种方法时，我们并不是说所有遇到问题的学习者都不好：恰恰相反。心理学家倾向于避免使用诊断标签，而是使用建模的过程来描述客户目前面临的困

难（Kinderman & Tai，2007）。

最重要的是，建模方法是与学习者个人合作完成的。参与这一过程可能会让学习者对他们感知的"失败"有重要的洞察，展示他们困难的多因素性质，并突出一些积极的特征。例如，在 Sally 的案例中，她对患者的责任感驱使她去多值班，这一点值得赞扬。然而，在建模的过程中，Sally 希望能认识到，她自己的福祉也应该被优先考虑。

呈现一个模型有很多方法。一种常见的方法是绘制一个图表，并附上相关的叙述，描述各种困难、环境以及保持这些困难的思维过程。图 47.2 给出了 Sally 案例中一种可能的简化模型的图示。你所关注的 Sally 的职业素养缺失被故意放在了边缘，因为尽管这是她作为我们案例的导火索，但在考虑所有其他因素时，它实际上似乎无关紧要。

使用建模方式阐述了 Sally 的案例后，不仅情况的复杂性显而易见，而且她的状况和富有挑战性的工作环境之间的相互作用也很明显。一旦能够以这种方式理解学习者，就有空间来寻找同时解决个

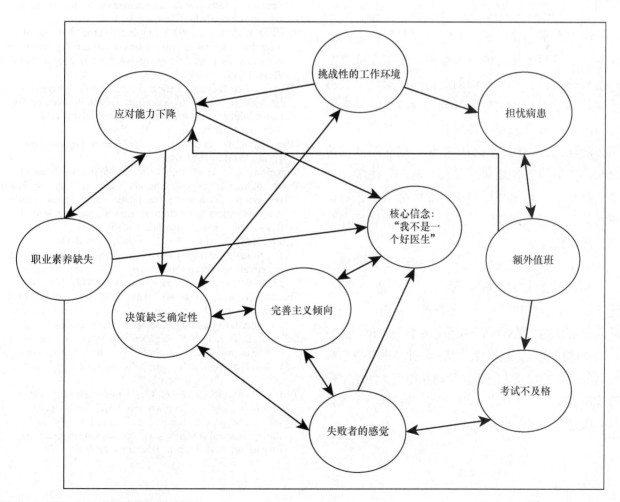

图 47.2　展示 Sally 案例建模方法的图表

人因素和环境因素，从而提供有效的支持。

在这种情况下，可以通过师生指导关系有效地提供个人支持，允许 Sally 重新评估自己的临床能力，并对她的实践提供积极反馈，以及为实现目标提供支持，从而减少角色失调感。此外，这里可能有一种治疗性关系的作用，以便 Sally 探索她作为失败者的自我感知，并为她提供工具，以防止这种危机在未来发生。

从组织的角度来看，如果 Sally 已经在满负荷工作，不能再承担额外的工作时间，那么最好不要再向她发送轮换班请求。此外，高级医疗团队可能需要培训和支持，以确保学员及时收到有关其临床决策的反馈，从而向 Sally 及其同事保证患者得到了良好的照护。还可能需要对高年资医生的工作模式进行审查，以使同时反馈成为可能。更为重要的是，任何干预措施都必须得到 Sally 的同意，以确保它们真正起到支持作用，而不是被视为不符合 Sally 需要的可有可无的"打勾"练习。

小结

在本章中，我们概述了医学实习生压力和职业倦怠水平日益增加的一些原因。临床环境复杂且具有挑战性，系统无法创造出一个能让学员苗壮成长的学习环境。为了有意义地解决学习者面临的问题，教育工作者必须首先关注组织和系统层面的问题，以防止问题的发生。当前的证据均表明，在提供支持之前，已经不能再等待学员到达危机点了。在培训环境中，支持必须是普遍存在的，并且必须跟随学员从医学院开始到培训结束，甚至更远。

当学员面临"困难"时，重要的是以不造成进一步困难的方式来解决这一问题。"苦苦挣扎"的学员可能会受到某种方式的管理，从而产生身份挑战和对其能力的怀疑。为了支持个人，我们必须采取整体的观点，包括背景因素，并考虑导致学员达到危机点的因素之间的复杂相互作用。使用案例的建模方法有助于找出这些因素，并找到与个人合作解决这些问题的新方法。

参考文献

Bullock, A., Fox, F., Barnes, R., et al. (2013). Transitions in medicine: trainee doctor stress and support mechanisms. *Journal of Workplace Learning*, 25(6), 368–382.

Chew-Graham, C., Rogers, A., Yassin, N. (2003). "I wouldn't want it on my CV or their records": medical students' experiences of help-seeking for mental health problems. *Medical Education*, 37(10), 873–880.

Costello, C. Y. (2005). *Professional Identity Crisis* (1st ed.). Nashville: Vanderbilt University Press.

Gerada, C., Chatfield, C., Rimmer, A., Godlee, F. (2018). Making doctors better. *British Medical Journal*, 363, k4147.

Guerrasio, J., Garrity, M. J., Aagaard, E. M. (2014). Learner deficits and academic outcomes of medical students, residents, fellows, and attending physicians referred to a remediation program, 2006–2012. *Academic Medicine*, 89(2), 352–358.

Johnson, J., Bu, C., Panagioti, M. (2018). Tackling burnout in the UK trainee doctors is vital for a sustainable, safe and high quality NHS. *British Medical Journal*, 362, k3705.

Johnstone, L., & Dallos, R. (Eds.), (2014). *Formulation in Psychology and Psychotherapy: Making sense of people's problems* (2nd ed) Hove, UK: Routledge.

Judd, T., Elliott, K. (2017). Selection and use of online learning resources by first-year medical students: cross-sectional study. *JMIR Medical Education*, 3(2), e17.

Kalet, A., & Chou, C. L. (Eds.), (2014). *Remediation in Medical Education: a mid-course correction* (1st ed.). New York: Springer Verlag.

Kalet, A., Guerrasio, J., Chou, C. L. (2016). Twelve tips for developing and maintaining a remediation program in medical education. *Medical Teacher*, 38, 1–6.

Kinderman, P., Tai, S. (2007). Empirically grounded clinical interventions: clinical implications of a psychological model of mental disorder. *Behavioural and Cognitive Psychotherapy*, 35(1), 1–14.

Olson, K., Marchalik, D., Farley, H., et al. (2019). Organizational strategies to reduce physician burnout and improve professional fulfillment. *Current Problems in Pediatric and Adolescent Health Care*, 49(12), 100664.

Organization, W. H. (2018). *The 2018 update*. Geneva: Global Health Workforce Statistics.

Organization, W. H. (2019). *World Health Statistics*. Geneva.

Panagioti, M., Geraghty, K., Johnson, J., et al. (2018). Association between physician burnout and patient safety, professionalism, and patient satisfaction. *Journal of American Medical Association Internal Medicine*, 178(10), 1317.

Panagioti, M., Panagopoulou, E., Bower, P., et al. (2017). Controlled interventions to reduce burnout in physicians. a systematic review and meta-analysis. *Journal of American Medical Association Internal Medicine*, 177(2), 195–205.

Shanafelt, T. D., Gorringe, G., Menaker, R., et al. (2015). Impact of organizational leadership on physician burnout and satisfaction. *Mayo Clinic Proceedings*, 90(4), 432–440.

Shirley, J. L., & Padgett, S. M. (2006). An analysis of the discourse of professionalism. In D. Wear & J. M. Aultman (Eds.), *Professionalism in medicine: critical perspectives* (1st ed., pp. 25–42). New York, USA.

Tarrier, N., Johnson, J. (2016). *Case formulation in cognitive behavioural therapy* (2nd ed) Hove, UK: Routledge.

Wynter, L., Burgess, A., Kalman, E., Heron, J. E., Bleasel, J. (2019). Medical students: what educational resources are they using? *BMC Medical Education*, 19(36).

第48章

学生参与教育计划
Student Engagement in the Educational Programme

Marko Zdravkovic, Jim Determeijer

（译者：厉 岩 审校：陈建国）

趋势

- 医学院致力于推动学生参与教育计划的各种措施，促进了学生发展并使学校获益。
- ASPIRE 卓越标准是免费提供的，可用于学校学生参与度的内部评价。该标准有利于促进学校在学生参与方面不断追求卓越。
- 本章介绍了提高学校学生参与度的五个关键步骤。

关键概念

- 提高学生和学校的水平：学生参与程度的提高有利于学生和学校的发展。
- 平等伙伴关系：需要赋予学生和教师平等的责任和权利，以便在学生参与方面获得成功，以及让每位学生都能为大学贡献他们独特的专长。
- 持续改进：提高学生参与度是一个周而复始的过程，我们将其分为不同的步骤进行介绍并形成框架。

引言

在过去的几十年里，学生参与（student engagement，SE）受到了越来越多的关注。这个术语包含了从学生参与课程计划到学生参与学校治理的各种各样的活动。Trowler 对 SE 提出了一个更全面的定义。

> "学生参与是指学生及其学校投入的时间、精力和其他相关资源之间的相互作用，旨在优化学生体验，提高学生的学习成果和

发展，扩大学校的声誉和影响力。"

Trowler（2010）

学生参与的益处

通过学生的积极参与，SE 促进了学生的学习和专业发展。研究表明，在培养过程、课外活动或者科学研究中越是表现积极的学生，在学业上越成功（Fredricks，2011），表现在无论是取得更好的成绩，还是下一年的晋升率方面都是如此（Fredricks et al.，2004）。通过各种参与机会，学生能够更容易地形成他们的社交网络，从而提供支持和培养他们对教育环境的"归属感"。具体而言，这会降低辍学率，促进更好的多样性，因为来自弱势群体的学生辍学的风险最高（Fredricks et al.，2004）。此外，SE 还提供了个性化定制学生体验的机会，进而提高参与度，从而增强"归属感"和对教育历程的获得感。这种学生参与也有利于学校改善课程（Zdravkovic et al.，2018）和声誉（Coates，2006；Kuh & Hu，2001；Zepke，2014）。

小提示

研究表明，越是积极参与教育、课外活动或者研究活动的学生，在学业上就越成功，表现在无论是取得更好的成绩，还是在下一年的晋升率来看都是如此。

学生参与的理论框架

从以往的研究来看，对 SE 的研究主要集中在

认知方面（如对深度学习的投入）、情感方面（如对学校和教师的积极和消极反应）或者行为方面（如积极的行为、参与度、出勤率）。当然，单独地研究这些元素中的某一个，只能对 SE 的复杂本质进行非常有限的了解。然而，Kahu 提出了一个令人信服的 SE 概念框架，该框架结合了之前列出的所有观点，增加了社会文化背景因素（Kahu，2013；Kahu & Nelson，2018）。更重要的是，Kahu 为 SE 增加了方向性，从而细分为 SE 的影响因素、SE 的参与时点和 SE 的结果（图 48.1）。这个概念框架有助于理解 SE、指导干预措施和设计研究。

学生参与课程计划

尽管在剖析 SE 并考虑怎样加强 SE 之前，理解 SE 背后的理论是至关重要的，但实际的案例所提供的信息要丰富得多。下文给出了三个实例来说明成功的 SE 在实践中是如何实施的，并展望提升 SE 所需的步骤、中期目标和支持架构可能是什么。有关实施这些 SE 措施更为详细的介绍可以在参考文献中找到。

第一个实例来自斯洛文尼亚马里博尔市的马里博尔大学（University of Maribor）（Zdravkovic et al.，2018）。该校 2003 年新成立了一个学院，招生规模比较小，学生们参与了广受欢迎的同伴教学系统，这个系统是由学生发起的，并得到了院长的支持。起初它是与高年级学生进行的非强制性小组会议，高年级学生作为同伴导师，重点是一般性指导、核心医学主题的强化学习和考试准备。随着同

伴教学经验的积累和学院基础设施的建立，这一改革尝试得到了推广，并引入一门新开设的选修课之中。经过该选修课两年的运行，必修课程吸纳了其核心元素，就是由同伴导师提供教学和组织学习。

这个实例说明了非正式的改革尝试如何推动正式课程的变化，并带来可持续的积极变化。该 SE 发展的核心要素之一就是师生之间的平等伙伴关系。这是通过马里博尔的医学教育中心实现的，该中心是由学生和教师共同管理的。该平台通过平等合作、开放讨论、指导和经费项目支持等，为教育创新提供孵化器。

> 💡 **小提示**
> 非正式的改革尝试可以推动正式课程的改革，并带来可持续的积极变化。

第二个是德国柏林夏里特（Charité）医学院的例子，用来说明在一个历史悠久的学校中 SE 的发展（Milles et al.，2019）。该学院 2010 年修订课程计划，医学生正式成为每个课程模块委员会的成员之一。因此，每个模块委员会由 3 名教师和 1 名学生组成，他们负责其模块的周期性课程开发。该模块的学生主管随后自行组织、共享信息，并相互提供支持。课程的直接经验和支持网络使学生能够获得专业知识，解释模块在课程学习循环中的位置。学生和教师对这种合作方式反应积极，认同其对课程计划的影响，并一致认为彼此是平等的。（备注：

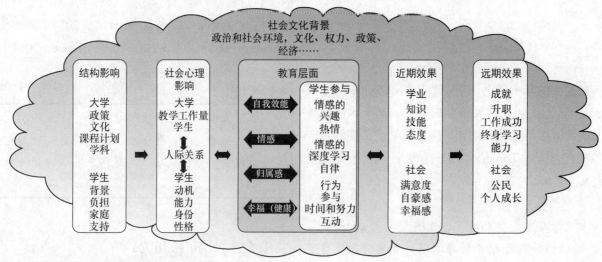

图 48.1　Kahu 的学生参与理论框架
摘自 Kahu & Nelson，2018。使用获得授权

平等的合作伙伴并不意味着拥有对等的专业知识，因为学生和教师各自具有不同的优势。）

培养学生共同指导者的关键就是促使学生之间建立起了支持结构，以及随后学生间相互提供的培训。因此，学生们从传统的被动型角色转变为主动型角色，共同承担责任，成为学术共同体的正式成员。

第三个实例来自荷兰阿姆斯特丹的自由大学，开发了以学习者为中心的药物治疗学生运行诊所（Schutte，2018）。起初，该项目作为一项课外活动，旨在提高医学生开处方的技能。大一、大三和大五的学生组成一个团队，定期接诊内科门诊的患者，并重点关注药物治疗计划。所有的接诊活动都由一位内科医生监督，并确认是安全的，以及可提供高质量的医疗。患者对所提供的医疗感到满意，并自愿参加了学生的接诊。学生们发现这次经历具有高度的激励作用，强调了广泛的学习机会，并重视参与其中的责任和团队合作。与常规的见习相比，这个项目的独特之处在于，学生从早期的患者互动中学习，被赋予高度的责任感，自主管理项目，通过指导而不是教授来学习。

以学习者为中心的学生运行诊所的成功表明，当学生被给予真正的责任，并辅以充分的指导、监督和协作时，他们能够处理困难的病例和情境并从中学习。

以上三个实例有望为读者提供一些关于如何在各种环境下加强 SE 的实用见解，同时要牢记 SE 本身是一个持续的过程，而不是一个明确的目标。

提高学生参与度的五步法

正如前面所述，SE 涉及多个因素，不能"一刀切"处理。对于渴望发展或者改善 SE 的学校来说，从何处开始以及努力追求什么的问题可能令人望而生畏，也很模糊。接下来的五个步骤是为了揭开 SE 的神秘面纱，并帮助实现实际而可观的结果，而不考虑个人的 SE 目标、SE 的当前状态或文化。

第一步：评估学生的参与度

大多数学校已经不自觉地实施了许多 SE 改革尝试。然而，这些活动大多数都是非正式的，由一群热心人运行，在他们的圈子之外很难被关注到。对于愿意投入 SE 的组织来说，建立一种识别、制订和评价 SE 的方法是一个有价值的起点。ASPIRE 标准是为了表彰医学院、口腔医学院和兽医学校卓越表现而设立的一个国际项目（https：//www.aspire-to-excellence.org），后面将对此进行更详细的介绍。当然，ASPIRE 标准同样可以用于将不同的 SE 举措分为四个领域（SE 在学校治理、教育项目、学术共同体和课外活动方面），并作为一种自我评价工具（Hunt et al.，2018）。这样起草的 SE 活动地图可以在学术共同体内共享，并进一步呼吁报道任何其他正在进行的 SE 活动。在获得现有 SE 计划的概述后，应该对其进行评价。优势、劣势、改进的机会和改进的威胁 [即 SWOT 分析法（优势、劣势、机会和威胁）] 可以用来评估一个机构内部 SE 的当前水平。

> 💡 **小提示**
>
> ASPIRE 标准可以用来将不同的 SE 举措分为四个领域（学校治理、教育项目、学术共同体和课外活动），并作为自我评价工具。

第二步：分享一份精炼的单页报告并设定新的学生参与目标

SE 包含许多不同类型的参与，学术共同体对 SE 也有各种解释。在学术共同体中推广 SE 的定义和分类有助于达成对 SE 的共识和努力追求的共同目标。用新的 SE 目标向整个学术共同体提供简明扼要的反馈，明确传达了 SE 的价值，以及领导层对 SE 发展的支持。

第三步：创建支持系统

所有对 SE 发展做出贡献的相关方都将需要一个适当的支持系统（Peters et al.，2019）。每所学校都应该考虑使 SE 项目易行且可持续的方法。需要着重考虑的是经费支持、行政人员支持、开发和实施这些想法的环境和机会、时间分配、同伴教学、（同伴）培训、指导和辅导（Peters et al.，2019；Zdravkovic et al.，2018）。应特别重视支持学生和工作人员在医学院所有管理方面的平等地位和投票权，包括课程设计和课程评估，这可能需要改变学校的官方政策（Peters et al.，2019）。为 SE 建立一个正式的职位，如 SE 的学生和教师协调员是至关重要的。这两位协调员将负责组建一个 SE 支持团队，作为项目实施和学校领导者之间的纽带，并将现有的 SE 措施与新的 SE 举措联系起来（Zdravkovic et al.，2018）。

第四步：推陈出新并鼓励参与

这一步骤的全部重点是扩大、改善和进一步嵌入正在进行的 SE 项目及其人员，同时为那些想要参与其中的人员或项目创建切入点，以及在两个群体内部和之间建立起联系。用很流行的一句话说，就是以 SE 孕育 SE（Kahu，2013；Peters et al.，2019）。针对任何成功的 SE 发展项目而言，建立一个由学生和教师组成的紧密联系的 SE 协调组是必不可少的。SE 协调组可以处于 SE 改革尝试的核心促进位置，维护将这些改革尝试与人员之间建立联系的网络，并负责对整个 SE 共同体的持续改进。如果 SE 协调组的代表是学校官方课程委员会的成员之一，他们也可以确定新的 SE 机会。此外，SE 协调组为 SE 提供了使其更加平易近人的新面貌和新声音，有助于传达一种清晰的信息并促进 SE 的发展。此外，所有积极的利益相关者都应该对其项目交付负责，并对其贡献拥有所有权。

第五步：返回到第一步

学校应该定期（如每年）重新评估所有为加强 SE 所做的工作，并将评估结果反馈给学术共同体（前面描述的第一步和第二步）。这实际上代表了所建议的五步法模型的一个循环过程（图 48.2），它是一种闭环交流的形式。例如，从学生那里收集到对学校改进的想法，可以由教师使用一个类似交通红绿灯处理过程的实时在线进度表反馈给学生。绿色代表已经根据学生的建议做出的改变，黄色代表正在进行的改变，红色表示目前正在搁置——并适当地说明为什么会这样。在这个循环往复的过程中，学校可以定期修改每一个步骤，进而优化 SE 发展过程。

如何避免主要问题？

与每个过程一样，推进 SE 也伴随着各种各样的问题（Determeijer，2018；Kahu，2013；Peters et al.，2019）。我们将推荐以下关键策略来避免主要问题：①吸引教师和学生一样多地参与进来；②针对不同群体（有动力的小群体和无兴趣的大群体）的学生设定不同的目标和策略；③课程中正式嵌入 SE，同时保持创造性和非正式活动的机会；④不要强迫学校自上而下地实施 SE 改革，而是从已经存在的开始并扩展。时刻牢记，以 SE 孕育 SE（Kahu，2013；Peters et al.，2019）。

学生参与卓越的标准：ASPIRE 项目

SE 高度发达的学校持续创新，不断突破 SE 的极限。今天，有了在国际上承认这种努力的一种方式。ASPIRE 项目于 2012 年启动，旨在促进对医学教育的卓越追求，并在一定程度上平衡对学校基于研究的认可（Hunt et al.，2018）。ASPIRE 项

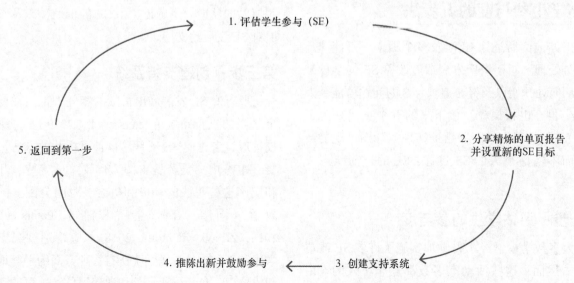

图 48.2　加强学生参与的五步法

目授予的卓越教育领域之一就是 SE，在过去 7 年里已有 16 所学校获得此殊荣。ASPIRE 针对 SE 的卓越标准是由国际专家小组制订的，并将 SE 分为四个领域：在学校治理、教育项目、学术共同体和课外活动方面的 SE。虽然我们鼓励在医学、口腔、卫生保健和兽医学校使用这些标准进行内部评估（即我们加强 SE 内部评估的五步法模型中的第一步），但一些学校可能更愿意选择外部评估，方便申请 SE 的 ASPIRE 奖。学校根据评估反馈，可以迅速采用评估专家的建议来改进 SE，其中一些值得获得 ASPIRE 奖的亮点部分将会被发现。此外，获奖学校的代表们也作为 ASPIRE 学院的成员加入并合作，通过出版和会议活动促进对卓越医学教育的追求（Klamen et al.，2017）。这个团队可以很容易地找到常用的 ASPIRE 联系邮箱（aspire@dundee.ac.uk）来寻求帮助。

💡 小提示

获得 ASPIRE 卓越认可的基本要求如下：在学校课程委员会中有学生代表并有投票权；根据学生的建议而带来变化的证据；使用学生对教师评价的结果来决定教师晋升和聘用；在课程设计和改革中使用学生的课程评价；以及对 SE 的完整支持体系。

小结

SE 应该是每一所医学院的首要关注点之一。学校在 SE 方面努力追求卓越为学生和学校自身带来了许多好处。本章为读者提供了一个实用的 SE 五步法以增强学生参与，以及如何避免实施 SE 带来主要问题的技巧。本文所提供的各种不同的说明性质的例子应与 Kahu 的 SE 理论框架一起阅读，以便产生进一步加强和研究 SE 的思路。

参考文献

Coates, H. (2006). The value of student engagement for higher education quality assurance. *Quality in Higher Education*, 11, 25.

Determeijer, J. (2018). Student engagement at the AMC: Reflection, improvements and best practices from abroad. Internal publication, can be shared on request by contacting the author at: j.j.determeijer@amsterdamumc.nl

Fredricks, J. A. (2011). Engagement in school and out-of-school contexts: a multidimensional view of engagement. *Theory Into Practice*, 50(4), 327−335.

Fredricks, J. A., Blumenfeld, P. C., Paris, A. H. (2004). School engagement: potential of the concept, state of the evidence. *Review of Educational Research*, 74(1), 59−109.

Hunt, D., Klamen, D., Harden, R. M., Ali, F. (2018). The ASPIRE-to-Excellence Program: a global effort to improve the quality of medical education. *Academic Medicine*, 93(8), 1117−1119.

Kahu, E. R. (2013). Framing student engagement in higher education. *Studies in Higher Education*, 38(5), 758−773.

Kahu, E. R., Nelson, K. (2018). Student engagement in the educational interface: understanding the mechanisms of student success. *Higher Education Research and Development*, 37(1), 58−71.

Klamen, D. L., Greer, P., O'Sullivan, P., et al. (2017). *Push your performance toward excellence: let the ASPIRE Academy help! Abstract book* (p. 630) Helsinki: An international association for medical education (AMEE). Available online (page 630): https://amee.org/getattachment/Conferences/AMEE-Past-Conferences/AMEE-2017/AMEE-2017-Abstract-Book.pdf

Kuh, G. D., Hu, S. (2001). The effect of student-faculty interaction in the 1990s. *Review of Higher Education*, 24, 309−332.

Milles, L. S., Hitzblech, T., Drees, S., Wurl, W., Arends, P., Peters, H. (2019). Student engagement in medical education: A mixed-method study on medical students as module co-directors in curriculum development. *Medical Teacher*, 41(10), 1143−1150.

Peters, H., Zdravkovic, M., Costa, M. J., et al. (2019). Twelve tips for enhancing student engagement. *Medical Teacher*, 41(6), 632−637.

Schutte, T. (2018). Learning in a student-run clinic: a new concept to improve medical education in pharmacotherapy. Accessed at https://research.vu.nl/en/publications/learning-in-a-student-run-clinic-a-new-concept-to-improve-medical

Trowler, V. (2010). Student engagement literature review. *Higher Education Academy*, 11, 1−15.

Zdravkovic, M., Serdinsek, T., Sobocan, M., Bevc, S., Hojs, R., Krajnc, I. (2018). Students as partners: our experience of setting up and working in a student engagement friendly framework. *Medical Teacher*, 40(6), 589−594.

Zepke, N. (2014). Student engagement research in higher education: questioning an academic orthodoxy. *Teaching in Higher Education*, 19(6), 697−708.

第49章

职业认同与职业选择
Professional Identity and Career Choice

Roger Ellis, Elaine Hogard

（译者：杨　昕　审校：厉　岩　陈建国）

趋势

- 职业认同（professional identity，PI）涉及定义与意义、测量与评价，以及教授和学习的问题（Ellis & Hogard，2020）。如何解决这些问题，主要取决于专业人士所持有的价值观。职业认同的概念对整个医学课程都有潜移默化的影响，但在本章中，我们将特别关注选拔、职业选择与就业指导中的职业认同。

关键概念

- 职业认同（PI）：在医学教育中至关重要，但对许多定义持开放态度，难以测量、评价、教授和学习。它包括自我概念、知识、技能和核心价值观。
- 价值观：是人们的行为准则或标准。它们不能被直接观察到，却可从行为中推断出来。
- 选拔：是决定哪些申请者可获得某专业学习资格的过程。这个过程必须是公平、公开和公正的。
- 基于价值观的招录（value-based recruitment，VBR）：一种吸引和招录学生的方法，其基础就是学生的个人价值观和行为与所选专业旨在培养的价值观和行为相契合。
- 就业指导：帮助学生做出明智的职业选择，包括医学或健康专业，以及教学、研究和管理方面的相关活动。

引言

本章重点是医学中的职业认同。职业认同（PI）涉及定义与意义、测量与评价，以及教授和学习的问题（Ellis & Hogard，2020）。如何解决这些问题，主要取决于专业人士所持有的价值观。职业认同的概念对整个医学课程都有潜移默化的影响，但在这一章中，我们将特别关注选拔、职业选择与就业指导中的职业认同。本章将讨论：

- 职业认同
- 价值观
- 选拔
- 基于价值观的招录
- Medi-Match
- 职业选择与就业指导

职业认同

职业、职业的、职业认同和职业素养这几个概念在医学中被多次提及，并且经常互换使用（Lane，2020a，2020b），这可能会导致混淆这些概念的真正含义。当我们运用这些概念时，必须含义清晰，特别是在专业实践和职业培训之时。

职业认同包含内、外两个方面。一方面是个人看待自己的方式；另一方面是人们看待他们的方式。对职业认同的全面认识包括医生应该具备的所有知识，以及他们能够帮助患者的所有事情。医学课程的设置致力于培养医学生的知识与胜任力正体现了这一点。当然，支撑已做的和已知的是一套决定实践道德标准的价值观。发展职业认同，包括发展正确的价值观，既是建立课程体系的基础，也是教学、学习和考试中的最大挑战。我们将探讨医学实践中的价值观及其对学生选拔、就业指导和职业选择的影响。

职业认同和价值观都是难以把握的概念。两

者都不能被直接观察到，但不得不从可观察到的行为中推断出来。它们是可以接受不同解释的假设构念，而不是可以被记录和量化的客观实体。鉴于存在着这些问题，我们将在本章中提供一些切实可行的建议。

📌 "职业认同和价值观都是难以把握的概念。"

以诊断这一核心专业活动为例。显然，正确的诊断取决于准确的观察和相关的知识储备。医生通过准确的观察获得有效而可靠的信息，运用其知识储备对获得的信息进行分析，以确定合适的处理措施。所有这一切都取决于可以教授和评价的胜任力和学习能力。但是诊断的方法依赖于本身不能被直接观测到的价值观，这种价值观就是对人的尊重。尊重能够从诊断过程中医患的互动方式，以及医生的敏感性可能对患者造成的影响来推断。这种价值观教起来比较难，学起来比较复杂，评价起来也比较有挑战性。

我们认为，正是这些价值观体现了职业认同的基本特征。因此，申请人所持有的价值观应该成为招生选拔的一个考虑因素，这就是我们所说的基于价值观的招录（VBR）。下面我们将介绍一种VBR 的创新方法。

在培训计划结束时，学生必须选择一个符合他们职业认同现状和未来发展的专业方向。我们将考虑如何在培养方案中解决这个问题，包括一种称为 Medi-Match 的创新方法。

职业认同是一种可以通过多种方式进行理论化并相应操作化的假设构念。下面举两个例子。

一般来说，职业认同理论借鉴了已有的身份理论，强调身份在不同阶段的发展。Cruess 等（2015）在 Kegan 的基础上提出，通过不断融合和接受核心价值观以及对身份冲突的适应，职业认同从最初对职业角色的肤浅接纳，逐步转变为与其他定义自我的身份认同完美而深入、真实而不可动摇的结合。

另一种方法是提出 PI 的类型学，表明它可以采取不同的形式。Coulehan 和 Williams（2003）在医学上区分了三种类型的 PI，其中两种功能是相对失调的。第一是技术认同，医生放弃了传统价值观，对责任和诚信变得愤世嫉俗，并将责任范围缩

小到技术领域。第二是非反思性认同，即医生支持并有意识地坚持传统医学价值观，同时潜意识地将行为或其中一些行为建立在对立的价值观上，从而自欺欺人和超然。第三是富有同情心和反应性认同，即医生克服了隐性社会化和显性社会化之间的冲突，内化所宣扬的美德和价值观，并在行为中表现出来。

尽管医学教育人才培养方案在制订适当的 PI 方面显而易见地应该发挥关键作用，但如何才能最好地实现这一目标，目前还没达成共识。虽然专业角色包括胜任力与知识，而且对这些能力与知识的教学、学习和评价都相对容易理解，但将它们融入个人身份认同则比较困难。

回顾职业发展理论超出了本章的范围。然而，首先，就 PI 本身而言，它是否连贯？理论上是否一致且有意义？其次，它是否有一个基于假设的证据基础，并经过实证检验？最后，它对医学教育有实际意义吗？

💡 小提示
- 阐明你的人才培养方案对职业认同的理念。
- 在人才培养方案中确定在何处以及如何教授和学习职业认同。
- 确定对职业认同的评价地点和评价方式。

价值观

价值观是在不同情境下决定行为方式的基本信念。价值观具有伦理维度，有时被称为医学伦理。价值观被认为具有一定程度的持久性，本身是假设构念，不能被直接观测到，而是从可观测行为的一致性中推断出来。当一个观测值明确指向一系列行为，或者至少是一种行为倾向时，这可以称为特质。虽然价值观在职业培训课程中被认为很重要，但它们给教学、学习和评价带来了问题。

专业课程体系可以被认为有三个主要组成部分：知识、胜任力和价值观。知识包括医学科学及相关的生物和行为科学。胜任力包括临床技能和社会技能。这两部分内容在本书的其他地方都有介绍。

考虑职业价值观的教学方法超出了本章的范

围。相反，我们将关注对价值观及其评价非常重要的两种情况。首先是招生选拔；其次是就业指导。

在医学上被视为重要价值观的实例范围，从试图描述少量的基本价值观到旨在更详细的层次上力求全面的阐述。

> 📌 "专业课程设置被认为有三个主要组成部分：知识、胜任力和价值观。"

指导患者及其照护的四个基本原则是自主、公正、仁爱和无伤。当然，每一个原则都可以分解成更具体的价值观。当分析变得更加详细和具体时，价值观就更接近具体的行为，并逐渐转变为胜任力。例如，患者的自主权要求知情同意和自主决策以及免于胁迫。知情同意是需要患者了解治疗过程和治疗风险，并进行有效沟通。免于胁迫则要求医生尊重患者并有共情能力。

作为价值观较长列表的一个实例是，英国医学院理事会评估联盟（UK Medical Schools Council Assessment Alliance）编制了一份学习医学所需的核心价值观和品质清单（MSC Selection Alliance, 2018）。价值观和特质之间的区别很有趣，因为价值观是可能不会导致行动的信念，而特质则是反映价值观的行为倾向。特质应该体现在可评价的行为中。

这个列表包括：
- 学习医学的动机和对医学专业的真正兴趣
- 洞察自己的优势和劣势
- 反思自己工作的能力
- 个人组织能力
- 学术能力
- 解决问题的能力
- 处理不确定性的能力
- 管理风险并有效处理关于学习医学所需的核心价值观和特质的问题陈述
- 对自己行为负责的能力
- 责任心
- 关注自身健康
- 有效沟通的能力，包括阅读、写作、倾听和表达
- 团队合作
- 尊重他人的能力
- 处理困难情境的能力和适应力

- 同理心和关心他人的能力
- 诚实

列出一份令人信服的价值观和特质列表是一回事，而确定哪些证据能为它们的存在提供有效而可靠的证据是另一回事。编制上述列表是为了在医学专业申请过程中提供信息，这就提出了如何收集数据以供选择的问题。

> 💡 **小提示**
> - 确定你的职业认同模型的价值观和特质。
> - 描述在你的人才培养方案中是如何教授和评价这些内容的。

选拔

当决定一个专业中谁会被录取时，选拔则成为申请过程中的焦点。选拔应基于候选人提供的有效而可靠的证据。这一证据将根据选拔标准进行评估，并在现有名额范围内与其他候选人进行比较。这个过程应该是公开、公平和公正的。

> 📌 "评价申请人持有的价值观以及他们发展职业认同核心价值观的潜力尤其困难。"

选拔应该能够预测医学专业培养的成功并最终成为一名执业医生。医学专业培养方案包括专业知识学习和实践学习部分以及职业认同及其价值观的发展。

根据专业知识学习的选拔是最直接的，因为它既可以基于国家考试结果，也可以基于针对未来医学生的专门测试。使用这些结果进行选拔符合透明度、公平性和公正性的要求。

衡量实践学习和专业发展的潜力则更成问题。申请人可能需要提供相关实践活动的证据。

这些证据可来自于广泛的经历，包括：
- 实习工作经历
- 有薪工作的经验
- 志愿者工作
- 参加的社会活动
- 教育经历

然而，这些证据的可用性、可接受性和评估是相对不可靠的，其有效性也令人怀疑。

选拔过程中的实践评价可以通过模拟，甚至通过初步的客观结构化临床考试（OSCE）进行。还可以使用有实际反馈的多站式小型面试（multiple mini-interviews，MMIs）。面对面的访谈可能包含对申请人沟通技能的评价。

评价申请人持有的价值观及其发展职业认同核心价值观的潜力尤其困难。这种选拔方法被称为VBR（Pearson & Latham，2016）。VBR 是一种吸引和选拔学生、学员或者员工的方法，其依据是个人价值观和行为应符合选拔组织的价值观。

医学价值观当然不能被直接观察得到，但必须从专业角色的行为中推断出来。显然，这对申请者来说是不可行的。选拔前用于评价申请者价值观的方法包括：

- 结构化面试
- 多站式小型面试
- 选拔中心
- 情境判断测试（用于筛选）

对这些活动的评分取决于训练有素的评委从行为中做出的有效和可靠的推断。候选人对问题的回答或个人陈述取决于他们反思自身价值观的能力。这种自我报告证据的有效性是值得怀疑的，因为这是假设申请人能够反思自己的价值观，如实汇报，而不是说他们认为需要说的话。

假设有合适的心理测试，要求申请人完成该测试可能是一个更具成本效益的方法。

北安大略医学院（Northern Ontario School of Medicine，NOSM）正在开发这样的测试，该测试被称为 Medi-Match。我们的目标是将申请人持有的医学相关价值观的证据纳入我们的选拔程序中，比较这些价值观与理想的临床医生应该持有的价值观相匹配的程度。这项测试在一定程度上是根据特定的价值观进行电子化定制的，以符合学校独特的地区使命。

在认可现有的基于价值观的选拔方法，包括面试、个人陈述和多站式小型面试的同时，心理测试能够有效、可靠和可行地反映申请人所持有的价值观，这将在选拔适合学校人才培养使命的学生方面发挥重要作用。

在没有满足这些要求的测试的情况下，使用名为身份结构分析的身份理论及其相关测量方法 Ipseus 的概念创建了一个软件版本（Passmore et al.，2014）。该方法被用于开发护理专业的 VBR工具，并已成功试用（McNeill et al.，2018）。这是具有与 NOSM 相关价值观的 Medi-Match 工具的基础。

Ipseus 是一种有助于工具开发的专用软件。软件一旦设计出来，就可以通过网络平台向调查对象展示。它收集调查对象的回答，并对其进行分析，最终提交一份关于调查对象价值观立场的综合报告。

Ipseus 工具不是传统的问卷调查。它是由双极构念组成，这些构念必须应用于实体的价值观。双极构念体现了代表特定价值观的思想维度，实体是体现群体和自我的各个方面。完成一次调查要求将每个构念应用于每个实体。通过这些将构念应用于实体的迷你对话，可以通过个人价值观得分和总体得分计算出被调查者的价值观位置。

Medi-Match 正在使用 Ipseus 软件框架进行定制设计和构建，目前需要 20 个双极概念的应用来表示个人、家庭和工作领域的 12 种实体的医学专业特质和价值观。Medi-Match 工具中使用的价值观构念来源于经验丰富且备受尊敬的临床医生的文献检索、咨询和试验；根据专家研究团队的意见进行调整。下面是一些与价值观相关的构念示例。

价值观：	致力于基于研究的医学知识作为实践的基础
构念：	认为实践技能必须以理论知识为基础 认为实践技能是基于常识和经验的
价值观：	独立和自主
构念：	认为资深人士永远不应受到挑战 认为如果资深人士的观点不正确，就应该对其提出质疑
价值观：	现实的工作方式
构念：	可以通过捷径来实现目标 总是确保认真仔细地完成每件事

实体包括：

理想的我

工作中的我

在家的我

2 年前的我

5 年后的我

我最讨厌的人

一个模范医生

一个临床管理者

一个典型的患者

一个糟糕的医生

我最好的朋友

我的父母

学校可以选择最符合学校使命的价值观。在这个工具中，每一种构念都是由两个截然不同的观点连接而成的。在将一种构念应用于一个实体时，被调查者使用一个 9 个点的等级量表，中间为 0，两边各有 4 个点，表示被评估实体极点的正、负倾向。如果被调查者不能在极值之间做出决定，则使用中心零点。

工具中的实体是来自工作场所和家庭环境中的自我和他人的各个方面。要求被调查者根据他们认为自己拥有或持有的特质或价值观，来评价自己和他人的各个方面。例如，"在工作中，如果我觉得对患者有利，我愿意挑战比我资历深的人 / 在任何情况下，我都不会挑战比我资历深的人"。

传统的调查问卷会直接询问被调查者所持价值观的问题。Medi-Match 工具则是要求被调查者应用若干对话中的价值观点去评价不同的人，从而间接地了解其所持有的价值观。从 Ipseus 软件中的对数节律（LogRhythm）可以看出被调查者的首选价值观和该价值观对个人的重要程度。

虽然 Medi-Match 工具尚处于早期开发阶段，然而预计与 Nurse-Match 工具一样，它也将是一种有用的价值观衡量工具，不仅可以在选拔中发挥作用，还可以在绘制职业认同和未来职业发展的进展图中起到作用。

🔆 **小提示**

> 确定基于价值观的招录是否是您选拔过程中的一部分。
>
> 确定如何收集有关申请人价值观的数据。

职业选择和就业指导

职业选择是医学生在理想情况下对未来职业做出明智、现实决定的过程。原则上，这种选择涉及将学生最初的职业认同与他们选择的专业相匹配。就业指导由医学院提供，从而促使职业选择成为可能。尽管不可避免地会出现一些可能不太理想的选择，但不同医学院校间的就业指导似乎仍有很大差异。这个领域尚存在许多问题。

> 🚩 "人们担心就业指导没有充分融入整个课程体系，并明确表示需要制定国家指导方针。"

许多医学生对就业建议的范围和质量感到不满（Fuller et al.，2006）。最常被提及的缺点是缺乏有建设性的就业建议（Kasim et al.，2016）。

有证据表明，学生认为整个过程压力很大，同时，就业指导不能正常地将学生的职业选择与服务需求和机会相匹配。

人们担心就业指导没有充分融入课程体系，至少在加拿大已经表示需要制定国家指导方针（Howse et al.，2017）。

从目前的指导原则出发，专业认证者认识到，医学院校在支持和促进职业选择方面发挥着重要作用。例如，尽管中国医学科学院制定的标准很简短，但它们确实需要一个就业指导系统，以及必选和可选的就业咨询活动。按照系统要求，学校必须有固定人员来协调各项活动，并充当学生在不确定自己想要哪门学科的情况下可以去咨询的负责人。然后，学校必须有必要的课程，以补充针对某一职业选择的特定学科特别兴趣小组课程。英国医学总会（General Medical Council）要求所有接受培训的医生必须配备一名教育主管，该主管通过建设性的定期谈话，就其工作表现提供反馈意见，并在职业发展方面提供帮助。培训项目负责人还应具备职业管理技能（或者能够提供获得这些技能的途径），并能够在项目培训中为医生提供就业建议。

就业指导是一个促进知情选择的过程，信息和心理暗示这两者兼而有之。需要了解有关学生及其职业认同的信息，如前所述，包括他们的知识、胜任力和价值观。理想情况下，针对医学生可以选择的每一个可能的职业，都应该有一个全面描述，从而可与学生的 PI 相匹配。以这种方式进行信息匹配，可以被看作一个有明确结果的客观过程。然而，选择一个结果难以预测的职业的重要决定是一个感性的过程。有证据表明，至少在美国和加拿大，学生选择专科的压力变得非常大。指导必须条理清晰、目的明确，同时也要保持敏感性地提供支持。有些专科人数过多，如矫形外科、神经外科、急诊科、皮肤科等，指导应该包括建议这类学生制订备选计划，以求成功获得住院医师资格。如果失败，需要提供支持和动力来帮助学生重新制订现实的计划。

美国医学院校协会（Association of American Medical Colleges，AAMC）在其医学职业网站（AAMC.org/careersinmedicine）上提出了审核自我与职业相匹配的理念。从这个网站上，学生可以：

- 评估他们的兴趣、价值观、个性和技能，以帮助选择最适合自己特质的专业。
- 了解细节，如 120 多个专业的薪资和生活方式、培训先决条件和时长、竞争力的数据、患者类型和操作以及其他特点等。
- 比较他们的资历，明确他们对住院医师培训的偏好，并进行培训方案的比较。
- 让他们在获得住院医师资格方面更有竞争力。

这一过程的核心是学生一方面需要发展自我意识，另一方面需要培养选择意识。发展自我意识是职业认同的一个重要特征，因此本章中关于 PI 的早期材料与职业选择过程相联系。学生对自己的身份了解得越多，包括通过 Medi-Match 等测试获得价值取向，他们的选择就应该越现实。

学生需要关于他们可能从事的专业信息，以用于与这种现实的自我意识相匹配。该信息应包含对具有专业特点活动的描述，涉及工作条件和地点、患者群体及其需求、采取干预措施所面临的挑战，以及可能的成功和相应的失败。信息不仅应包括专业本身的特点，还应包括学生为工作的领域中的就业机会做好准备。

选择是个人因素和外部因素共同作用的结果。对大多数人来说，这个决定是他们整个本科教育过程中的一个持续过程。虽然有些学生在入学时就知道他们想学什么专业，但大多数学生在整个求学过程中都会受到内、外因素的影响。

据报道，影响医学生职业选择的因素包括个性和个人特质、性别差异、社会地位和收入等问题。生活方式和榜样作用被认为是影响医学生的主要因素。尽管所有这些因素都被证明对职业选择有影响，但是很少有研究在广泛的综合因素上探讨职业选择（Pianosi et al.，2016）。

显然，身份和 PI 都会影响职业选择，但很少有研究遵循这一思路。未来研究考查学生在决策过程中的自我评价和自我反思水平，以及对所选专业的确定性水平将是有益的。

认证者所倡导的"制度"应包括以下两个部分。第一，就业指导应该被指定为高级职责，包括团队中应有一名成员为学校领导者，并将就业指导作为其日常工作的一部分。建议这个人应该是副院长或同等级别。第二，就业指导应有专人负责。主要负责设计、监督和改进学校的就业指导制度。

首先应该有一个教职员工团队，提供就业指导所需的教学工作，包括提供个人支持和指导。每位学生都应该有一位指定的职业导师。所有相关人员都需要进行这方面的培训。

关于就业指导在教学与学习层面有效性的研究并不丰富。这类研究的一个例子就是 Hur 等（2015）对量身定制就业指导的描述和评估。

总的来说，就业指导作为本科课程体系的一部分，似乎相对被忽视了，形式多样而效果令人质疑。加拿大审查小组（Canadian Review Group）的建议证实了这一点（Howse et al.，2017）。他们主张将就业指导更多地纳入课程体系。就业指导应包含在课程的学习目标、教学大纲、教授方法、学习方法及评价之中。它还应遵循持续改进的专业评估过程。这应该是课程体系规划者审查就业指导的出发点。

💡 **小提示**

- 确定所学专业的就业指导体系以及实施该体系的责任。
- 将就业指导作为一个专业元素 / 单元 / 模块系列，纳入教学目标、教学大纲、教学计划和评价之中。

小结

考虑到 PI 在医学中的意义和理论分析，最终确定价值观是一个关键因素。举例说明了价值观对 VBR 的重要性。介绍了一种新的 VBR 心理测量方法，称为 Medi-Match。最后我们讨论了对 PI 至关重要的职业选择和就业指导。就业指导被确定为课程体系中需要全面审查和发展的一个关键领域。

参考文献

Coulehan, J., Williams, P. (2003). Conflicting professional values in medical education. *Cambridge Quarterly of Healthcare Ethics*, *12*(01), 7−20.

Cruess, R. L., Cruess, S., Boudreau, J., Snell, D., Steinert, L. Y. (2015). A schematic representation of the professional identity formation and socialization of medical students and residents. *Academic Medicine*, *90*(6), 718−725.

Ellis, R., Hogard, E. (2020). *Professional identity in the caring professions: meaning, measurement and mastery*. Routledge.

Fuller, R., Reuben, K., Belfied, P. (2006). Careers guidance for medical students and foundation trainees the clinical teacher. *The Clinical Teacher*, *3*(4), 215−219.

Howse, K., Harris, J., Dalgarno, N. (2017). Canadian national guidelines and recommendations for integrating career advising into medical school curricula. *Academic Medicine*, *92*(11), 1543−1548.

Hur, Y., Cho, A., Kim, S. (2015). How to provide tailored career coaching for medical students. *Korean Journal of Medical Education*, *27*(1), 45−50.

Kasim, S. S., McGowan, Y., McGee, H., Whitford, D. (2016). Prepared to practice? Perception of career preparation and guidance of recent medical graduates at two campuses of a transnational medical school: a cross-sectional study. *BMC Medical Education*, *16*(1), 56.

Lane, S. (2020a). Professional identity in medicine. In R. Ellis, & E. Hogard (Eds.), *Professional identity in the caring professions: meaning, measurement and mastery*. Routledge.

Lane, S. (2020b). Reflective practice and professional identity. In R. Ellis, & E. Hogard (Eds.), *Professional identity in the caring professions: meaning, measurement and mastery*. Routledge.

McNeill, C., Erskine, A., Ellis, R., Traynor, M. (2018). Developing nurse match: a selection tool for evoking and scoring an applicant's nursing values and attributes. *Nursing Open*, *6*(1), 59−71.

MSC Selection Alliance. (2018). *Statement on the core values and attributes needed to study medicine*. London: Medical Schools Council.

Passmore, G., Ellis, R., Hogard, E. (2014). *Measuring identity: a review of published studies*. High Wycombe, UK: Buckinghamshire New University Press.

Pearson, K., Latham, N. (2016). *Values based recruitment framework*. England: NHS Health Education.

Pianosi, K., Bethune, C., Hurley, K. (2016). Medical student career choice: a qualitative study of fourth-year medical students at Memorial University, Newfoundland. *Canadian Medical Association Journal Open*, *4*(2), E147−E152.

医学院校

第50章

课程和教师评估

Curriculum and Teacher Evaluation

Machelle Linsenmeyer

（译者：王　岩　钱文溢　审校：喻荣彬　季　勇）

趋势

- 课程和教师评估对于医学教育的持续质量改进非常重要。
- 评估是一个广义的概念，必须明确评估的目的／目标。
- 本章描述了一个评估模型，即 CAPA-CAR 模型。最佳的评估模式应与评估目的／目标相匹配。
- 教师评估应有所侧重（如教学或学习），且应具有发展性。

关键概念

- 评价：用于衡量学习者学习效果的程序或方法，通常在学习者完成某种学习计划后进行。
- 持续质量改进：依靠团队合作改进过程、服务和结果的强化过程。
- 课程：教育策略、课程内容、学习成果、教育经验、评价、教育环境和学生个人学习风格、个人时间表和工作计划的复杂组合。
- 评估：收集、分析和应用课程基本信息的系统方法，有助于识别有效或无效的服务、实践和方法。
- 质量：某种产品、服务、现象符合某些既定标准的水平或程度。
- 质量保障：专注于当前结果，回顾（回望）"发生了什么"。

引言

本章的主要目的是讨论课程或教师评估时应考虑的决策和过程，不对评估主题或相关文献进行全面概述或分析。首先要注意，评估是一个广义的概念，包含不同类型的分析。课程评估过程可能包括整个课程体系、课程模块、一门课、一堂课或一项教育活动（包括教师评估和评价），如图 50.1 所示。

因此，必须明确定义评估过程，并采用与评估目的一致的方法。本章将概述质量评估的重要性，探讨基于证据的持续质量改进（continuous quality improvement，CQI）、评估模型以及教师评估要素。

为什么要评估课程和教师？

评估有助于保证教育质量。然而，质量的概念很难界定，因为质量具有主观性，并随着外部环境的变化而不断变化。一般公认的质量概念为"某种产品、服务、现象符合某些既定标准的水平或程度"。在从单纯的质量过渡到质量保障的过程中，应关注过渡（前后融合）的一致性。在医学教育中，质量和质量保障可能受到内部（院校定期监测和审查内部的政策、实践和标准）或外部（政府、教育系统或认证机构审查政策、实践和标准）的影响。质量保障已在大多数"外部"和"内部"认证标准中"根深蒂固"，"有助于鼓励院校进行自我审查和改进"（Van Zanten et al., 2008），并"对医学教育的本质和发展产生深远影响"（Leinster, 2014）。因此，认证标准要求院校在内、外部评估中均要以持续质量改进理念指导实践。例如，美国的医学教育联络委员会（LCME）根据认证的范围和目的定义"认证是一种自愿的、由同行评审的质量保障过程，确定医学教育计划是否达到既定的标准"。同时指出，认证过程"促进了院校和培养方

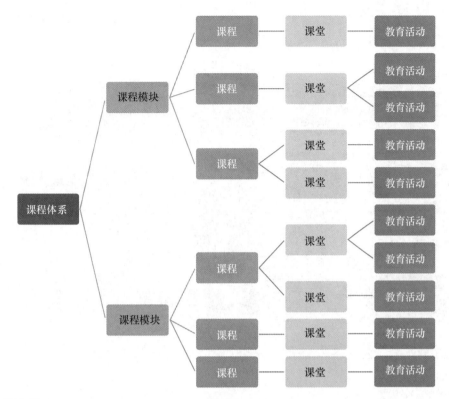

图 50.1　课程的可能评估点

案的改进"（LCME，2008）。

　　为了不断满足质量保障和持续质量改进的新需求，各院校在制订发展性评估计划以及相对应的现场检查时，都应考虑周全（Edstrom，2008）。在检查过程中，评估仅仅是一种手段，让院校或项目证明其符合标准。其后，停止该检查过程直到下一次必要的检查，通常检查方法不变。发展性评估不仅仅满足于达到某个标准，还要产生关键方面的显著改变。检查过程形式上是终结性的，但实质上具有形成性。在发展性评估中，院校完全采纳质量保障的理念，并将评估作为增长和发展不可或缺的组成部分（对课程和教师而言）。评估必须成为院校文化的一部分。这符合 Ewell 应答原则（Ewell，2009），该原则为缓解检查和发展性评估之间的关系提供了方法指导。四项原则包括：对合法的外部关注领域做出明确应答、对评价结果采取行动、对主要环节加强评价、在常规课程中嵌入评价。

　　Ewell（2009）认为，实施持续改进并不容易，大多数院校缺乏对评估整改"闭环"的认识或者不了解如何实施基于证据的持续质量改进。本章概述内容将有助于各院校制订策略，使评估成为院校文化和日常工作的一部分。

什么是基于证据的持续质量改进？

　　CQI 旨在通过团队合作改进过程、服务和结果。这是一个收集数据，然后测试、实施、学习和修订方案的持续循环。

　　除了在组织机构中创造一个勤学好问的 CQI 文化外，任何 CQI 计划的关键是使用结构化的规划方法来评估当前流程并改进系统，以实现预期结果和预期未来状态的愿景。

　　CQI 中常用的工具包括使团队成员能够评估、改进结果与服务的策略。使用最广的模型之一是由 W. Edwards Deming 开发的 PDSA 循环（戴明环）（Deming，1986），通过计划、执行、学习和反应 4 个阶段，构建解决问题的闭环模型。为了将课程和教师评估的重点放在基于证据的持续质量改进（CQI）上，我们将这一构思改编为 CAPA-CAR 模型，该模式涵盖了课程和教师评估中需要考虑的特有的扩展阶段，例如背景和审批阶段。图 50.2 显示了对 CAPA-CAR 模型每个阶段所做的简要说明。

评估的潜在模型

　　每个评估项目都会有触发动机，可能是一个问题或议题（例如，学生在全国考试中某部分的得分下降）、一个教学问题（例如，我们是否在课

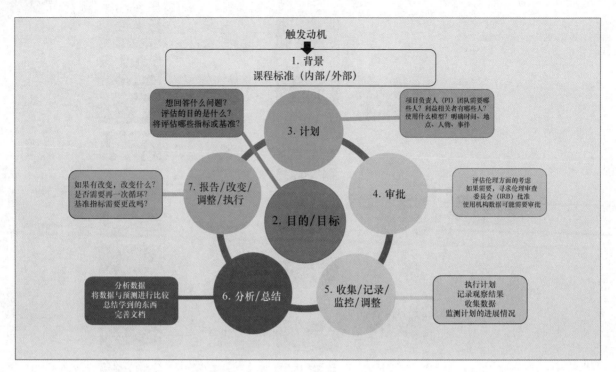

图 50.2　CAPA-CAR 模型

程中教授了足够多的老年医学知识？），或者只是常规评估工作（例如，每门课程结束时的教师评估）。确定动机后，启动 CAPA-CAR 模型。

CAPA-CAR 模型的步骤

第 1 步：背景。 在任何评估过程中，都鼓励采用 CAPA-CAR 模型。第一步考虑评估背景至关重要。就课程评估和教师评估而言，通过背景资料了解影响水平（评估是针对内部还是外部评估者／目的？）和课程类型（评估所在的水平），进而明确评估步骤或阶段。需要提示读者的是，尽管称之为"课程类型"，教师评估既适用于"施教式课程"（taught curriculum），更适用于"领悟式课程"（perceived curriculum）。

影响水平和课程类型

影响水平和课程类型的确定对于评估过程的所有阶段都很重要。这些信息在设定评估的具体目标和界定评估计划的范围时特别有用。

针对不同影响水平的评估需要回答的不同问题。例如，认证（外部影响水平）涉及自查和外部质量审查，以确保院校不仅达到标准，而且确保持续质量改进过程。外部、宏观层面的课程评估和教师评估（由认证机构组织）可能会回答宏观层面的问题，而内部、中观或微观层面的评估工作能够回

答更具体和更深层次的问题。

课程类型也是如此。领悟式课程（perceived curriculum）可能需要与教师有大量的互动，而体验式课程（experiential curriculum）或获得式课程（attained curriculum）需要与学生进行更多互动。评估类别和课程类型如表 50.1 所示。内部和外部因素可以与课程的组织层面（宏观、中观和微观）相匹配（van den Akker，2004）。这些组织层面可以纳入 Harden（2001）描述的一般类型的课程（公布、施教和评价）。正如 Akker（2003，2004）所描述的那样，这些级别可以变得更细。

不同的决策、行动、利益相关者和模型可用于各级别或类型的评估。确定评估背景很重要，不同的评估目标会有不同的评估过程。评估过程中最重要的步骤是第 2 步，即确定评估目的、目标和阶段性目标。

> 💡 **小提示**
>
> 评估的目的至关重要，应在任何评估计划的初始阶段确定。

第 2 步：目的／目标。 任何评估项目都可能会有一个动机，但这并不能确保项目有明确的目的／目标。这就是为什么开展评估时最重要的一步是了解

表 50.1　影响水平和课程类型			
评估类别		**课程类型**	
类别	组织层面（van den Akker，2003）	Harden（2001）	Akker（2003，2004）
外部	宏观（政府、教育系统、认证委员会、社会）	公布的课程（假定学生正在学习的课程）	理想式课程（ideological curriculum）（作为课程基础的原始版本；基本哲学、基本原理或使命）
内部	中观（学术机构、师资）		
外部	宏观（政府、教育系统、认证委员会、社会）		正式课程（课程文件中阐述的愿景）
内部	中观（学术机构、师资）		
内部	微观（课堂、师资）	施教（上课时）（教与学的内容、时间、策略）	领悟式课程（教师理解的课程）
			运作式课程（operational curriculum）（课堂上的实际教学过程由以前的表现形式指导，通常称为行动课程或已上课程）
内部	极微观（个人）	评价（学生实际学到的）	体验式课程（学生的实际学习经验）获得式课程（学生的最终学习效果）（学习者在教学中表现出的知识、技能和态度）

想要评估什么，并确定评估目的。评估的具体目的／目标是什么？想要回答哪些具体问题？这将成为评估项目的总体指南，并为模型的所有其他阶段奠定基础。

　　谁来决定评估项目的总体目的／目标？如前所述，评估的动机可能来自任何情况、团体／委员会或个人。课程委员会可能会审查全国大学入学考试（board）的表现，并且认识到，获取更多关于课程中学生如何准备考试（特定子部分）的信息是有用的。那么，这就要求评估的目标与审查学生在课程入学考试中的表现有关，包括考试中各子部分的表现，以确定课程教学中的差距或薄弱点。虽然这次评估的动机来自于课程委员会，但这并不意味着课程委员会成员是执行评估任务的最佳"团队"。一名优秀的评估人员应能充分发挥专长，熟悉具体目标／目的（基于课程的影响水平和类型），并为下一步规划"团队"、确定利益相关者、创建更具体的目标、确定最佳评估模型等奠定基础。应提示一名经验丰富的评估人员，以便其余评估阶段持续执行。

　　第 3 步：计划。既然已经根据评估动机明确了背景和目的／目标，那么就可以设计评估计划了。首先要确定"评估工作组"。评估工作组应该是所有利益相关者的良好组合，能够支持评估流程并提供执行过程所需信息。在此阶段需要考虑一些事项，包括：

1. 哪些主要利益相关者需要参与评估？评估工作组讨论的改进措施是否符合评估目的／目标，或者是否还有其他问题？主要利益相关者可以修改评估目的／目标。这些初始的指导点可以是问题的形式，也可以是使用 SMART 原则制订的更具体的目标（框 50.1）。在这一步骤中使用 SMART 原则特别有助于将上一步中列出的比较宽泛的目的／目标扩展为可衡量的目标。如果不描述可测量的问题，评估项目可能会受到影响。

2. 项目的时间表是什么？评估工作组将需要创建时间表和设定截止日期等。

3. 目前正在发生什么？评估工作组应该考虑当前的情况和正在使用的方法。是什么导致了问题？课

框 50.1　SMART 原则		
S	明确性	评估将完成什么？你会采取什么行动？
M	衡量性	用什么数据测量目标？有多少数据？质量如何？
A	可完成性	目标可行吗？有必要的技术和资源支持吗？
R	相关性	目的如何与更高层次的目标相匹配？结果重要吗？
T	时限性	完成目标的时间框架是多长？

来源：Doran，1981

程中发生了什么？或者教师中发生了什么？

4. 有哪些潜在问题和解决方案？在这一点上，开展团队头脑风暴可提供解决方案，并选择最能解决问题的潜在方案。如果国家入学考试中，学生的生物化学部分得分一直较低，这种情况的原因是什么？评估时应重点检查哪些方面？分析解决方案是什么？

5. 为了促进改进，应评估哪些内容？关键指标或目标是什么？评估工作组应该提出整改意见，预测将发生什么，并制订具体整改工作策略（例如，谁将监督整改计划、需要什么材料、何时进行等）。

6. 如果需要收集数据，数据收集流程是什么？是否需要进行调查？是否有成熟的调查工具可用（尤其是教师评估）？

7. 具体要开展哪些分析？有多种评估模型可以支持分析。在本节中，我们将讨论计划与应急分析模型，文献还提供了替代模型。

计划和应急分析

数据可以来自基线、过程和结果测量。Durning等（2007）指出，基线测量对于确定"学习者如何变化"是必要的。基线测量作为基准，对于确定课程对学习者的影响尤为重要。例如，如果不知道学生在先前课程中的表现或之前的学生在课程中的表现，就无法确定是整改方案导致了变化，还是其他变量导致了变化。过程测量是在课程或活动期间监控学习者并实时收集数据。可以进行多次过程测量。利用SMART原则有助于明晰问题。结果测量是针对学习者在课程中的表现。总体来说，他们是成功的吗？这是许多院校关注的领域，但在确定质量改进工作时，并不总是最关键的测量指标。Durning等（2007）提供了一个很好的表格（表50.1），帮助读者总结了医学教育中本科和毕业后教育的基线、过程和结果测量。文献中还有其他的模型可以帮助规划阶段，包括背景评估、输入评估、过程评估、成果评估（context, input, process and product；CIPP）模型（Stufflebeam, 2003），Logic模型（Frechtling, 2007），Kirkpatrick框架（Kirkpatrick, 1967），实验/准实验模型（Stufflebeam & Shinkfield, 2007）和12步标杆管理（Hacker & Kleiner, 2000）。可以根据实际问题选择合适的模型。

8. 是否需要额外的资源？一些评估计划可能使用需要额外资金或支持。例如，如果需要学生对课程的每个环节开展评估，但自愿参加评估的学生非常少，这时候就需要经费来动员学生参与。

9. 评估工作组以外的个人是否需要参与？例如，是否需要统计学家对数据进行分析？

与研究项目制订具体研究方案类似，评估人员应为所有评估工作制订方案。这有助于确保在评估工作之前，通盘考虑所有的评估要素。评估方案包括很多类目，例如：

1. 目的/目标
2. 具体的评估问题
3. 指标
4. 阶段性目标
5. 数据来源
6. 数据收集
7. 数据分析

制订评估方案后，可能需要审批才能推进。这就到了第4步。

第4步：审批。

> 💡 **小提示**
> 在收集任何数据之前，应通过伦理审查和知情同意，以确保有恰当的措施保护参与者（如教师、学生）。

课程和教师评估有可能涉及人，因此必须考虑伦理问题。如前所述，评估是一种研究。评估者对项目或课程的组成部分进行研究，以确定其运行方式和作用程度。因此，无论是评估项目的设计、领导、监督，还是依靠项目改变现状，教师或学生都可能参与其中。评估者或工作组有责任在评估活动中保护每一位参与者。

在收集任何数据之前，请咨询所在院校的管理人员，了解目前已有的评估政策和程序。在进行评估之前，是否必须咨询伦理审查委员会（IRB）？是否有必须遵循的正式的参与者伦理审查程序？评估人员是否需要获得批准或收集许可表格？

如果使用官方数据（例如，学生平均成绩、

学生全国入学考试分数等），是否必须获得主管部门关于数据使用的批准？如果在数据收集之前未能回答问题，可能会对评估过程造成不利影响。一旦确认所有的步骤都已获批许可，就可以进行第5步，开展真正的评估工作流程。

第5步：收集/记录/监控/调整。 这一步骤主要是数据的收集。如果是一项随访评估（follow-up evaluation），则要重点评估改进计划的执行情况及新出现的问题。评估工作组应记录观察结果，收集数据［根据问题收集定量和（或）定性数据］，并监控计划的进展情况，以确保按期完成任务。

此外，这一步很大一部分工作是在调整。在大多数评估实例中，往往在实施前采用非常简化的方式制订评估计划，并假设在相同条件下发生的事件将产生类似的结果。然而，教育干预并非如此简单。这些干预措施往往是动态的、复杂的和不断变化的（Gamble，2008；Patton，1994）。因此，我们必须考虑此刻实际发生的，并与根据评估目的/目标预测所要发生的进行比对。过程中会出现一些非计划性的、隐性的或无效的课程元素浮出水面，我们必须予以考虑。也许我们不能获得在收集阶段拟计划收集的所有数据，有些数据可能不可访问，有些数据可用但不符合预期质量要求（例如，存在信息缺失或记录错误），或者参与调查或同意接受采访的人员数量不足。如果不能做出调整，或者在此时发现更多问题，我们就无法捕捉到出现的意外过程和结果。

一旦收集了所有证据或数据，经过调整后就可以对其进行分析和总结，形成报告或进行整改。第6步将讨论这个过程。

第6步：分析/总结。 在这一步中，我们将分析结果并总结，形成正式的报告并进行整改（第7步：报告/整改/适应/行动）。这些数据应用于分析结果，并将结果与基线数据进行比较。评估工作组应该讨论结果的总体印象，并为下一阶段进行总结。

第7步：报告/整改/适应/行动。 要把发展性评估与审核性评估区分开来。确保这一步不被遗忘至关重要。任何评估过程都应有一个计划，以说明这些行动如何推进未来的或新的 CAPA-CAR 循环。审核基线"质量标准"或基准（benchmark），并进行修订，以适应评估过程中发现的新问题，

这可能也很重要。在考虑修订基准时，可参考 Henderson-Smart 等（2006）描述的不同水平的基准测试。

第7步需要考虑的事项

1. 根据调查情况，评估工作组准备结果报告。报告组要包括利益相关者、委员会成员或个人。
2. 考虑报告调查结果的最佳方式：是书面报告、口头报告，还是电子邮件通讯？
3. 针对评估中可能发现的意想不到的问题，需要清晰地记录下来，以便未来的评估工作组也能确切地知道发生了什么或没有发生什么，以及为解决这一问题做了什么，或者未来是否需要采取不同的措施。
4. 评估可能需要回过头来再次评估问题，重新审查评估指标和措施。有没有其他措施可以使用？有没有其他指标可以用来解决所要评估的问题？创造性地思考可以访问或采集哪些数据。记录发生的事情，解释正采取什么替代办法，并修改原始计划以适应变化（确保获得修订所需的所有审批）。
5. 吸取经验教训，持续改进，不断调整 CAPA-CAR 流程，适应不同条件下的评估，或者放弃调整，尝试新的问题解决方案。
6. 制订未来工作规划。在本次评估的基础上，制订新的 CAPA-CAR 闭环，持续监测和改进。可以修改基准或设置新的基准，明确新的 CAPA-CAR 闭环调整之处。
7. 是否需要修改或开发任何工具或表格以获取将来的数据？无论评估课程还是教师，自我评价表的开发都很常用。

制订最终的发布报告

评估报告或通报的格式均与研究报告非常相似。在评估报告中，报告最重要的部分可能是内容摘要或概述，其中应注明关键结论。这是报告中最重要的部分，有些人可能只阅读此部分。其他部分可能包括：

- 引言（包括课程背景和理论）
- 评估设计（包括模型、目的/目标、评估问题和评估方法）
- 结果（包括评估的所有结果，按评估问题组织）
- 结论（包括对结果的解释）

- 建议（包括基于调查结果应如何开展课程项目）
- 局限性（包括基于评估设计、数据分析和结果解释的局限性）

CQI 的流程可用于不同类别的评估，包括院校评估、课程评估及教师评估。目的／目标和计划可能会是最大的修改之处。此外，评估过程可以帮助识别从一开始课程设计的期望与教师的诠释、学生获得的知识、技能和态度之间的差距。这些差异会对课程、教学和教师评估产生重要影响，并体现教与学的模式。

在教师评估中的应用

正如我们之前的讨论，院校需要花一些时间来概述教师评估的目的，这样才能真正推动院校的整体评估计划。院校要决定教师评估是侧重于教学还是侧重于学习，或者两者兼而有之。正如 Edstrom（2008）所指出的，每个重点领域都应有多个评估对象。例如，在以教学为中心的评估中，会评估教师和教学过程；在以学习为中心的评估中，则会评估学习成果和学习过程。表 50.2 对每个可能的评估对象进行了描述。

表 50.2 各教学侧重点的评估对象概述	
评估对象	定义
教（教师）	要求学生评估老师及其教学能力
教（过程）	要求学生评估课程，如大班授课、实验室、背诵和课程阅读
学（结果）	要求学生自评学习是否达到预期。通过测评数据（考试成绩、项目中的表现等）对学生的学习效果进行评估
学（过程）	评估包括学生完成任务的时间、学习任务的分配、学习活动的适当性、学习方法的适应性、对课程要求的需求、学习观以及学习方法等

来源：Edstrom，2008

正如 Åkerlind（2007）所阐释的，要采取多种方法（或问题）来培养教师：

1. 建立自己的学科知识（改进教学内容）。
2. 积累实践经验（改进教学方法）。
3. 建立一套教学策略（成为一名更加熟练的教师）。
4. 找出对教师有效的策略（成为更有效的教师）。

5. 增进对学生的理解（更有效地促进学生学习）。

教师评估需要结构化，以便能够促进发展或改进。从历史上看，评估工具一般被认为更适合审查性目的而非发展性目的（Edstrom，2008；Richardson，2005）。学生以审查的方式对教师开展结构化测评，测评结果应只占这名教师总体评估的一部分。应将评估数据进行良好组合，以确保某个评估的发展性重点。其他可能的指标可以是课程分析、学生在教师测评项目上的表现或达到教师要求学习成果的程度。

小结

医学教育随着新技术和进步不断发展和变化。由于教育系统的性质特点，即使是精心计划的课程也会在颁布执行时发生变化。此外，每个人都在系统中扮演不同的角色（如教师或学生），拥有不同的课程体验，因为每个人都会将自己的经验和观点带到体验中。因此，质量保障和基于证据的持续质量改进（CQI）至关重要。需要持续评估以确保质量。质量保障和 CQI 都必须是院校文化的一部分。这是通过对课程和教学进行严格且持续的分析来实现的，所有利益相关者都应参与其中，清晰地勾勒出目的／目标，使用特定的问题或 SMART 目标，确定需要改进的领域，制订更新基准和标准的策略，以实现持续提升。这些都可以通过模型在各个层面上有效地实现，比如本章中介绍的 CAPA-CAR 模型。

参考文献

Åkerlind, G. (2007). Constraints on academics' potential for developing as a teacher. *Studies in Higher Education*, 32(1), 21−37.

Deming, W. E. (1986). *Out of the crisis*. MIT Press, Also, visit The Deming Institute website at: https://deming.org/explore/p-d-s-a

Doran, G. T. (1981). There's a S.M.A.R.T. way to write management's goals and objectives. *Management Review*, 70(11), 35−36.

Durning, S. J., Hemmer, P., Pangaro, L. N. (2007). The structure of program evaluation: an approach for evaluating a course, clerkship, or components of a residency or fellowship training program. *Teaching and Learning in Medicine*, 19(3), 308−318.

Edstrom, K. (2008). Doing course evaluation as if learning matters most. *Higher Education Research & Development*, 27(2), 95−106.

Ewell, P. (2009). Assessment, accountability and improvement: revisiting the tension. Occasional Paper #1. National Institute for Learning Outcomes Assessment.

Frechtling, J. (2007). *Logic modeling methods in program evaluation*. San Francisco: John Wiley & Sons.

Gamble, J. A. A. (2008). *A developmental evaluation primer*. Canada: The J.W. McConnell Family Foundation.

Hacker, M. E., Kleiner, B. M. (2000). 12 steps to better benchmarking. *Industrial Management, 42*(2), 20−23.

Harden, R. M. (2001). AMEE Guide No. 21: Curriculum mapping: a tool for transparent and authentic teaching and learning. *Medical Teacher, 23*(2), 123−137.

Henderson-Smart, C., Winning, T., Gerzina, T., King, S., Hyde, S. (2006). Benchmarking learning and teaching: developing a method. *Quality Assurance in Education, 14,* 143−155.

Kirkpatrick, D. I. (1967). Evaluation of training. In. In R. Craig, & I. Mittel (Eds.), *Training and development handbook* (pp. 87−112). New York: McGraw Hill.

Leinster, S. (2014). Role of accrediting bodies in providing education leadership in medical education. *Journal of Health Specialties, 2*(4), 132−135.

Liaison Committee on Medical Education (2008) Scope and Purpose of Accreditation. Accessed on December 21, 2019 at: https://lcme.org/about/

Patton, M. (1994). Developmental evaluation. *American Journal of Evaluation, 15,* 311−319.

Richardson, J. T. E. (2005). Instruments for obtaining student feedback: a review of the literature. *Assessment and Evaluation in Higher Education, 30*(4), 387−415.

Stufflebeam, D. L. (2003). The CIPP model for evaluation. In T. Kellaghan, & D. L. Stufflebeam (Eds.), *International handbook of educational evaluation* (vol 9). Dordrecht: Springer, Kluwer International Handbooks of Education.

Stufflebeam, D. L., Shinkfield, A. (2007). *Evaluation theory, models, & applications*. San Francisco: Jossey Bass/John Wiley & Sons, Inc.

van den Akker, J. (2003). The science curriculum: between ideals and outcomes. In B. Fraser, & K. Tobin (Eds.), *International handbook of science education* (pp. 421−447). Dordrecht: Kluwer Academic Publishers.

van den Akker, J. (2004). Curriculum perspectives an introduction. In J. van den Akker, et al. (Eds.), *Curriculum landscapes and trends* (pp. 1−10). Dordrecht: Kluwer Academic Publishers.

Van Zanten, M., Norcini, J. J., Boulet, J. R., Simon, F. (2008). Overview of accreditation of undergraduate medical education programmes worldwide. *Medical Education, 42,* 930−937.

第 51 章

医学教育领导力

Medical Education Leadership

Judy McKimm，Kirsty Forrest

（译者：柴 桦 王 澎 审校：卿 平 谢 红）

趋势

- 医学教育工作者需要良好的领导力（leaders-hip）、管理（management）和追随力（followers-hip）——即"领导力三要素"。
- 这些能力对于组织、团队和个人的成功至关重要。
- 没有"完美"的领导风格或方法——领导者工作需要适应性和灵活性。
- 理解系统思维和复杂性对于实现可持续的变革至关重要。
- 理解这些变革可能需要领导者成为倡导者和活动家。

关键概念

- 管理：规划、提供稳定性和秩序（正确地做事）。
- 领导力：改变、确定方向和适应性（做正确的事情）。
- 追随力：作为团队的一员朝着既定目标努力的能力（一起做正确的事情）。

引言

　　医学教育工作者参与了教学、学习促进、课程设计与开发、评估、评价与管理团队、部门及项目。无论是领导一个项目组、确保适当的临床学习环境还是领导开发新的项目，都需要某种形式的领导力。有效的领导者往往有一批追随者，他们承担责任、做正确的事情并取得成果（Drucker，1996）。我们常常把"领导力"看作只与正式的高级管理职位有关，但事实并非如此。医学教育工作者可以兼具"大领导力"（大项目、高层职位）和"小领导力"（团队、课堂）双重领导角色，并且可根据情境和需求在领导力、管理和追随力之间进行角色切换（Bohmer，2010；Till & McKimm，2016）。

　　无论什么行业，领导力都被视作组织成功的必要条件。相反，糟糕的领导或管理在失败的组织中扮演了重要角色（Kotter，1990）。在国际上，医生被要求更深入地参与到对临床服务的领导和管理中，这导致了在教育和培训计划中越来越强调对领导力的学习。这就要求医学教育工作者要更多地意识到他们在教学实践中承担着领导者和行为榜样角色，并提供着领导力方面的教育。

　　大量的领导力文献已经讨论了在不同的组织情境下，特定的品质、特征、知识或技能是否更为有效。虽然许多领导力的特征和技能都是通用的，但识别医学教育中独特的问题、挑战和机遇，有助于增强教育组织的能力，提高领导者的个人表现，从而增进教师与学习者的体验，并最终增进患者的体验。

　　医学教育领导力包括：

- 在一个高度可见、受控和复杂的环境中扮演的角色：一个"拥挤的舞台"（crowded stage）
- 在多个不断变化的领域（高等教育环境、社区环境和复杂的医疗服务环境等）内工作
- 培养有高超技能和高度社会责任感的专业人才

领导力三要素

　　领导力、管理和追随力是相互关联的活动——即领导力三要素（McKimm et al.，2016）。过去，许多作者明确地区分了这三种活动，而这种

有些许人为成分的区分助长了这样一种观念，即领导力比管理或追随力更重要。其实，这样思考或许会更有帮助——"领导力"主要是关乎"人"，如人们的需求、特质、情感和关系；而"管理"则更关注流程、系统及结构。两者都是必要的，而且当代理论强调，个体必须平衡以上所有的活动才能使工作变得有效。从管理方面来看，这确保了由领导者提出的、众人参与其中的令人怦然心动的愿景得到实施计划的支持，确保了其运行和责任得到保持与监督，也确保了变革和创新得以实现。例如，如果愿景不能转化为实际行动，不能对提高组织或学习者的表现起作用，那么愿景就是虚幻的。类似地，例如在课程改革的过程中，虽然领导力侧重于激励人们（追随者）实施改革，但过程管理对于确保关键体系和结构的稳定至关重要。

> "如果我们不理解追随力，那么我们对领导力的理解就是不完整的。"
>
> **Uhl-Bien 等（2014）**

追随力相关文献摒弃了以"领导者为中心"的理论，这种理论的缺点是将事情的结果过度归因于领导者的活动，而弱化或忽略了追随者的贡献。

相反，结果被视为领导者和追随者之间动态的、变化的、共同创造的过程之结局，追随者和领导者在此过程中相互影响。

当追随者积极参与时，他们可以帮助和支持那些相对较差或缺乏经验的领导者。然而，追随者也可以削弱领导者的权威和效力，无论是职位权力还是其他权力。内隐领导力理论（Derler & Weibler, 2014）可以对此做出部分解释，该理论认为，人们、团队和组织对领导力的"好"或"坏"都有自己的观点。这些信念是从文化上衍生出来的，往往基于历史因素、无意识的偏见或者个人特征，与实际领导表现或能力无关。这些特征包括性别、年龄、种族和专业背景等（Mannion et al., 2015）。包容型领导力（inclusive leadership）承认这些问题，悦纳自我和他人的多样性并挑战偏见，有助于产生新的观点和创造力，并提供追随者所需要的归属感（Hollander et al., 2008）。

领导力理论和实践

在这一节中，我们将结合实际案例介绍一些与医学教育最相关的领导力理论和模型。表 51.1 根据文献总结了更广泛的领导力理论及其关键特征。领导力理论为理解情境、反思和改进实践提供

表 51.1　领导力理论和方法

领导力理论或方法	关键特征
适应型领导力（adaptive leadership）	这类领导者可以帮助人们应对在复杂体系或复杂环境中没有明显解决方案的适应性挑战
情感型领导力（affective leadership）	涉及表达出来的情感，即"领导力之舞"。领导者快速评价并分析他人的情感状态，展现适当的情感回应，以达到期望的（或能达到的最佳）结果
真诚型领导力（authentic leadership）	从领导者的真诚性延伸到与追随者和协作者建立的真诚的关系。这些关系以透明、信任、有价值的目标和追随者的发展为特点
关怀型领导力（caring leadership）	这种理论和方法意味着领导者在道德上有义务关心其追随者
魅力型领导力（charismatic leadership）	英雄领袖、强势榜样、重要的个人品质（比如沟通）、"弥赛亚式的领导者"——伟大领袖的原型
自恋型领导（narcissistic leader）	有个问题是，一个组织常在一位高级别人物身上进行大量投资，视其为拯救者，却没有认识到人的易错性 自恋的领导者自私、自大，不能分配或分享权力，并可能导致组织走向毁灭
协作（共享/集体）型领导力[collaborative（shared, collective）leadership]	确保将所有相关人士都考虑在内并征询他们的意见 共同努力（通过网络、伙伴关系）来确定和实现共同的目标 分享的权力越多，拥有的力量就越大
富有同理心的领导力（compassionate leadership）	现存于医疗保健领域的一种领导力，聚焦于领导者在为员工和患者带来同理心（结合力量和谦逊）方面的作用

续表

领导力理论或方法	关键特征
权变理论（contingency theories）	领导力的风格和方法因（取决于）领导者自身所处的情况或情境而不同
破坏性（有害的）领导力 [destructive（toxic）leadership]	领导者的个性使他们成为低效的领导者或不适合作为领导者
黑暗三性格（dark triad）	极端的人格特质可能导致高度有害的行为：亚临床型自恋、精神病和马基雅维利主义①
对话型领导力（dialogic leadership）	通过对话促进探究和倡导实践，以探索可能性并激发创造性思维
分散型领导力（distributed，dispersed leadership）	组织内非正式的社会进程，开放的边界，在各个层面上的领导力，每个人都肩负一定的领导责任
生态型领导力（eco leadership）生态伦理型领导力（ecoethical leadership）	具有社会责任和义务，强调连通性和相互依存性，具有环境意识，促进可持续的医疗卫生专业教育
情商，即情绪智力（emotional intelligence，EI）	包含自我意识、自我管理、社会意识、社交技巧——这些都是可以习得的
参与型领导力（engaging leadership）	近在咫尺的领导力，基于领导者和追随者之间的关系 尽管可能受限于当地文化，但它对于公共服务来说是有效的形式
追随力（followership）	追随者至少与领导者同等重要（如果不是更重要的话） 他们通过不同的形式和行为来影响领导力 拥有各种不同的追随者是有帮助的；注意避免模式化的观念
内隐领导力理论（implicit leadership theories，ILT）	我们通常都对领导者应是什么样人、应该或不应该做什么有着无意识的潜在预期——导致模式化观念中认为不"适合"的人就不会被视为领导者或潜在领导者
包容型领导力（inclusive leadership）	欢迎人与思想的多元化，暴露和挑战自我与他人的无意识偏见
领导成员交换理论 [leader-member-exchange（LMX）theory]	每个领导者与每个追随者之间都有一种独特的、个性化的关系 这些关系因互动的质量而有所不同，其质量基于追随者是"内部团体"的一部分还是"外部团体"的一部分
中心性领导力（ontological leadership）	"成为领导者"在过程、行动以及对他人和自我的影响等方面至关重要
关系型领导力（relational leadership）	起源于人际关系运动的领导力只有通过人际关系才能得以施展 领导者通过促进个人成长和成就来激励员工
服务型领导力（servant leadership）	领导者服务第一，后志于领导；管理和传承的概念很重要
情境型领导力（situational leadership）	领导行为需要适应个人或团体的准备情况或发展阶段，如指挥、辅导、支持、授权
特质论（trait theory）	基于个性特质和个人品质
伟人理论（'great man' theory）	例如"大五"人格因素：外向性、亲和性、责任心、神经质、对新体验的开放性 "伟人"理论的基础是历史上男性领导者占主导地位，而女性领导者相对缺乏
交易型领导力（transactional leadership）	与管理类似，领导者和下属的关系建立在领导者能为下属提供什么的基础上，反之亦然 奖励（和处罚）取决于工作绩效
变革型领导力（transformational leadership）	借鉴了人本主义心理学理论 领导方法是通过改变他人来实现更高的目标或愿景
价值道德型领导力（value-led moral leadership）	价值观和道德是方法和行为的基础

---

① 马基雅维利（Machiavelli，1469—1527）是意大利政治家和历史学家，以主张为达目的可以不择手段而著称于世，马基雅维利主义也因之成为权术和谋略的代名词。——译者注

了着眼点和解释框架。正如在教育领域，不同时期推崇不同的理论；然而，如果能够从这些不同的理论视角出发，将为领导力的实践和发展提供机会和思路。

个人品质和特征

早期的领导力理论将领导力视为一种具体现象，主要聚焦于人格特质和个人品质，其中领导者的（模式化的）典型形象是一个具有魅力、鼓舞人心的人。在很多社会中，"领导者"这个术语等同于男性、具有阳刚之气，反映了女性的作用在父权制结构、历史传统和语境下基本上是不可见的（McKimm et al.，2015）。因此，这些早期的理论有时被称为"伟人"或"英雄领袖"理论，至今仍能引起共鸣。有效的领导者能很好地了解自己、不断地学习和发展、寻求反馈并能与他人良好地沟通。这反映出领导者从极具个人魅力的"英雄领袖"向更为关系型的、以人为本的和真诚的领袖的转变，他们非常清楚自己的思维和行为方式，并有目的地关注和培育人际关系。

在不可预测且不断变化的医学教育世界中，依赖于外在激励机制（如物质奖励和认可）的交易型领导力方式无法充分激励和吸引人们（Bass & Avolio，1994）。真诚的领导者关注人们对意义和联系的探索，真诚地建立与他人的联系，支持乐观主义并展现出有助于构建获取他人的信任、参与和承诺的韧性（Avolio & Gardner，2005；George et al.，2007）。

在服务型组织中，诸如道德目标、诚信、包容性和追求更高目标等价值观是最基本的（Greenleaf，1977）。因此，领导者应以真诚的方式与人合作，表现出情感的一致性、谦逊、情商和静默的权威。这种方式也反映在近期的领导力发展活动中，这些活动大量关注领导者如何辅导和促进个体发展。我们迄今所描述的理论都强调了"好"的领导者所表现出的特质，但许多领导者的个性都有"黑暗面"，对团队和组织可能是有害的或破坏性的（Jonason et al.，2012）。尽管某些领导者具有破坏性，因为他们不具备胜任某项工作的技能或知识，或者个性不讨人喜欢，但关于人格因素和有害领导力的研究尚在进行中。Furnham 等（2013）回顾了关于"黑暗三性格"的经验性证据，即自恋、马基雅维利主义和精神病态三种相互重叠的人格特征。当这些特质走向极端时，这种操纵性强的、自私自利的、强迫性的、自我夸大的领导力极具破坏性，可能导致霸凌和其他有害行为。然而，有效的领导者需要"适量"地拥有这些特征（坚毅、社会影响力、自信、政治"悟性"），再加上情绪韧性和稳定性才能成功（Kaiser et al.，2015）。

依赖于情境的领导力

20 世纪 80 年代后期，领导行为可以被学习（而不是被赋予或挣得）的观点得到了重视。正如它们的名称所示，权变或情境型领导力指出领导者应根据情境或环境调整自己的行为。Hersey 和 Blanchard（1993）建议，领导者应灵活地在四种行为——指挥、辅导、支持和授权——之间转换，以回应追随者或团队的发展。如果追随者不那么自信、有能力或有意愿，则应采用指挥或辅导的方法。随着追随者能力和信心的提高，领导者则需要转向更多的支持或授权。这有助于领导者对个人、委员会、工作小组或团队进行灵活的领导。

通常，医学教育领导者更喜欢承担辅导和支持角色，这让他们仍然可以干预这项工作；然而，授权给有意愿且有能力的工作小组或个人也是必需的，这有助于实现团队的可持续发展。

权变型领导也通过评价不同情境来确定最合适的领导力风格。Goleman（2000）提出，高情商的领导者可以借鉴 6 种领导力风格以适应不同情境：

- 强制型
- 权威型
- 标杆型
- 亲和型
- 民主型
- 辅导型

使用权威型、亲和型、民主型和辅导型风格的领导者胜过使用更少的风格或其他风格的领导者。权威型风格最能给组织氛围带来积极影响。权威型领导者提出一个引人入胜的愿景和方向，最大化组织目标的约定和承诺，并建立信任。亲和型、民主型和辅导型领导风格分别强调情感的和谐、共识以及支持、发展。医学教育领导者往往没有什么正式的权力或权威，因此寻找志同道合的人、尊重他们、确保他们的声音能被听到往往是有效的领导方法。对于医学教育领导者（往往是高绩效的临床医生或学者）来说，重要的是，标杆型领导者会对组织绩效产生负面影响，导致领导者被同事们所疏远和讨厌，因为他们不顾一切地保持（在某些时候看来）不切实际的工作标准或节奏。

领导小组和团队

领导力通常是关于通过团队和小组合作来实现变革。从人本主义心理学的角度出发，"变革型领导力"（一个被广泛引用的理论）聚焦于激发组织中的追随者超越自身利益，从而取得更大的组织利益（Bass & Avolio，1994）。这种方法强调通过提高团队成员对理想中的目标和价值观的认可和渴望来激励他们。这是通过树立角色榜样（role modelling）、影响技能并提供量身定制的领导力来实现的，使人们能够看到个人和职业目标与组织目标保持一致，从而实现积极的改变。Kouzes 和 Posner（2002）也以类似的方式描述了 5 种领导力实践：以身作则、共启愿景、挑战现状、赋能行动以及鼓舞人心。这些领导者阐明并践行他们的价值观和道德标准，引导他人信任和尊重他们，创造出源自集体的共同愿景，从而激励团队成员参与。他们通过培育、辅导和发展人才来创造和贡献超越局部和即刻需求的事物，如课程开发或其他教育创新或适应性调整，从而营造支持性的氛围。

在这个以知识为基础的和网络化的医学教育世界中，良好的沟通和集思广益对于团队和组织的有效性至关重要。对话型领导力从对话领域演变而来。对话型领导者通过对话开启人们尚未开发的智慧、洞察力和创造潜力（Isaacs，1999）。领导者的作用是确保人们毫无保留地分享自己的想法，并且不对他人的观点作评判。包容型领导者通过提供安全的心理环境、发起开诚布公的对话、展示脆弱性、保持对学习的开放态度、建立牢固的关系以及清晰地表达共同目标来建立积极的文化，从而拓宽团队成员的视野并促进创造性地解决问题（Coyle，2018）。

系统观

医学院校及其课程和相关的卫生服务是一个复杂的适应性系统（Mennin，2010），它包括行为不可预测的、思想独立的人的集合（Westley et al.，2006）。因此，医学教育领导者需要放弃控制的理念，包容不确定性和模糊性，并与其他人合作来确定问题并找出潜在解决方案。协作型、共享型或集体型的领导方法（West et al.，2015）认识到项目需要适应环境，解决方案将从实验和试点项目中得出，其结果（无论是失败还是成功）都将为进一步方案设计提供信息。他们招募有着各种各样不同观点的团队成员，以确保不断产生创新的思路与方法。对于适应型领导者来说，最基础的工作是确认哪些挑战是可以通过已知的专业知识（已经吸收的技术性问题）来解决的，哪些挑战需要新知识和新行为（尚未吸收的适应性问题）（Heifetz et al.，2009）。不断改变的课程需求要求对临床能力和特征进行新的设计和评价（如胜任力导向教育），这是适应性的挑战，需要进行新的学习。领导者的工作是动员和帮助在一线工作（或在"舞池"中）的人们直面问题、解决挑战，同时将整个教育系统的全貌牢记于心（或从"阳台"俯瞰）。适应型领导者通过提出困难的（"古怪精灵的"）问题来保持对事件的关注，从而使冲突和敏感的问题得以浮现和解决。他们不是告诉人们如何解决问题，而是帮助团队接收他们需要知道的信息、促进对难题的讨论，使他们能够做出决定。

实际上，领导者经常履行许多职责，并根据情境的需要在多种话语和现实中运作。当前医学教育领导者面临的挑战是在复杂而持续变化的环境中进行运作并保持平衡，在管理的同时进行领导，并以富有同理心、真诚性和有效性的方式做到这一切。Western（2012）为我们提供了生态型领导力的范式，它具有其他领导力的要素，并采取生态学的视角。生态型领导者在开放系统、网络和连通性中工作。我们还建议，鉴于对可持续医疗保健及其从业者教育的迫切需求，我们需要将生态学方法与伦理或道德立场结合起来："生态伦理型领导力中的领导者负责帮助解决与环境变化相关的问题"（McKimm & McLean，2020）。

📌 "生态型领导力是关于连通性、相互依存性和可持续性的，以合乎伦理的、具有社会责任的立场为基础……它是由人的精神驱动的，对于某些人来说是以精神性为基础的，而对另一些人来说则不是。"

Western（2012）

责任、倡导和行动主义

如您所见，我们对领导力的理解在不断变化：它不是一个静态的概念。在过去几年中，许多卫生专业人员和教育工作者变得更加具有政治意识，我们观察到眼下有一个变化是医生和卫生专业人员将自己视为领导者，将责任、倡导和行动结合起来。这包括践行核心价值观，并将其融入日常行为中。尽管我们都对自己的行动、行为和工作领域（具有直接影响的）负责，但有时领导者需要认识到他们何时需要站出来倡导学生、学习者、同事或患者。从责任转向倡导意味着领导者需要提升并更多地依赖谈判、说服和冲突解决的技能。与倡导相关的是关系型和包容型领导力理论。就倡导而言，将从此时此地照护个别患者转变为在更广泛的服务或系统中倡导患者和社区健康。一个教育领域的例子是，在未来的医学生中倡导多样性，因为他们今后将要服务的社区具有多样性。

并不是每个人都会成为行动主义者，这有关个人价值观的践行，但当你强烈地感到必须"要做点什么"时，你可能会从他人身上意识到这是挑战"权威"或某种公开揭短。这所需的技能包括在复杂系统中应用权力动力学和保持政治意识。适应型和集体型领导力理论最适用于行动主义。就行动主义而言，一个典型的例子是，需要许多卫生职业教育工作者积极参与到全球健康工作来，需要在医学生和医学从业者中促进可持续健康教育。

小结

📌 "在瞬息万变的教育环境中，医学教育工作者承担着管理和领导团队与机构的双重责任，同时与一系列医疗专业人员密切合作，为患者提供安全和高质量的医疗服务。"

McKimm & Swanwick（2011）

各级医学教育工作者为其学习者、同事和其他人提供领导力，其终极目标是造福今天和未来的患者。这样的领导力在一个包括大学环境、医疗组织以及其他监管和专业机构的复杂系统中发挥作用。领导者同样也进行管理和追随；当他们应对复杂性时，他们知道如何在这些角色中无缝转换。这需要理解政策议题、策略、系统和组织，以及运营管理过程和程序的知识，否则变革和质量提升就无从谈起。有效的领导者是变革推动者，他们乐于在不确定和快速变化的环境中工作，坚守和传播核心观点和价值观，策略性地应对外部和内部的变化。对于领导者而言，能够在组织、专业、部门和团队内部／之间进行协商，能够在"边界之间的夹缝"（即变革的发生场所）中有所作为是一种重要的素质。

但是，领导力同时也是关于认识自我和"人们工作"的，即情绪劳动（emotional labour）（Held & McKimm，2011）。真诚且始终如一的个人领导力及"以身作则"是至关重要的。这就是领导力与医学教育和医学实践最密切相交之处：探索并重塑医学院校的社会责任、重新审视医生和卫生专业人士的概念、认可情绪劳动的重要性和作用。从价值观、关系、真诚性、包容性、复杂性和生态型等方面对领导力所进行的最新讨论也聚焦于此，可以影响所有医学教育工作者的日常实践，无论他们是否担任正式的领导角色。

致谢

感谢 Susan Leiff 对本章早期版本的贡献，我们从中借鉴颇多。

参考文献

Avolio, B. J., Gardner, W. L. (2005). Authentic leadership development: getting to the root of positive forms of leadership. *The Leadership Quarterly, 16,* 315−338.

Bass, B. M., Avolio, B. (1994). *Improving organisational effectiveness through transformational leadership.* NJ, Sage: Thousand Oaks.

Bohmer, R. (2010). Leadership with a small 'l'. *British Medical Journal, 340,* c483.

Coyle, D. (2018). *The culture code: the secrets of highly successful groups.* Bantam.

Derler, A., Weibler, J. (2014). The ideal employee: context and leaders' implicit follower theories. *Leadership and Organizational Development Journal, 35,* 386−409.

Drucker, P. (1996). Foreword: not enough generals were killed.

In F. Hesselbein, M. Goldsmith, & R. Beckhard (Eds.), *The leader of the future*. San Francisco: Jossey Bass.

Furnham, A., Richards, S. C., Paulhus, D. L. (2013). The Dark Triad of personality: A 10 Year review. *Social and Personality Psychology Compass, 7*, 199—216.

George, B., Sims, P., McLean, A. N., Mayer, D. (2007). Discovering your authentic leadership. *Harvard Business Review*, 129—138.

Goleman, D. (2000). Leadership that gets results. *Harvard Business Review, 78*, 78—90.

Greenleaf, R. K. (1977). *Servant leadership: a journey into the nature of legitimate power and greatness*. Mahwah, NJ: Paulist Press.

Heifetz, R. A., Grashow, A., Linsky, M. (2009). Leadership in a (permanent) crisis. *Harvard Business Review*.

Held, S., McKimm, J. (2011). Emotional intelligence, emotional labour and affective leadership. In M. Preedy, N. Bennett, & C. Wise (Eds.), *Educational leadership: context, strategy and collaboration*. Milton Keynes: The Open University.

Hersey, P., Blanchard, K. (1993). *Management of organizational behaviour: utilizing human resources* (6th ed.). Englewood Cliffs, NJ: Prentice Hall.

Hollander, E. P., Park, B. B., Elman, B. (2008). *Inclusive leadership and leader-follower relations: concepts, research and applications*. The Member Connector: International Leadership Association.

Isaacs, I. (1999). Dialogic leadership. *The Systems Thinker, 10*(1), 1—5.

Jonason, P. K., Slomski, S., Partyka, J. (2012). The Dark Triad at work: how toxic employees get their way. *Personality and Individual Differences, 52*, 449—453.

Kaiser, R. B., Lebreton, J. M., Hogan, J. (2015). The dark side of personality and extreme leader behavior. *Applied Psychology, 64*, 55—92.

Kotter, J. P. (1990). *A force for change: how leadership differs from management*. New York: Free Press.

Kouzes, J. M., Posner, B. Z. (2002). *The leadership challenge* (6th ed.). San Francisco: Jossey-Bass.

Mannion, H., McKimm, J., O'Sullivan, H. (2015). Followership, clinical leadership and social identity. *British Journal of Hospital Medicine, 76*, 230—234.

McKimm, J., da Silva, A., Edwards, S., et al. (2015). *Women and leadership in medicine and medical education: International perspectives. Gender, careers and inequalities in medicine and medical education: international perspectives* (pp. 69—98). Emerald Publishing.

McKimm, J., McLean, M. M. (2020). Rethinking health professions' education leadership: Developing 'eco-ethical' leaders for a more sustainable world and future. *Medical Teacher, 42*(8), 855—860.

McKimm, J., O'Sullivan, H., Jones, P. K. (2016). A future vision for health leadership. In E. A. Curtis, & J. Cullen (Eds.), *Leadership and change for the health professional*. Maidenhead: Open University Press & McGraw Hill Education.

McKimm, J., Swanwick, T. (2011). Educational leadership. In T. Swanwick, & J. McKimm (Eds.), *The ABC of clinical leadership*. London: Wiley Blackwell.

Mennin, S. (2010). Self-organisation, integration and curriculum in the complex world of medical education. *Medical Education, 44*, 20—30.

Till, A., McKimm, J. (2016). Doctors leading from the frontline. *British Medical Journal, 352*.

Uhl-Bien, M., Riggio, R. E., Lowe, K. B., et al. (2014). Followership theory: a review and research agenda. *The Leadership Quarterly, 25*, 83—104.

West, M., Armit, K., Loewenthal, L., Eckert, R., West, T., Lee, A. (2015). *Leadership and leadership development in healthcare: the evidence base*. London: Faculty of Medical Leadership and Management.

Western, S. (2012). An overview of leadership discourses. In M. Preedy, N. Bennett, & C. Wise (Eds.), *Educational leadership: context, strategy and collaboration*. Milton Keynes: The Open University.

Westley, F., Zimmerman, B., Patton, M. (2006). *Getting to maybe: how the world has changed*. Toronto: Random House.

第52章

医学教师和社会责任
The Medical Teacher and Social Accountability

Roger Strasser, Charles Boelen, Björg Pálsdóttir, Andre-Jacques Neusy and James Rourke

（译者：李 茜 廖邦华 审校：卿 平 谢 红）

趋势

- 社会责任是医疗实践和医学教育的基本要素。
- 社会责任是医疗卫生人力教育的核心原则。
- 医学教师在医疗实践中塑造社会责任，扮演着关键角色。

关键概念

- 人群健康需求：因社会、文化、地理及语言环境等因素而异，决定着卫生服务模式和卫生人力资源需求。
- 健康公平性：无论他们居住在哪里，无论健康问题的属性如何，也无论他们是谁，民众都能达到尽可能高的健康水平，并能按需获得高质量医疗保健服务。
- 健康的社会决定因素：影响个体及群体健康状况和健康行为的经济和社会因素。
- 五角星形伙伴关系：社区人群、政策制定者、卫生服务管理者、医务人员和学术机构密切联系，确定并解决首要的健康关切。

引言

医学教师肩负提供医疗服务和培养未来医生的双重角色，其基本目标是提升患者及社区当前及未来的健康水平。通过承担医疗服务提供者和医学教育者的关键双重角色，医学教师利用角色榜样示范及督促学习，引导医学生参与临床实践、卫生保健和社区宣传等，以彰显社会责任。医学教师在制订医学院校愿景、任务和课程，尤其在保持医学院校与社区、地区和国家需要衔接方面

扮演着关键角色。

本章将通过借鉴世界范围内的实践案例，对医学院校的社会责任（框52.1）及医学教师在其中所能做出的贡献提供一个概述。

医学院校社会责任的概念

社会责任是一项对社会优先健康需求和健康挑战做出尽可能完美回应的公共承诺——保证卫生服务质量、公平性、相关性和有效性——并向社会反馈进展。因此，对医学院校而言，这意味着培养的医学毕业生不仅应具备提升人群健康水平的专业技能，而且乐于献身该事业。这在诸如"加拿大医学教育的未来"（2010，2012）、"国际协作"（医学院校社会责任全球共识，2010；Pálsdóttir et al.，2008；THEnet）、"WHO卫生人力资源全球战略2030"（WHO，2016）等国家级倡议中均有所体现，并且正在引入世界医学教育联合会的认证标准（World Federation for Medical Education，2015）和

框 52.1　社会责任的概念基础

- 医生（MDs, physicians）自古以来就服务于人类的健康需求。
- 基于患者的隐性信任和法律规定的显性需求，医生作为医疗行业人员，被社会赋予患者照护的权利和责任。
- 在法律、法规和认证许可的约束下，医学院校肩负着培养未来医生的使命，承担提供适宜医学教育的责任，培养有胜任力、满足社会需求的医生。
- 肩负社会责任的医学教育不仅是医学院校的使命，还贯穿其组织架构、功能定位、课程体系、学习经历和结果指标等领域。

医学教师将社区和医学院校及学习者在各个层面紧密联系起来。

摘自 Rourke（2013）

期许目标（ASPIRE）当中。

> 🔖 "医学教育存在的意义不是为学生提供谋生的方式，而是为了确保社区的健康。"
>
> **Rudolf Virchow（1821—1902）**

从教育的角度而言，肩负社会责任的医学院校有以下三项错综复杂的义务：识别社会的健康决定因素，培养有能力处理和应对这些决定因素的毕业生，并确保这些毕业生在卫生体系中发挥最佳作用（表 52.1，框 52.2）。因此，医学院校与其他利益相关者的合作，将有助于建立一个更为高效、更加公平的医疗服务体系（Boclen & Heck，1995）。例如，为缩小健康差异，医学院校可与毕业生的潜在雇主合作，共同设计教育项目，共同在需求最为强烈的领域创造具有吸引力的工作机会。

💡 **小提示**

> 医学院校社会责任的本质是如何参与到社区当中、如何与社区合作、如何回应社区的需求。

《医学院校社会责任全球共识》（Global，2010）已经指出社会效应的概念对社会责任而言至关重要。肩负从识别社会健康需求到提供医疗服务的职责，医学院校应始终关注民众期望的效果，例如扩大卫生服务覆盖、倡导以人为本、促进健康生活方式、控制风险和可避免的死亡、减少慢性病的急性发作等。为此，医学院校必须争取与政府公共机构、卫生服务组织、医疗保险计划、专业协会和社区等关键的卫生参与者建立可持续性合作关系，以确保工作的相关性和实用性。

框 52.2　肩负社会责任的医学院校

- 根据当前和未来的社会需求，包括卫生体系所面临的挑战和要求，制订教育、研究和医疗服务领域的愿景、任务及战略规划。
- 聘用、支持和提拔有相同社会责任理念、反映其服务区域/国家的人口特征和地理多样性，能示范、教授和发展其社会责任的教师。
- 与社区、卫生体系和其他重要利益相关者密切合作，共同设计、实施和评估其医学教育、科研和服务项目。
- 在考察学生的潜能的基础上，对医学生的选拔应体现医学院校所在地区/国家的人口特征和地理多样性。
- 提供能反映医学院校所在社区/地区优先健康需求的课程，并强调临床服务学习应与地区卫生服务机构合作进行。
- 培养具备执业资格所需专业、技能和奉献精神的毕业生，并使其在医学院校所在地区/国家需要他们的地方就业。
- 基于地区卫生需求，针对该地区医生和医疗卫生工作人员开展职业发展教育和继续教育。
- 开展符合地区/国家和世界优先健康需求的、符合伦理原则的研究活动。
- 促进研究证据、循证决策和相关实践等，以提高人群健康和卫生服务水平。
- 将是否满足社区/社会的优先需求纳入医学院校影响力的评估体系中。

摘自 Rourke（2013）

> 🔖 "医学院校必须：……考虑到其任务涵盖社区卫生需求、医疗服务体系需求和其他社会责任。"
>
> **世界医学教育联合会（WFME），2015**

医学教师与社会责任

医学教师通过教学实践赋予未来医生社会责任价值观和专业技能，从整体上对人类的优先健康

表 52.1　社会责任量表

已知的社会需求	职责 隐含的　→	回应 明确的　→	责任 预期的
机构目标	由教师定义	数据支持	由社会定义
教育项目	社区导向	基于社区	情境化
毕业生质量	"优秀"实践者	满足执业标准	卫生体系变化因素
评估焦点	过程	结果	影响
评估者	内部	外部	健康伙伴

摘自 Boelen（2018）

需求产生更大的持续性影响，他们的杰出贡献必须被社会认可和回报。医学院校有义务为医学教师提供社会责任方面的师资培训，在课程开发和教学实施过程中以教师为主导。此外，在重新定位教育、研究和卫生服务使命，以建立一个更加以人为本、更加公平和高效的医疗服务体系方面，医学院校的努力必须寻求社会认可。这种公益性的变革须纳入国家卫生和学术机构的专业认证范围。在社会责任方面被认证的医学院校应致力于质量和相关性的提升，其医学教师、研究人员和从业者也会有动力坚持这一过程（Boelen et al.，2019）。

加拿大已将社会责任作为专业认证的重要组成部分（CACMS，2019）。对于低收入或中等收入国家（LMIC）而言，实施综合认证体系可能受到制约，但可采用替代性的评估方法来评价其社会责任水平，例如概念—生产—可用性（conception-production-usability，CPU）模型、卫生公平培训网络（training for health equity network，THEnet）评估框架，以及国际医学生协会联合会（International Federation of Medical Students Associations，IFMSA）工具包等。CPU 模型建议对学校和教育项目开展三重能力评价：确定优先健康需求和社会主要挑战的能力；根据需求和挑战来调整目标和项目的能力；与关键利益相关方建立可持续伙伴关系，从而确保行动产生更大影响力的能力（Boelen & Woollard，2009）。THEnet 框架将 CPU 模型转化为具体问题，使学校明确如何遵循社会责任原则（THEnet，2011）；IFMSA 设计的工具包概括了学生对教育机构的期望（IFMSA and THEnet，2017）；卓越社会责任 ASPIRE 标准提供了一个实用的包容性框架，明确将社会责任和环境责任联系起来。

在教育实践场景指导学生的医学教师，直接见证了为民众福祉而亟需的变革，在倡导学校领导层推动社会、文化、人口和环境健康决定因素综合治理方面，他们可能是最佳的人选（Ventres et al.，2018）。

从传统医学教育模式转向强调社会责任医学教育模式的变革，要求医学院校对其目标导向和组织结构做出重大调整，而医学教师恰好站在变革的十字路口（Ventres & Dharamsi，2015）。医学院校是人类健康发展的重要参与者，为了激励教师，尤其是医学教师将社会责任融入生活，医学院校已逐

步将社会责任相关指标纳入评优标准。医学教师在规划、实施和评估教育项目的过程中都发挥着重要作用（框 52.3）。作为规划者，具备社会责任观念的教师能更有力地阐明毕业生应具备哪些核心能力，无论他们从事的是什么专业。同样地，在教育委员会层面，由于对医生在未来医疗体系中的角色达成共识，在如何建立一个更为相关、均衡和整合的课程体系方面也就能够达成一致。

> **小提示**
>
> 展现社会责任改善了医学教师实践，也改善了其所在社区和医学院校，并为医学生树立了积极的角色榜样。

作为实施者，医学教师可以倡导医学生在社会环境中进行早期和纵向沉浸式（longitudinal immersion）学习，促使他们理解健康决定因素的复杂性、识别高危人群、对患者进行家庭随访，使学生具备健康促进和预防保健的相关技能。通过这样的方式，医学教师向学生灌输了建立因果关系的重要方法，对学生的整个学习过程均有指导意义。

医学教师作为榜样履行社会责任实践，可以对学生产生很有价值的影响，这些社会责任实践包括更多地参与社区医疗、与多学科团队合作、贯彻以人为本、照顾脆弱人群、尊重同事和患者且共情，以及与社区领导通力合作等。在不影响医学教育本领域专业性的前提下，医学教师也可作为健康倡导者，从更广泛的经济、文化和环境角度解决健康问题，并倡导改善政策和实践，以提高公平性、相关性、质量、有效性和效率。

框 52.3　肩负社会责任的医学教师

- 将社会责任融入医学院校的愿景、任务、战略规划、组织和职能中。
- 参与医学院校的社区活动和伙伴关系建设。
- 将社区视角引入医学院校选拔/录取过程中。
- 将社会责任融入医学院校的课程和医学生的体验式学习中。
- 基于社区需求，以一个社会责任榜样的身份去发展自己的医疗实践。
- 引导学生参与社会责任相关的医疗实践和社区活动，包括聚焦社区参与、伙伴关系和回应优先健康需求的研究项目。
- 鼓励学生选择与社会首要挑战和需求相关的职业道路。

最后,医学教师对于强调社会责任感的价值和意义是有循证范例的,有证据表明其对社会中备受关注的健康问题具备影响力。医学教师可以使学生相信,基于健康需求和因果关系的实践行之有效,并引导学生做出最符合理想的职业选择。医学教师有潜力成为社会责任的真正捍卫者和学术机构中针对性变革的推动者。

肩负社会责任的医学院校中医学教师的综合性角色

加拿大北安大略省医学院(Northern Ontario School of Medicine,NOSM)和尼泊尔帕坦卫生科学学院(Patan Academy of Health Sciences)这两家医学院的初衷就是肩负社会责任并展示医学教师重要的和综合性的角色。

2005 年,北安大略省医学院作为一所独立医学院校,开设在加拿大医疗卫生服务不足的乡村地区,以聚焦促进北安大略省民众的健康作为其社会责任的体现(Strasser et al.,2013)。该校采用分布式社区参与型学习模式,其独特的医学教育和健康研究模式确保学生和住院医师能够学会在北安大略省工作。该学习模式纳入了 90 多个以当地医生担任教师的教学场所。

在为期 8 个月的社区综合见习(comprehensive community clerkship,CCC)项目中,每位三年级医学生都会被安排去 15 个社区中的一个,从家庭医学实践和社区保健的角度学习临床医学的核心内容。在这段时间内,学生在初级医疗保健的情境中接触患者及家属,与多名社区医学专家和健康专家会面,去体会家庭医学实践的持续性,同时也学习不同的临床专科。许多 CCC 项目都由其所在社区参与设计并合作支持。

医学教师在这项社区参与的、肩负社会责任的教育项目中扮演重要角色。他们不仅提供大部分本地的临床和课堂教学,还在学生的见习过程中以身垂范并担任导师。有社会责任感的医学教师会不断激发学生思考与每个患者和家庭互动中健康的社会决定因素,承担 CCC 社区中的健康问题研究,始终关注如何回应在医疗照护中的患者及其家庭的健康需求。

此外,医学教师在社区和医学院校之间建立纽带。他们对 NOSM 教育项目的发展和完善作出了实质性贡献。例如,为战略规划带来社区视角;参与学生选拔和录取过程;开发基于案例的教学课程;开展小班化课堂教学和临床技能教学;通过同行教学促进教师发展。

在尼泊尔帕坦卫生科学学院,基于社区的教育教学是与社区和国家卫生体系合作开展的。其主要目的是通过培养更多具有社区健康发展导向的、有能力和决心在尼泊尔乡村地区工作的、受到良好教育的医学生,来提高尼泊尔乡村地区的卫生服务供给水平。

学校采用了创新的课程体系和教学方法,聚焦地区最优先的健康需求,培养学生解决问题和独立思考的技能,并以社区健康发展为导向,倡导通过促进社区健康能力来提升健康水平,包括对民众的健康促进和知识宣教。作为医学教师的当地领导和医务人员以导师的身份参与对学生表现的评价。

最初,在农村地区训练基地学习的学生被给予机会去分析一些简单问题,随着时间的推移,当他们进入高年级阶段,会接触到更为复杂的技术性、管理性和现实社会问题。医学教师的榜样作用通过对乡村训练基地的督查性访问(supervisory visits)得以强化。在基地,教师提供临床服务,并帮助当地的医务人员提高相应能力。社区成员也参与学生的选拔过程,特别是作为学生沟通技能及敏感性、同情心和同理心的评价者。

医学教师的社会责任实例

在全球范围内,社区、医学院校和医学教师在实践过程中展现和塑造其社会责任。一些实例列举如下。

法国图尔大学医学院是为当地 200 万居民服务的唯一一所医学院校。该医学院的院长邀请了来自法国中心和卢瓦尔河谷地区的执业医师(医学教师)参加主要健康利益相关方的会议。政治领导者、地区卫生机构、卫生专业协会、患者协会以及公众代表们聚在一起,商讨确定本地区的关键健康问题和医学院能够效劳之处。会议提出了一份优先区域列表和建议行动清单。由各方代表组成的委员会负责召集年度会议来追踪前述问题的进展。该校的主要优先事项是将毕业生留在医疗卫生服务短缺的地区，并让区域健康利益相关者参与到该校在社区的工作中。该校的经验被法国医学院院长协会视为一个典范。

在加拿大纽芬兰纪念大学医学院，超过 150 名兼职医生和全职教师自愿在学生录取过程中担任面试官，甄选那些来自乡村的、土生土长的和经济条件欠佳的学生，这些学生有不同的社会文化经验和教育经历，更有可能在那些有需要的社区进行实践。为了确保广泛的代表性，招生选拔委员会由来自当地社区、乡村社区的成员，以及普通公众、医技人员、医学生、生物医学科学家、大学、行政管理、省级医学会、省级卫生部门和社区医生等成员构成。

在比利时根特大学医学与健康科学学院，医学教师强调社区导向的初级卫生保健（community oriented primary care，COPC）的相关研究和训练；学院设立了一位主管"卫生服务公平性"的主席。医学生在第一学年，在担任医学教师的家庭医生引导下参与医疗实践；第二学年前往养老院开展为期 2 周的见习；第三学年完成 1 周的家庭医学见习，并在根特市贫困地区参与为期 1 周的"健康公平"跨专业 COPC 体验。在第二和第三学年，每个医学生会与一个待产家庭配对，追踪新生儿的成长，并与其家庭成员互动。学生们将采访该家庭的 3 位初级医疗保健医生，并特别关注健康的社会决定因素。结合对社区体验的观察和流行病学数据，学生在教师的支持下，形成"社区诊断"，并进一步探索通过改变健康社会决定因素来提升健康水平的策略。

根特大学的医学教师还通过在医疗卫生服务不足的城市社区诊所进行医疗实践以及照顾难民等弱势群体展示其社会责任。在 2016 年，家庭医学和初级医疗保健科承担了协调 250 名叙利亚、阿富汗和伊拉克难民的照护的责任，他们组建了一个由家庭医生、护士、精神科医师、牙科医师和药剂师组成的志愿者团队，为寻求庇护者提供全面的照护。该项目致力于将医疗服务与研究和教育机会有机结合起来，有助于强化根特大学的社会责任。

澳大利亚弗林德斯大学医学院在阿德莱德、南澳大利亚州乡村地区和维多利亚州以及北领地均设有机构。该院重视与当地社区、更广泛的澳大利亚及国际社区的互惠联系。当地医学教师参与当地学生的招生、录取和支持工作；学校在阿德莱德建立了本地健康与福祉波什中心（Poche Centre of Indigenous Health and Well-Being），并在达尔文建立了本土过渡路径所，以提供支持和指导。

在美国南伊利诺伊大学医学院，医生作为医学教师为学生提供多种选修机会，让学生与自己一起参与社区卫生服务工作，包括给没有保险的患者提供免费的初级医疗保健和专科层次的医疗服务。

在美国南伊利诺伊大学医学院，特殊的个体化选修课程（individually designed electives，IDEs——设计你自己的选修课程）允许学生提出创造性的服务设想，经指导教师批准，可以获得选修学分。一个最近的例子是，由 8 名学生组成的小组，在 1 名作为医学教师的临床医生指导下，在海地开展了为期 2 周的免费医疗服务。

苏丹杰济拉大学医学院成立于 1975 年，致力于服务苏丹杰济拉省的乡村社区。医学院的教师示范有助于学生未来执业的方法和行为。例如，由该院教师发起的"平安母亲"项目，与卫生行政部门合作，培训乡村助产士，将其作为卫生人力资源纳入政府主导的医疗卫生体系，这些举措有效降低了杰济拉省的母婴死亡率。其中孕产妇死亡率从 2005 年的每 10 万例活产中死亡 469 例，下降至 2011 年的 106 例；新生儿死亡率从 2005 年的每 1000 例活产中死亡 43 例，下降至 2011 年的 10.2 例。许多策略得以实施，包括与杰济拉省合作，为乡村助产士提供培训和工作机会。

美国新墨西哥大学医学院（University of New Mexico School of Medicine）使用健康的社会决定因素教程（social determinant prescription pads），帮助学生在医学教育和医疗服务之间建立联系，以实现医学院的社会使命。在初级医疗保健工作中，医学生和住院医师与导师（医学教师）及社区卫生工作者可以通过"教程"明确诸如饥饿与食物缺乏、处方效益（prescription benefits）、住房、就业、教育、劳动力培训和医疗保险覆盖等可能影响患者健康水平的因素。

澳大利亚北昆士兰的詹姆斯·库克大学的成立旨在解决乡村医生资源短缺问题，并为澳大利亚卫生部提供"澳大利亚全科医学培训项目"。以毕业后职业培训为目标，纵向整合资源，以培养一批知识、技能和能力满足社区需求的医生。"乡村全科医生路径"支持社区医生在乡村和边远地区的医学培训和职业发展路径,并给予他们财政支持和专业认证。分布在农村和偏远地区的医学教师还承担本科和研究生教学任务,通过专业服务和敬业行为示范其所承担的社会责任。

在菲律宾大学马尼拉卫生科学学院(UPM-SHS)和菲律宾国立三宝颜大学医学院(ADZU-SOM),医学教师和护理教师与社区和其他卫生系统利益相关机构紧密合作,设计、实施和评估各类教育项目,通过提升合作伙伴的能力来促进健康。例如,两所医学院都在本地开展了市政领导力和治理能力项目(municipal leadership and governance program)。这是一个为市长、市卫生官员和卫生部官员提供的为期 1 年、由 2 个模块构成的培训计划,旨在为有志于推动卫生改革的官员提供因地制宜的培训和领导力训练。该项目是与当地政府合作开发的,参加培训者必须获得卫生部健康发展中心(Department of Health's Center for Health Development)的批准。

相关研究

肩负社会责任的医学院校应以所在地人群的首要健康需求为导向,在生物医学、临床医疗、人群健康,以及卫生服务等领域开展研究,并在制订计划、合作和参与科研以及知识转化、动员和应用等方面与社区积极互动。此外,医学院校应优先开展对所在地区有益的研究,包括对医疗服务及所服务的社区人群健康起积极作用的活动。医学教师可以扮演一个双向的重要角色,与社区合作,基于社区需求导向开展研究,再将研究结果整合到医疗实践中,并让学生参与从实践到研究、再从研究到实践的两个方向中。

例如,纽芬兰与拉布拉多省是一个面积广阔(40 万平方千米)但人口稀少(50 万人)的省份,人口群落极为分散,遗传疾病随群落丛集。纽芬兰纪念大学医学院的医学教师对省内不同社区的遗传疾病有更深入的了解,并传授给学生。这种群落性医疗需求驱动了该学院针对本省人群开展了突破性的遗传病研究,也具有全球意义,因为这些疾病并不仅存于纽芬兰与拉布拉多省。例如,致心律失常右室心肌病多发于年轻人,首发症状往往就是

由心室颤动引发的猝死。该医学院的研究人员率先发现,猝死者的家庭成员也往往死于此病。经过研究,他们找到了初步治疗的有效方法——为死者家人植入除颤起搏器。基因谜题随后解开,通过对有患病风险的家族进行基因检测,准确找出携带致病基因的个体,并将起搏器植入他们体内。

詹姆斯·库克大学的宗旨是为农村人群、原住民和澳大利亚热带居民服务,开展了与其社会责任相关的系列研究。除生物医学和基础科学研究之外,该校还将乡村卫生、医学教育、卫生人力及初级医疗保健等方面的研究置于中心地位。医学教师在毕业生随访、当地就业现况、卫生人力建模以及原住民、乡村和边远地区人群的合作性医疗服务等领域开展研究,从而为卫生政策制订提供证据支持,同时反馈到医学教育的实践改革过程中。

根据医学教师的研究结果,为了服务当地分散居住的农村地区人口,尤其是满足原住民和乡村及偏远地区人群的健康需求,澳大利亚弗林德斯大学医学院临床检验中心开发了一套床旁检测设备,同时训练了包括本地卫生工作者在内的一系列从业人员,可为急慢性疾病和感染性疾病提供快速检测,帮助医生在即时了解患者情况的基础上,做出临床决策。

菲律宾有严重的卫生不公平性问题,乡村和贫困地区缺乏卫生人力,尤其是医生。在菲律宾,68% 的医学生毕业后选择在海外执业。为了应对这些挑战,菲律宾建立了 2 所卫生职业学校——国立三宝颜大学医学院(ADZU-SOM)和菲律宾大学马尼拉卫生科学学院(UPM-SHS)。两校的医学教师努力尝试通过对本校毕业生的追踪调查来评估学校的影响力。这两所践行社会责任的医学院校毕业生留在菲律宾的比率都超过了 90%,并且 80% 以上的毕业生都在乡村或医疗服务短缺的地区工作。研究关注毕业生能否有助于提升医疗卫生水平、改善人群健康。最近的一项研究表明,与相似地域传统医学院校的毕业生相比,ADZU-SOM 和 UPM-SHS 的毕业生在小型社区执业的概率高出 4 倍以上,在贫困社区执业的概率高出 3 倍以上。以 5 岁以下儿童健康状况为替代指标,研究显示,与传统院校相比,强调社会责任的医学院校毕业生提供了更高水平的围生期照护,新生儿的健康指标也更优。

小结

　　过去 25 年间，医学院校肩负社会责任已成为民众的期望。通过在医疗实践中展现和发展社会责任，卫生体系、社区和医学院的医学教师将对患者及社区的健康、医疗保健和医学后辈人才培养等产生积极的影响。

参考文献

ASPIRE: International Recognition of Excellence in Education. Available at: www.aspire-to-excellence.org

Boelen, C. (2018). Coordinating medical education and health care systems: the power of the social accountability approach. *Medical Education*, 52, 96–102.

Boelen, C., Blouin, D., Gibbs, T., Woollard, R. (2019). Accrediting excellence for a medical school's impact on population health. *Education for Health*, 32, 41–48.

Boelen, C., Heck, J. (1995). *Defining and measuring the social accountability of medical schools*. Geneva: WHO.

Boelen, C., Woollard, R. (2009). Social accountability and accreditation: a new frontier for educational institutions. *Medical Education*, 43, 887–894.

Committee on Accreditation of Canadian Medical Schools (CACMS) Standards for Accreditation of medical education programs leading to the MD degree effective July 1, 2019. https://cacms-cafmc.ca/sites/default/files/documents/CACMS_Standards_and_Elements_-_AY_2019-2020.pdf

Future of Medical Education in Canada. (2010). A collective vision for MD education in Canada. Available at: https://www.afmc.ca/pdf/fmec/FMEC-MD-2010.pdf

Future of Medical Education in Canada. (2012). A collective vision for postgraduate medical education in Canada. Available at: https://www.afmc.ca/future-of-medical-education-in-canada/post-graduate-project/phase2/pdf/FMEC_PG_Final-Report_EN.pdf

Global Consensus for Social Accountability of Medical Schools. (2010). Available at: www.healthsocialaccountability.org

IFMSA and THEnet. Students' Toolkit. (2017). Social Accountability in Medical Schools. Available at: https://ifmsa.org/wp-content/uploads/2017/09/Toolkit-on-Social-Accountability_Final-v.32.pdf

Pálsdóttir, B., Neusy, A.-J., Reed, G. (2008). Building the evidence base: networking innovative socially accountable medical education programs. *Education for Health*, 21(2).

Rourke, J. (2013). AM Last Page: social accountability of medical schools. *Academic Medicine*, 88(3), 430–443. Available from http://dx.doi.org/10.1097/ACM.0b013e3182864f8c.

Strasser, R., Hogenbirk, J. C., Minore, B., et al. (2013). Transforming health professional education through social accountability: Canada's Northern Ontario School of Medicine. *Medical Teacher*, 35, 490–496.

The Training for Health Equity Network. THEnet's social accountability evaluation framework version 1. Monograph I. THEnet. 2011. URL: www.thenetcommunity.org

The Training for Health Equity Network. Available at: www.thenetcommunity.org

Ventres, W., Boelen, C., Haq, C. (2018). Time for action. Key considerations for implementing social accountability in the education of health professionals. *Advances in Health and Sciences Education*, 23, 853.

Ventres, W., Dharamsi, S. (2015). Socially Accountable Medical Education—The REVOLUTIONS Framework. *Academic Medicine*, 90(12).

World Federation for Medical Education. (2015). *Basic Medical Education WFME Global Standards for Quality Improvement: The 2015 Revision*. Copenhagen: World Federation for Medical Education. Available at: http://wfme.org/standards/bme/78-new-version-2012-quality-improvement-in-basic-medical-education-english.

World Health Organization. (2016). Global Strategy Human Resources for Health. Available at: www.who.int/hrh/resources/pub_globstrathrh-2030/en/

第53章

教育环境
The Educational Environment

Jonas Nordquist, Ingrid Philibert

（译者：袁欢欢 全祉悦 审校：卿 平 谢 红）

趋势

- 医学院校的学习环境（learning environment, LE）对于学生的学习、职业社会化和幸福感都具有重要意义。

- 在过去的二十年里，大家越来越关注学习环境及其对学习者和教师的影响；目前关注的重点领域包括社会、物理/建筑和技术方面。

- 医学院校的角色概念更加宽泛，它们既是科研基地，又是毕业后医学教育机构，还是不断扩张的医疗企业，因此医学院校的学习环境正在发生改变。

- 全球范围内的医学院校认证机构都要求对学习环境进行持续的评估和改进。

关键概念

- 学习环境（learning environment）：由正式和非正式课程以及学习发生背景中社会/心理、建筑/物理、技术和政策/程序的特性所共同影响而产生的学习情境。

- 职业社会化（professional socialization）：在培训医生过程中，显性与隐性课程、榜样人物及形成职业认同的情境所起的作用。

- 以学习者为中心（learner-centredness）：在临床学习环境中，优先考虑学习者的需求和偏好，并且/或者有意识地兼顾学习者和患者需求的做法。

- 学习共同体/实践共同体（learning communities/communities of practice）：通过为学习者提供沉浸式职业情境、认知安全以及同伴与教师共同体，促进其社会化和学习的共同体。

引言

> "对医学院校学习环境的早期研究，首先强调了'隐性'课程的作用和影响。"

第 1 版的《医学教师必读——实用教学指导》（*A Practical Guide for Medical Teachers*）有一章专门介绍了医学院的学习环境（LE）。在医学教育的整个过程中，提供学习情境的环境对于学习者的学习方式和学习内容都至关重要。这种影响可能是预期的，也可能是非预期的。对很多学生而言，第一次正式接触医学领域就是在医学院的学习环境中，并由此开始了他们对医生角色的职业文化适应。

对学习情境的日益关注已经影响了研究报告、政策观点和社论。在 20 世纪大部分时间里，对本科医学教育改革的建议涉及的是课程设置、扩展医学知识、劳动力需求和提升学习者的临床经验。相反，在过去的 20 年里，对医学教育改革的建议越来越多地集中在改善学习环境方面。现有环境对学习者、对其职业发展和幸福感的非预期负面影响成为反复出现的主题，并呼吁医学教育要在一个以学习者为中心的、支持性的和人性化的环境中进行。

如图 53.1 所示，理想的学习环境将学习者置于活动的中心。学习者周围环境共同构成学习环境的各个层次，包括在当地微环境中的社会互动、学习环境的物理/建筑和技术特性，以及各个医学院机构的中观环境中用于管理学习者与教师、课程、评价系统、患者和彼此互动的政策与程序。最外围是国家层面的研究方向以及对改革医学院学习环境的要求。这些维度是动态的，它们对学生和教师的影响是相互作用的。由于这些关系的存在，想要改

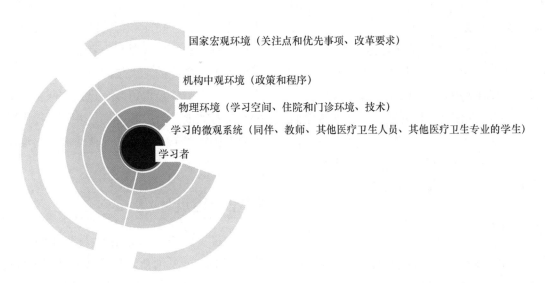

国家宏观环境（关注点和优先事项、改革要求）

机构中观环境（政策和程序）

物理环境（学习空间、住院和门诊环境、技术）

学习的微观系统（同伴、教师、其他医疗卫生人员、其他医疗卫生专业的学生）

学习者

图 53.1 以学习者为中心的学习环境维度

变学习环境的任何维度都可能同时产生预期的和非预期的结果。

在本章中，我们将解构这些维度并分别讨论它们，以此来强调我们已知的内容。我们还会提供相关的实用指导，以帮助那些积极努力影响教育环境的教育工作者和机构领导者。我们鼓励读者将本章内容与本书其他章节所讨论的医学教育关键要素联系起来。最后，我们讨论了未来的学习环境和一个简要的研究议程。

第一次提到与医学生教育相关的学习环境是在 1961 年，当时一项研究描述了学习环境对 1960 届学生的影响，并提出了医学院环境量表（Hutchins，1961）。由于越来越多的人意识到，学生的压力和苦恼并不是个人软弱的表现，而是与环境交互的结果，因此在接下来的几十年里，人们越来越关注医学院的学习环境（Marshall，1978）。文献计量数据表明"学习环境"一词在文献中的崛起，其数量从 20 世纪 70 年代不到 10 篇的同行评议文献，上升到了 2019 年的 339 篇。

想要理解医学院环境作为职业社会化的推动者所产生的影响，关键是要将学校视为一个实践共同体。新人通过"合法的边缘性参与"的过程来加入这个共同体，即沉浸在新共同体当中，学习、整合其行为模式及意义，以此成为该共同体的一部分（Lave & Wenger，1991）。

临床前学习环境

在大多数医学院，临床前教育先于临床学习，让学生学习医学和其他相关学科的基本概念。在临床前阶段，学生也开始了对医学职业的社会化，这对其职业认同发展非常重要（Holden et al.，2012）（图 53.2）。

医学院校对学习方法已经做出了改变，开始更多地以学习者为中心，进行基于问题和基于团队的学习。如图 53.2 所示，以学习者为中心的教育改变了教与学的基本原则。在以学习者为中心的环境中，教师利用学习者的经验、思想和信念，鼓励

学习要素	以教师为中心	以学习者为中心
知识	通过讲课和指导传递	由学习者共同创造
教师角色	讲师、领导、权威	学习的促进者和伙伴
学习者参与	被动的	主动的
重点	记忆概念，提供"正确"答案	加深理解
评价	知识保持测验	学习支持，促进学习的评价
物理空间	以讲课为导向，以讲者为重点	浅进深房间，小组环境，聚焦互动
文化	竞争性的	协作性的、支持性的

图 53.2 以教师为中心与以学生为中心的教育环境对比

他们全身心地投入教育互动中。

学习共同体作为一种以学习者为中心的方法，是有意形成的纵向小组，旨在最大限度地改进学生的学习和医学院的体验（Smith et al.，2016）。在学生看来，学习共同体是一种环境，能够支持他们形成持久的同伴关系、参与合作式学习、寻求指导、分担医学教育的负担和压力以及成为职业共同体的一部分。

临床学习环境

> "在临床环境中学习是培训医疗卫生人员的基础；根本没有其他选择。"
>
> **Nordquist 等（2019）**

医学院的临床阶段是学习者第一次参与患者医疗。由于一些医学院已经整合了临床前和临床教育，让学生在临床前阶段就开始纵向体验，学习者参与患者医疗的时间可能发生得比较早。但学生在个体层面上第一次直面疾病和死亡通常就是在教育的临床阶段。

与临床前学习环境围绕学生教育为核心相比，在医学教育的临床阶段，以学习者为中心则更具挑战性，因为在临床环境中，患者的需求和优先次序以及学习者的需求是共存的。临床学习环境（CLE）对学生学习和职业发展具有重要意义，因此它对于教育工作者、机构领导者和认证机构而言都是一个重要的主题（Philibert et al.，2019）。

临床学习环境本身的特性对学习有着非预期的负面影响，包括在"实际"的医疗环境中，强调治疗多于预防、医疗卫生人员之间缺乏合作、在追求生产力压力之下，学习者很少有时间参与和反思。有数据显示，地方文化会影响并能够"消除"临床前阶段刻画出来的职业社会化，意味着医学生在临床教育阶段的理想主义有所减弱。该现象的发生，一方面是学生对其接触的疾病负担所产生的必然反应，另一方面可能是偶然遇见了老师、毕业后学员和更高年级学生的愤世嫉俗。一项多机构的研究表明，向临床教育的过渡与学生对临床学习环境教育属性的感知显著降低有关（Dunham et al.，2017）。

学生在临床环境中的体验对于其成为一名医生所需的知识、技能和行为的发展至关重要。这就要求教育者和领导者要在患者需求、学习者需求以及医疗卫生系统的约束之间取得平衡。学生在临床学习环境中的体验也可以突显正式课程的不足，比如为了有效地参与患者咨询，并努力提供以患者为中心的医疗服务，他们需要接受额外的沟通技能培训（框 53.1）。

物理与建筑环境

在过去的 50 年里，医学教育在课程和学习方法方面都进行了创新，包括转向胜任力导向教育。然而，只在过去的 15 年里，人们才开始意识到建筑和物理空间对于在医疗卫生环境中进行医疗和学习的一些关键方面具有重要影响（Nordquist & Laing，2014）。

设计和建设新的学习空间，理想的做法是明确考虑到课程和学习活动同物理空间的一致性和相互联系，从而优化临床和学习功能的环境。例如，卡罗林斯卡医学院（Karolinska Institute）及其新的附属医院对其学习环境的重建、爱尔兰皇家外科学院（Royal College of Surgeons of Ireland）的新楼，以及坐落于美国和新加坡的杜克大学医学院（Duke University School of Medicine）大楼等。

虽然大多数的教育工作者没有机会设计新的建筑，或者对空间进行大规模改造，但是通过提高学习者主动性，加强同伴学习，促进可视化、数字化的学习资源的方便使用等一系列简单理念，我

框 53.1　优化临床学习环境中的临床教与学

优化学习者参与
- 为学习者参与提供明确的学习目标和期望
- 将患者照护同课程和学习目标联系起来
- 留出时间进行反思和任务汇报
- 通过监督和反馈来促进学习者的积极参与
- 计划哪些方面的医疗是适合学习者参与的，哪些学习是不需要患者实际到场的

优化患者照护
- 培养学习者尊重患者的隐私和尊严
- 向患者介绍学习者的角色，并寻求"知情"同意以便开展教学
- 在可行的情况下，让患者参与教学
- 推动学习者和教师认识到时间压力，最大限度地去做可以完成的工作

们依然有简单而有效的方法来改进物理学习环境。这要求我们的物理空间满足以下几点要求：①参与者之间的眼神交流和对话；②参与者的想法和思维过程的可视化；③便于同伴学习的小组设定（Nordquist et al., 2016）。

医学院的领导者和教师可以重新设计物理空间，以适应新兴的主动性课程，但不必过于具体，因为特定的教学方法并没有明确地规定其理想的物理环境是怎样的。相反，我们可以依据一些简单的原则来"重新定位"教室和其他学习空间，从而优化主动学习的空间：

- 安装可以坐 6 ~ 9 人的小圆桌，允许同伴间在桌边对话、眼神交流，也不需要专门的小组讨论室就可以进行小组会议。
- 将空间改为水平方向排布以减小前后排之间的距离。安放旋转椅，使得不管发言者处于空间哪个位置，学习者都能转动并看向他。
- 在房间周围和靠近多数小桌子的地方放置白板（图 53.3），能够帮助学习者在小组中工作并将其思维可视化。

在评价物理学习环境对职业社会化的影响时，可以依据戈夫曼（Goffman）区分前台和后台的理论（Goffman, 1956）。前台包括公开的学习和表现空间，如教室、演讲厅或就诊室。这里展示的是"职业"的一面。后台包括了走廊、茶水间或咖啡休息室见面，以及其他可能进行非正式对话、经常交流非正式或"隐性"课程的地方。

想要改善物理学习环境，还应考虑空间特征，其目的是让空间具有吸引力和独特性，让环境有意促进学习者体验，包括学习者可以在课堂和工作时间外见面、社交及访问数字资源的非正式空间。由于这些非正式空间有助于意外接触，因此也可以作为有益于学习的社交节点。"场所营造"一词表达了空间的独特性（Hawick et al., 2018）。这一概念被用于现代咖啡馆和其他一些环境中，在这些地方，顾客的全程体验是其成为回头客的一个因素。给空间塑造一个特性并不是钱的问题，而是需要思考是什么让一个环境变得独特且能够创造良好的体验。

技术在学习中的广泛运用，要求我们要创建新的空间，或是为非正式的数字学习而占用现有空间。类似于网吧的设计可以为这些活动创造一个"基地"。最后，临床学习环境还需要更小的私人空间，以便学习者进行反思、任务汇报和反馈。

> "创建一个有效的跨专业教育学习环境，需要对智力和体力'领域'提出有挑战性的设想，包括不同医疗卫生行业之间以及学员和教师之间对于权力和地位的感知差异。"

物理学习环境是跨专业教育（IPE）中的一个重要考量因素，这对于在医疗卫生中需要人员协作的基于团队的学习方法而言至关重要。跨专业教育允许不同医疗卫生专业的学生共同学习、相互学习并了解彼此，对学生的职业角色社会化也具有重要意义。虽然跨专业教育课程强调协作和团队合作，但在实际互动中可能会表现出对地位和权力的感知差异。跨专业教育的物理学习环境得益于将狭小的"专用"空间改造为更大的共享区域，以减少职业隔离并促进学习者参与。这对于可以进行互动和社交的非正式空间而言尤为重要。

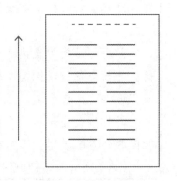

传统的以授课为中心的布局

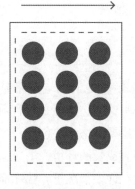

为实现主动学习的灵活布局

图 53.3　重新定位学习空间以最大限度地提高学习者参与度

技术增强型、虚拟和混合环境

> "技术在学习环境中的一个挑战是如何利用它来增强学习，同时确保基础医学知识和诸如沟通技能、职业素养等关键概念都能够适应、而不是让步于这些新的学习模式。"

医疗卫生正日益朝着患者医疗和医学教育的技术方面推进。数字学习是随着应用程序、博客、播客和维基等在线工具的涌现而发展起来的。这些科技帮助收集、分析大量数据并将其汇总到电子档案袋，有利于形成虚拟学习共同体，并对学习者进行评估。开放获取期刊和数字化课程资源对于处在资源受限环境中的教师和学习者而言十分有益，而且数字资源的增长带来了在线实践共同体在全球各地的出现。虽然这些进步使学习者、教师和患者受益，但仍然存在对学习者和患者数据的管理、安全、隐私和所有权等方面的担忧。Coiera（2004）指出，当人和技术互动时，就创造了一个"社会技术系统"。他强调，技术系统有社会后果，社会系统有技术后果，意味着在学习环境中使用技术需要考虑人和技术的相互作用。其实这与技术带来的动态变化有关，包括对即时访问海量信息存储库等知识的新概念化，以及通过技术促进机器与人之间、人与人之间的持续连接。考虑到医学教育的全球化和在疫情全球大流行期间对社交距离的要求，在学习环境中能够将人类连接起来的技术就显得非常有价值。

技术促进型方法包括虚拟环境和混合环境，它们可以搭配使用且设计成互补模式。解剖学教育是早期采用技术促进学习的一个领域，一直处于利用技术增强学生学习体验的前沿。框 53.2 显示了技术作为学习促进者的精选示例。

学习环境的多样性

在全球范围内，医学生和他们的老师都越来越多样化。而多样性、公平性和包容性是教育项目渴望达成的标志性目标。这要求医学院创造一个能支持多样化学生群体学习和成长的环境，一个允许期待和冒险的环境。然而在许多情况下，临床前和临床教育的实际环境都没有达到这些预期（Razack

---

> **框 53.2　技术增强型学习环境的示例**
>
> - 在线应用程序平台有利于形成协作的在线课堂环境
> - 可能内置了形成性评价的交互式在线课程资源和教程
> - 维基以及其他一些能便于与教师督导和负责人共享共建课程内容的媒体，允许学生在基于团队的学习活动中进行协作
> - 虚拟学习环境，包括虚拟现实环境
> - 使用在线系统创建课堂作业，实现听众参与，并使用"宏"进行自动评分和即时的虚拟反馈
> - 使用博客软件进行公告、讨论和在线问答环节
> - 具有交互能力的多媒体（例如，消息、评论、通信）
> - 博客、播客和视频环境

& Philibert，2019）。

一个群体的"多样性"包含了并非所有群体成员都具有的特征，包括种族、民族、毕业出身、性别认同和取向，以及使学习者处于看似少数群体身份的自我认同属性，比如成为家庭中第一个上大学的人。包容性被定义为促进个人归属感的制度实践和规范，同时承认和重视个体的独特性（Shore et al.，2011）。

在医学院的学习环境中，学生可能会因为种族、民族、国籍、性别认同、残疾或其他特征而受到教师、同伴、患者和其他人的微侮辱和微排挤（Sue et al.，2007）。提升多样性学习者的归属感不仅需要减少冲突，也需要关注安全，包括允许多样性学习者表达其观点的认知安全，还需要认识到承认个体的独特性就意味着为适应不同个体，可能需要在实践中也因人而异地做出改变（Razack & Philibert，2019）。

> ☀ **小提示**
>
> 微歧视是指简短而常见的言语、行为和环境侮辱，它传达敌意、贬损或负面种族蔑视与侮辱，经常会对目标个体或群体产生有害或令人不快的心理影响。
>
> 微侮辱是指为表达粗鲁、冷漠或贬低个体或群体的社会身份或传统而故意做出的行为、动作或言语。
>
> 微排挤是指排斥、否定或废止那些代表不同群体的个体的思想、感觉或经验现实的行为。
>
> （来自 Sue 等，2007）

学习者和教师的多样性改变了学习环境，教

师有机会塑造、教授、促进和强化尊重和跨文化理解等技能。医学院校学习环境的包容性需要一个多成员的方法，能允许共同创建学习环境。有效的对话需要明确表达会以某些方式来解决关注的问题，包括优先考虑弱势群体（包括学习者）的声音，以及认识到一些问题可能会因害怕报复而没有被提出来。促进学习环境中的包容性的策略见框 53.3。

在促进学习环境包容性方面，一个潜在的问题包括怀旧并参照"过去"的方式、教师对未明确根植于机构价值观中的多样性采取"中立"态度，以及未能意识到对所有学习者（包括少数群体成员）的道德义务并采取行动（Razack & Philibert，2019）。另一个问题涉及在课程和对话中，未能将多样性同公平、批判意识和社会正义等核心概念联系起来。如何让缺乏经验或专业知识的教师能够有效地教授这些复杂且具有挑战性的概念，并让学生参与讨论，这会是一个公认的挑战。

营造一个安全又有支持性的学习环境

> "学生临床经验的一个重要概念是'认知安全'，即认识到学习者会犯错误，为保护他们及其患者，需要确保程序到位。"

在录取进入医学院后，那些曾经在同龄人中表现"最佳"的人，现在要和与其同样聪明和成绩优异的人进入同一个群体。这一变化连同医学课程的挑战，给许多学生带来了一种孤立感。对学习者

框 53.3　促进学习环境的包容性
- 多样性是人群的一个基本属性，而不是一个需要被解决的"问题"
- 在工作场所理解并应用参与和授权的科学，并利用它改善学生及其教师的学习环境
- 确保为所有学习者、教师、导师和工作人员提供一个公平和包容的环境，不分种族、民族、毕业出身、性别或性取向
- 包容性行为包括承认独特性和促进归属感
- 意识到包容性行为需要将承认、容纳和欣赏个体之间的差异结合起来，包容是一个持续的过程，而不是一个可以实现和放弃的有限目标
- 公平性谋求解决被边缘化的人长期遭遇的不公正问题
- 警惕包容性论述中出现怀旧、中立以及混淆方法和结果的问题

修改自 Razack 和 Philibert（2019）

而言，与学习环境相关的压力和苦恼来源包括能否找到合适的教师和导师、来自教师和同伴的骚扰和贬低、道德困扰、当地临床学习环境的氛围、缺乏工作与生活的整合（支持个人生活问题、病假/探亲假）、经济压力、患者病情复杂度、死亡与临终，以及高利害评价和毕业及执照的要求（Dyrbye et al.，2020）。

成为一名医生的过程是具有挑战性的，学生需要一个安全的、能够支持他们智力成长和职业发展的环境。北美医学院校认证机构——医学教育联络委员会（LCME）已经认识到一个支持性的医学院校学习环境对于学生的幸福感和学习的重要性（LCME，2020）。医学院校学习环境如何帮助学生应对在成为医生的过程中所产生的情感负担，以及如何通过岗前培训、指导、咨询还有医疗和心理健康服务来支持学习者，这些都对医学生的幸福感至关重要。在临床学习环境中，对学习者的支持应该包括生物安全（能防止个人、实验室和环境暴露于潜在的感染试剂或生物危害的知识、技术与设备）、充分的指导、注意学习者参与医疗并获得临床技能的环境中的医疗质量（LCME，2020）。为确保学习者的安全和幸福感，可能需要对学习环境的各个方面做出改变。关于重新设计学习环境以促进学习者和教师的幸福感的精选实用建议包括以下几点：
- 通过提高教师自身的幸福感，以提升他们的能力
- 确保学习者的工作量是可控的且有利于学习
- 解决工作流程和电子病历系统的问题
- 培养社会关系和有意义的人际关系
- 临床前阶段的教育中关于及格与否的评分方案
- 对学习者和教师进行自我照护行为的教育（Dyrbye et al.，2020）

评估和改善学习环境

医学院校环境的特点是既有优势又有需要改进的地方，而且领导者和教育工作者还会负责定期对学习环境进行评估，以认清优势，并在需要改进的地方采取行动。世界医学教育联合会的医学教育国际标准包含了对学习环境的要求（WFME，2015），医学教育联络委员会也要求学校要定期评估其学习环境（LCME，2020）。大多数医学院认

证机构都要求学校进行全面的自我检查，其中包括评估其自身的学习环境、学生和教师的投入，以及学校有指导学习环境改善工作的短期和长期计划。

来自学生调查和报告的信息是改善学习环境的一个强有力的工具，调查过程要注重确保学生能匿名评估其学习经验，且必须使用经过了验证的工具。评价的构念一直非常稳定，自1961年的医学院环境量表开始，就已经包含了与当前学习环境评价相关的六个因素：普遍性尊重、学术热情、兴趣广度、外在动机、内在动机和封闭式培训（Hutchins，1961）。

邓迪合格教育环境评估量表（Dundee ready education environment measure，DREEM）在评价跨国背景下的医学院校学习环境方面具有最广泛的有效性。它涉及学生认知的五个领域：学习、教师、学业自我认知、学校氛围和学生的社会自我认知。DREEM已被翻译成8种语言，在2013—2019年间出版了40多部著作（Mile et al.，2012），并发表了139篇文章。沟通、课程和文化（C3）量表能够衡量医学院校临床学习环境以患者为中心的情况，包括支持学生以患者为中心的行为（Haidet et al.，2006），这一工具在国际机构已经得到了部分应用。关于临床前阶段医学教育的精简版C3量表收集了一些数据，包括学习者对以患者为对象的观察、学习关系、有礼貌地谈论同事以及支持学生以患者为中心的行为（Rdesinski et al.，2015）。

未来的学习环境

医学院校学习环境的特点是变化，包括科学知识的增长和技术的涌现。医学院校的新角色包含科研和发展医疗企业这一延伸的使命。未来的医疗卫生服务将通过技术、大数据和分析能力提供信息，这将增加医疗和其他经济部门提供的服务之间现有的模糊程度，包括基于基因组的测试、家用传感器及用于诊断、健康监测和提供医疗照护的可穿戴生物技术设备。这对医生所需的知识和技能以及他们获得这些技能所处的学习环境产生了深远的影响。

这些进展要求医学院校、教育工作者和认证机构要制订研究议程，以更好地了解未来的学习环境。这项研究将建立在先前研究的坚实基础之上，

这些研究都表明学习环境的属性会影响学生的学习、职业发展及其对安全和包容的看法。未来工作应该加深共同体对这些影响的理解，教育工作者、科研工作者、机构、职业团体和学生应共同为研究议程的进展做出贡献。

我们还需要进行一些研究，来重新验证现有的评估工具，并开发新的用于评估全球医学院校学习环境的工具，因为在北美或欧洲已经开发的一些现有工具可能不容易"输出"到国际环境中。优化学习环境的研究最终可能有助于使环境成为一个促进学习的主动课程的组成部分，而不是一个需要减轻潜在负面影响的部分。

小结

学生在医学教育连续体中的医学院阶段，开始了对职业的文化适应、终身学习和职业发展的过程。这表明有必要重点关注学习环境的属性，以及它们是如何影响学习者并为其所感知的。这些研究将有助于共同体更好地了解和改善医学院校的学习环境。当前的实践策略包括帮助医学生理解学习环境的概念，使他们了解学习环境是如何塑造其思维和价值观的，包括他们的职业发展及其自我价值感。

参考文献

Coiera, E. (2004). Four rules for the reinvention of health care. *British Medical Journal, 328*, 1197−1199.

Dunham, L., Dekhtyar, M., Gruener, G., et al. (2017). Medical student perceptions of the learning environment in medical school change as students transition to clinical training in undergraduate medical school. *Teaching and Learning in Medicine, 29*(4), 383−391.

Dyrbye, L. N., Lipscomb, W., Thibault, G. (2020). Redesigning the learning environment to promote learner well-being and professional development. *Academic Medicine, 95*(5), 674−678.

Goffman, E. (1956). *The presentation of self in everyday life.* New York: Doubleday.

Haidet, P., Kelly, P. A., Bentley, S., et al. (2006). Communication, curriculum, and culture study group. Not the same everywhere. Patient-centered learning environments at nine medical schools. *Journal of General Internal Medicine, 21*(5), 405−409.

Hawick, L., Cleland, J., Kitto, S. (2018). "I feel like I sleep here": how space and place influence medical student experiences. *Medical Education, 52*(10), 1016−1027.

Holden, M., Buck, E., Clark, M., et al. (2012). Professional identity formation in medical education: the convergence of multiple domains. *Healthcare Ethics Committee Forum, 24*(4), 245−255.

Hutchins, E. B. (1961). The 1960 medical school graduate: his perception of his faculty, peers, and environment. *Journal of Medical Education*, 36, 322–329.

Lave, J., Wenger, E. (1991). *Situated learning: legitimate peripheral participation*. Cambridge: Cambridge University Press.

LCME® *Functions and Structure of a Medical School* Standards for Accreditation of Medical Education Programs Leading to the MD Degree, 2021–2022. March 2020. https://lcme.org/publications/, accessed November 19, 2020.

Marshall, R. E. (1978). Measuring the medical school learning environment. *Journal of Medical Education*, 53(2), 98–104.

Miles, S., Swift, L., Leinster, S. J. (2012). The Dundee Ready Education Environment Measure (DREEM): a review of its adoption and use. *Medical Teacher*, 34(9), e620–e634.

Nordquist, J., Hall, J., Caverzagie, K., et al. (2019). The clinical learning environment. *Medical Teacher*, 41(4), 366–372.

Nordquist, J., Laing, A. (2014). Spaces for learning — a neglected area in curriculum change and strategic educational leadership. *Medical Teacher*, 36(7), 555–556.

Nordquist, J., Sundberg, K., Laing, A. (2016). Aligning physical learning spaces with the curriculum. AMEE Guide No. 107. *Medical Teacher*, 38(8), 755–768.

Philibert, I., Elsey, E., Fleming, S., Razack, S. (2019). Learning and professional acculturation through work: examining the clinical learning environment through the sociocultural lens. *Medical Teacher*, 41(4), 398–402.

Razack, S., Philibert, I. (2019). Inclusion in the clinical learning environment: building the conditions for diverse human flourishing. *Medical Teacher*, 41(4), 380–384.

Rdesinski, R. E., Chappelle, K. G., Elliot, D. L., et al. (2015). Development and use of an instrument adapted to assess the clinical skills learning environment in the pre-clinical years. *Medical Science Education*, 25(3), 285–291.

Shore, L., Randel, A., Chung, B., et al. (2011). Inclusion and diversity in work groups: a review and model for future research. *Journal of Management*, 37(4), 1262–1289.

Smith, S. D., Dunham, L., Dekhtyar, M., et al. (2016). Medical student perceptions of the learning environment: learning communities are associated with a more positive learning environment in a multi-institutional medical school study. *Academic Medicine*, 91(9), 1263–1269.

Sue, D. W., Capodilupo, C. M., Torino, G. C., et al. (2007). Racial migroaggressions in everyday life. *American Psychologist*, 62(4), 271–286.

World Federation for Medical Education (WFME). (2015). *Basic medical education WFME global standards 2015*. Copenhagen, Denmark: WFME Office. Ferney-Voltaire, France.

第54章

医学教育研究

Medical Education Research

Jennifer A. Cleland, Steven J. Durning

（译者：刘庆玲　钱文溢　审校：喻荣彬　季　勇）

趋势

- 医学教育研究寻求改进医学教育的方法，以使毕业生能够更好地为帮助患者做好准备。
- 医学教育研究通常会借鉴其他更成熟学科的理论、研究设计、研究方法以及分析技术。
- 不同的研究范式——定性研究和定量研究在多个关键方面有所不同。在医学教育研究中，定性和混合方法研究越来越常见。
- 研究复杂的教育环境，理论运用是关键。
- 医学教育研究经费资助的机会在增加，但仍比不上生物医学科学研究。

关键概念

- 医学教育研究：聚焦改进医学教育方法的研究，以使医学生和医生能够更好地为帮助患者并提供医疗保健服务做好准备。
- 世界观：如何理解世界以及周围所发生的事情。
- 设计：一套用于收集和分析某一研究问题数据的方法和流程框架。
- 方法学：调查或探究的程序。
- 方法：用于识别、选择、处理和分析信息的具体流程或技术。

引言

医疗卫生行业研究对未来的教育和医疗照护至关重要。每年死于医疗过失的人数高于死于机动车事故、乳腺癌或获得性免疫缺陷综合征（艾滋病）的人数（Donaldson et al., 2000）。换言之，医疗卫生专业教育虽然先进，但并不能将教育与安全医疗照护直接划上等号。这就是医疗卫生专业教育研究的意义所在。生物医学研究致力于发现更先进的治疗手段，而医学教育研究的目的则在于寻找改进医学教育的方法，以使毕业生能够更好地为帮助患者做好准备。通过研究，促进思考、发现、评估、创新、教学、学习和改进，最佳实践和实际情况之间的差距可以得到最佳的解决。理想情况下，研究应该为教育和实践提供信息并推动其发展，同时，教育和实践也会推动未来的研究。更具体地说，医学教育研究是基于真实世界的教育实践。类似于临床应用研究，研究可生产能应用的知识或证据。

用相关的实例有助于阐释我们想要表达的意思。评价领域的实例很好地阐释了医学教育研究如何为医学教育提供有效的信息。在短短的几十年里，评价手段发生了巨大的变化，从过去的论述题和案例分析，到现在广泛被采用的、更可靠、更有效的方式，如小型临床演练评估（mini-CEX）、客观结构化临床考试（OSCE）等。这两种评价方法都有大量的研究成果，不仅确证了它们的心理测量特性，还确证它们与特定的医疗卫生职业环境和培训阶段（如本科和毕业后）的相关性。其次，教育研究如何影响患者照护的一些优秀的范例来自于专家行为（expert performance）研究领域。这种方法侧重于测量临床任务的表现，以单独分析专家表现特征，确定支持这些特征的机制，然后利用这些信息营造有利于促进临床技能养成的教育环境。专家行为理论以及其内在的刻意练习（deliberate practice）和掌握性学习（mastery learning）的研究已相当成熟，并被发现可以带来更完善、更安全的医疗卫生实践，以及更好的患者结局（有关这些概念的进一步解释和该领域研究的概述，请参阅

McGaghie & Kristopaitis，2015）。

尽管我们用评价和专家行为的研究作为好的实例，说明研究可为教育实践和患者照护提供信息，但注意这些领域的研究并不"过时"。针对这两个过程仍有很多需要了解的地方。一些新兴的研究领域着眼于学习者如何解读和评价他们通过评价获得的信息或反馈以及影响因素（如 Bing-You et al.，2018；Scarff et al.，2019）。目前越来越多的研究选择使用神经成像［如功能性磁共振成像（fMRI）］观察思维过程中的神经解剖学变化，这可能会产出一些前所未有的新的评估策略，进而能够更直接地探索思维过程（如 Durning et al.，2014）。因此，随着当下研究不断推动已有的知识体系和实践体系向前发展，新的研究领域也随之开启。

最后再举一个例子，如果深入了解评价和专家行为研究，你会发现这方面的研究方法和实践方法主要借鉴了教育学、社会学、认知学、生物医学和心理学等领域的文献。为什么呢？医学教育研究是许多创新的发源地，如模拟病人的应用、虚拟仿真、OSCE、纵向"进展性测试"（progress testing）及小组辅导学习（small group tutorial learning）、PBL 等。这些创新的研究方法依赖于其他成熟学科的研究理论、研究设计、数据收集和分析方法等。这样做是有道理的——通俗地讲，已经有汽车轮胎的存在，为什么还要去重新发明轮子呢？事实上，许多需要探索的问题并非只存在于某一个领域。有些时候研究人员需要结合不同领域和学科的资源和知识来理解甚至解决复杂的现实问题。我们将在本章的后面进一步阐述这一点。

> **小提示**
> 医学教育研究往往会借鉴其他学科领域的理论、设计、数据收集和分析方法。

与许多相对"年轻"的研究领域一样，早期的医学教育研究的特点是借鉴科学传统，缺乏明显的哲学或理论基础。通过按年代顺序回溯医学教育任何一个领域的研究，可以很好地说明这一点。在评价及其应用研究方面即是例证。早期的研究通常侧重于分析某个单一机构方便样本的测量相关性，仅能提供有限的效度证据（如预测效度）。现在这类研究已在基于特定理论和结果报告上规范了研究框架（如 Schreurs et al.，2019）。另一个例子是临床沟通技能，20 世纪 80 年代发表的论文往往是描述性的，研究者主要分享学校如何向医学生传授沟通技能（通常在临床前阶段），结果指标多是学生对该课程的接受程度和满意度。通过对这些文献的简要历史回顾发现，随着时间的推移，这一领域的研究取得了显著进展。从一开始研究特定的教学方法对考核成绩的影响，到后来研究社会、情感和环境因素在沟通技能教学和评价中对学生和考官行为的影响。最近的一些研究在总结结果时提出了可能的理论解释（如 Ginsburg et al.，2015）。

定量研究和定性研究

随着这一领域的成熟，研究工作背后理念的重要性也反映在这些研究报告中。定量和定性研究的方法有着根本的区别。不仅数据收集方式不同（如随机对照试验和探究性访谈），对世界的假设（本体论）和科学研究的展开方式（认识论）也不同。在研究目标和实现研究目标的方式上，原理各不相同（Cleland，2015）。例如，目的是检验理论、发现一般原理，还是描述和解释各种复杂情况？

定量研究假设知识是可观察、可测量的，因此自然科学的方法和流程可用于研究个体或客观调查结果（例如，在知识获取视角下将记忆作为研究对象）。研究问题（假设）通常采用"如果/那么"（if/then）陈述的形式出现；例如，如果我们教会人们洗手，那么感染率就会降低。

从事医学教育研究的学者一般都具有科学背景，比如医学或生物医学背景。他们接受科学方法的训练，即验证或否定假设、控制混杂因素。这种方法本身就是他们所熟悉的，可以在医学教育研究的某些领域（如之前提到的专家行为研究）非常有效。然而，它不一定适用于其他研究领域，尤其是当研究问题涉及更多社会或文化因素时。比如学生或受训者在特定临床学习环境、不同岗位或角色中的体验，以及这些体验对他们学习和个人发展的影响。以主观性为前提的定性研究却适用于此。在定性研究中，现实具有相对性和多元化，可通过社会性建构和主观解释而感知。研究问题更具开放性和探索性（如研究目的是探讨住院医师和主治医师之间互动的本质）。

不同的"世界观"（如 McMillan，2015）和研究问题意味着研究人员需要不同的研究设计、研究方法和数据分析方法。定量研究中有 4 种主要的研究设计方法：描述性研究、相关性研究、准实验性研究和实验性研究。定性研究设计则主要有人种志研究、叙事研究、现象学研究、扎根理论研究和案例研究。每种研究设计都要求相应的数据收集和分析方法（Cleland，2015）。

研究过程中的每个步骤都要保持一致，这一点非常关键。用定量研究方法（如随机对照试验）来回答探索性问题是不对的。如要检验一个假设是否成立，通常需要定性研究方法。在方法设计和报告方面，当评估一项经费提案或审查一篇涉及随机对照试验的医学教育研究论文时，比较可取的做法是寻找一种检验效能计算方法。在定性访谈研究中则不同，通常会列出所需参与者人数的近似值（如12 ～ 18 人），以及为什么这个数量是足够的。无论定量研究方法还是定性研究方法，两者都非常重视对样本的描述。因为这样才能让读者知道选取的人群或者参与者适用于研究问题。但这两种研究方法在具体设计和结果报告上有很大的不同。

无论定量研究还是定性研究，在选择研究设计、研究方法、研究工具和分析方法时都应该遵循逻辑推理链。这使得研究人员能够用令人信服的证据和可靠的数据排除对立的假设和解释，并根据明确的质量标准来判定研究结果（Holmberg et al.，1999；Lincoln & Guba，1985）。

表 54.1 较为全面地概括了定量和定性研究理念和设计相关的假设、目的和方法（摘自 Cleland et al.，2018）。

理论的运用

医学教育研究中定量研究与定性研究的主要区别在于理论和（或）概念框架的运用（Cleland，2015）。在定量研究中，通常使用理论推导假设，尝试用于一系列事实去解释并作进一步验证。在定性研究中，理论的运用往往更为明确。经典的用途是提供框架或透视镜（lens）来组织和解释数据，从而突显出其中的共性和模式，并使概念具有普适性（Bordage，2009）。然后，其他研究者评估其可迁移性和适用于其他情况的可能性（Lincoln & Guba，1985）。在更广泛的文献中，理论究竟是研究成果（即研究的目的是建立、优化或验证一个理论）还是研究工具（用于解释研究内容和结果）尚存争议。对我们大多数人而言，倾向于后者——将理论作为工具去联系和解释科研假设（Bourdieu & Wacquant，1992）。下面以 Cleland 的一项研究为例说明理论被如何实际应用。

医学生选拔和扩大生源准入是 Cleland 的研究主题之一。扩大准入机会是指为保证人人享有公平进入医学院校机会而制订的政策和措施，旨在加强医学生群体在社会阶层、种族、性别及其他人口学特征等方面的多元化（具体情况可能因国而异）。扩大医学教育的生源准入是发达国家许多政治言论、国家和地区社会活动的焦点。然而，统计数据显示，至少在英国，尽管投入巨大，低收入人群接受医学教育的比例不足，并且没有发生改变（选拔机制同样是关注热点，既体现在针对特定群体"公平性"方面，也体现在可测量因素方面，比如不同选拔方法的正当合法性）。国家统计数据表明，许多政策和投入对扩大生源准入的影响在不同社会亚群体有所不同：在英国，从社会经济背景、地位和"阶层"方面扩大参与（widening participation，

表 54.1　定量和定性研究的关键特征（已获得授权）		
	定量研究	定性研究
假设	实证主义 / 后实证主义 社会现象和事件具有客观的实体 变量可被定义和测量 研究者是客观的、在研究之外	建构主义 / 解释主义 现实是社会建构性的 变量具有复杂性和交互性 研究者是研究过程的一部分
目的	概括性 预测 解释	情境化 解释 理解
方法	假设检验 从理论到数据演绎、验证、推断 处理和控制变量 样本代表整体，结果可推广 数据是数字或者可转化为数字形式 可计算 / 简化 统计分析	假设生成 从数据到理论归纳与解释 数据的显现和描述 关注的焦点是样本（独特性） 数据是文字或语言，较少用数字表示 探索性 / 整体性 通过分析构建模式或意义
设计	描述性 相关性 准实验性 实验性	人种志 叙事 现象学 扎根理论 案例研究
数据收集	通过以下方式收集数值数据： 结构化的观察 / 清单 调查问卷 测量 评分量表	通过以下方式收集文字或图像： 观察 访谈 / 核心小组 回顾文档或可视材料 记事簿 / 图像

摘自 Cleland，2015

WP）政策仍是一个重要议题。对所有英国医学院招生负责人的访谈结果显示，每个学校对 WP 政策的理解和实施存在很大差异（Cleland et al.，2015）。通过对教育文献的解读和对教育理论的开放性思考，我们确定了政策颁布实施的内涵——有助于解释如何将宏观层面的 WP 政策转化为微观层面的（本地）实践——是一个复杂的解读过程。该研究细致地阐述了医学院校已落实 WP 政策的过程。因此，运用教育理论依据澄清了这一复杂现象，也促进我们获得累积性的研究项目和基金资助，更深入地研究 WP，为政策和实践变革提出建议。

最近的医学研究工作的焦点正如本章引言所讨论的内容——更好地理解良好临床照护的理论基础，以及可能导致错误的因素。最近，有关诊断错误的一个研究领域是脑力（mental effort）及其对临床表现的影响。认知负荷（cognitive load）理论（如 Van Merrienboer & Sweller，2010）已被用于脑力、学习和表现之间关系的研究。该理论认为，在短期记忆或工作记忆中保存或放置的信息数量是有限的。当存放的信息超过一定数量时，大脑就会发生错误。有研究探索了关于认知负荷的自我评估与学习表现之间的关系，以及认知负荷与学习表现之间的生物关系。这一新兴领域表明，在对脑力或负荷的评估方面，生理数据可能比自我评估更加准确［如心率变化（Solhjoo et al.，2019）或瞳孔大小］。因此，通过运用这一理论，研究人员正在积极探索脑力的复杂现象及其与临床表现之间的关系。

总之，理论有助于确定恰当的研究问题和目标群体，阐明研究方法，提供干预或现象的更多细节和信息描述，揭示一些未被考虑的因素的影响，并帮助我们分析和解释结果。其他领域的理论也将支持医疗卫生研究发展和知识拓展。

💡 **小提示**

理论促进研究实践与解释。

这些例子展示了借鉴其他领域进行学科交叉融合的优势。要反思如何更好地吸收其他学科的精髓用于拓展思路，改进研究方式，以及做好当前的工作。结合心率变化等生物学指标和经过验证的问卷（认知教育和心理学）来研究脑力（认知负荷），使用功能性磁共振成像（fMRI）和经过验证的多选题来评估临床推理能力等，都是很好的交叉研究实例。在医学教育研究中灵活地运用不同的理论和方法，有可能发展出新的理论和方法，反过来又可被其他领域借鉴使用。

> 💡 **小提示**
>
> 博采众长，受益无穷。

值得注意的是，不管是什么研究问题，不论主观倾向于哪种理论学派，都应尽量考虑多种理论和方法，避免一叶障目。在研究早期，非常值得多花点时间来思考哪种理论和方法更符合自己的研究目的。可以和同事、合作者进行讨论和辩论。在与其他学科的同事工作时会发现那些他们司空见惯的理论和想法对我们而言都非常新奇。积极探讨可能与研究相关的理论和方法可以让脑洞大开，拓宽思考路径和工作方式。在考虑其他领域的理论时，需要明确一些问题：这个理论的概念与医学教育研究是否有相通之处？这个理论的发展程度如何（例如，它的观点得到了多少验证？）？这个理论的假设、概念／构念和命题是否与自己的研究假设一致？

混合方法研究

很多人出于实用主义，喜欢采用混合方法研究路径——即一个研究中既定性又定量地设计研究方法和数据收集。这样可以更好地解决研究问题，但必须要注意厘清二者的关系。上文 Cleland 的教育研究主题之一——医学生选拔和扩大生源准入项目就包含以国家数据分析为主的大型定量研究，以及以教育和语言学理论来描述选拔和扩大准入细节为主的小型定性研究。Cleland 团队以 Bourdieu 反思社会学概念（Bourdieu，1990）作为混合方法研究的理论基础，这种方法有助于考量定性和定量两种研究类型间的差异。定量研究通常用来构建不同研究对象的特征模型（阶层、性别、种族及学历与选择学医之间的关系）。定性研究主要用来描述不同背景报考者成为医学生后的行为差异，从而再现英国医学教育和培训中社会（阶层）多元化贫乏的社会现象。通过这种方式，Cleland 团队展示了为何及如何在项目中使用定性定量混合研究方法。这看似深奥，但有助于规划、厘清和报告混合方法研究。

> 💡 **小提示**
>
> 如要使用混合方法研究，则要厘清项目中不同研究方法间的关系。

如决定在研究中使用混合方法研究，可参考 Creswell 和 Plano Clark 编制的出色的指南（2010）。

反思

考虑到先入为主的"成见"对你的研究产生何种影响至关重要。如前所述，如果你已经过客观定量研究方法的训练，可能会习惯此种工作方式。同理，如你是在医疗行业工作的社会学学者，则可能对定量研究兴趣不大。因为你的教育背景更偏向使用社会和主观的研究方式。两种立场没有对错，但必须结合实际来考虑问题。要思考围绕当前研究的医学教育问题和假设，选择最佳的研究视角和研究工具。

如果使用定性研究范式，则需反思研究者在数据收集和解释过程中的角色（McMillan，2015）。在定性研究中，研究者所属的社会和群体中占主导地位的特定思想和信仰将影响甚至决定其发现和结论。比如，JC 是一名在英国工作生活的女心理学家，SJD 是一名在美国工作生活的男医生，他们俩对数据的看法可能大相径庭。

> 💡 **小提示**
>
> 考虑"成见"对研究（研究假设、研究方法的选择）的影响。

参考文献推荐了一些在研究过程中能反映个人立场的研究方法（Lincoln & Guba，1985）。反思是其中一种，包括对假设仔细分析和自我反思，反复推敲研究假设与相应的研究现状、研究问题及研究方法是否匹配。反思方法很多，如审计跟踪（audit trail），通过记录研究过程中的所有决策和思考，实现追溯还原研究过程，有助于研究设计及后续实施、分析，并可作为结果报告的补充（关于反思或"世界观"的更多讨论详见 McMillan，2015）。通过不断反思，明确为什么使用其中一种方法而不使用另一种（其原因应是不适用于当前研究问题，而不是不知道如何开展），确保研究顺利开展，避免出现没有依据的假设和先入为主的成见。如果在临床工作中已经常反思，那么可以将同样的方法运用到研究工作中。

能力建设

对很多人来说，教育研究只是忙碌的临床、教学、管理和科研工作（包含临床和教育研究）的一部分。很少人能够幸运地仅专注从事其中一项工作。因此，要清楚地认识到将有限的时间专注于某一个研究主题或领域，并做到极致。设计一个研究项目或研究主题（例如，基于工作场所的评价、选拔、刻意练习或关注某一研究领域）时，尽可能考虑设计成一系列相互有逻辑关联的研究（一个研究项目中发现的新问题，自然成为下一个研究项目的研究目标，以此类推）。这样持续地开展研究可以增加获得基金资助和文章发表的机会（见后文），也更容易同与你有共同兴趣的人组建研究团队。

开始研究的第一步是查阅相关文献，寻找所感兴趣话题的证据。也许最初所要研究的问题已经得到解答，但仍可通过文献综述发现其他值得未来研究的问题和方法。事实上，很多学术论文在结尾部分会概述未来研究、政策和实践的方向。这些有待研究的问题是否符合你的研究兴趣、知识和技能？是否有人愿意和你一起回答这些问题？研究结果是否能为本地所用（如果是，你的想法将更容易获得同事的支持）？

> 🔆 **小提示**
>
> 不要忽视基础。文献回顾是研究的基础，应在研究一开始即进行文献综述。

以上都是在研究开始前需要自问的问题。此外，很重要的一点是要明确研究的初衷。在某个机构（或某一特定背景）下所开展的研究，如何能普及推广到更大的外部空间？比如地区、国家甚至国际合作研究。这对医学教育研究的新手来说可能过于雄心勃勃，但可以考虑试点开展不局限于本地的定量研究或背景依赖性的定性研究。

> 🔆 **小提示**
>
> 思考还有哪些人会对该研究项目感兴趣，与此同时不要低估在本地机构实践研究的价值。

经验教会我们承认自身局限的重要性。我们每个人都有自己的专长，没有人是全能专家。与他人合作可以开阔眼界，了解对同一问题不同的思考方式、研究理论、研究方法和分析方法。没有医学统计学、卫生经济学、社会学、语言学和心理学等专业同事的支持，我们或许无法开展研究。只有团队努力，研究才能够做得更好。要建立研究团队，我们要在本机构或者外部机构建立联系网络，通过邮件进行非正式的交流，明确设想，建立潜在的研究联盟。虽然一些潜在的合作因某些原因（太忙或兴趣不同）无法实现，但在他们工作的领域，所有参与都会获益匪浅。

> 🔆 **小提示**
>
> 专注于某个主题或领域，并保证研究团队人员结构多元化，如此更易成功。

与此相关，许多需要研究的问题并不是某一个领域所独有的。很多研究问题包括复杂的现实问题，有些需要汇集不同领域和学科的资源和知识，以理解甚至解决复杂的现实问题。除了多学科研究之外，强调跨学科研究的必要性也很重要。后者是指研究问题来源于多个学科，前者更强调将多个学科的理论、观点和方法整合到一起来共同研究一个问题。跨学科合作更易产生新的研究领域。但这种合作通常不易，因为不同学科的科学假设、术语、方法和观点等存在不同，以及研究完成后还存在发表期刊、出版规范和标准的不同。从实际情况来看，各类基金更愿意资助多学科合作项目。事实上，合理的研究团队是成功获得经费资助的核心要素。

经费

为医学教育研究寻求经费资助可能是一项挑

战。然而，尽管机会有限，但仍在增加。欧洲医学教育联盟（AMEE）致力于向新兴领域的医学教育研究提供资助。在美国通过美国医学院校协会（AAMC）主办的医学教育会议、在英国通过苏格兰医学教育研究联合会（Scottish Medical Education Research Consortium，SMERC）、在荷兰通过全国医学教育协会设立经费资助；其他国家也有类似经费资助。

决定一个项目资助成功的关键因素包括一个优秀的团队、适应能力（如寻求资助来源的能力）、契合并遵循项目指南要求，以及充分展示研究设想的清晰性和研究设计的严谨性。

考虑到经费资助机会有限，申请者既要在提交申请时具有创新性，也要在申请被拒时具有韧性。我们的体验是，医学教育研究项目通常需要多次尝试才能获批经费资助。但不成功申请的反馈对于改进以后的项目申请非常有用。推荐大家阅读 AMEE 基金申报指南（Blanco et al.，2016）。

> **☀ 小提示**
>
> 成功获批经费资助需要一份优秀的申报书和一个优秀的团队，还需要耐心、过程中的适应力，以及创新性。

小结

本章限于篇幅，仅简单介绍了研究的基本要素。但文后列出的参考文献对医学教育研究进行了更详细的介绍，包括如何运用理论来支撑研究、各种研究方法的介绍以及实例等。希望本章能激发读者对医学教育研究的兴趣与灵感，并激励读者将更多的理论、模型、方法和分析方法运用到自己的研究项目，提升研究水平。推荐一本优秀的研究入门级书籍《医学教育研究概论》[①]（Cleland & Durning，2015）供参考。

参考文献

Bing-You, R., Varaklis, K., Hayes, V., Trowbridge, R., Kemp, H., McKelvy, D. (2018). The feedback tango: an integrative review and analysis of the content of the teacher−learner feedback exchange. *Academic Medicine*, 93, 657−663.

Blanco, M. A., Gruppen, L. D., Artino, A. R., Jr., Uijtdehaage, S., Szauter, K., Durning, S. J. (2016). How to write an educational research grant: AMEE Guide No. 101. *Medical Teacher*, 38, 113−122.

Bordage, G. (2009). Conceptual frameworks to illuminate and magnify. *Medical Education*, 43, 312−319.

Bourdieu, P. (1990). *In other words: essays towards a reflexive sociology*. Palo Alto, CA: Harvard University Press.

Bourdieu, P., Wacquant, L. (1992). *An invitation to reflexive sociology*. Chicago: University of Chicago Press.

Cleland, J. A. (2015). Exploring versus measuring: considering the fundamental differences between qualitative and quantitative research. In J. A. Cleland, & S. J. Durning (Eds.), *Researching medical education* (pp. 3−14). London: Wiley.

Cleland, J. A., Durning, S. J. (2015). *Researching medical education*. London: Wiley.

Cleland, J. A., Kelly, N., Moffat, M., Nicholson, S. (2015). Taking context seriously: explaining widening access policy enactments in UK medical schools. *Medical Education*, 49, 25−35.

Cleland, J. A., Durning, S. J., Driessen, E. (2018). Medical education research: aligning design and research goals. *Medical Journal of Australia*, 208(11), 473−475.

Cresswell, J. W., Plano Clark, V. L. (2010). *Designing and conducting mixed methods research*. Thousand Oaks, CA: Sage Publications.

Donaldson, M. S., Corrigan, J. M., & Kohn, L. T. (Eds.), (2000). *To err is human: building a safer health system*. National Academies Press.

Durning, S. J., Costanzo, M., Artino, A. R., et al. (2014). Using functional magnetic resonance imaging to improve how we understand, teach, and assess clinical reasoning. *Journal of Continuing Education in the Health Professions*, 34, 76−82.

Ginsburg, S., Van der Vleuten, C., Eva, K. W., Lingard, L. (2015). Hedging to save face: a linguistic analysis of written comments on in-training evaluation reports. *Advances in Health Sciences Education*, 21, 175−188.

Holmberg, L., Baum, M., Adami, H. O. (1999). On the scientific inference from clinical trials. *Journal of Evaluation in Clinical Practice*, 5, 157−162.

Lincoln, Y. S., Guba, E. G. (1985). *Naturalistic inquiry*. Thousand Oaks, CA: Sage.

McGaghie, W. C., Kristopaitis, T. (2015). Deliberate practice and mastery learning: origins of expert medical performance. In J. A. Cleland, & S. J. Durning (Eds.), *Researching medical education* (pp. 219−230). London: Wiley.

McMillan, W. (2015). Theory in healthcare education research: the importance of worldview. In J. A. Cleland, & S. J. Durning (Eds.), *Researching medical education* (pp. 15−24). London: Wiley.

Scarff, C. E., Bearman, M., Chiavaroli, N., Trumble, S. (2019). Trainees' perspectives of assessment messages: a narrative systematic review. *Medical Education*, 53, 221−233.

Schreurs, S., Cleutjens, K., Collares, C. F., Cleland, J., oude Egbrink, M. G. A. (2019). Opening the black box of selection. *Advances in Health Sciences Education*, 25, 363−382.

Solhjoo, S., Haigney, M. C., McBee, E., et al. (2019). Heart rate and heart rate variability correlate with clinical reasoning performance and self-reported measures of cognitive load. *Nature Research Scientific Reports*, 9, 14668.

Van Merrienboer, J. J. G., Sweller, J. (2010). Cognitive load theory in health professional education: design principles and strategies. *Medical Education*, 44, 85−93.

[①] 本书中文版已于 2020 年由北京大学医学出版社出版。——译者注

第 55 章

多元化、公平性和个性化
Diversity, Equality and Individuality

Petra Verdonk, Sandra Steffens, Omar Tanay, Marie Mikuteit, Stephanie Okafor, Konstantin Jendretzky, Franciscca Appiah, Kambiz Afshar and Maaike Muntinga
（译者：丁竞竞 顾 萍 审校：喻荣彬 季 勇）

趋势

- 为培植最大限度地促进平等的社会效益和健康成果的医学文化，我们需要"修正数量"，明确医学院的准入和职业发展；同时也需要通过建立包容性的流程和实践，以"修正制度"和"修正知识"，包括医学生成为社会化的医疗卫生从业者的教学和研究氛围。

- 根据社会运动理论，教职员工和学生的社会网络可以通过引起排外主义争论，发起"勇敢对话"，促进医学教育的多元化、公平性和包容性而带来社会变革。

- 本章描述并讨论两个项目，旨在：①为批判性对话、分享经验、鼓励"勇敢对话"、发展技能、自我尊重/尊重他人等创造空间；②鼓励网络参与者通过了解多元化、包容/排外以及平等/不平等的过程，意识到制度性的不公正；③动员教职员工、学生和其他利益相关者挑战不公平和排外主义。

关键概念

- 多元化：个体在社会身份维度上的差异，如性别、种族/民族或性取向。

- 公平性：人和人之间存在社会身份方面的机会不平等，应当纠正这种不平衡状态，以实现平等结果。

- 包容性：在特定环境中，人们在社会身份维度上的感受和价值取向。

- 交叉性理论：多重共存的社会身份建立了个体独特的社会性或生物性定位，与特权、劣势有关，并共同决定了个体的经历及其结果，包括健康和教育。

- 社会运动理论：关于社会运动的研究，是指通过有意识地动员个体行动者面向共同目标（通常是社会不公平问题）所形成的活跃的网络。

引言

"我们在这里，站在床旁
我们来治疗，护理创伤
将碎片复原
把断裂补上。
我们打开窗，让新鲜空气流淌
把卡死的门大力端开
创造空间，展现我们所有的光芒和力量。
我们有时被拒之门外，
不被看见、不被尊重、不被承认
但仍在手术台上缝合伤口
并揭露疾病。
我们在这里，是为了指出无人关注的疼痛。
让它无处遁形，在大厅中央，在四壁之外，
在食堂，在会议室中。
我们来医治，疗愈，缓解，帮助康复
但不会低头，或是沉默。
不会妥协，不会隐匿，不，不会躲在漠视
和烦扰的背后。
我们在这里，站在一起
我们是完整的自己，为将患者治愈。"
Babs Gons（摘自《白色变奏曲》中的诗选段）

劳动力的多元化本身具有重要意义，对于传统意义上服务不足的人群实现公平的、可获得的医疗保健而言，也意义非凡（Young et al.，2017）。通过提高学生接受医学教育的机会，支持所有学生的职业发展［"修正数量"（fix the numbers）］，可实现劳动力多元化（Lypson et al.，2010；Young et al.，2017）。每个国家都有不同的"修正数量"方法。如美国，一个教育项目可以利用平权行为矫正学生或教职员工中未被充分代表群体的平衡。这些群体通常也不能获得平等的医疗保健。使数量正确非常重要，文献提供了多种提升申请者多元化的流水线项目。有证据表明，"流水线"方法可以提高学生申请人数（如 Young et al.，2017）和住院医师申请人数（如 Lypson et al.，2010）。

此外，培植医疗文化也很重要，这可以最大限度地促进文化包容性的学习环境建设，带来平等的社会效益和健康成果。基于这点，本章将阐述一些措施，通过建立包容性的过程和做法，目的是"修正知识"（fix the knowledge）和"修正制度"（fix the institutions）（Verdonk et al.，2016；Verdonk et al.，2019）。本章描述两个相关的项目，旨在质疑医学教育中的不平等和排外现象。

医学教育特别注重多元化、公平性和包容性。其目的就是让医学生更好地适应日益多元化的患者群体。然而，西方医学中关于健康和疾病的知识很大程度上基于白人的传统认识论和对白人的研究，主要受益人是男性、白人、西方患者和医疗卫生人员（Sharma，2019）。迄今为止，医疗卫生人员在文化信仰上寄予厚望，即医学知识是中立的、客观的和普世的。这强化了职业价值观的内化"无视差异"（Sharma，2019）。此类认知传统和价值体系通过正式途径（例如，教科书、讲座、技能培训）、非正式途径（例如，师生互动）和本书前面章节所述的隐性课程传递给医学生。此外，在许多西欧医学院（包括本章提到的医学院），教职工绝大多数是白人。医疗环境中占主导地位的认知传统论和同质角色模型，反映并延续了权力的不对称性，并影响个人经历，造成了排外和压迫（Sharma，2019）。目前，存在制度化的不平等待遇现象，例如工资差距、就业机会匮乏、课程内容中的错误陈述或代表性不足，以及伴随性骚扰和种族主义方面的问题。这些问题已被证实是医疗学术界普遍存在的［美国国家科学、工程和医学院（NASEM），2018］。

在荷兰阿姆斯特丹大学医学中心和德国汉诺威医学院开展了一系列主要由两所医学院校师生参与的项目。通过团体和机构的共同努力，启动了这两个项目，为差异创造空间，鼓励医学生和教职员工在网络中开展以公正、公平和包容为主题的对话。在这两个项目中，混合式的小组开发了教育模块，并在学校内部和学校之间发起了"勇敢对话"。结果发现，这个项目激发了参与者（自我）对现有的制度中存在不平等和排外现象的质疑能力，提升了其对医疗和医学教育中有责任坚持公正的批判意识，并促进共同话语体系的发展，讲好这些经历（批判素养）。这两个项目有以下共同目标：

1. 创造空间，开展批判性对话，分享经验，促进"勇敢对话"，发展技能，自我尊重。
2. 通过了解多元化、包容与排外过程以及（不）公平性，鼓励网络参与者认识到制度化的不公正。
3. 发动教职员工、学生和其他利益相关方质疑不平等和排外现象。

理论背景

本章的理论框架源于交叉性理论和社会运动理论（Nielsen，2019；Verdonk et al.，2019）。交叉性理论非常有用，因为用单一类别（仅性别，或性别优先，或种族背景）方法并不能引起变革，趋向社会公正，例如性别主流化（Verdonk et al.，2016）。到目前为止，无论是增加医疗系统中女性或少数族裔医生数量，还是越来越多的证据表明性别与健康的关系或者种族、文化与健康的紧密关系，这两者都没有将医疗制度"修正"为社会公正制度（如 Muntinga et al.，2016）。目前，医疗制度内关于性别和种族的不公正对待（性骚扰、显性和隐性偏见、性别歧视和种族主义）减少了女性和少数族裔的各种机会（NASEM，2018）。这些惯有的做法使医学生和医生已默认了社会行为：保持沉默、单独面对或离开组织（Leyerzapf，2019）。

集体行为是实现社会变革的又一途径。制度可能会因为外部激烈的行为或事件而发生改变（Armstrong & Stewart-Gambino，2016；Nielsen，2019），诸如教职员工通过参加社会运动施压。例如，当女权主义指出知识产生中存在性别偏见之后，医疗制度才在思想观念、工作过程和实践操作中考虑性别与健康的关系（Verdonk et al.，2016，2019）。当制度主动寻求变革，努力将多元化融入高等教育时，其内部也会发生改变（Armstrong & Stewart-Gambino，2016；Young et al.，2017）。教职员工和学生可以在促进变革中发挥强大的作用。学生越来越关注歧视和边缘化问题，特别是与种族、性别和性取向有关的歧视和边缘化。他们呼吁大学成为具有包容性和社会性的"安全空间"，让所有学生都可以在这里获得学习和发展（Nielsen，2019）。通过加强社会联系，通过社会运动促进社区成员和盟友之间的关系，通过发展共享愿景和理念，社会运动构建并塑造社会资本（Verdonk et al.，2016）。在制度内，边缘团体能在自愿并安全的空间中发展，通常范围小，被排除在主导的或主要群体之外，例如，女性团体倡导女性科学家的工作在课程中有更多的体现。这样的课外空间让学生接受批判性思维的训练，以及批判性地参与。这是民主的核心（Nielsen，2019）。学生和教职员工可以自由地分享经验，质疑主流的意识形态和实践。因此，这是一种凭借他们自身实力的非常珍贵的教育空间。

理想情况下，教职员工和部门领导认同安全空间的价值和潜力，并利用制度（财务、人力）资源或通过公开强调特定制度价值的方式（例如，包容性、多元化、社会责任感）支持新兴和已建团体（Armstrong & Stewart-Gambino，2016）。在全球制度化排外和歧视的背景下建立安全空间的想法可能是牵强的。然而，要坚信有必要为医学院的学生和教职员工提供机会，让他们在日常忙碌的临床工作之外相互交流，自由谈论敏感问题（"勇敢对话"），质疑他人以及自己的日常和承担的责任。

项目

阿姆斯特丹：机会均等项目

阿姆斯特丹大学医学中心－自由大学医学中心（Amsterdam UMC-VUmc）是荷兰八大学术型医院之一。该医院隶属于阿姆斯特丹自由大学，以多元化作为核心组织价值观，在校园文化、课程设置和政策层面等方面倡导多元化和包容性，是荷兰医学教育的领跑者。在医学课程中，特别是在本科生阶段，通过"文化交叉浸润和多元化"的纵向学习路径，将健康与医疗保健多元化相关的学习目标纳入课程体系。在本科生的所有课程中，此路径教育占比最大的内容主要聚焦于多元化的知识、应对多元化的沟通技巧和批判性自我反思能力（Muntinga et al.，2016）。

"机会均等"是一项体验式项目，旨在填补本科生和毕业后教育在多元化问题上的不足。在项目中，学生、医生和视觉艺术家通过密切合作，围绕医疗工作环境中的多元化、公平性和包容性迭代设计和实现一个毕业后教育模块。其目的是在临床训练层面中，使"勇敢对话"课程化。此外的平行目标是发展批判性自我反思能力，共同关注医学职业中的行规对谁有利 / 不利。建立一个具有批判能力的团体，质疑造成不平等与排外的惯例及做法。该项目生成了一个灵活的复合模块，由四个相互关联且独立的单元组成。

项目的开发阶段持续了 10 个多月。一个由 15 名医学生和医生组成的多元化小组，在一名教师（MM）和视觉艺术家 Lina Issa（艺术合作伙伴）的主持下，每两周进行一次交替组合。上一个单元的学习成效和参与者的学习需求会影响下一个单元的学习内容。例如，围绕医学职业中的行规和工作场所行为（包括临床培训环境），举行了一次开放式头脑风暴，这就是一个单元的学习内容。一些被提到的行规是"无所不知，不要犯错""蓝眼睛、金发"或"将私人生活与职业生活分开"（框 55.1）。

在另一个单元中，参与者写下自己在课堂或工作场所遭遇的（感觉到的）种族歧视或性别歧视的"情景"。运用社会公平概念的界定，分析并讨论了不同场景，诸如特权、挑衅、他者化和种族主义 / 性别歧视。这些场景是框 55.2 的基础。

为参与者分享的受排外事件构建了可替代"应答"，建立一套用于"勇敢对话"的全部技能。精心准备的应答可能会让原本会保持沉默的学生或

框 55.1 模块单元一：定义行规
目的：定义并指出医学职业中的主流、成文和不成文的行规。学生们手持抽认卡，其内容关于理想的职业规范以及其他项目成员的经历陈述。学生们站成一圈，轮流大声朗读卡上的行规。
理想的实习生……工作非常努力，不休息，不惹事，注重仪表，与团队相处良好，不脆弱或敏感。

框 55.2　模块单元二：案例对话——分析压迫场景

目的：集体讨论关于被排外的经历，并使用定制的对话问题对这些案例进行分析。4～5 人参加案例小组讨论。一名参与者使用案例提供的对话问题引导对话。例：

"他们认为你可能是同性恋。"

克里斯蒂安（24 岁）是一名医学院的学生：我在实习期间收到了关于职业能力的反馈。当时，我正处于变性过程的治疗阶段（我是一名变性者）。那天反馈现场的情景至今仍历历在目——在老师的办公室里，一位年长、很活泼的白人女老师对我说："你的专业知识很棒，但你需要更多地展示自我。"我内心想说，"我明白你的意思，但这是我的第一次实习。"实际上，我却说："你说得对。但我的音调还没有降低，很难大声说话。别人依旧称呼我女士。"女老师接着说："你看上去很稚嫩，要多努力来弥补外表的不足。如果别人认为你可能是同性恋，你就得不到重视，也不能成为一名医生。"我太震惊了，不知道该如何回应！

本案例的对话问题如下：
1. "在案例中有哪些假设？"
2. "案例中人物的性别 / 种族设定有什么作用？行规在这里如何发挥作用？是谁的行规？"
3. "我能从中学到什么？"

框 55.3　模块单元三：标记压迫

目的：鼓励参与者在专业或培训环境中遇到或目睹排外时，可以大胆地表达自己的想法。参与者被要求对模块单元二案例中的场景做出反应。他们可以选择五种反应类型：事实反应、反问反应、轶事反应、情感反应和幽默反应。对于案例"他们认为你可能是同性恋"，潜在反应示例如下：

"我是同性恋。这对你来说是个问题吗？"（事实）

"我不清楚哪来的这个猜测，你能给我解释一下吗？"（反问）

"怎么样呢，我的导师 Z 博士是一位很棒的内科医生！"（轶事）

小组讨论的最终版反应可以在更大的团体中分享。

框 55.4　模块单元四：白色变奏曲

目的：展示新一代年轻医疗人员的多元化和个性化，他们将自己的出身背景融入白大褂中，并利用融合了个人身份和职业身份的画面彻底改变对医疗人员应该长什么样、应该做什么或应该重视什么等的固有印象。影片由荷兰诗人 Babs Gons 配音，她在画外音中朗诵了专门为这个画面写的一首诗（见本章开头节选）。

[白色变奏曲（5'20"），2018 年。荷兰语，英文字幕。导演：Lina Issa。https：//vimeo.com/288631144　密码：White]

医生指出并"标记"压迫的实例，中断有问题的行为或言论的标准化（框 55.3）。

最后，参与者通过合作为 Lina Issa 执导的《白色变奏曲》短片设计了一个场景。在短片中，几个小组成员探讨了他们的个性化与"白大褂"之间的关联。"白大褂"象征着中立、普世性和客观性，并用"白色"代表职业精神（框 55.4）。

汉诺威：Kritische Mediziner * innen（具有批判性的医生）

德国汉诺威医学院（Hannover Medical School，MHH）成立于 1965 年，设有医学、牙科学、公共卫生和生物医学等课程。有资料显示，在过去的 10～15 年中，医学生中女性的比例已经上升到 70%；但其他信息，如种族、性取向、性别等没有公布。

"修正知识"，或将多元化纳入医学课程非常重要，有助于将医学生培养成能应对多元化环境的医生（Muntinga et al.，2016）。德国下萨克森州科学文化部（MWK）Maria-Goeppert-Mayer 项目的一项外部资助计划支持专家开展针对性别多元化主流的活动（PV）。在全科医学机构，开展了一项促进教学和研究活动中性别多元化为主的项目，并支持可持续实施的具体行动。性别多元化已纳入本科教育中的全科实践课程。然而，除了课程变化外，该项目还有一项更大的改革成果，即增加了教师与教师之间、部门与部门之间以及教师与学生之间的联系。由教职员工和学生团体结盟的新团体已开始关注性别多元化、校园性骚扰以及妇女生育权利。

尽管德国平等权利立法（AGG）也已纳入医学教育，但仍有许多工作要做。在"我也是"（MeToo）风波之后，媒体就性别歧视展开了一场有争议的辩论。之后，一项名为 Kritische Mediziner*innen（KritMeds）的学生倡议于 2018 年在汉诺威医学院提出，旨在讨论父权制对教职员工的影响。在开展关于性别歧视的小组讨论之前，KritMeds 通过课程发展部门的支持，在线匿名调查了汉诺威医学院的本科生和医生，了解他们在性别歧视方面的经历以及他们对机会均等的看法（Jendretzky et al.，2020）。深入了解学生对汉诺威医学院关于性别歧视事件援助体系的看法。

活动一：调查

在教职工的支持下，共有 343 名学生（占总数的 15%）参加了由学生设计的调查。超过 50% 的受访者表示，曾亲眼目睹或亲身经历过性骚扰。数据显示，女生遭受性骚扰的频率是同龄男生的 3 倍；语言形式的性别歧视占绝大多数。这些关于性骚扰的见证和经历对汉诺威医学院本科医学教育中关于平等机会和平等对待等许多观念产生了重大影响（Jendretzky et al.，2020）。

此外，学生们自行制订了课外讲座时间表，提高对种族交叉和少数族裔歧视的关注度。两名来自 Kritische Mediziner * innen 项目组的学生经过特殊培训后，组织了两个关于应对性别歧视和霸凌的策略工作坊。

活动二："我只是在开玩笑……"医学界日常性别歧视应对策略工作坊

这种方法的目的是赋予临场应对自信，在交流经验的过程中，锻炼相应的技巧与策略，对付性别歧视。

首先，所有医学本科生都被要求匿名注册参加工作坊。该工作坊有 10 ~ 15 名的参与者，旨在创造一个"勇敢空间"，让参与者角色体验在病房、教室或实验室的日常生活中遇到的令人感到不舒服或受到骚扰的情况。

碰到歧视时的技巧和策略如下：

- 不存在一句万能模式化的套话能帮助解决所有的歧视情况。
- 受歧视的人不应将原因归结于自身，应有一个社会层面有待解决的问题。
- 无论是立即说还是稍后说，重要的是说出来。
- 解决歧视问题的策略概括为以下三个步骤，可以让小组在三步进行角色扮演。
  - 提及（例如，"你刚才说……"在专业讨论中）
  - 评价（例如，"我认为这不合适" / "我感觉不舒服"）
  - 请求 / 要求（例如，"请不要这样做" / "请使用这种表达方式"）

活动三：医学教育工作坊中的多元化、公平性和包容性

目的：促进参与者之间的公开交流，共同提高对歧视和骚扰问题的敏感性和意识，并鼓励在日常活动中开展自省。

一个核心要素是重演已报告的骚扰案件（调查）和参与者之间的讨论，例如：

"在护理实习时，一位相对年轻的患者在出院时对我说'如果这样年轻漂亮的东西能照顾我的话，我很乐意在 80 岁的时候回来'。"

一位手术室的男性护士在协助穿无菌手术服时问我（在手术室工作的女学生）："嘿，我能钻进你的裤子吗？"

在课堂上，老师点名时把我的名字念错了。我纠正了老师。但他们回答他们没时间在点名前看一遍学生的姓名，而且我看起来也不像德国人。

［白色变奏曲（5'20"），2018 年。导演：Lina Issa。https：//vimeo.com/342662505 密码：black］

除了组织由学生和教师参与讨论批判性论文的学术沙龙外，学校还创建了歧视举报平台（#SayIt，http：//www.mhh.de/sayit）。平台灵感来自柏林和荷兰的类似平台（http：//www.zouikwat-zeggen.nl，阿姆斯特丹 UMC-Vrije 大学）。2019 年，该平台在汉诺威医学院官网上率先面向学生开放，随后向所有医生开放。#SayIt 平台旨在提高人们对日常生活方方面面的认识，质疑性别歧视和其他歧视固化的处理方法。这些方法包括"性别惯例"，它根深蒂固于我们的制度中，并嵌入我们的日常中。例如，关于性别，必须要承认社会中存在性别歧视的制度化。人们常常认为各种形式的羞辱行为仅是一些孤立的事件，不是故意的伤害，或者认为这类行为只是"一个恶作剧"。

活动四："说出来"匿名举报平台

　　"说出来"匿名举报平台的目的是打破沉默，并压制歧视事件，这两者环环相扣。如果检举人同意，平台将在网站上公布举报内容。通过发表评论，每个人都能看到他们的经历并不是孤立的个案，而是结构性的问题，与学习和工作环境紧密交织，深刻影响着个人健康和私人生活。

　　汉诺威医学院通过 #SayIt（# 说出来）平台倡导尊重。不同形式的性别歧视、种族主义和歧视随处可见，但没有人谴责冒犯者。平台通过匿名收集和发表的评论引起读者深思、反思和讨论。

　　（MH 汉诺威：说出来！反歧视平台。https：//www.mh-hannover.de/sayit.html）

反思：两个项目的比较（表 55.1）

　　根据社会运动理论，建立致力于某项事业的人际网络是社会变革的关键。在阿姆斯特丹大学，参与者和教职员工都有过直接被排外或被压迫的经历，聚集的初衷并不是为了"集体认同"。非临床工作人员在医学院外部建立了关系网（MM）；她担任非等级角色，教社会科学和人文相关学科（伦理学和多元化）。通过滚雪球、个人网络或非激进的多元化医学生协会招募成员。没有一个学生明确表示自己是激进分子。当这个网络构建了明确的多元化小组时，包含不同的声音和观点，它并没有由于"勇敢空间"建立具有共同愿景的集体认同。在网络中，收集经验知识，创建知识并将其转化为模块单元。另外，阿姆斯特丹的模块单元主要在毕业后教育的常规课程中实施。教职员工内部主要建立共识（以共识导向的方法）。人与人的关系不受约束，不激进，但仍致力于质疑排外和歧视问题。

　　在汉诺威医学院，一个成熟的活动团体"KritMeds"迅速适应了在阿姆斯特丹开发的模块单元，结合自身经验和知识继续开展活动，满足当地的需求。汉诺威医学院的变革方法是以矛盾冲突为导向，通过令人信服的信息说服新受众，如通过参考学校关于性别歧视的调查结果（Jendretzky et al.，2020）。此外，KritMeds 作为一个自发群体，已经与教育机构（课程发展部门，SS）建立了联系，拥有教室、财务、教师时间等资源。专家则提供了额外的合作机会、加快促进社会变革、抓住实现共同目标的政治机会。项目目标得到了全科医学机构性别多元化常规项目的全力支持。越来越多的人参与的阿姆斯特丹大学模块单元，以及教职员工和学生精心设计并自我维护的多元化工作坊并不能保证长期运行，但制订了一个"连锁"策略，让新生参加工作坊，发挥积极的作用。

小结

　　除了现有的流水线培养和培训项目外，通过发展教职员工和学生社交网络的社会运动方法似乎有助于促进社会变革以及医学教育的多元化、公平性和包容性。在现有框架的近域建立联盟，并采用非等级、参与式方法，将学生和教职员工聚集在一起，有助于制订共享的愿景和实施方案，并鼓励展开有关认同、不平等和排外等内容的"勇敢对话"。阿姆斯特丹和汉诺威联手创建网络空间，顺势而为，开展联系活动，旨在形成更具包容性的制度。参与者分享并解读经历、愿景和想法，将其转化为实际的模块单元实践和活动，并邀请教职员工和学生挺身而出，大胆表达，了解如何质疑不公

表 55.1　阿姆斯特丹和汉诺威"勇敢空间"的特征

阿姆斯特丹医学中心	汉诺威医学院
• 由非临床工作人员组织和邀请	• 在 Kritmeds 和支持性学生群体中自发组织
• 政府资助、受教育机构领导	• 由教育机构中的课程发展部门提供支持
• 多元化团队；性别、种族、民族背景、宗教、性取向、学生和初级医生	• 同质"自然"群体、白人、同性别，主要是高年级学生
• 个人背景差异对受压迫体验的交叉性（跨多类别）	• 共同价值观（例如，氛围、妇女生育权利）、维权经历、遭遇性别歧视的个人经历
• 尚未建立网络	• 基于共同观点和想法，旨在社会变革而建立的网络
• 分享不平等和被排外的经历有助于建立联系	• 共同开展课外活动以促进"勇敢对话"
• 在必修课程中共同开发模块单元	• 注重启蒙和动员学生及教职工
• 注重个人能力建设，开发话语体系	• 冲突导向的方法
• 共识导向的方法	

正。在可持续性和长期实施方面可能存在困难，但不应阻止任何人建立批判性的社交网络，或阻止任何人参与高等教育的积极性。尽管有些想法遥不可及，但已经可以称得上成功。无论社会运动的长期（及其他方面）效果如何，那些参与运动的人都有了批判性意识，获得了发起集体活动和行动的技能，建立了（自我）尊重，发展了人际交往技能并相互理解，同时学会了如何指出并反对不公平现象。

参考文献

Armstrong, M. A., Stewart-Gambino, H. (2016). Building curricular diversity through a 'social movement". *Journal of Curriculum Theorizing, 31*(1), 112–125.

Jendretzky, K., Boll, L., Steffens, S., Paulmann, V. (2020). Medical students' experiences with sexual discrimination and perceptions of equal opportunity: a pilot study in Germany. *BMC Medical Education, 20*, 56.

Leyerzapf, H. (2019). Doing diversity: Unsettling the Self-Other binary. Cultural diversity in Dutch academic health care. Amsterdam: Amsterdam UMC-VUmc, PhD-thesis.

Lypson, M. L., Ross, P. T., Hamstra, S. J., Haftel, H. M., Gruppen, L. D., Colletti, L. M. (2010). Evidence for increasing diversity in graduate medical education: the competence of underrepresented minority residents measured by an intern objective structured clinical examination. *Journal of Graduate Medical Education, 9*, 354–359.

Muntinga, M., Krajenbrink, V., Peerdeman, S., Croiset, G., Verdonk, P. (2016). Toward diversity-responsive medical education: taking an intersectionality-based approach to a curriculum evaluation. *Advances in Health Sciences Education, 21*, 541–559.

National Academies of Sciences, Engineering, and Medicine. (2018). *Sexual harassment of women: climate, culture and consequences in academic sciences, engineering, and medicine.* Washington D.C: The National Academies Press.

Nielsen, G. B. (2019). Radically democratising education? New student movements, equality and engagement in common, yet plural, worlds. *Research in Education, 103* (1), 85–100.

Sharma, M. (2019). Applying feminist theory to medical education. *Lancet, 393*, 570–578.

Verdonk, P., Muntinga, M., Croiset, G. (2016). Gender en diversiteit in het geneeskundeonderwijs. Maakt gendermainstreaming verschil? *Tijdschrift voor Genderstudies, 19*(2), 225–239.

Verdonk, P., Muntinga, M., Leyerzapf, H., Abma, T. (2019). From gender-sensitivity to an Intersectionality and participatory approach in health research and public policy in the Netherlands. In O. Hankivsky, & J. S. Jordan-Zachary (Eds.), *The Palgrave handbook of intersectionality in public policy* (pp. 413–432). Cham: Springer, Palgrave Macmillan. Available from https://doi.org/10.1007/978-3-319-98473-5_18.

Young, M. E., Thomas, A., Varpio, L., et al. (2017). Facilitating admissions of diverse students: a six-point, evidence-informed framework for pipeline and program development. *Perspectives in Medical Education, 6*, 82–90.

中英文专业词汇对照表

360° 反馈　360-degree feedback

SWOT 分析法　SWOT（strengths，weaknesses，opportunities and threats）approach

A

安全空间　safe spaces

案例研究　case study research

B

包容型领导力　inclusive leadership

背景评价、输入评价、过程评价、成果评价（CIPP）模型　context，input，process and product（CIPP）Model

本科医学教育　undergraduate medical education

笔试评价　written assessment

毕业后学员　postgraduate trainees

毕业后医学教育　postgraduate medical education

变革型领导力　transformational leadership

标准操作流程　standard operating procedure（SOP）

标准化病人　standardardized patient

标准设定　standard setting

病历诱导回顾　chart-stimulated recall（CSR）

病史采集　history taking

补充与替代医学　complementary and alternative medicine（CAM）

补充与整合医学　complementary and integrative medicine（CIM）

补救性支持　remedial support

C

参与型领导力　engaging leadership

操作技能直接观察法　direct observation of procedural skills（DOPS）

测量理论　measurement theories

陈述性信息　narrative information

成长型思维　growth mindset

程序性评价　programmatic assessment

持续质量改进　continuous quality improvement（CQI）

出院计划　discharge planning

床旁教学　bedside teaching

辍学率　dropout rates

D

大班授课　lecture

大查房　grand rounds

大数据　big data

档案袋　portfolios

邓迪合格教育环境评估量表　Dundee ready education environment measure（DREEM）

低利害　low stakes

颠覆性创新　disruptive innovation

电子档案袋　e-portfolio

电子健康档案　electronic health records（EHRs）

定量研究　quantitative research

定性研究　qualitative research

督导模式　supervising model

督导式学习　supervised learningevents（SLEs）

独立学习　independent learning

对话型领导力　dialogic leadership

多站式小型面试　multiple mini-interviews（MMIs）

多重辅导　multiple mentoring

F

发展性评价　developmental evaluation

翻转课堂　flipped classroom

反馈回路　feedback loop

反馈循环　feedback cycle

反馈追踪　feedback follow-up

反思日志　reflective log

反思性评价任务　reflective assessment tasks

反思性实践　reflective practice

方法学　methodology

非分析推理　nonanalytic reasoning

非技术性技能　nontechnical skill

非系统性误差　unsystematic errors

非正式学习　informal learning

分布式模拟　distributed simulation

分布式社区参与型学习　distributed community engaged lcarning

分布型领导力　distributed，dispersed leadership

分析性推理　analytic reasoning

风险事件　close calls

蜂鸣小组　buzz groups

服务型领导力　servant leadership

G

概化理论　generalizability theory（GT）

概念性工具　conceptual tool

高利害　high stakes

根本原因分析　root cause analysis（RCA）

公正文化　just culture

共同决策　shared decision making

沟通胜任力　communicative competence

固定型思维　fixed mindset

关怀型领导力　caring leadership
关键特征方法　key feature approach
关系型领导力　relational leadership
观摩模式　grandstand model
归纳学习　inductive learning
国际医学生协会联合会　International Federation of Medical Students Associations（IFMSA）

H

横向整合　horizontal integration
环境量表　environment inventory
患者–教育者　patient-educators
患者安全　patient safety（PS）
患者参与　patient involvement
患者赋能　patient empowerment
患者合作　patient partnership
患者和公众参与　patient and public involvement（PPI）
患者满意度　patient satisfaction
患者作为教育者　patient as educator
汇报模式　report-back model
混合模拟　hybrid simulation
混合式学习　blended learning

J

基线测量　baseline measurement
基于案例的讨论　case-based discussion（CBD）
基于案例的学习　case-based learning（CBL）
基于工作场所的评价　workplace-based assessment（WPBA）
基于工作场所的学习　work place-based learning
基于结果的教育　outcome-based education
基于结果的学生学习方法　outcomes-based approach to student learning（OBASL）
基于结果的学习　outcome-based learning
基于结果的医疗服务标准　outcomes-based standards of care
基于临床表现的模式　clinical presentation-based model
基于模拟的学习　simulation-based learning
基于器官系统的模式　organ-system-based model
基于任务的学习　task-based learning
基于社区的患者–教育者　community-based patient-educators
基于社区的学习　community-based learning
基于身体的疗法　body-based therapies
基于团队的学习　team-based learning（TBL）
基于问题的学习　problem-based learning
基于学科的模式　discipline-based model
基于证据的持续质量改进　evidence-based continuous quality improvement
集成创新　integrative innovation
集体思维　collective thinking
集体行为　collective action
集体型领导力　collective leadership
计划–执行–学习–行动方法　plan-do-study-act（PDSA）
计算机辅助学习　computer-assisted learning

技术增强型学习环境　technology-enhanced learning environment
继续医学教育　continuing medical education（CME）
继续职业发展　continuing professional development（CPD）
加拿大对医学专家的教育定位　CanMEDS
价值道德型领导力　value-led moral leadership
假阳性结果　false-positive result
假阴性结果　false-negative result
建构主义　constructivism
健康不同等　health inequality
健康公平性　health equity
交互式在线课程资源　interactive online course material
交易型领导力　transactional leadership
角色榜样　role modelling
脚本一致性测试　script concordance test（SCT）
教师发展　staff development
教学病房　training ward
教学查房　teaching ward round
教学活动　educational activity
教学实践　education practice
教育计划　educational programme
接近失误　near miss
结构性胜任力　structural competence
结构性要素　structural determinates
进度测试　progress testing
近患者学习　near patient learning
经典测试理论　classical test theory（CTT）
经费支持　financial support
精神运动技能　psychomotor skills

K

开放获取期刊　open access journal
开放式问题　open-ended questions
可信度校准　confidence calibration
刻意练习　deliberate practice（DP）
客观结构化操作考试　objective structured practical examination
客观结构化长病例考试记录　objective structured long case examination record（OSLER）
客观结构化临床考试　objective structured clinical examination（OSCE）
课程地图　curriculum map
课程开发　curriculum development
课程模块　block of courses
课程设计　curriculum design
课程委员会　curriculum committee
课程隐喻　curriculum metaphor
课外活动　extracurricular activity
课外作业　out-of-class homework
跨专业标准化病人考试　interprofessional standardized patient exam（ISPE）
跨专业教育　interprofessional education（IPE）
跨专业学习　interprofessional learning
快速思维　fast thinking

扩大参与　widening participation（WP）

L

里程碑　milestone

理论框架　theoretical framework

理想式课程　ideal curriculum

利他主义　altruism

联结社会学　joining sociology

临床案例学习　clinical case study

临床表现　clinical performance

临床技能　clinical skills

临床教学　clinical teaching

临床精粹工具包　clinical pearls toolkit

临床轮转　clinical rotation

临床评价　clinical assessment

临床前阶段　preclinical phase

临床胜任力　clinical competence

临床讨论会　clinical conference

临床推理　clinical reasoning

临床学习环境审查　clinical learning environment review（CLER）

临床应用研究　applied clinical research

临床真实性　clinical authenticity

领导成员交换理论　leader-member-exchange（LMX）theory

领导力三要素　leadership triad

领悟式课程　perceived curriculum

伦理四原则　four- four-principles approach

论文组　thesis circle

M

美国毕业后医学教育认证委员会　Accreditation Council for Graduate Medical Education（ACGME）

美国妇产科医师协会　American Congress of Obstetricians and Gynecologists（ACOG）

美国国立卫生研究院　National Institutes of Health（NIH）

美国内科医学委员会　American Board of Internal Medicine（ABIM）

美国医学研究所　Institute of Medicine（IOM）

美国医学院校协会　Association of American Medical Colleges（AAMC）

美国整合医学委员会　American Board of Integrative Medicine（ABOIM）

美国执业医师资格考试　United States medical licensing examination（USMLE）

魅力型领导力　charismatic leadership

门诊教学　ambulatory care teaching

门诊教学中心　ambulatory care teaching centre（ACTC）

门诊医疗　ambulatory care

迷你同伴评价工具　mini peer assessment tool（mini-PAT）

米勒金字塔　Miller's pyramid

面向社区的初级卫生保健　community oriented primary care（COPC）

描述性研究　descriptive research

明日医生　graduating doctors

冥想练习　mindful practice

模拟病人　simulated patient

模拟环境　simulated environment

模拟技术　simulation technology

模拟器混合　simulators hybrid

模式识别　pattern recognition

N

内部评价　internal assessment

内隐领导力　implicit leadership theory

内在动机　intrinsic motivation

O

欧洲学分转换系统（ECTS）　European credit transfer system

欧洲医学教育联盟　Association for Medical Education Europe（AMEE）

P

批判性反思　critical reflection

评估　evaluation

评估标准　evaluation criteria

评价　assessment

Q

启发法　heuristics

情感负荷　emotional load

情感型领导力　affective leadership

情景判断测验　situational judgement tests

情境感知　situational awareness（SA）

情境认知理论　situated cognition theory

情境型领导力　situational leadership

情境学习理论　situated learning theory

情绪智力　emotional intelligence（EI）

权变理论　contingency theory

全方位反馈（MSF）　multisource feedback（MSF）

全球化医疗　globalized healthcare

R

人工智能　artificial intelligence

人种志研究　ethnographic research

认识论　epistemology

认证　accreditation

认证标准　accreditation standards

认知超载　cognitive overload

认知负荷理论　cognitive load theory

认知模式　cognitive schema

认知偏见　cognitive bias

认知强迫策略　cognitive forcing strategies

瑞士奶酪模式　Swiss chess model

S

三级跳测试　triple jump exercise

三级医院　tertiary hospital
三角互证　triangulation
社会网络　social networks
社会文化背景　sociocultural context
社会运动理论　social movement theory
社会责任　social accountability
社会责任量表　social obligation scale
社会照护　social care
社会自我认知　social self-perception
社区诊断　community diagnosis
社区综合见习　comprehensive community clerkship（CCC）
深度学习　deep learning
生态伦理型领导力　ecoethical leadership
生态型领导力　eco-leadership
生物–心理–社会模式　biopsychosocial model
生物疗法　biologically based therapies
生物医学研究　biomedical research
胜任力导向教育　competency-based education（CBE）
胜任力画像　competency profile
胜任力框架　competency framework
实践共同体　community of practice（CoP）
实境课程　authentic curriculum
实体模型　physical model
实验/准实验模型　experimental/quasi-experimental model
实验研究　experimental research
实证主义　positivism
世界卫生组织　World Health Organization（WHO）
世界医学教育联合会　World Federation for Medical Education（WFME）
事实反馈　factual feedback
适应型领导力　adaptive leadership
数字学习　digital learning
数字原住民学习者　digital native learner
数字职业素养　digital professionalism
双向辅导　dyadic mentoring
双重加工理论　dual process theory
思考–结对–分享　think-pair-share
思维模式　mindset
苏格兰医学教育研究联合会　Scottish Medical Education Research Consortium（SMERC）
随访门诊　follow-up clinic
随访评估　follow-up evaluation
随机对照试验　randomized controlled trail（RCT）

T

特殊学习模块　special study modules（SSMs）
特质论　trait theory
体验式课程　experiential curriculum
体验式学习　experiential learning
同伴教学　peer teaching
同伴评价　peer assessment
同伴学习　peer-to-peer learning

同步农村社区课程　parallel rural community curriculum
同理心　empathy
团队资源管理　crew resource management（CRM）

W

微观环境　micro environment
卫生资源与服务管理局　Health Resources and Systems Administration（HRSA）
文化胜任力　cultural competence
物理环境　physical setting

X

显性课程　explicit curriculum
现象学研究　phenomenological research
相关性研究　correlational research
项目反应理论　item response theory（IRT）
小型临床演练评估　mini-clinical evaluation exercise（mini-CEX）
小组辅导　group mentoring
小组辅导学习　small group tutorial learning
效度　validity
协作（共享/集体）型领导力　collaborative（shared, collective）leadership
谢菲尔德同行评审评估工具　Sheffield peer review assessment tool（SPRAT）
心理测量学　psychometrics
心身疗法　mind-body therapies
信度　reliability
信息过载　information overload
信息检索　information retrieval
行动研究　action research
行为表现评价　performance assessment
形成性教师–学习者互动　formative teacher-learner interactions
形成性评价　formative assessment
虚拟病人　virtual patients
虚拟辅导　virtual mentoring
虚拟环境　virtual environment
虚拟现实环境　virtual reality environment
虚拟现实交互训练模块　virtual reality interactive training module
虚拟学习共同体　virtual learning community
虚拟学习环境　virtual learning environment
叙事研究　narrative research
叙事医学　narrative medicine
学生不当对待　student mistreatment
学生参与　student engagement（SE）
学徒制模式　apprenticeship model
学习档案袋　learning portfolios
学习共同体　learning community
学习环境　learning environment（LE）
学习三联体　learning triad

学习文化　learning culture
学员　trainees
循证医学　evidence-based medicine

Y

研究范式　research paradigm
演绎学习　deductive learning
医患关系　doctor-patient relationship
医患互动　clinician-patient interaction
医疗保健系统　healthcare system
医疗过失　medical error
医疗记录 / 病历　medical records
医疗健康信息技术　health information technology（HIT）
医疗胜任力　medical competence
医疗卫生人员　health professionals
医学教育　health professions education，medical education
医学教育工作者　medical educator
医学教育合作者　medical education partners（MEPs）
医学教育联络委员会　Liaison Committee on Medical Education（LCME）
医学教育研究　medical education research
医学人文　medical humanities（MH）
医学统计学　medical statistics
以测试强化学习　test-enhanced learning
以患者为中心的医疗　patient-centred care
以教师为中心　teacher-centered
以人为中心的医疗　person-centred care
以学习者为中心的方法　learner-centered approach
以学生为中心的学习　student-centred learning
异步交互方法　asynchronous interactive methods
隐性课程　hidden curriculum
应答原则　principles of response
勇敢对话　courageous conversations
元认知　metacognition
远程辅导　distance mentoring
远程学习　distance learning
远程咨询　remote consulting
运作式课程　operational curriculum

Z

在线测验　online quizzes
在线课堂环境　online classroom environment
在线学习　online learning
扎根理论研究　grounded theory research
掌握性学习　mastery-learning
诊断性评价　diagnostic assessment
诊断支持系统　diagnostic support systems
真诚型领导力　authentic leadership
整合的操作训练设备　integrated procedural performance instrument（IPPI）

整合和跨专业学习　integration and interprofessional learning
整合教学　integrated teaching
整合门诊教学项目　integrated ambulatory care programme
整合医学　integrative medicine
正式辅导　formal mentoring
正式课程　formal curriculum
证据等级　evidence hierarchies
知情临床决策　informed clinical decision making
知情同意书　documentation of informed consent
知识到行动循环　knowledge-to-action（KTA）cycle
知识迁移　knowledge transfer
知识云　knowledge cloud
知识转化　knowledge translation（KT）
知识组装　knowledge organization
职业发展　professional development
职业认同　professional identity
职业社会化　professional socialization
职业素养　professionalism
职业素养档案袋　portfolio of professionalism
质量　quality
质量保障　quality assurance
质量标准　quality indicators
质量改进　quality improvement（QI）
置信职业行为　entrustable professional activities（EPAs）
中观环境　meso environment
中心性领导力　ontological leadership
中医　traditional Chinese medicine（TCM）
终结性评价　summative assessment
终身学习　life long learning
重大事件报告　critical incidence reporting
专科医师　fellowship
追随力　Followership
准实验性研究　quasi-experimental research
准职业素养　proto-professionalism
自反性 / 反思性　reflexivity
自恋型领导　narcissistic leader
自我决定理论　self determination theory
自我评价　self-assessment
自我效能　self-efficacy
自我照护　self-care
自主学习　ownership for learning，self-directed learning
纵向或连续评价　longitudinal or continuous assessment
纵向整合　vertical integration
纵向整合式见习　longitudinal integrated clerkships（LICs）
组织文化　organization's culture
最佳循证医学教育　best evidence medical education（BEME）
坐诊模式　sitting-in model